新編 口腔外科 病理診断アトラス

Atlas for Diagnosis
in Oral and Maxillofacial
Surgery and Pathology

■監修

下野正基 東京歯科大学名誉教授　　**山根源之** 東京歯科大学名誉教授

■編集・執筆（五十音順）

安彦善裕 北海道医療大学歯学部教授

井上 孝 東京歯科大学名誉教授

片倉 朗 東京歯科大学教授

柴原孝彦 東京歯科大学教授

下野正基 東京歯科大学名誉教授

髙野伸夫 東京歯科大学教授

田中陽一 東京歯科大学前教授

田沼順一 朝日大学歯学部教授

外木守雄 日本大学歯学部教授

山根源之 東京歯科大学名誉教授

■執筆（五十音順）

尾尻博也 東京慈恵会医科大学准教授

佐野 司 東京歯科大学前教授

永山元彦 朝日大学歯学部教授

西村学子 明海大学歯学部講師

野村武史 東京歯科大学教授

橋本貞充 東京歯科大学教授

馬場 亮 東京慈恵会医科大学助教

松坂賢一 東京歯科大学教授

村松 敬 東京歯科大学教授

医歯薬出版株式会社

This book was originally published in Japanese
under the title of:

SHINPEN KOUKUGEKA BYOURISHINDAN ATORASU
(Atlas for Diagnosis in Oral and Maxillofacial Surgery and Pathology)
Editors-in-chief :
SHIMONO, Masaki
    Emeritus Professor, Tokyo Dental College
YAMANE, Genyuki
    Emeritus Professor, Tokyo Dental College

© 2017   1st ed.
ISHIYAKU PUBLISHERS, INC.
    7-10, Honkomagome 1 chome, Bunkyo-ku,
    Tokyo 113-8612, Japan

序文 *Preface*

　口腔疾患の正しい理解と診断は，臨床所見と病理組織所見を対比しながら総合的に判断することが重要である．このようなコンセプトに基づいて，典型的な臨床像と病理組織写真を疾患ごとに提示し，わかりやすく解説した『口腔外科・病理診断アトラス』を1992年に発刊し，各方面から高い評価を頂くことができた．しかし，前書発刊から今日までの約25年の間に歯科医学・歯科医療は大きく進歩したために，up to dateな情報を含む，さらに充実した内容のアトラスが求められてきた．

　そこで，歯学部学生，卒業を控えた学生，卒後臨床研修医，大学院生，ひいては生涯研修のための臨床医の参考図書として役立つように本書の編纂を企画した．新版発刊の原稿執筆にあたって気をつけたことは，歯科医師国家試験出題基準を考慮しつつ，それぞれの疾患を【定義】【発生頻度】【好発部位】【好発年齢】【性差】【臨床症状】【X線所見】【治療】【予後】【鑑別診断】【病理組織所見】など項目毎に，読者が読みやすいように簡潔に記述したことである．

　各疾患とも典型的な症例を選び，臨床・画像・病理組織の鮮明な写真のカラーアトラスを提示し，読者が疾患の本体を臨床所見と病理組織像との関連からより良く理解できるように配慮した．特に，病理組織所見については読者の理解を得られるように，病変のポイントを写真の中で記号を用いて明示するようにした．

　近年のCT，MRIなどの画像診断の普及，ならびに免疫染色診断の進歩を反映させて，【CT所見】【MRI所見】【確定診断】も随所に追加した．さらに，知識の整理に役立つように，「関連疾患」，「メモ」，「コメント」，「コラム」を関連の箇所にできるだけ多く配置した．それぞれを執筆者全員が分担し，監修者が追加・統合して掲載した．

　なお，「がん」と「癌」の表記については，一般に悪性腫瘍を意味する場合は「がん」に統一されている．例えば，「がんの転移」「口腔がん進行度」「発がん過程」「がん遺伝子とがん抑制遺伝子」「多重がん」などのとおりである．一方，ある特定の細胞に限定された上皮性悪性腫瘍を意味する場合は「癌」を使用する．例として，「基底細胞癌」「扁平上皮癌」「筋上皮癌」「孔道上皮癌」などをあげることができる．上記に加えて口腔がんの部位別表記について，本書では「舌がん」「歯肉がん」「頬粘膜がん」「口腔底がん」「口唇がん」「顎骨中心性がん」などのように統一した．

　本書が歯学部学生，卒後臨床研修医，大学院生，臨床医の座右の書として大いに役立つことを心から念願するとともに，読者諸賢の忌憚のないご批判を頂戴できれば幸いである．

　本書の企画にあたり，編集および執筆にご協力頂いた先生方に深く感謝の意を表します．また，深いご理解とご協力を頂いた医歯薬出版株式会社の関係各位，特に大城惟克氏に深甚なる感謝の意を表します．

2016年12月

下野正基

山根源之

Contents

Atlas for Diagnosis in Oral and
Maxillofacial Surgery and Pathology

CHAPTER Ⅰ—口腔外科臨床における診断学 ························· 山根源之 2

総論 ···················· 2

1 診断とは ···················· 2
2 正常と異常 ···················· 2
3 診断の過程 ···················· 2
　情報収集 ···················· 2
　情報分析 ···················· 2
　診断 ···················· 2

各論 ···················· 3

1 口腔外科学の特徴 ···················· 3
2 診断の重要性 ···················· 3
3 診断の進め方 ···················· 3
　問診 ···················· 3
　診察 ···················· 4
4 臨床検査の意義 ···················· 4
　検体検査 ···················· 4
　生体機能検査 ···················· 5
　画像検査 ···················· 5
　口腔外科関係の特殊な検査 ···················· 5

CHAPTER Ⅱ—口腔外科臨床における病理診断学 ···················· 田中陽一 6

総論 ···················· 6

各論 ···················· 6

1 細胞診 ···················· 6
　擦過塗抹法（剝離細胞診） ···················· 6
　穿刺吸引細胞診 ···················· 7
　液状化検体細胞診（LBC） ···················· 8

　細胞診報告様式 ···················· 8
2 生検 ···················· 9
3 迅速診断 ···················· 9
4 手術検体の組織診 ···················· 10
5 生検および手術材料の標本作製手順 ···················· 11
6 特殊染色と免疫組織化学染色 ···················· 12
7 病理解剖 ···················· 12

CHAPTER Ⅲ—CT，MRI による画像診断 ···················· 馬場 亮, 尾尻博也 16

総論 ···················· 16

1 CT（computed tomography：コンピュータ
断層画像） ···················· 16
　原理 ···················· 16
　撮像 ···················· 16
　造影剤 ···················· 16
　画像表示—CT 値とその表示 ···················· 17

　利点 ···················· 17
　欠点 ···················· 17
2 MRI（magnetic resonance imaging：磁気共
鳴画像） ···················· 17
　原理 ···················· 17
　撮像 ···················· 17
　造影剤 ···················· 18
　表示 ···················· 18

MRI 撮像方法（シーケンス）の種類	18	唾液腺腫瘍	19
利 点	18	顎骨骨髄炎	19
欠 点	18	口腔がん	19
3 代表的病態での画像評価	19	コメント CTおよびMRIにおける造影剤の使用意義	
顎骨腫瘍	19		20

CHAPTER Ⅳ—軟組織の炎症性疾患 ……………………………… 21

総論 …………………………………………………… 橋本貞充 21

		歯槽粘膜	42
		年齢による歯周組織の差異	43
1 炎症の概念	21		
炎症とは	21	**各論** ……………………… 柴原孝彦, 橋本貞充 45	
炎症のカスケード反応	21	歯肉炎	45
2 免疫の概要	28	辺縁性歯周炎	47
炎症の原因	32	智歯周囲炎	49
3 口腔粘膜の構造と防御機構	34	コラム 歯冠部切除術（下顎神経の損傷を回避）	
角化重層扁平上皮の組織構造	34		50
角化重層扁平上皮の防御機構	36	インプラント周囲炎	51
メモ メルケル細胞	37	扁桃周囲炎	53
メモ メラノサイト/メラニン産生細胞	38	メモ 口腔扁桃	54
4 歯周組織の構造と防御機能	39	コラム 扁桃の発生	55
歯肉の組織構造	39	メモ ワルダイエル輪	55
遊離歯肉	39	リンパ節炎	56
付着歯肉	40	まとめ 頸部リンパ節	58
付着上皮の構造	41	口腔結核	59
付着上皮の防御機構	41	メモ ラングハンス巨細胞	61

CHAPTER Ⅴ—顎骨の疾患 ……………………………………………… 62

総論 …………………………………………………… 永山元彦 62

		各論 …… 片倉 朗, 野村武史, 永山元彦, 田沼順一 66	
1 顎骨・顎関節のしくみとはたらき	62	1 炎症性疾患	66
顎骨の構造と機能	62	【顎炎 急性骨髄炎】	66
顎関節の構造と機能	62	急性骨髄炎	66
2 顎骨および顎関節の疾患	65	関連疾患 歯槽骨, 歯槽骨炎	67
炎症性疾患	65	【顎炎 慢性骨髄炎】	69
腫瘍類似疾患	65	化膿性骨髄炎	69
遺伝性疾患	65	硬化性骨髄炎	71
顎関節の疾患	65	ガレー骨髄炎（化骨性骨膜炎）	73
原因不明の疾患	65	薬剤関連顎骨壊死	74
		メモ 薬剤関連顎骨壊死の発症機序（仮説）	75

歯性上顎洞炎 ……………………………………… 77
　コメント アスペルギールス感染による上顎洞炎
　…………………………………………………… 78
　メモ グロコット Grocott 染色 ……………… 79
　コラム 上顎洞の発生 ……………………… 79
　コラム 歯根と上顎洞底との局所解剖学的関係 … 79
放射線性骨壊死 ………………………………… 80
外歯瘻・内歯瘻 ………………………………… 81

2　遺伝性疾患 …………………………………… 83
骨形成不全症 …………………………………… 83
軟骨無形成症 …………………………………… 85
鎖骨頭蓋骨異形成症 …………………………… 86
大理石骨病（アルベルス-シェーンベルグ病，
　びまん性全身性骨硬化症） ………………… 88

3　腫瘍類似疾患 ………………………………… 90
【骨増生】 ………………………………………… 90
口蓋隆起 ………………………………………… 90
下顎隆起 ………………………………………… 92
線維性（骨）異形成症 ………………………… 93

　メモ 線維性骨異形成症の確定診断 ………… 94
　メモ マッキューン-アルブライト症候群 …… 95
【富破骨型巨細胞腫瘍】 ………………………… 96
骨巨細胞腫 ……………………………………… 96
　メモ 骨巨細胞腫にみられる骨芽細胞 ……… 96
【巨細胞性病変】 ………………………………… 98
巨細胞修復性肉芽腫 …………………………… 98
ランゲルハンス細胞組織球症 ………………… 100
　メモ バーベック顆粒 ………………………… 101
　メモ ランゲルハンス細胞 …………………… 102

4　原因不明の疾患 ……………………………… 103
ベージェット骨症（変形性骨炎） …………… 103
　メモ エンゲルマン病 ………………………… 104
　メモ Paget 骨病と Paget 病 ………………… 104

5　顎関節の疾患 ………………………………… 105
顎関節強直症 …………………………………… 105
　関連疾患 顎関節症 …………………………… 106
　メモ Robin シークエンス（ピエール ロバン症候群）
　…………………………………………………… 106

CHAPTER Ⅵ － 口腔粘膜疾患 ……………………………………………………………… 107

総論 ……………………………………… 井上　孝　107
表皮・粘膜 ……………………………………… 107
口腔粘膜上皮を構成する細胞は 4 つある …… 107
口腔粘膜疾患の特徴 …………………………… 107
口腔粘膜にのみ現れる疾患 …………………… 110
角化性病変 ……………………………………… 110
免疫反応性病変 ………………………………… 110
色素性病変 ……………………………………… 110
感染症 …………………………………………… 110
水疱性疾患 ……………………………………… 110
潰瘍性疾患 ……………………………………… 110
その他 …………………………………………… 110

各論 ……………… 片倉　朗，野村武史，井上　孝，
　　　　　　　　　　松坂賢一，田中陽一　111

1　口腔粘膜に限局する疾患 ………………… 111
フォーダイス斑 ………………………………… 111
　関連疾患 Hunter 舌炎 ……………………… 112
地図状舌 ………………………………………… 113

　関連疾患 鉄欠乏性貧血 ……………………… 114
黒毛舌 …………………………………………… 115
　関連疾患 溝状舌（溝舌） …………………… 116
正中菱形舌炎 …………………………………… 117

2　色素性病変 …………………………………… 119
メラニン沈着（生理的メラニン色素斑） …… 119
黒子 ……………………………………………… 121
　関連疾患 口角びらん ………………………… 121
　コラム ゴーリン症候群（別名　母斑性基底細胞癌
　症候群，基底細胞母斑症候群） ……………… 123
外因性色素沈着 ………………………………… 124
母斑細胞母斑（色素性母斑） ………………… 126
　メモ junctional activity（境界部活性） …… 127
　関連疾患 青色母斑 …………………………… 128
　メモ DOPA 反応 ……………………………… 128
白色海綿母斑 …………………………………… 129
悪性黒色腫 ……………………………………… 131

3　感染症 ………………………………………… 134
放線菌症 ………………………………………… 134
口腔カンジダ症 ………………………………… 136

　　　　メモ　カンジダ菌の直接鏡検法 ‥‥‥‥ 137
　　　　メモ　カンジダ菌の簡易培養法 ‥‥‥‥ 137
　ウイルス性乳頭腫 ‥‥‥‥‥‥‥‥‥‥ 138
4　炎症性角化症および角化異常 ‥‥‥‥ 140
　扁平苔癬 ‥‥‥‥‥‥‥‥‥‥‥‥‥‥ 140
　　　　メモ　扁平苔癬の悪性化 ‥‥‥‥‥‥ 140
　白板症 ‥‥‥‥‥‥‥‥‥‥‥‥‥‥‥ 142
　　　　コラム　潜在的悪性疾患 ‥‥‥‥‥‥ 143
　紅板症（紅色肥厚症）‥‥‥‥‥‥‥‥ 144
5　水疱性・アフタ性疾患 ‥‥‥‥‥‥‥ 146
　尋常性天疱瘡 ‥‥‥‥‥‥‥‥‥‥‥‥ 146
　　　　メモ　アフタ ‥‥‥‥‥‥‥‥‥‥‥ 147
　類天疱瘡 ‥‥‥‥‥‥‥‥‥‥‥‥‥‥ 148
　　　　関連疾患　表皮水疱症 ‥‥‥‥‥‥‥ 150
　単純疱疹（疱疹性口内炎，口唇ヘルペス）‥ 151
　　　　メモ　多形滲出性紅斑 ‥‥‥‥‥‥‥ 152
　帯状疱疹 ‥‥‥‥‥‥‥‥‥‥‥‥‥‥ 153
　粘膜・皮膚・眼症候群（Stevens-Jonson 症候群）
　　‥‥‥‥‥‥‥‥‥‥‥‥‥‥‥‥‥ 154

　　　　関連疾患　多形滲出性紅斑・多形滲出性紅斑症候群
　　　　‥‥‥‥‥‥‥‥‥‥‥‥‥‥‥‥ 155
　全身性エリテマトーデス ‥‥‥‥‥‥‥ 156
　慢性再発性アフタ ‥‥‥‥‥‥‥‥‥‥ 157
　　　　関連疾患　アフタ ‥‥‥‥‥‥‥‥‥ 158
　ベーチェット病 ‥‥‥‥‥‥‥‥‥‥‥ 159
　　　　関連疾患　潰瘍性口内炎 ‥‥‥‥‥‥ 160
　壊死性潰瘍性歯肉口内炎 ‥‥‥‥‥‥‥ 161
　　　　関連疾患　壊疽性口内炎（水癌）‥‥‥ 162
　薬物性口内炎 ‥‥‥‥‥‥‥‥‥‥‥‥ 163
　　　　関連疾患　中毒性表皮壊死症，Lyell 症候群 163
6　その他の口腔粘膜疾患 ‥‥‥‥‥‥‥ 164
　肉芽腫性口唇炎 ‥‥‥‥‥‥‥‥‥‥‥ 164
　　　　関連疾患　メルカーソン-ローゼンタール症候群 ‥ 165
　アミロイドーシス ‥‥‥‥‥‥‥‥‥‥ 166
　　　　コラム　アミロイドーシスの分類 ‥‥ 167
　手足口病 ‥‥‥‥‥‥‥‥‥‥‥‥‥‥ 168
　　　　関連疾患　ヘルパンギーナ ‥‥‥‥‥ 169

CHAPTER VII—囊胞 ‥‥‥‥‥‥‥‥‥‥‥‥‥‥‥‥‥‥‥‥‥‥‥‥‥‥‥‥‥‥ 170

総論 ‥‥‥‥‥‥‥‥‥‥‥‥‥‥‥‥ 村松　敬 170
1　囊胞とは ‥‥‥‥‥‥‥‥‥‥‥‥‥ 170

各論 ‥‥‥‥‥‥‥‥‥‥‥‥‥‥‥‥‥ 171
1　顎骨に発生する囊胞 ‥‥‥ 柴原孝彦，村松　敬 171
1）歯原性囊胞 ‥‥‥‥‥‥‥‥‥‥‥‥ 171
　歯根囊胞 ‥‥‥‥‥‥‥‥‥‥‥‥‥‥ 171
　　　　コラム　羊皮紙様感 ‥‥‥‥‥‥‥‥ 172
　残留囊胞 ‥‥‥‥‥‥‥‥‥‥‥‥‥‥ 174
　　　　コメント　残留囊胞のがん化 ‥‥‥‥ 175
　歯周囊胞 ‥‥‥‥‥‥‥‥‥‥‥‥‥‥ 176
　　　　コメント　Hofrath（歯周）囊胞 ‥‥‥ 177
　原始性囊胞 ‥‥‥‥‥‥‥‥‥‥‥‥‥ 178
　　　　メモ　錯角化と正角化 ‥‥‥‥‥‥‥ 178
　　　　コメント　原始性囊胞の分類 ‥‥‥‥ 179
　含歯性囊胞 ‥‥‥‥‥‥‥‥‥‥‥‥‥ 180
　　　　関連疾患　萌出囊胞 ‥‥‥‥‥‥‥‥ 182
　側方性歯周囊胞 ‥‥‥‥‥‥‥‥‥‥‥ 183
　　　　コメント　側方性歯周囊胞 ‥‥‥‥‥ 183

　腺性歯原性囊胞 ‥‥‥‥‥‥‥‥‥‥‥ 184
2）非歯原性囊胞 ‥‥‥‥‥‥‥‥‥‥‥ 185
　鼻口蓋管囊胞（切歯管囊胞）‥‥‥‥‥ 185
　　　　コメント　鼻口蓋管囊胞 ‥‥‥‥‥‥ 186
　術後性上顎囊胞 ‥‥‥‥‥‥‥‥‥‥‥ 187
　　　　コメント　術後性上顎囊胞 ‥‥‥‥‥ 188
　単純性骨囊胞 ‥‥‥‥‥‥‥‥‥‥‥‥ 189
　　　　コメント　単純性骨囊胞 ‥‥‥‥‥‥ 190
　脈瘤性骨囊胞 ‥‥‥‥‥‥‥‥‥‥‥‥ 191
　　　　コメント　脈瘤性骨囊胞 ‥‥‥‥‥‥ 192
　静止性骨空洞 ‥‥‥‥‥‥‥‥‥‥‥‥ 193
　　　　コメント　静止性骨空洞 ‥‥‥‥‥‥ 194
2　軟組織に発生する囊胞
　‥‥‥‥‥‥‥‥ 片倉　朗，野村武史，永山元彦，田沼順一 195
　類皮囊胞 ‥‥‥‥‥‥‥‥‥‥‥‥‥‥ 195
　　　　関連疾患　萌出囊胞 ‥‥‥‥‥‥‥‥ 196
　類表皮囊胞 ‥‥‥‥‥‥‥‥‥‥‥‥‥ 197
　歯肉囊胞 ‥‥‥‥‥‥‥‥‥‥‥‥‥‥ 199
　　　　メモ　サース腺，ボーン結節，エプスタイン真珠
　　　　‥‥‥‥‥‥‥‥‥‥‥‥‥‥‥‥ 199

vii

鰓嚢胞（リンパ上皮性嚢胞，側頸嚢胞）…… 201
甲状舌管嚢胞……………………………… 203
粘液嚢胞…………………………………… 205
ブランダン-ヌーン嚢胞 ………………… 207

ラヌーラ（ガマ腫）………………………… 209
　メモ　ラヌーラ（ガマ腫）の硬化療法 …… 210
上顎洞内粘液嚢胞………………………… 211
鼻歯槽嚢胞（クレシュタット嚢胞）………… 213

CHAPTER Ⅷ—腫瘍 ……………………………………… 215

総論 ……………………………田中陽一 215

1　腫瘍とは ……………………………… 215
2　腫瘍の増殖形態 ……………………… 215
3　腫瘍の分類 …………………………… 215
4　腫瘍実質と間質 ……………………… 216
5　腫瘍の細胞異型と構造異型 ………… 217
6　がんの転移の主な経路 ……………… 218
　リンパ行性転移………………………… 218
　血行性転移……………………………… 218
　播種（播種性転移，体腔内性転移）………… 218
7　口腔がん進行度 ……………………… 218
　早期がん………………………………… 220
　初期がん………………………………… 220
　微小がん………………………………… 220
　上皮内癌………………………………… 220
　非浸潤癌と浸潤癌……………………… 220
8　病理診断名の変化—上皮異形成と扁平上皮内
　腫瘍性病変………………………………… 221
9　口腔がんの分化度と浸潤様式 ……… 221
　扁平上皮癌の組織学的悪性度………… 221
　浸潤様式………………………………… 221
10　発がん過程：二段階説と多段階説 … 222
11　がん遺伝子とがん抑制遺伝子 …… 223
12　多重がん …………………………… 224

各論 …………………………………… 225

1　歯原性腫瘍 …………………………… 225
1）総論…………………………松坂賢一 225
（1）歯の発生と歯原性組織 ……………… 225
　歯の発生………………………………… 225
　歯原性腫瘍の定義……………………… 225
　歯原性腫瘍の分類……………………… 225
　コラム　2017 年の歯原性および顎顔面骨腫瘍の
　WHO 分類の特徴（2005 年の分類との比較）… 227

　コラム　歯の発生………………下野正基 227
2）良性歯原性腫瘍 …高野伸夫，井上　孝，松坂賢一 229
　エナメル上皮腫………………………… 229
　石灰化上皮性歯原性腫瘍（歯原性石灰化上皮腫，
　　Pindborg 腫瘍）………………………… 232
　腺腫様歯原性腫瘍……………………… 233
　角化嚢胞性歯原性腫瘍………………… 235
　エナメル上皮線維腫…………………… 237
　エナメル上皮線維歯牙腫……………… 239
　歯牙腫…………………………………… 240
　石灰化嚢胞性歯原性腫瘍……………… 242
　　メモ　幻影細胞……………………… 243
　歯原性線維腫…………………………… 244
　歯原性粘液腫/歯原性粘液線維腫 …… 246
　セメント芽細胞腫……………………… 248
　　関連疾患　セメント質腫 …………… 249
3）悪性歯原性腫瘍
　………………外木守雄，井上　孝，松坂賢一，田中陽一 250
　悪性エナメル上皮腫…………………… 250
　　コラム　悪性エナメル上皮腫の治療 … 251
　　メモ　エナメル上皮線維肉腫 ……… 252
　　まとめ　TNM 分類 ………………… 254
2　非歯原性腫瘍 ……高野伸夫，井上　孝，松坂賢一 255
1）良性腫瘍 ……………………………… 255
（1）上皮性腫瘍 …………………………… 255
　乳頭腫…………………………………… 255
　　メモ　ヒトパピローマウイルス …… 256
　乳頭状過形成または乳頭腫症………… 257
　　メモ　Oral florid papillomatosis（口腔開花性乳頭腫症）
　………………………………………… 258
（2）非上皮性腫瘍 ………………………… 259
　線維腫…………………………………… 259
　線維腫症・侵襲性線維腫症…………… 261
　結節性筋膜炎…………………………… 263
　疣贅型黄色腫…………………………… 265

骨形成線維腫（化骨性線維腫）……………… 267

線維性異形成症………………………………… 269

> **まとめ** 化骨性線維腫と線維性異形成症の臨床的差異
> ………………………………………………… 270

骨 腫 …………………………………………… 271

> **関連疾患** ガードナー症候群 ……………… 272

骨芽細胞腫（良性骨芽細胞腫）……………… 274

> **関連疾患** 類骨骨腫 ………………………… 275

脂肪腫…………………………………………… 276

軟骨腫…………………………………………… 278

> **関連疾患** 滑膜軟骨腫症 …………………… 280

血管筋腫（平滑筋腫）………………………… 281

血管腫（毛細血管性血管腫，海綿状血管腫，
蔓状血管腫）………………………………… 283

> **関連疾患** スタージーウエーバー症候群 … 285

血管周皮腫（筋周皮腫）……………………… 287

リンパ管腫……………………………………… 289

巨細胞病変―巨細胞腫（骨巨細胞腫）……… 291

巨細胞病変―巨細胞修復性肉芽腫
（巨細胞肉芽腫）…………………………… 293

> **関連疾患** ケルビズム ……………………… 293
>
> **メモ** 巨細胞修復性肉芽腫と顎骨の巨細胞腫の鑑別
> ………………………………………………… 294

顆粒細胞腫……………………………………… 295

> **メモ** 顆粒細胞腫の電子顕微鏡写真 ……… 297

末梢神経系腫瘍―神経鞘腫
（シュワン細胞腫）………………………… 298

> **関連疾患** 悪性神経鞘腫 …………………… 299
>
> **関連疾患** 神経芽細胞腫 …………………… 299

末梢神経系腫瘍―神経線維腫………………… 300

> **関連疾患** 神経線維腫症 …………………… 302
>
> **まとめ** 病理組織学的分化度分類 ………… 303
>
> **まとめ** 口腔がんの病期分類（Stage 分類）…… 304
>
> **まとめ** pTNM 病理学的分類 ……………… 304

2）悪性腫瘍 …………………………………… 305

（1）癌 腫 …………………柴原孝彦，田中陽一 305

上皮内癌………………………………………… 305

> **関連疾患** 上皮異形成 ……………………… 306

扁平上皮内腫瘍性病変………………………… 307

> **メモ** WHO 2005 では ……………………… 308

上皮内癌（全層置換型）……………………… 309

上皮内癌（表層分化型）……………………… 310

初期浸潤癌……………………………………… 311

浸潤癌（高分化型扁平上皮癌）……………… 312

浸潤癌（低分化型扁平上皮癌）……………… 313

口唇がん………………………………………… 314

> **メモ** 基底細胞癌 …………………………… 314

頬粘膜がん……………………………………… 315

歯肉がん………………………………………… 316

硬口蓋がん……………………………………… 319

舌がん…………………………………………… 320

口底がん………………………………………… 321

口峡咽頭がん…………………………………… 322

多発性がん……………………………………… 323

> **メモ** 多重がんの登録システム …………… 323

上顎洞がん……………………………………… 324

疣贅癌…………………………………………… 326

> **メモ** 扁平上皮癌組織型の亜分類 ………… 327

紡錘型細胞癌…………………………………… 328

棘融解性扁平上皮癌…………………………… 330

孔道上皮癌……………………………………… 331

（2）肉 腫 …………柴原孝彦，永山元彦，田沼順一 332

骨肉腫…………………………………………… 332

> **メモ** 骨肉腫の分類 ………………………… 333

軟骨肉腫………………………………………… 335

> **メモ** 軟骨肉腫の分類 ……………………… 336
>
> **メモ** 紡錘型細胞による腫瘍の鑑別と分子遺伝学的
> 特徴 ………………………………………… 336

線維肉腫………………………………………… 338

> **関連疾患** 滑膜肉腫 ………………………… 339

悪性線維性組織球腫…………………………… 340

脂肪肉腫………………………………………… 342

血管肉腫………………………………………… 344

> **関連疾患** 平滑筋肉腫 ……………………… 346
>
> **関連疾患** 横紋筋肉腫 ……………………… 346

多発性骨髄腫（形質細胞腫）………………… 347

> **関連疾患** ユーイング肉腫（Ewing ファミリー腫瘍，
> ESFT）……………………………………… 349

悪性リンパ腫…………………………………… 350

> **メモ** 悪性リンパ腫の分類（WHO 2017）…… 354

3）腫瘍類似疾患

………… 片倉 朗，野村武史，安彦善裕，西村学子 355

肉芽腫性エプーリス…………………………… 355

線維性エプーリス……………………………… 357

血管腫性エプーリス…………………………… 359

線維腫性エプーリス…………………………… 361

骨形成性エプーリス……………………… 362

巨細胞性エプーリス……………………… 364

妊娠性エプーリス………………………… 365

先天性エプーリス………………………… 367

義歯性線維腫……………………………… 369

フェニトイン性歯肉増殖症……………… 371

関連疾患 ニフェジピン服用による歯肉増殖症 … 372

CHAPTER IX—唾液腺疾患 …………………………………………………………………………… 373

総論 ………………………… 橋本貞充 373

1 唾液腺のしくみとはたらき ……………… 373

唾液とは…………………………………… 373

唾液腺の位置と開口部…………………… 373

唾液腺の性状……………………………… 375

唾液の機能………………………………… 375

唾液の成分………………………………… 376

唾液腺の構成要素………………………… 376

腺房細胞からの唾液タンパクと水の分泌機序

……………………………………………… 379

唾液腺の細胞間結合……………………… 379

唾液腺の由来……………………………… 380

口腔乾燥症（ドライマウス・ゼロトミア）… 381

2 唾液分泌量低下の原因 …………………… 381

3 唾液分泌を抑制する薬剤 ………………… 381

ドライマウスへの対応・人工唾液と唾液分泌

促進薬………………………………………… 381

各論 ………………… 髙野伸夫，安彦善裕，西村学子 382

唾石症……………………………………… 382

1 炎症性変化 ………………………………… 384

急性唾液腺炎……………………………… 384

流行性耳下腺炎…………………………… 386

慢性再発性耳下腺炎……………………… 387

コラム 義歯と唾液 ……………………… 388

慢性硬化性唾液腺炎（Küttner 腫瘍）… 389

コラム 粘液嚢胞 ………………………… 390

シェーグレン症候群……………………… 391

コラム ミクリッツ病 …………………… 392

関連疾患 口腔乾燥（症） ……………… 393

メモ 人工唾液（口腔粘膜湿潤剤） …… 393

CHAPTER X—唾液腺腫瘍 ……………………………………………………………………………… 394

総論 ………………………… 橋本貞充 394

唾液腺腫瘍と構成細胞…………………… 394

唾液腺腫瘍における組織生検…………… 394

唾液腺腫瘍における穿刺吸引細胞診…… 394

唾液腺腫瘍における術中迅速診断……… 394

唾液腺腫瘍における免疫組織化学染色… 395

唾液腺腫瘍の好発部位と悪性腫瘍の割合 …… 395

唾液腺腫瘍の分化度と悪性度…………… 395

唾液腺腫瘍を構成する 3 つの要素……… 396

メモ 2017 年版 WHO 唾液腺腫瘍の組織型分類

……………………………………………… 397

各論 …………………… 柴原孝彦，橋本貞充 398

1 良性腫瘍 …………………………………… 398

多形腺腫…………………………………… 398

筋上皮腫…………………………………… 403

基底細胞腺腫……………………………… 406

メモ 基底細胞腺腫の電子顕微鏡写真（EM 写真）

……………………………………………… 409

メモ 明細胞腺腫の電子顕微鏡写真（EM 写真）

……………………………………………… 409

ワルチン腫瘍……………………………… 410

オンコサイトーマ………………………… 413

メモ 好酸性細胞（オンコサイト）の電子顕微鏡写真

（EM 写真）……………………………… 413

関連疾患 細管状腺腫とその他の導管腺腫 ……… 415

関連疾患 脂腺腺腫 ……………………… 415

リンパ腺腫………………………………… 416

導管乳頭腫………………………………… 418

囊胞腺腫 …………………………………… 420

2 悪性腫瘍 ………………………………… 422

腺房細胞癌 ……………………………… 422

メモ 腺房細胞癌の電子顕微鏡写真（EM写真） … 424

コメント フライ症候群 …………………… 425

粘表皮癌 ………………………………… 426

メモ 粘表皮癌の電子顕微鏡写真（EM写真） … 430

メモ 粘表皮癌の細胞診写真 …………… 430

腺様囊胞癌 ……………………………… 431

腺癌 NOS（非特異的腺癌）……………… 435

多形腺腫由来癌（多形腺腫内癌腫）…… 436

多形腺癌 ………………………………… 439

上皮筋上皮癌 …………………………… 441

唾液腺導管癌 …………………………… 444

オンコサイト癌 ………………………… 446

筋上皮癌（悪性筋上皮腫）……………… 447

関連疾患 基底細胞腺癌 ……………… 447

囊胞腺癌 ………………………………… 449

CHAPTER XI — 血液疾患（全身疾患に関連し，口腔に症状が現れる病変）……………… 451

総論 ……………………………… 外木守雄 451

1 赤血球系疾患 …………………………… 451

2 白血球系疾患 …………………………… 451

3 先天性凝固障害 ………………………… 452

4 出血性素因と血液凝固障害 …………… 452

関連疾患 血液凝固因子の障害による出血性素因の疾患

……………………………………………… 453

コラム 出血性素因のスクリーニング検査 …… 453

各論 ………………… 外木守雄，安彦善裕，西村学子 454

1 赤血球系疾患 …………………………… 454

再生不良性貧血 ………………………… 454

メモ ファンコニー貧血 ……………… 455

コラム 出血性素因の診断の進め方（出血傾向のある

場合）…………………………………… 455

鉄欠乏性貧血 …………………………… 456

巨赤芽球性貧血（悪性貧血）…………… 457

メモ 悪性貧血 ………………………… 458

メモ 胃内因子 ………………………… 458

メモ ハンター舌炎 …………………… 458

関連疾患 溶血性貧血（自己免疫性溶血性貧血）… 458

関連疾患 ペラグラ …………………… 458

関連疾患 プランマー—ビンソン症候群 …… 458

2 白血病系疾患 …………………………… 459

急性骨髄性白血病 ……………………… 459

メモ 急性骨髄性白血病の末梢血液像 … 462

慢性骨髄性白血病 ……………………… 463

コラム 白血病患者の歯科治療 ……… 463

メモ フィラデルフィア染色体 ……… 463

急性リンパ性白血病 …………………… 464

関連疾患 慢性リンパ性白血病 ……… 465

3 血小板異常 ……………………………… 466

血小板無力症（Glanzmann病）………… 466

メモ 血小板機能異常とは …………… 467

メモ 後天性血小板機能異常症とは … 467

突発性血小板減少性紫斑病 …………… 468

関連疾患 オスラー病（遺伝性出血性末梢血管拡張症

あるいは遺伝性出血性毛細血管拡張症）……… 469

4 先天性凝固因子障害 …………………… 470

血友病 …………………………………… 470

コラム 血友病患者の歯科治療 ……… 471

フォン ウィルブランド病 ……………… 472

無フィブリノーゲン血症 ……………… 474

関連疾患 Bernard–Soulier症候群 …… 475

CHAPTER XII — 先天性疾患（顎顔面奇形）……………………………………… 外木守雄 476

総論 ……………………………………… 476

遺伝病 …………………………………… 476

配偶子病 ………………………………… 476

胎芽病 …………………………………… 476

胎児病 …………………………………… 476

各論 ································· 478

口唇裂口蓋裂 ····························· 478

クルーゾン症候群 ························· 480

トリーチャー コリンズ症候群（下顎顔面異骨症）
··································· 481

ピエール ロバン症候群 ···················· 482

ダウン症候群(蒙古症，21 トリソミー症候群)··· 483

ラッセル–シルバー症候群 ·················· 484

ターナー症候群 ··························· 484

ベッグウィズ–ウィードマン症候群 ·········· 485

アペール症候群，尖頭合指症 ·············· 486

ロンベルグ症候群 ························· 486

先天性ミオパチー ························· 486

顔面半側肥大症 ··························· 487

エリス–ヴァン クレベルド症候群（軟骨外胚葉
異形成症，中・外胚葉異形成症） ·········· 487

軟骨形成不全 ····························· 487

外胚葉異形成症 ··························· 488

神経線維腫症(フォン レックリングハウゼン
病) ······························· 489

ヌーナン症候群 ··························· 490

ゴールデンハー症候群 ···················· 490

マルファン症候群 ························· 491

ブラダー–ウィリー症候群 ················· 492

顔面裂 ································· 492

筋ジストロフィー ························· 493

色素失調症（Bloch-Sulzberger 症候群）······ 494

メービウス症候群 ························· 494

歌舞伎（メーキャップ）症候群 ············· 494

口・顔・指症候群 ························· 495

クリッペル–トレノーネイ–ウェーバー症候群 ··· 496

ウィリアムズ症候群 ······················ 496

ビンダー症候群 ··························· 496

スティックラー症候群 ···················· 497

頭蓋骨癒合症 ····························· 497

口笛顔貌症候群 ··························· 497

小舌症 ································· 498

ルビンスタイン–ティビ症候群 ············· 499

常染色体欠失症候群 ······················ 499

ラーセン症候群 ··························· 499

多発異骨症（ピクノディソストーシス）······ 500

チャージ症候群 ··························· 500

マーシャル–スティックラー症候群 ·········· 500

6 歯以上の非症候性部分無歯症 ·············· 501

下垂体性小人症 ··························· 502

ポリエックス症候群（クラインフェルター
症候群）····························· 502

リング 18 症候群（エドワーズ症候群）······· 502

大理石骨病 ······························· 503

骨形成不全症 ····························· 503

鎖骨・頭蓋骨異形成症 ···················· 503

基底細胞母斑症候群（Gorlin 症候群）········ 503

参考文献 ································· 505

索　引 ································· 519

画像提供とその説明：

佐野　司先生（東京歯科大学前教授），外木徳子先
生（千葉市開業），三上　格先生（苫小牧市開業），
髙橋愼一先生（東京歯科大学市川総合病院），飯沼
光生先生（朝日大学歯学部）

Atlas for Diagnosis
in Oral and Maxillofacial
Surgery and Pathology

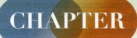

口腔外科臨床における診断学

総 論

1 診断とは

　診断（diagnosis）とは，患者を診察してその病状を判断することで，適切な治療方針を立てるための根拠とするものである．昔は診断過程の多くの部分は，担当医の臨床経験によって得られるものであった．しかし，医学の目覚ましい進歩と世界の医学情報をいつでもどこでも知ることができるようになったことで，担当医は自分の経験だけでなく広い知識が得られるようになった．さらに，各種の信頼性の高い臨床検査法の発達で，診断の過程での情報量も豊富となり，より精度の高いものになった．現在では，経験をもとにした診察と理論に基づく臨床検査を総合して，診断学体系が確立されつつある．口腔顎顔面領域疾患の診断も，他の領域にはない特別な部分も詳細に解明し，全身症状を考慮した正確な診断が求められている．

2 正常と異常

　"正常"とは，健康な人の標準に合致していることで，"異常"とは，この基準から一定の幅よりも外れた状態である．すなわち，人間として生活をしていくうえで不利な精神的・肉体的状態である．もちろん正常と異常を理論的に区別することはできない．

3 診断の過程

情報収集　　問診，診察，その他の諸検査．

情報分析　　収集した情報を担当医の知識と経験で分析し，診断に役立てる．情報は多いほうがよいが，あまりに多い場合は混乱することもあり，時には経験と知識に裏打ちされた担当医の直感も重要である．

診　断　　臨床検査項目が充実し，病態を把握するうえで正確かつ客観的なデータが得られるようになっても，最終的には担当医がすべての情報を総合判断して診断する．

各論

① 口腔外科学の特徴

　口腔外科学では，口腔顎顔面領域に発現するすべての疾患の診断と治療を行っている．口腔疾患は，歯の疾患，歯周疾患だけではない．顎骨や軟組織には良性および悪性の腫瘍，囊胞，外傷，炎症，種々の粘膜疾患，奇形，発育異常など多種多様の疾患がみられる．また，口腔に原発する疾患だけではなく，循環器疾患，脳血管疾患，代謝性疾患，肝疾患，腎疾患，免疫疾患，血液疾患，皮膚疾患などが原因で発症した口腔症状についても，それらとの関係や鑑別が必要である．

　口腔とは，①粘膜（上・下唇の粘膜，頬の粘膜，臼後部粘膜），②上顎歯槽と歯肉，③下顎歯槽と歯肉，④硬口蓋，⑤舌（有郭乳頭より前の舌背面と舌縁，舌の下面），⑥口腔底（口底）をいう（UICC による TNM 分類「解剖学的部位と亜部位」p. 254 参照）．

② 診断の重要性

　診断が正確でなければ適切な治療方針を決定できない．また，その疾患の推定できる臨床経過を説明できない．病気は単独のものではなく，患者の心身に付随するものであり，同じ病気であってもその様相は患者一人ひとり異なっている．そのため，いかに臨床検査法が充実しても，コンピュータが導入されても，機器による診断は不確実である．診断の基礎となるのは，担当医が多くの疾患を知り，その特徴や臨床経過を十分把握していることである．

③ 診断の進め方

問　診

　(1) 主訴 chief complaint：患者の自覚症状のうちで現在最も強い苦痛，不快または悩みをいう．多くの場合，病変の所在を示し，その病態の主症状である．できるだけ患者自身の言葉で記載するが，表現が難しい場合はこちらから類似の言葉を提示し，患者に選ばせることもある．

　(2) 現病歴 history of the present illness：初診時に問題となっている病気の発病から現在までの経過である．主訴の症状がいつ頃から，どこが，どのような状態で，症状が始まったか．発病から現在までどのような経過をとってきたか，またその間にどこかを受診してどのような治療を受けたかである．時系列に沿って記載する．
〔ポイント〕いつ？　（3日前に）

　　　　　　どこが？　（右下頬側歯肉が）

　　　　　　どのような状態で？　（急に腫脹してきた）

　(3) 既往歴 history of the personal illness：患者が出生してから現在までの間に罹患した疾患．しかし，乳幼児期，小児期などは患者本人の記憶も曖昧で正確な情報は得られない．必要であれば親など養育にあたった人に聴く．アレルギーは本人も把握していることが多いので聞き漏らさない．現在の病気に関連する既往疾患は診断に重要であり，現在の病気を治療する際には高血圧や糖尿病など問題となる疾患の既往を見

逃さない．それらが完治しているのか，治療中なのか，また治療していない状態なのかなど重要な情報を収集する．投薬の既往や現在の投与薬剤も必要である．女性には月経，妊娠，出産についての情報が重要である．

（4）家族歴 family history：血縁関係者の状態を知り，奇形や出血性素因などの遺伝性疾患や家庭内感染，生活環境の把握を行う．

診　察

診察は現症 present status を確認するために行うもので，口腔顎顔面の診察だけでなく全身の診察も重要である．診察は受診時には必ず行い，その都度患者情報の収集，診断と治療の経過を確認する．特に悪性の腫瘍では再発の監視が重要である．

診察には視診，触診，打診，聴診がある．見落としを避けるため手順を決めておくほうがよい．

（1）視　診：患者の外観にみられる変化を眼で確認する．口腔顎顔面の皮膚や粘膜の色調変化や乾燥状態，腫脹・硬結，びらん・潰瘍形成，出血，排膿，運動障害（表情筋の運動状態，顎運動），呼吸状態（速さ，深さ，リズム），体格，姿勢，栄養状態などをみる．

（2）触　診：腫脹部・硬結部の状態（硬軟，波動，羊皮紙様感），皮膚・粘膜表面の状態（凹凸，平滑，粗造，硬軟），熱感，疼痛（部位，程度）などの確認．

（3）打　診：歯では打診痛や音の変化で癒着状態を調べる．

（4）聴　診：顎関節部の運動時異常音を聴く．

④ 臨床検査の意義

臨床検査の目的は，疾患の診断（鑑別診断），治療方針の決定，患者の指導を行ううえで必要な情報収集である．具体的には，①問診や診察では明らかにならない所見の発見，②診察所見の客観的裏づけ，③疾患の範囲と病状の程度の確認，④全身状態の検査結果を治療方針決定の参考にする，⑤既存疾患のスクリーニングで偶発症や合併症に備える，⑥患者への病状および経過説明の資料，⑦予後の推測の資料，⑧がん再発の早期発見，⑨院内感染防止などである．

臨床検査の発達は著しく，問診や診察が軽んじられる傾向もあるが，臨床検査の結果のみですべての症例には対応できない．CT，MRI の登場は画像検査を飛躍的に進歩させ，その精度は年々改良されている．また電子工学的技術の発達で，詳細な生体情報が電気的，物理的に得られ，自動分析装置の進歩で微量検体から高い精度の検査結果が得られるようになった．そのため臨床検査は診断学上，きわめて重要な手段となっている．臨床検査項目には臨床検査（検体検査・生体機能検査），画像検査，各科における特殊検査がある．

検体検査

（1）血液検査：赤血球数，ヘモグロビン，ヘマトクリット，赤血球指数，白血球数，末梢血液像，血小板数，赤血球沈降速度，PT，APTT．

（2）生化学検査：血清総蛋白濃度，血清タンパク分画，A/G 比，血糖値，ヘモグロビン A1c，総コレステロール，中性脂肪，AST，ALT，LD，ALP，γ-GTP，コリンエステラーゼ，尿素窒素，クレアチニン，尿酸，電解質．

（3）尿検査：量（時間尿），色調，蛋白，糖，潜血，比重，pH．

（4）糞便検査：潜血，寄生虫．

(5) 免疫血清検査：CRP，RA，HBs 抗原，HBs 抗体，HCV 抗体，梅毒血清反応 TPHA，HIV．

(6) 微生物検査：塗抹検査，培養同定試験，感受性試験，抗原検出，抗体価測定．

(7) 病理検査：細胞診，組織検査．

生体機能検査

(1) 電気的情報による検査：心電図，脳波，筋電図．

(2) 物理的情報による検査：体温，血圧，脈拍，呼吸数，心音，脈波．

(3) その他：肝・胆道機能検査，腎機能検査（eGFR など），内分泌・代謝機能検査．

画像検査

(1) X 線検査：単純，断層（パントモ），歯科用標準（デンタル），頭部規格写真，造影，CT．

(2) MRI（magnetic resonance imaging）検査．

(3) 超音波検査（エコー）．

(4) PET-CT（ポジトロン CT，陽電子断層撮影法）．

(5) シンチグラフィ．

口腔外科関係の特殊な検査

(1) 唾液検査：歯周病原細菌，う蝕関連細菌，ヘモグロビン，pH．

(2) 唾液分泌量検査：ガムテスト，サクソンテスト，ロール綿吸湿法，吐唾法．

(3) 味覚検査：電気味覚検査，ろ紙ディスク法．

(4) 舌圧検査：舌圧測定器．

(5) 神経検査：知覚検査，運動検査．

CHAPTER II 口腔外科臨床における病理診断学

総論

　生体から採取された組織や臓器を形態学的に観察して，病態を把握，病理診断を確立する学問を外科病理学という．現代医学では診断の確立が，その後の治療に大きく影響する．歯科・口腔外科領域でも病理診断は同様に行われ，主に口腔病理専門医が対応する．検査といわれるが他の検査とは異なり，診断を確定し，治療や次に必要な検査への指針を与えることから，医科では臨床検査科とは別に臨床の一部門として病理診断科として独立した分野となりつつある．口腔でも同様の動きがある．材料採取時の連絡やカンファレンスなどそのためにも病理医と臨床医は，互いの情報交換や病理診断を通じて密な関係を築く必要がある．外科病理診断には肉眼，細胞形態学，組織形態学を含み，死亡した場合は死因究明や診断および治療効果判定などの解剖病理診断を行う．具体的には種々の細胞診や生検組織診，術中に行う迅速診断，手術の摘出材料の病理診断が含まれる．病理診断は確定診断となる場合が多いが，臨床では組織診断を踏まえて，臨床診断や他の検査と照らし合わせ，最終診断する必要がある．

各論

1 細胞診

　細胞診は細胞観察を主体とした診断方法で，婦人科領域を中心に発達してきた．口腔細胞診も1950年代にoral cytologyとして認知されるようになったが，口腔では病変が直視，直達できることから広く普及しているとは言いがたい．細胞診は，細胞採取操作が簡便で，数回にわたり施行することもできる．標本作製が組織診より短時間で行える．侵襲性が少なく，患者の負担も少ないなどの利点を有し，近年，口腔がんの早期発見の一手段としても注目されている．基本的には悪性度の判定に使用されるが，症例や手技によっては組織型の推定も可能である．欠点としては組織診に比べると細胞が対象のため，情報量が限られている．口腔領域で主に応用されるものには擦過塗抹法（剝離細胞診），捺印法，穿刺吸引細胞診，液状化検体細胞診などがある．

擦過塗抹法
（剝離細胞診）

　口腔領域では，細胞診の主体をなすもので，粘膜疾患，潰瘍の良性，悪性の判定などに有用である．また，悪性の腫瘍に対する放射線や化学療法の効果判定にも応用が可能である．綿棒や歯間ブラシなどのブラシで擦過し（図1），スライドグラスに薄く延ばすように塗抹する．95％エタノールなどの湿潤固定後パパニコロウ染色を行うか，

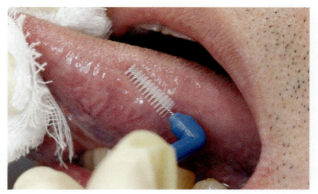

図1 擦過塗抹法
病変部を歯間ブラシなどで,強く5～6回擦過する.

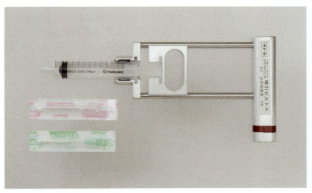

図2 穿刺吸引ピストル
注射針は21および18Gを使用.

乾燥固定後ギムザ染色を行うが,口腔では扁平上皮の層構造が把握できるパパニコロウ染色が一般的である(図9も参照).

捺印法　　新鮮組織材料の割面を軽くスライドガラス上に押し当てて(捺印),標本を作製する.擦過塗抹法より,組織構築が把握できる利点がある.術中の迅速診断に供される材料の捺印を行うことで,HE染色より素早く情報を得ることも可能である.ただし,捺印される間質の量が少ないため,診断にはある程度の熟練を要する.

穿刺吸引細胞診　　塗抹法では表面形状が把握できるが,深部病変や表面に変化のない腫瘤状病変には不利である.その場合は細い注射針(21Gないし18G)と注射器を用いて,細胞を採取する穿刺吸引細胞診が行われる(図2).口腔では唾液腺腫瘍,軟部組織腫瘍,顎骨内腫瘍などに応用が可能である.エコーガイド下で行うと,安全かつ病変部の特定に有効である.採取された細胞はスライドガラスに吹き付ける.分泌様物質の場合は,スライドガラス上に滴下し,カバーグラスで引き延ばして標本を作製する.

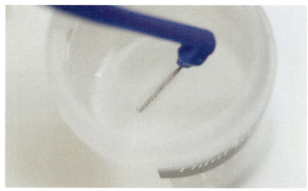

図3 LBC法
病変部を擦過したブラシを固定液中で撹拌する．採取後ただちに固定液中に入れるので，乾燥は少ない．

表1 口腔細胞診新表現様式

口腔粘膜，特に扁平上皮癌での細胞診の判定区分
(1) 検体不適正（inadequate）
(2) 検体適正（adequate）
　① NILM（negative for intraepithelial lesion or malignancy）
　　　正常および反応性あるいは上皮内病変や悪性腫瘍性変化がない
　　　（従来表示では主にClass Ⅰ～Ⅱに相当）
　② O-LSIL（oral-low grade squamous intraepithelial lesion or low grade dysplasia）
　　　低度異型上皮内腫瘍性病変あるいは上皮異形成相当
　　　（従来表示では主にClass Ⅱb～Ⅲに相当）
　③ O-HSIL（oral-high grade squamous intraepithelial lesion or high grade dysplasia）
　　　高度異型上皮内腫瘍性病変あるいは上皮異形成相当
　　　（従来表示では主にClass Ⅲb～Ⅳに相当）
　④ SCC（squamous cell carcinoma）
　　　扁平上皮癌
　　　（従来表示では主にClass Ⅴに相当）
(3) IFN（indefinite for neoplasia）
　　　鑑別困難（細胞学的に腫瘍性あるいは非腫瘍性と断定しがたい）

液状化検体細胞診 liquid-based cytology（LBC）

従来法の擦過塗抹法（剥離細胞診）では，採取された細胞の80％が標本作製過程で消失するという．また乾燥や細胞の重なりが目立ち，細胞観察に不利といわれている．LBCは採取された細胞をほぼ100％使用でき，重なりが少なく，細胞採取後ただちにアルコール主体の細胞固定液にリンスするため乾燥がほとんどない．LBCには従来法の細胞像に近い像が得られる重力沈降静電気接着法と，より均一な厚さの標本を作製できる吸引転写法がある．採取法は両者とも同一で，歯間ブラシや専用ブラシなどで採取された細胞を専用の保存液中でリンスする（図3）．綿棒は使用できない．LBCは細胞診に不慣れな歯科医にも有用で，一般歯科診療所での普及が期待される．

細胞診報告様式

長年，パパニコロウのClass分類（Class Ⅰ～Ⅴ，Pap分類）が行われてきたが，正常細胞のみのClass Ⅰと絶対的悪性細胞が出現するClass Ⅴの間のClass Ⅱ～Ⅳの定義が曖昧で，近年批判が高まっている．婦人科を主体に細胞の本質を突き止め，組織診断に準じる判定を用いる傾向（1991年に発表され，2001年に改訂が行われたベセスダ・システム Bethesda System）にある．現在は領域にもよるが，両者が併記された報告が多い．最近，刊行された日本臨床細胞学会編「細胞診ガイドライン2015年版」

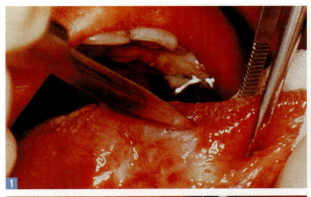
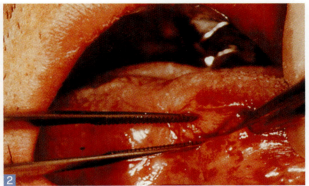
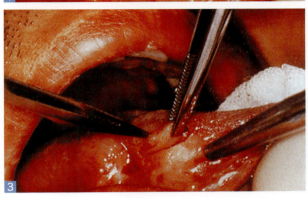

図4 組織採取法
1 肉眼観察によって採取部位を決定．外科用メスにて切除部位の1辺を正常側から腫瘍側にカット．
電気メスは組織を損傷するので，勧められない．
2 他辺をメスを換えて正常側から腫瘍側へ切除．
3 切除片をピンセットで取り出す．取り出し後はただちに固定液に入れることが重要である．
止血後，縫合する．

では，扁平上皮癌主体の Bethesda System を模した新報告様式が掲載されている（表1）．子宮頸部で発達してきた Pap 分類を，がんの発育過程の異なる口腔（「腫瘍」総論，p. 222，図8，9参照）に，そのまま用いることが困難であることは以前から指摘されていた．今後改訂も行われるであろうが，基本的には新分類が普及すると思われる．

② 生 検

　組織の一部を採取し，主にパラフィン標本を作製し診断する．治療方針決定に有用である．生検の方法には，一般的な試験的に組織を切除する手術的方法（切除生検）や内視鏡下で行われる非手術的方法（経気管支的方法，経消化管的方法）がある．また経皮的あるいは経粘膜的に深部組織に行われる針生検 needle biopsy ともいわれる穿刺吸引生検 fine needle aspiration biopsy（FNAB）も行われる．さらに皮膚や粘膜では病変部に正常域（安全域）をもうけ，一括して切除，検査を行う切除生検 excision biopsy も行われる．口腔では，均一型の白板症や良性腫瘍の可能性が高い病変に対して行われることが多い．

　採取法は肉眼的観察によって採取部位を決定後，一定の厚さ，大きさの検体を採取し，ただちにホルマリン固定を行う（図4）．固定には通常24時間が必要である．組織診注意事項を表2に記載する．

③ 迅速診断

　近年，手術中に切除線の確認や所属リンパ節への転移の有無などを知るために施行数が急激に増加している．遠隔地では telepathology として応用されることもある．かつては術後や手術材料の検索後に判明した切除範囲の正否が術中に把握できることか

表2 組織診注意事項

1. 採取された組織はすべて病理に提出する.
2. 正常部と異常部を合わせて採取する.
3. 採取組織は診断可能な一定の厚さ,大きさが要求される.
4. 採取部位は肉眼的によく観察し,決定する.
5. 病変が大きい場合は,多数部位からの採取も必要である.
6. 炎症の高度な部位や潰瘍底からの採取は極力避ける(変性壊死が強く診断不能).
7. 組織の挫滅や固定不良にも注意する必要がある.
8. 採取場所,臨床所見の記載は必須で,丁寧に記載する.
9. 採取後は,ただちに固定液中に浸漬する.その際大量の血液の付着は避ける.
10. 採取部位の上下あるいは前後方向なども記載する.図や写真の添付は有効である.

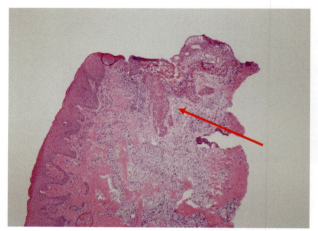

図5 迅速診断陽性例の組織像(→は扁平上皮癌)
この症例の場合は追加切除が行われ,再度の迅速検体の提出で断端陰性となった.

ら,患者や術者にはきわめて有用である.診断結果次第で手術法が変換される可能性がある(図5).しかし迅速診断は時間や部位採取に制約があり限られた範囲での診断となることから,臨床医も病理医もその限界を知り,その適応については慎重に考慮すべきである.事前の打ち合わせも有用である.口腔でも手術材料辺縁での腫瘍組織の有無や転移の疑いのある頸部リンパ節に適応される.また通常は穿刺吸引細胞診が行われる唾液腺腫瘍の診断にも適応される.採取検体は,生理食塩水やホルマリンを使用することなく,生のまま病理室に速やかに提出する.検体の乾燥を防ぐための,シャーレ内輸送や生理食塩水に軽く浸したガーゼで覆うなどの処置も有効である.

手術検体の組織診

手術検体では,病変や腫瘍の診断を確定するばかりではなく,切除範囲の正否,炎症の程度や腫瘍の悪性度や加療効果,予後への影響など多くの事項が総合的に判定される.正確な報告書作成には,臨床所見や放射線診断など他の検査結果も吟味されなければならない.過去に生検や手術がなされていれば参考にし,比較も必要となる.手術検体が大きい場合は,必要な数の標本を作製するためsampling(切り出し)が行われる(図6).的確な切り出しを行うには肉眼観察の経験が重要となる.病理診断は切り出しから始まるともいわれるが,慎重な肉眼観察とともに,手術にあたった臨床医との共同作業も有効である.

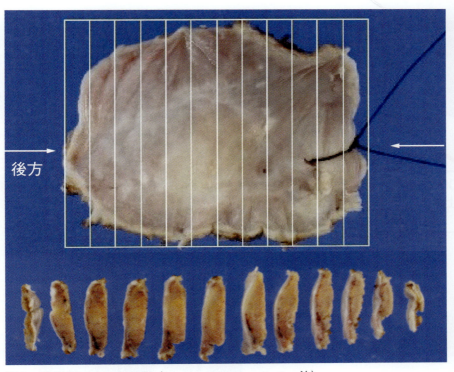

図6　手術検体の切り出し例（bread loaf step sectioning 法）

5 生検および手術材料の標本作製手順

　標本作製にはさまざまな作業があり，一般的には①固定，②切り出し sampling，③脱水，④パラフィン包埋，⑤薄切，⑥乾燥・伸展，⑦各種染色，⑧封入の順に行われる．歯，骨などの硬組織や石灰化した組織を含む場合は，②切り出しと③脱水の間に，脱脂と脱灰操作が加わる．固定は通常，10～20％ホルマリン溶液に浸漬する．ホルマリン溶液は固定する組織の10倍量程度必要で，生検など小さな組織では24時間で十分であるが，手術材料ではそれ以上必要である．しかし長時間の固定は組織の変性が加わり好ましくない．35％前後のホルムアルデヒド溶液を通称ホルマリン原液と呼んでいるが，ホルムアルデヒドは人体への有害物質と認識されており，取り扱いは法律で厳格化された．使用環境，保管や廃棄には十分な注意が必要である．

　組織内にパラフィンを浸透させるためには組織から水分を除く必要があり，固定後，水洗し70％アルコールから順に80，90，95，100％とエタノール濃度を上げて脱水を行う．パラフィン相溶性のあるキシロールなどを通し，加熱溶解したパラフィン中に組織を移し，組織内にパラフィンを浸透させ，包埋し，冷却してパラフィンブロックを作製する．脱水から包埋には18時間程度かかるが，最近では自動脱水，包埋装置を使用することが多い．現在では包埋するカセットと一体化したパラフィンブロックを作製する施設が多い．薄切は繊細な作業で，熟練度も必要で，3μ程度に薄切する．薄切されたパラフィン切片は，水に浮かべて伸展させ，スライドガラス上に乗せ，乾燥後染色を行う．最後に封入剤をかけてカバーグラスで封入する．

　このようにさまざまな過程があり（図7），それぞれに臨床検査技師の熟練した技術が必要である．これらの作業なしには病理診断は行えず，また不十分な標本では的確な診断が行えない場合もある．

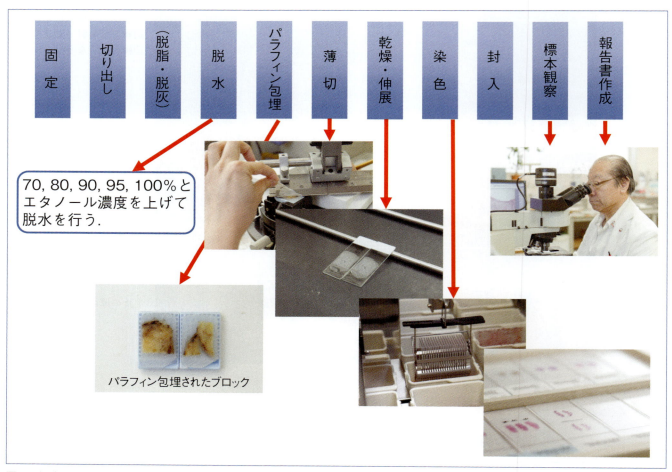

図7 標本作製，診断への流れ

❻ 特殊染色と免疫組織化学染色

　通常の組織標本の観察にはHE染色が使用される．ヘマトキシリンとエオジンの2種類の染色液を用いる．HE染色だけでは十分な観察が行えない場合や母組織の確定などには特殊染色（特染）や免疫組織化学染色（免疫染色）が行われる．特染では，目標とする細胞や組織を特異的に染色する方法が種々ある．免疫染色は抗原抗体反応を用いた染色法で，目的とする細胞や組織に存在する抗原に，特異的に反応する一次抗体を結合させ，さらに結合体と発色剤と反応する二次抗体を結合させて可視化させる方法である（図8，9）．各種マーカーに限定された抗体が必要である．免疫組織化学の一つである酵素抗体法は，現在着実な病理診断には欠かせない方法となっている．口腔で使用される代表的な特染や免疫染色を表3，4に示す．

❼ 病理解剖

　解剖には医学生，歯学生の行う系統解剖（いわゆる解剖実習），犯罪と関連した異常死を扱う法医解剖（司法解剖），あるいは変死の場合の行政解剖，および病死の場合の病理解剖がある．
　病理解剖は個々人の病気に対する"最後の診断"でもある．病気を発症，さまざまに治療が施され，回復，再燃などの過程を経て，最終的に亡くなられた方の形態的な所見をもとに，この過程を逆にたどり解析することを主な目的としている．臨床経過

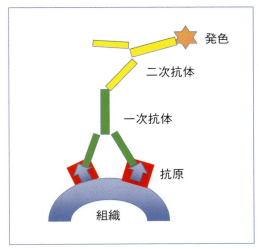

図8　免疫組織化学染色の原理を示す模式図
抗原と特異的に結合する一次抗体と発色剤と反応する二次抗体を結合.

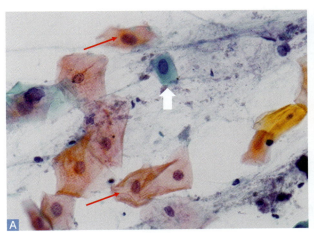 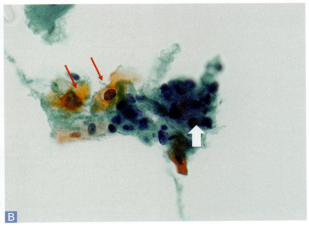

図9　口腔細胞診（扁平上皮癌，Pap染色，LBC法）
A 口腔初期がんにみられたOG好性角化細胞（→）およびLG好性表層細胞（⇧）.細胞異型は弱く，判定には熟練を要する.
B 口腔浸潤がんにみられた異型の高度なOG好性角化細胞（→）とLG好性深層細胞（⇧）.初期がんと比較すると，異型が高度で診断は容易である.

のなかでは，臨床医は症状，診断あるいは治療の点で，さまざま未解決な事項を抱えているのが普通である．その過程を究明するのが病理解剖であるが，解剖によって得られた知識を，他の患者さんに反映していくことが大切である．病理解剖の結果は，主治医に報告され，ご遺族に伝えられるが，その結果はまたCPC（clinico-pathlogical conference：臨床病理検討会）において報告される．この会では臨床医，病理医が患者さんの臨床上の問題点と解剖所見を対比させ，種々の観点から討議される．病理解剖を行うときには，死体解剖保存法および死体解剖保存法施行規則の規定に基づいて行われなくてはならない．解剖は主に病理医（医科，歯科大学の教授，准教授および解剖医取得の歯科医師を含む）が行う．

また近年，診療過程の予期しない死に対して，死因解明や再発防止のために病理医，法医，臨床立会医などが担当するモデル事業も開始された．この際の遺族への説明は地域評価委員会が行うことになっているが，司法解剖のような法的拘束力はない．病理解剖に必要な事項を表5に記載する．

表3 主な特殊染色（図10, 11も参照）

特殊染色	染色結果	適応例
PAS染色	細胞内グリコーゲン（赤紫） 真菌類（赤紫）	グリコーゲンやカンジダ（グリコーゲンはアミラーゼ消化試験で消化される）
好酸菌（Ziehl-Nielsen）染色	抗酸菌（淡赤〜濃赤） その他の細菌（青）	抗酸菌の証明（特に結核菌）
アミロイド染色（Congo red） ダイレクト・ファースト・スカーレット（DFS）	アミロイド（ピンク〜橙赤） アミロイド（橙赤）	沈着アミロイド
Azan（Mallory）染色	膠原線維（濃青） 核，筋（赤）	結合織の代表的染色法
エラスチカ・ワンギーソン（EVG染色）	弾性線維（黒紫） 膠原線維（赤）	弾性線維の豊富な組織の病変，血管侵襲の確認
メラニン染色 　フォンタナ・マッソン染色 　漂白法（過マンガン酸カリウム・シュウ酸法） 　ドーパ反応	メラニン色素（黒〜黒褐色） メラニン（漂白） メラニン形成能を有する細胞（黒〜黒褐色）	メラニンの証明 真菌類も陽性を示す 金属片やヘモジデリンとメラニンの鑑別
グラム（Gram）染色	陽性菌（濃紫）陰性（赤）	グラム染色性の確認
脂肪染色 　ズダンⅢ染色 　オイルレッドO染色	中性脂肪（橙黄〜橙赤） 脂肪（赤）　核（青）	脂肪の証明
ムチカルミン染色	上皮性粘液（赤） クリプトコッカス菌体莢膜（赤）	結合織間の酸性ムコ多糖は陰性
グロコット（Grocott）染色	真菌細胞壁（黒〜黒褐色）	放線菌も陽性
コッサ（von Kossa）染色	カルシウム塩（黒褐色）	組織内リン酸カルシウム塩や炭酸カルシウム塩の証明
グリメリウス（Grimelius）染色	神経内分泌顆粒（黒〜茶褐色）	神経内分泌細胞腫瘍の診断

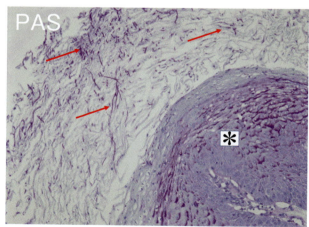

図10　PAS染色
真菌（カンジダ）の菌糸（→）および重層扁平上皮（＊）が陽性．

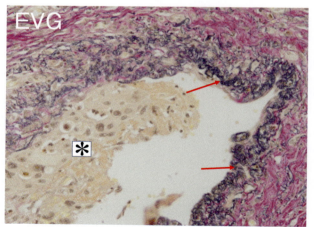

図11　EVG染色
血管壁の弾性線維（→）が黒色に染まる．
血管内には扁平上皮癌の集塊が認められる（血管侵襲像で，腫瘍塞栓（＊））．

表4　各種マーカーと主な抗体（図12, 13も参照）

マーカー	主な抗体
神経系	S100
筋系	Myoglobin, SMA
上皮系	EMA, CK
血管系	CD34
リンパ管系	D2-40
細胞増殖	Ki67, PCNA
リンパ球系	LCA, L-26, UCHL-1,

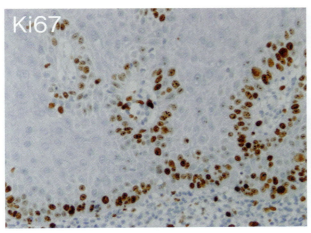

図12　Ki67免疫染色
基底層および傍基底層の細胞の増殖が認められる．
基底層陽性や陽性細胞の重層化は，悪性の可能性が高い．

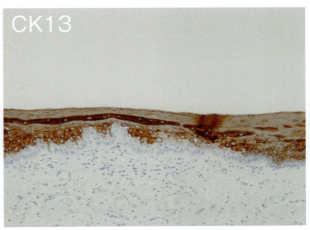

図13　CK13免疫染色
基底層を除く，重層扁平上皮全層に陽性．
正常ではCK13は陽性反応を示すが，側方伸展型の初期がんや上皮内腫瘍性病変は陰性で，逆にCK17が陽性となる．

表5　病理解剖の必要事項

(1) 病理解剖承諾書（遺族）
(2) 臨床経過および検査成績表（解剖依頼医，主治医）
(3) 解剖依頼書（解剖依頼医，主治医）

CHAPTER III CT, MRI による画像診断

総　論

　口腔領域の画像診断としては口内法やパノラマ X 線写真などの単純 X 線写真が基本となるが，三次元的な進展範囲の把握，下顎管などの重要構造との相対的位置関係の評価，深部組織への進展の評価において CT，MRI の有用性が高い．CT，MRI ではより正確な内部性状の評価が可能であり，病変の正確な質的診断に寄与する．以下に CT，MRI よる画像診断，これらによる代表的病態での画像評価に関して概説する．

① CT（computed tomography：コンピュータ断層画像）

原　理
　CT は X 線を照射し，体を通過した X 線量を検出器によりデータを収集，コンピュータで位置情報とともに処理することにより体の断層像が得られる．

撮　像
　CT 装置は寝台とこれを囲むガントリーという円筒状装置，操作を行うコンソール，処理を行うコンピュータより構成される．被検者は寝台に仰向けになって寝て，X 線管球と検出器の備わったガントリー内を移動して撮像を行う．
　現在はマルチスライス CT ないし MDCT（mutidetector CT）と呼ばれる複数の検出器を備えた機種が普及しており，ヘリカルスキャン（X 線を持続的に照射しながらテーブルを移動）との併用により撮影が高速化している．

造影剤
　造影剤とは画像にコントラストをつけたり特定の組織を強調して撮影するために患者に投与される医薬品である．CT 検査ではヨード造影剤が使用され，一般的に経静脈的投与を行う．軽症からアナフィラキシーショックに及ぶ副作用（頻度は 3％程）を起こすことがあり，使用に関しては医学的妥当性を考慮した選択が必要となる．造影剤副作用歴と気管支喘息の既往は投与の禁忌となる．主に腎から排泄されるため，腎機能が低下している患者に使用すると造影剤腎症を起こす危険性がある．
　ヨード造影剤の静注後に撮像する CT（造影 CT）では，組織コントラストの上昇が得られ，囊胞性病変と充実性病変との鑑別，多血性病変かどうか，血管の形態評価などに有用である．

画像表示
—CT 値とその表示

　CT 値は水が0，空気が−1,000 に設定された条件下で，CT 撮影された物質（組織）の密度を原点の水に対する相対値として表現する．脂肪組織はマイナス，水よりも密度の高い軟部組織は0よりも大きな値，特に骨や歯などでは著明に高いCT 値を示し，人体各組織の平均的なCT 値は低い順に空気，脂肪，水，脳脊髄液・血液，軟部組織，血腫，骨・石灰化である．得られたCT 値を場所（ピクセル）ごとに（中心と幅の設定によって定まる）グレイスケール（階調）に従って画像を表示する．顎骨や歯などが評価対象となる場合に主に用いられる骨条件や，軟部濃度病変の評価に用いられる軟部濃度条件などは，グレイスケールの設定によって定まる．評価対象に合わせた適切な表示条件の選択が重要である．

　一般には横断像が中心となるが，画像データの再構成による冠状断像や矢状断像，あるいは三次元表示は病変の進展様式の把握に有用な場合がある．

利　点

①骨条件による（単純撮影では検出困難な）骨折や骨吸収・骨硬化，骨皮質の破壊・侵食性変化の評価に優れる．
②（MRI と比して）撮像範囲の自由度が高い．
③時間分解能が高い（短時間の撮影が可能）：緊急疾患にも対応しやすい．体動によるアーチファクトに強い．
④階調を変更することにより骨をみやすくしたり，軟部濃度をみやすくしたりといった（同一データからの）表示の自由度がある．
⑤（MRI と比して）検査効率が高い．

欠　点

①放射線被曝：水晶体被曝の問題．小児や妊婦での適応の問題．
②歯の金属修復物などによる金属アーチファクトの影響を（MRI よりも）受けやすく，口腔レベルではしばしば評価が困難な場合がある．
③（MRI と比して）組織コントラストは低い．

❷ MRI（magnetic resonance imaging：磁気共鳴画像）

原　理

　MRI は水素の原子核（プロトン）の磁気共鳴現象によって得られる信号と多くの要因（パラメータ）がかかわって成立する．CT と同様に位置情報によって断層画像が得られる．パラメータの設定によって後述の異なった複数の撮像シーケンスによる撮影が可能である．

撮　像

　CT 装置に類似した形状であり，CT と同様に被検者は寝台に仰向けになって寝て，ガントリー内で撮像を行うが，撮像部位に受信コイルを装着する点が異なる．また，撮像時は傾斜磁場コイルに電流を供給することに起因する騒音が出るため，必要に応じて耳栓などによる防音がなされる．

　MRI 装置は静磁場の強度（単位はテスラ：Tesla（T））により低，高磁場装置に分けられるが，S/N 比（信号雑音比）の高い高磁場装置が主流であり，現在は3テスラの機種も広く使用されてきている．

| 造影剤 | MRIでの造影剤としては主にガドリニウム製剤が使用され，経静脈的投与を行う．主に腎から排泄される．副作用の頻度は1〜2％程度であり，重度腎障害患者では腎性全身性線維症（NSF）を生じる危険があり，使用に関しては医学的妥当性を考慮した慎重な選択が必要となる．CTの造影剤同様，造影剤副作用歴や気管支喘息は禁忌となる． |

表　示　　　各シーケンスの撮像で得られる信号の強さを信号強度といい，高信号では明るく，低信号では暗く表示される．

MRI撮像方法（シーケンス）の種類

・T1強調像，T2強調像：ともにスピンエコー法（SE法）で得られる最も代表的なMRI画像の一つである．
T1およびT2強調像での正常組織の大まかな信号強度は以下にようになる．

	T1強調像	T2強調像
水	低	高
脂肪	高	高
筋組織	低	低〜等
骨髄（脂肪髄）	高	高
骨皮質	低	低
石灰化	低	低

・STIR（short-tau inversion recorvery）法：脂肪の信号を抑制する画像（脂肪抑制画像）の一種である．本来，高信号を示す脂肪に富んだ組織内の比較的高信号で描出される病変に対して，脂肪信号を抑制することにより病変と周囲組織のコントラストを高め，評価を容易にする．骨髄炎や頸部皮下脂肪識での炎症波及の評価に有用である．
・造影T1強調像：ガドリニウム（Gd-DTPA）造影剤の静注後に撮像を行う．造影剤によりT1短縮効果が生じることから，造影剤投与後にT1強調像を撮像することにより病変の信号強度が上昇する（高信号）．病変の指摘，質的診断，進展範囲の把握に有用である．（CT以上に正確に）嚢胞性病変と充実性病変との鑑別が可能である．
・拡散強調像（DWI：diffusion weighted image）：プロトンの分子運動が障害された部位では異常信号（高信号）を示す．代表としては細胞密度の高い悪性腫瘍や悪性リンパ腫，膿瘍などの粘稠な液体，血腫などがあげられる．

利　点
①（CTよりもさらに）組織コントラストが高いため，より詳細な質的診断が可能である．
②（CTよりも）歯の金属修復物による金属アーチファクトでの画質劣化が軽度である．
③放射線被曝がない．

欠　点
①（CTと比して）撮像時間が長い．
②石灰化などの評価はCTに劣る．
③撮像範囲や撮像条件の設定に限定がある．
④術後体内金属の留置や一部の医療器具（例：心臓ペースメーカー，人工内耳）などの禁忌あり．

❸ 代表的病態での画像評価

顎骨腫瘤
選択すべき検査,評価項目

パノラマX線写真などで指摘された病変のさらなる画像評価ではCTが第一選択となる. 評価する項目としては病変の大きさ,(特に骨皮質などとの)境界や辺縁形状,下顎管との位置関係,石灰化・骨硬化や脂肪濃度の有無などの内部性状を評価する. 質的診断に関しては,MRIによる追加精査が必要な場合もある.

所見

顎骨腫瘤の検査として多い歯根囊胞や含歯性囊胞などの囊胞性病変はCT上,境界明瞭,辺縁平滑,類円形の囊胞状骨透瞭性病変としてみられる. また,角化性囊胞性歯原性腫瘍やエナメル上皮腫なども同様の囊胞性病変としてみられる. 線維性セメント異形成は歯根部周囲の限局性分布を示す骨硬化像としてみられる.

唾液腺腫瘍
選択すべき検査,評価項目

MRIによる検査が第一選択となる. 顔面神経主幹部を含む周囲臓器との関連性を含めた進展範囲,病変と大きさ,境界や辺縁形状,内部信号,被膜,唾液腺管の拡張などによる質的診断,術後再発の有無などを評価する.

所見

耳下腺腫瘍として最も頻度の高い多形腺腫の典型例では片側性孤立性耳下腺腫瘍としてみられ,耳下腺浅部に多く,被膜構造を伴う. T2強調像にて不均一な高信号腫瘤として認められる. ワルチン腫瘍の典型例では耳下腺尾部を中心に,時に両側性・多発性,囊胞変性を伴うT2強調像にてやや淡い低信号の腫瘤としてみられる. DWIでは細胞密度の高い腫瘍,粘度の高い成分などが評価できる.

顎骨骨髄炎
選択すべき検査,評価項目

CTではパノラマX線写真よりも正確に病変の進展範囲,原因歯,骨皮質の形状,周囲軟部組織への炎症波及・膿瘍形成の有無を評価することが可能である. 活動性の評価にはMRI(特にSTIR法)が有用である. また骨シンチグラフィにおいても活動性骨髄炎に一致した核種の集積を評価できる.

所見

CTにおいて骨硬化あるいは溶骨性変化としてみられる. 硬化を示す場合,慢性骨髄炎か(現時点では活動性の低い)骨髄炎の既往を示すかは明らかでない. 骨膜反応,腐骨などの所見を伴うこともある. 歯尖部周囲炎と連続した骨皮質の不連続性などの所見により原因歯を同定できる. MRIにおいて活動性骨髄炎の場合,STIR法にて高信号,T1強調像にて低信号としてみられる. 活動性の低い骨髄炎あるいは骨髄炎の既往の場合はSTIR法にて明らかな高信号を示さず,T2強調像,T1強調像にて低信号としてみられる.

骨シンチグラフィでは,活動性骨髄炎に一致した核種の集積がみられる.

口腔がん
選択すべき検査,評価項目

造影CTが第一選択となる. 腫瘍(T因子)の進展範囲,頸部リンパ節病変(N因子)の有無,他臓器転移(M因子)の有無,治療効果判定などを評価する. 歯の金属修復物によるアーチファクトにより局所病変の評価が困難な場合,MRIによる評価が有効である. リンパ節転移や他臓器転移の評価の際,PETが有用なこともある. 骨転移の評価では骨シンチグラフィが有用である.

所　見　　口腔がんでは扁平上皮癌が最も多く，CTにて淡い増強効果を伴う浸潤性腫瘤性病変としてみられる．MRIではT2強調像にて淡い高信号，T1強調像にて骨格筋と等信号を示し，造影剤投与後での淡い増強効果，拡散強調像での異常信号（高信号）を認める．TNM分類にかかわる外舌筋や顎骨，上顎洞や鼻腔などの周囲構造への進展を評価することが重要となる．神経周囲進展（三叉神経などに沿った腫瘍進展）も治療計画や予後に大きく影響する．リンパ節転移はリンパ節腫大のみならず，内部の増強不良（局所欠損），周囲辺縁不明瞭化・脂肪織混濁（節外進展）などの所見により判断される．

コメント

CT および MRI における造影剤の使用意義

病変が存在する際，その病変に血流があるかどうかが評価できる．充実性腫瘤か囊胞ないし膿瘍かの鑑別，多血性腫瘍か乏血性腫瘍かの鑑別に有用である．また動脈相での撮像であれば各動脈の正確な解剖が描出される．リンパ節病変においてはリンパ節転移や化膿性・壊死性リンパ節炎でよくみられる内部壊死の所見を描出するに必須である．頭頸部領域の炎症波及に伴う血栓性静脈炎の評価にも造影検査は不可欠となる．

CHAPTER IV 軟組織の炎症性疾患

総　論

① 炎症の概念

炎症とは

　からだを構成する組織は，細胞の盛んな分裂増殖や代謝によって常に変化しながら恒常性を保ち，外部環境からのさまざまな侵襲から，常に生体を防御している．炎症において臨床的に観察される肉眼的な所見は，内部構造の変化を表しており，「発赤」，「腫脹」，「疼痛」，「熱感」と，これらが複合して起こる「機能障害」の，いわゆる「炎症の五大徴候」を示す．

　炎症とは，「外来性または内因性の傷害性侵襲に対する，局所あるいは全身における防衛反応」で，
　①血管拡張と血管透過性亢進に伴う循環障害と滲出
　②損傷部における変性，萎縮，壊死を伴う退行性変化
　③細菌や壊死組織の除去と，免疫応答や細胞増殖による組織再生を伴う進行性変化
として，炎症の経過のなかでさまざまな形で表現される．

炎症のカスケード反応

　炎症反応は種々の化学伝達物質（ケミカルメディエーター）によって調節された，段階的に連鎖する連続的なカスケード反応である．

　そのため，組織破壊の程度や細菌感染の有無，肉芽組織の増生，線維化の程度など，炎症のさまざまな段階によって異なった様相を呈する．その過程は，炎症に伴う毛細血管の拡張（発赤・熱感）から始まり，血管透過性の亢進による毛細血管から組織への血漿成分や白血球の滲出に伴う浮腫（腫脹）が起こり，毛細血管に富んだ，軟らかく幼若な肉芽組織が増生して組織欠損を補填する．肉芽組織はやがて収縮（線維化・器質化・瘢痕収縮）して硬くなっていく．

　これらの変化は，口腔粘膜の角化重層扁平上皮を通して，臨床的な所見として観察されることから，適切な治療のためには，目の前にある病変が，炎症のどの段階にあるのかを的確に把握することが，臨床上必要となってくる．

1. 毛細血管の拡張と血流量の増加（図1）

　組織内にあるマスト細胞（肥満細胞）（図2）や好塩基球が，脱顆粒（分泌顆粒と細胞膜との癒合による分泌）することで，分泌顆粒内に貯蔵されたヒスタミンやセロトニンが細胞外に放出される．ヒスタミンは，細動脈や細静脈，毛細血管からなる微小

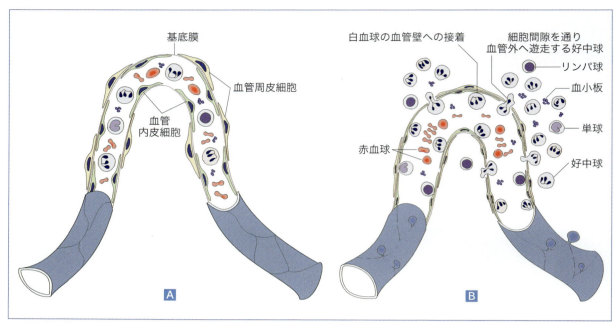

図1 血管拡張に伴う白血球と血漿成分の血管外への滲出
A 正常では，血球は血流の中心を流れ，血管壁には付着しない．
B 毛細血管の拡張により血流が遅くなると，白血球の血管壁への接着が起こる（白血球の辺縁趨向）．拡張した血管内壁を裏装する血管内皮細胞が収縮することで血管透過性が亢進し，血漿成分が血管外へと滲出するとともに，内皮細胞同士を結合しているタイト結合の間隙を通って，白血球が血管外へ遊走することで，組織の浮腫が起こる．

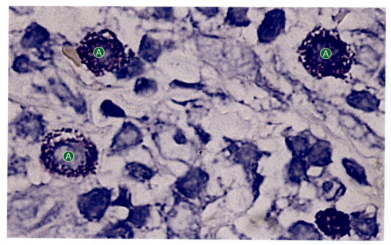

図2 マスト細胞（A）の顆粒はトルイジンブルー染色によりメタクロマジー（異染性）を示す．青い色素でヒスタミンを含む顆粒が赤く染まる．

循環系の血管を拡張させる．局所の動脈血の増加により「充血」が起こり，「発赤」と「熱感」がみられる．血管の拡張は血管内皮細胞の細胞隙間を広げるとともに，血流が緩徐になり，血管透過性の亢進を引き起こす（図1）．

2．血管透過性の亢進と血漿成分の滲出

拡張した毛細血管から，内皮細胞間を結合するタイト結合（tight junction）の隙間を通って，多数の白血球が遊走するとともに，免疫グロブリンや血液凝固因子のフィブリノーゲン（線維素）などを含む血漿成分が大量の水とともに血管外に滲出することで，「腫脹」「浮腫」が起こる（図3, 4）．

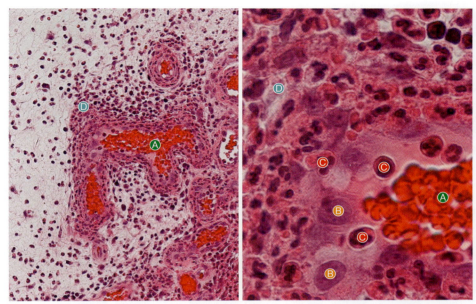

図3 傷害を受けた炎症部の血管周囲には血漿成分の滲出による著明な浮腫が起こり，拡張した毛細血管からは，多数の好中球が血管壁を通り抜けて血管外へと遊走する．Ⓐ：血管腔の赤血球，Ⓑ：血管内皮細胞，Ⓒ：血管壁を通り抜ける好中球，Ⓓ：血管外を遊走する好中球．

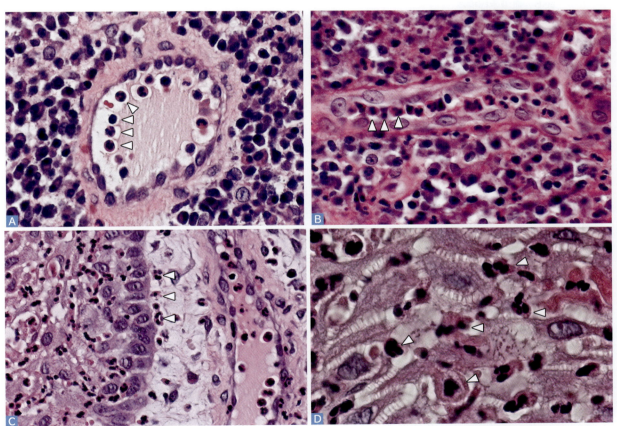

図4 Ａ炎症部の毛細血管．拡張した毛細血管壁に白血球が接着している（矢頭）．Ｂ幼若な肉芽組織の新生毛細血管．狭い血管内には好中球などの白血球が連なっている（矢頭）．Ｃ炎症部の毛細血管と重層扁平上皮．拡張した毛細血管（右端）から遊走した白血球が上皮細胞間に浸潤（矢頭）するのがみえる．Ｄ重層扁平上皮の有棘層の細胞間隙を遊走する多数の好中球（矢頭）．

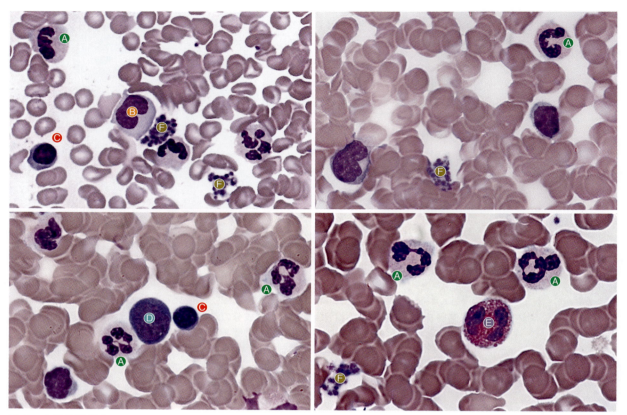

図5 血液塗抹標本
赤血球を背景に，分葉核を示す好中球（A）と，空豆型の細胞核をもつ単球（B），細胞質が少なく小型の円形核をもつリンパ球（C），小塊状に集まった血小板（F），青く染まる顆粒をもつ好塩基球（D）と赤く染まる顆粒をもつ好酸球（E）がみられる．

　　血管周囲の線維性結合組織の中では，免疫グロブリンが病原微生物を攻撃するとともに，フィブリノーゲンが凝固して厚い網状の不溶性フィブリンとなることで微生物を捕捉するとともに，毒素の拡散を防ぐ．
　　さらにマスト細胞から，プロスタグランジンやロイコトリエン，ブラジキニンなどが放出されることで，二次的に血管拡張が増強される．組織の腫脹による組織圧の上昇と，さらに，マスト細胞やマクロファージ，好中球から放出されるブラジキニン，セロトニン，ヒスタミンなどの内因性発痛物質やプロスタグランジンなどの発痛増強物質が，「疼痛」を引き起こす．

3．好中球（多形核白血球）やマクロファージの血管外への遊走
　　組織内のマクロファージ（組織球・大食細胞）が病原微生物などの異物を貪食し，TNF-α（腫瘍壊死因子），IL-1やIL-6（インターロイキン）などの炎症性サイトカインを放出することで，骨髄から局所へ好中球を動員させるとともに，発熱を引き起こす．好中球はIL-8などの走化性因子に引き寄せられて炎症巣に浸潤し，補体や抗体によるオプソニン作用に増強され，マクロファージとともに異物を貪食する．
　　「急性炎症」は経過が短く，著明な滲出を伴い，大量の好中球とマクロファージが局所に集まる（集簇）．
化膿性炎：化膿性炎は多量の好中球が滲出して膿を形成するもので，口腔領域の炎症の大半を占める．
　　1）膿　瘍：好中球の浸潤が限局性の化膿性炎で，好中球のリソソーム酵素により膿

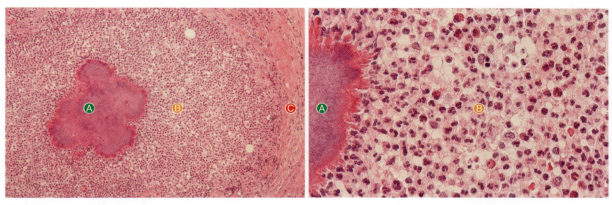

図6 膿瘍の組織像
液化壊死した腔内にみられる細菌塊（Ⓐ）の周りには，膿球とも呼ばれる多数の好中球や単球が集まっている（Ⓑ）．周囲には肉芽組織の壁がみられる（Ⓒ）．

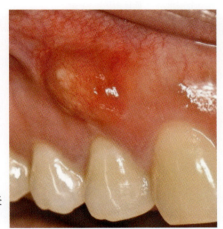

図7 内歯瘻の肉眼像
上顎小臼歯の歯髄壊死と根尖性歯周炎に併発した内歯瘻の肉眼像．

瘍中心部が液化壊死して膿瘍腔を形成する．壊死巣は肉芽組織が取り囲んで周囲組織から分画される（図6）．瘻管は膿瘍腔と体表（皮膚や粘膜）を連絡する経路で，開口部は瘻孔となる．口腔領域では，顎骨部の膿瘍が口腔粘膜に開口したものを内歯瘻（図7），顔面皮膚に開口したものを外歯瘻という．

2）蜂窩織炎：好中球の浸潤がびまん性の化膿性炎で，口腔底蜂窩織炎などのように，炎症の急速で広範囲な拡大をきたして，悪寒，発熱，倦怠感などの全身症状を伴うことがある．

3）蓄膿症：体腔（副鼻腔，胸腔，腹腔）に生じた化膿性炎で，腔内に膿が貯留する．

4．リンパ球の炎症巣への遊走

　好中球やマクロファージの遊走・集簇による貪食を主体とした「急性炎症」から，リンパ球や形質細胞を主体とした「慢性炎症」へと経過すると，好中球はみられなくなり，細胞傷害性T細胞を主体とする「細胞性免疫機構」と，抗体を産生するB細胞や形質細胞を主体とする「液性免疫機構」を軸に「獲得免疫」による生体防御へと移行する．慢性炎症は経過が遅く，リンパ球や形質細胞（図8），マクロファージを主体とした炎症像を示すようになる．症状は緩やかで，滲出は少なく肉芽組織の増生や組織修復が主体となる．

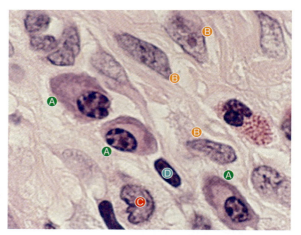

図8 慢性炎症でみられる形質細胞（Ⓐ）と線維芽細胞（Ⓑ），マクロファージ（Ⓒ），リンパ球（Ⓓ）

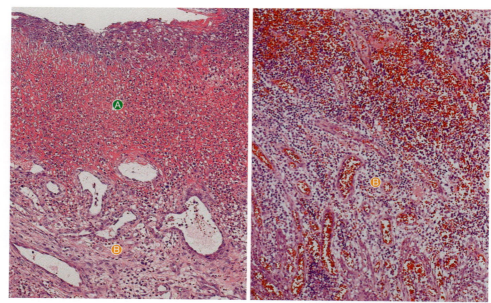

図9 潰瘍部は多量のフィブリンと壊死組織（Ⓐ）で覆われており，直下には毛細血管が増生拡張した幼若な肉芽組織（Ⓑ）がみられる．

5．血管新生と線維性結合組織の増生を伴う組織再生と修復

1）肉芽組織：創傷の治癒や炎症の過程でみられる，線維芽細胞と毛細血管に富んだ幼若な線維性結合組織で，a．創傷の治癒，b．組織欠損の補填，c．異物の処理過程，d．慢性炎症，において形成される（図9）．

肉芽組織は経時的に，線維芽細胞が産生する膠原線維の量が増加するとともに，血球や線維芽細胞などの細胞成分と毛細血管が減少することで，最終的には，細胞成分に乏しく，太い膠原線維束からなる瘢痕組織となる（図10）．

2）器質化と被包：壊死した組織や異物が肉芽組織によって吸収され，最終的に瘢痕組織に置き換えられることを「器質化」という．組織内の異物がマクロファージによって貪食・分解されながら，周囲に肉芽組織が増生したものを異物肉芽という（図11）．

ガラスなどのように，異物を分解・吸収することができない場合に，異物を肉芽組織で包み，瘢痕組織によって正常組織から分画して処理することを「被包」という（図12）．

外来性色素沈着（刺青）：歯科治療で金属材料の切削片を粘膜下に埋入させてしまう

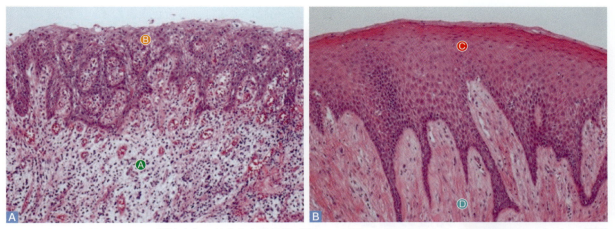

図10　炎症の経過とともに，A潰瘍部の幼若な肉芽組織（Ⓐ）の表面には重層扁平上皮（Ⓑ）が再生し，やがて，B重層扁平上皮は厚くなり角化し（Ⓒ），上皮下の肉芽組織は線維化した肉芽組織に置き換わり瘢痕治癒する（Ⓓ）．

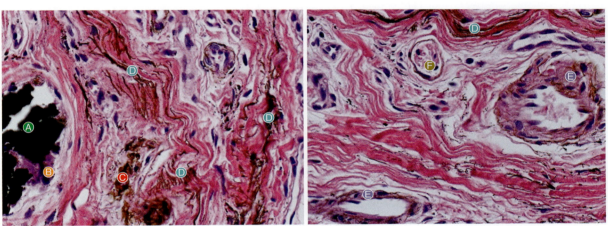

図11　歯肉着色部にみられた歯科用金属切削片の埋入に伴う異物肉芽
埋入された金属（Ⓐ）は，異物巨細胞（Ⓑ）やマクロファージ（Ⓒ）により貪食される．周囲には，顆粒状になった金属がみられ，膠原線維束（Ⓓ）や血管壁（Ⓔ），神経線維周囲（Ⓕ）などに微粒子となった金属が沈着する．

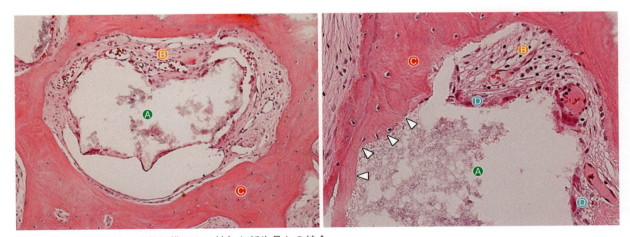

図12　人工骨埋入後の肉芽組織による被包と新生骨との結合
人工骨（Ⓐ）の周囲を肉芽組織（Ⓑ）と新生骨組織（Ⓒ）とが取り囲んでいる．人工骨が直接，新生骨と接する像（矢頭）とともに，異物巨細胞やマクロファージが付着する像（Ⓓ）がみられる．

総論　27

ことで，異物反応を起こし，粘膜に金属による着色をきたす．

3）一次治癒と二次治癒：一次治癒（完全再生）は無菌的で創縁が近接しており，血餅が少なく肉芽組織の形成がわずかなため，瘢痕組織がほとんど形成されない．一方，二次治癒（不完全再生）は，組織欠損が大きく，上皮が欠損するために開放創となって細菌感染を合併し，血餅と形成される肉芽組織の量が多く，治癒が長期化して多量の瘢痕組織が残る．また，治癒過程において創部が元どおりになっても細胞増殖が止まらず，膠原線維が過剰に形成されて腫瘤状に隆起した瘢痕を残すものを，ケロイド（体質）という．

❷ 免疫の概要 （図13）

「免疫（immunity）」とは「病気をまぬがれる」もので，生体の恒常性維持のための「自己と非自己の識別」に基づく異物処理機構をさす．

非自己を排除するために，生まれたときから備わっている非特異的な防御システムを「自然免疫」という．これに対して，異物を認識した後に免疫担当細胞が分化増殖して，異物の再侵入に備え，免疫学的な記憶を残すような特異的な防御システムを「獲得免疫」という．これらの免疫機構は，感染防御や腫瘍性免疫として機能するが，バランスが崩れることにより，種々の過敏症や免疫機能不全症，自己免疫疾患が引き起こされる．

1．自然免疫：抗原非特異的な感染初期の防御反応
（1）皮膚や粘膜上皮による生体表面の物理的なバリア（非特異的な生体防御機構）

1）生理学的透過性関門による防御：皮膚や口腔粘膜では，角化重層扁平上皮（ケラチノサイト）の顆粒層上部から角質層において，細胞間隙への脂質（セラミド）の分泌やタイト結合によって，生理学的透過性関門が構成されている．角質層のケラチンが，酸・アルカリ・酵素などから内部環境を物理的に保護するとともに，上皮のターンオーバーによって皮膚ではおよそ45日程度で表皮細胞が入れ替ることで，角質層の最表層の細胞が付着細菌とともに常に剝脱しており，細菌などの体内への侵入を防いでいる．さらに，皮膚はpH3〜5の酸性で，皮脂や汗によっても守られている．

2）粘膜からの分泌物による防御：鼻腔や気管などの気道や，消化管の表面を覆う粘膜上皮では，唾液や粘液などに含まれる分泌型IgAやリゾチーム，ペルオキシダーゼなどの抗菌成分の分泌によって防御されている．胃液は塩酸からなる胃酸とペプシンを含み，菌を破壊する．さらに呼吸器系の粘膜上皮にある線毛上皮は，微小管からできた線毛を動かすことで，異物を外部へと排出する．
（2）細胞と化学物質による生体内の防御

1）異物の貪食：

ⅰ）好中球による貪食：拡張した毛細血管から血管外に滲出した好中球が，炎症性サイトカインの白血球走化性因子によって炎症巣に集まり，保有する多数のリソソームの消化酵素と活性酸素によって，微生物や細胞断片の貪食と消化を行う．好中球の寿命は短く，好中球が自己融解することで，リソソーム内の消化酵素によって周囲組織が破壊される．

ⅱ）マクロファージによる貪食と抗原提示：血液中の単球は，血管外に遊走すると，組織球や大食細胞，マクロファージなどと名前を変え，あるものは互いに融合してさ

まざまなタイプの多核巨細胞に変化する．マクロファージは，微生物や細胞断片を貪食，消化するとともに，消化した抗原の断片を細胞表面で，主要組織適合抗原（major histocompatibility complex）のMHCクラスⅡ上に載せて，まだ抗原刺激を受けていない未熟なT細胞（ナイーブT細胞：Th0）に抗原情報を提示して，これを活性化させることで獲得免疫の調節を担っている．

2）樹状細胞：骨髄由来の前駆細胞が分化して組織に移動したもので，皮膚や口腔粘膜の上皮細胞間隙に樹枝状の突起を伸ばすランゲルハンス（Langerhans）細胞などがある．ランゲルハンス細胞は高い抗原提示能をもち，抗原をエンドサイトーシスによって取り込んでリンパ節へ移動し，MHCクラスⅡ上に抗原情報を提示してナイーブT細胞を活性化する．

3）Toll様受容体（トル様受容体，TLR：Toll-like receptor）：樹状細胞やマクロファージがもつ病原体のセンサーで，病原体の膜や多糖類，RNA，DNAなどを，病原体に共通して存在する成分によって認識するパターン認識受容体．サイトカインを介した自然免疫の活性化や，獲得免疫系の誘導も行っている．

4）NK細胞（ナチュラルキラー細胞）：免疫記憶を欠き，前感作なしに微生物や腫瘍細胞などの標的細胞と結合し，パーフォリンによって細胞膜に穴を開けてタンパク分解酵素のグランザイムを注入し，アポトーシスにより破壊する．

5）抗菌タンパク質：補体による微生物の破壊と貪食作用の促進．インターフェロンによるウイルスに感染していない細胞の防護．トランスフェリンやラクトフェリンによる病原微生物の増殖阻止など．

6）発熱：微生物の感染によりプロスタグランジン（PGE2）が産生され，視床下部にある体温調節中枢が刺激される．体内での熱産生促進と表皮の毛細血管の収縮により体温が上昇し，病原微生物の発育を阻止する．

7）炎症（発赤，腫脹，疼痛，熱感，機能障害）．

2．獲得免疫：抗原特異的な防御反応

非自己である抗原を認識して破壊するもので，病原微生物などの感染源に特異的な反応．

1）抗原特異的反応で，特定の抗原や異物に対してのみ働く．

2）全身的な反応．

3）免疫記憶をもつことで，以前に暴露された抗原に対してはより強い反応を示す．

（1）抗原提示：抗原提示能をもつマクロファージによって貪食され，リソソームでペプチドに消化分解された病原微生物の断片（外来性抗原）は，細胞内の小胞でMHCクラスⅡ分子と結合し，マクロファージの細胞表面に提示される．一方，樹状細胞のランゲルハンス細胞は，エンドサイトーシスあるいはピノサイトーシス（飲み込み）によって取り込んだ外来性抗原を，細胞内の小胞でMHCクラスⅡ分子と結合させて，細胞表面に抗原提示し，補助刺激分子（共刺激分子）の助けを借りて，ナイーブT細胞Th0を活性化させる．

（2）免疫応答を調節する細胞

1）ナイーブT細胞（Th0細胞）：まだ抗原刺激を受けていないCD4陽性のT細胞で，抗原提示を受けて活性化し細胞性免疫を担当するTh1細胞（Tヘルパー1細胞）あるいは，液性免疫（体液性免疫）を担当するTh2細胞（Tヘルパー2細胞）へと分化する．

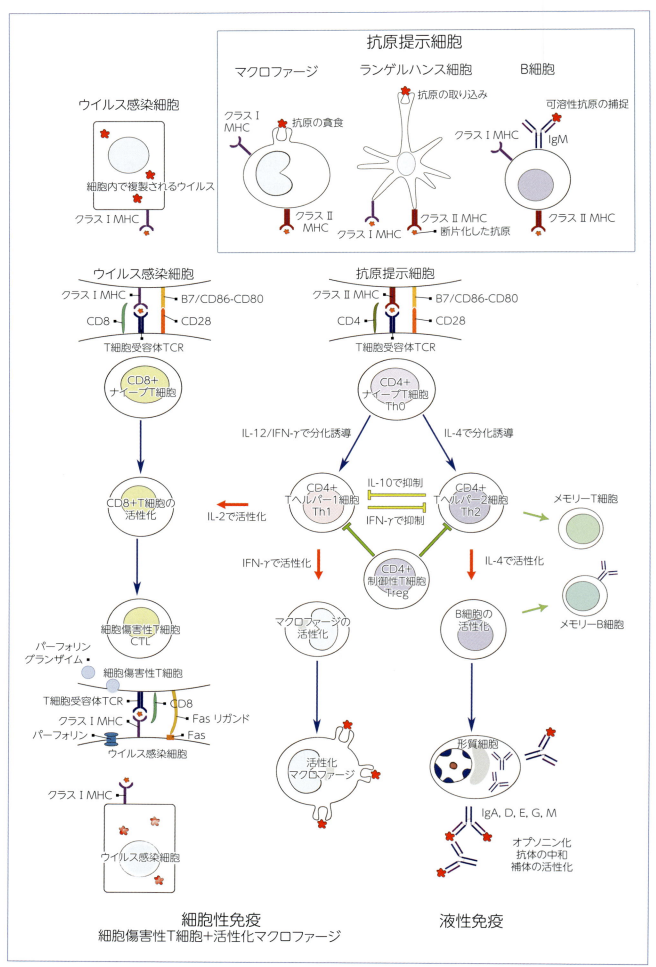

図13 免疫システムの概要のシェーマ

ヘルパー T 細胞は，獲得免疫の要となる細胞である．

2）Th1 細胞（T ヘルパー 1 細胞）：細胞性免疫の主役で，インターロイキン-2（IL-2）を介してキラー T 細胞を増殖・活性化して標的細胞を破壊するとともに，インターフェロン-γ（IFN-γ）を介してマクロファージを活性化して標的細胞の貪食を増進させる．

3）Th2 細胞（T ヘルパー 2 細胞）：液性免疫の主役で，インターロイキン-4（IL-4）や 5（IL-5）を介して B 細胞の増殖と形質細胞への分化を促進し，抗体産生によって，抗原を中和するとともに，好中球・マクロファージの貪食を促進する．

4）制御性 T 細胞（Treg 細胞：regulatory T 細胞）：ヘルパー T 細胞に拮抗して，B 細胞や T 細胞のはたらきを抑え，抗体産生や細胞性免疫反応を抑制する役割をもち，抗炎症性サイトカインのインターロイキン-10（IL-10）や TGF-β を介して，炎症を抑制する．免疫の恒常性の維持に必須の細胞であり，自己抗原を攻撃する免疫系を抑制して免疫自己寛容に関与する．

5）記憶 T 細胞と記憶 B 細胞（メモリー T 細胞，メモリー B 細胞）：成熟した B 細胞や T 細胞が，一次免疫応答の後，分化したもので，これらの細胞は生体内で長期間生存する．

3．液性免疫

液性免疫（体液性免疫）は，B 細胞や B 細胞から分化した形質細胞で産生される，特異抗体・免疫グロブリン（Ig：immunoglobulin）による生体防御を指す．

B 細胞は骨髄 bone marrow でつくられ，骨髄中で免疫能を獲得するリンパ球で，リンパ節やリンパ組織に移動し，そこで抗原に暴露されて活性化する．B 細胞は抗原刺激により，抗体を産生する形質細胞に分化し，抗原特異的な抗体分子，免疫グロブリン（IgA，IgD，IgE，IgG，IgM）を産生する．

未熟な B 細胞の細胞膜表面には，抗原のレセプターとして IgM があり，捕捉した抗原分子を MHC クラス II 上に載せて，まだ刺激を受けていないナイーブ T 細胞（Th0 細胞）に抗原提示する．

液性免疫では，抗原提示を受けて，IL-4 や IL-6 によって Th2 細胞に分化した CD4 陽性のヘルパー T 細胞は，IL-4 や IL-5 によって B 細胞を形質細胞へと分化させ，特異抗体の産生を促す．

免疫グロブリンの機能：抗原の中和や凝集，病原微生物の捕捉，補体の活性化，オプソニン化による病原菌の貪食亢進，などがある．

免疫グロブリンの種類：

1）IgG：血液中で最も多い免疫グロブリンで，毒素やウイルスに結合してこれを不活化するとともに，補体活性化作用と抗原抗体複合体となるオプソニン作用で，好中球やマクロファージの貪食能を増加させる．

2）IgA：分泌成分（SC：secretory component）により 2 量体となり，粘膜や唾液腺などの腺上皮細胞に取り込まれて，分泌型 IgA として唾液・涙液や消化管の粘液中に分泌され，消化管の内面で病原微生物の体内への侵入を防ぐ，粘膜感染防御の主役である．腺からの分泌物に含まれることから，産生量は最も多い．

3）IgE：アレルギーの原因物質であるアレルゲンと結合後，複数の IgE が架橋して，マスト細胞（肥満細胞）や好塩基球の細胞表面にあるレセプターと結合することで，脱顆粒を引き起こし，ヒスタミンなどを放出させる．これにより毛細血管が拡張し浮

腫を起こす.

4) IgM：最も早期に発現する免疫グロブリンで，5量体を形成する．未熟なB細胞の表面に抗原レセプターとして存在する．

5) IgD：扁桃や上気道で分泌され，上気道感染を起こす病原微生物の除去を助ける．

4．細胞性免疫

細胞性免疫は，Tリンパ球で伝達される特異的獲得免疫で，細胞傷害性T細胞（キラーT細胞）による生体防御を指す．抗体の関与が少ないウイルス，真菌，ある種の細菌，原虫などの感染防御，遅延型アレルギー反応，移植免疫，腫瘍免疫，自己免疫反応などに関与する．

T細胞は骨髄でつくられた後，胸腺 thymus に移動して免疫能を獲得するリンパ球で，胸腺では活性化されていないが，血液循環からリンパ節やリンパ組織に移動し，そこで，抗原を提示されて活性化する．

マクロファージやランゲルハンス細胞の抗原提示により，未熟なCD4陽性ナイーブT細胞（Th0）は活性化され，Th1ヘルパーT細胞に分化してIL-2を介して細胞傷害性T細胞（キラーT細胞）を活性化させたり，あるいはインターフェロン-γ（IFN-γ）を介してマクロファージの貪食能を高めることで，細胞性免疫を担う．

ウイルス感染細胞などがエンドサイトーシスによって取り込んだ抗原情報は，MHCクラスⅠ上に提示され，抗原提示を受けた未熟なCD8陽性ナイーブT細胞は活性化されて，細胞傷害性T細胞（キラーT細胞）に分化する．キラーT細胞は，パーフォリンにより，標的細胞の細胞膜に膜侵襲性複合体を形成することで穴を開け，セリンプロテアーゼのグランザイムを注入することによって細胞を破壊したり，Fasの経路を介したアポトーシスを誘導する．

炎症の原因

病因論では，すべての病気（疾病）は，遺伝的な体質や年齢，体調，免疫力の低下といった，からだの内側にある問題「内因」と，「外因」すなわち，外から侵入する細

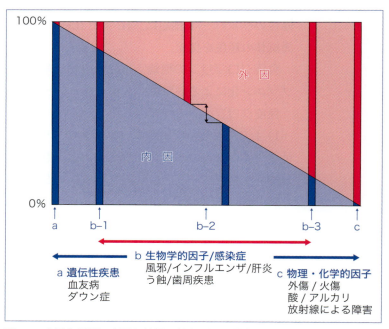

図14　内因と外因．内因と外因の総和がある閾値を超えると発病する．

菌やウイルスなどの種類や病原性，量といった生物学的な要因，あるいは，外力や熱・放射線などの物理的な傷害性刺激，酸・アルカリ，薬品などの化学的な作用，そして栄養やビタミンの欠乏などとの相互作用によって起きる．そして，内因と外因の総和がある閾値を超えることで発病すると考える（図14）．

　炎症の原因のうち外因には，以下のようなものがある．
1）生物学的要因（病原微生物の感染）：
①ウイルス
ⅰ）DNAウイルス：ヘルペスウイルス，B型肝炎ウイルス，アデノウイルス，パピローマウイルス
ⅱ）RNAウイルス：インフルエンザウイルス，ノロウイルス，エボラウイルス，ポリオウイルス（小児麻痺），C型肝炎ウイルス
ⅲ）レトロウイルス（逆転写酵素をもつRNAウイルス）：ヒト免疫不全ウイルス（HIV：AIDS）
②細　菌
ⅰ）化膿性疾患：黄色ブドウ球菌，化膿性レンサ球菌，緑膿菌，放線菌
ⅱ）腸管感染症：大腸菌，細菌性赤痢，コレラ菌，腸管出血性大腸菌（O-157）
ⅲ）結核：結核菌
ⅳ）その他：淋菌，ジフテリア菌，ペスト菌，など
③スピロヘータ
ⅰ）梅毒：トレポネーマ・パリダム
④原　虫
ⅰ）マラリア，ⅱ）アメーバ赤痢，ⅲ）膣トリコモナス，ⅳ）カリニ肺炎，など
⑤真　菌
ⅰ）カンジダ症：カンジダ・アルビカンス，ⅱ）アスペルギルス症，など
⑥寄生虫
ⅰ）日本住血吸虫，ⅱ）アニサキス，ⅲ）蟯虫，ⅳ）回虫，など
⑦その他
ⅰ）マイコプラズマ肺炎：マイコプラズマ
ⅱ）つつが虫病や発疹チフス：リケッチア
ⅲ）クラミジア性感染症やトラコーマ：クラミジア
2）化学的原因：医薬品，塩酸や硫酸などの強酸，水酸化ナトリウムなどの強アルカリ，キノコなどの植物毒，蛇毒，ガス，重金属など
3）物理学的原因：
ⅰ）機械的刺激：圧力や異物の刺入
ⅱ）温度変化：高温による火傷，低温による凍傷
ⅲ）電気刺激
ⅳ）紫外線
ⅴ）放射線：γ線やX線などの電磁波や，α線やβ線などの粒子放射線
4）免疫機構の異常：アレルギーや自己免疫疾患
5）循環障害：虚血やうっ血に伴う酸素欠乏による組織の壊死

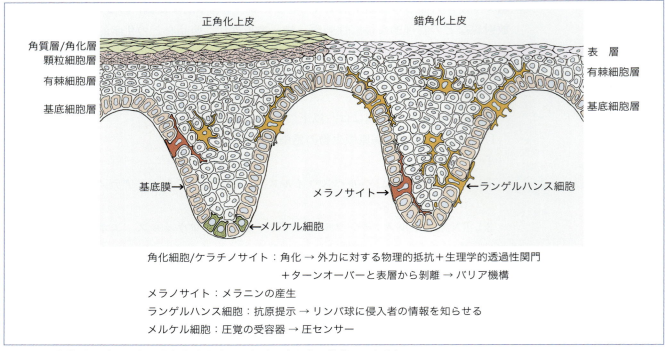

図15 正角化重層扁平上皮と錯角化重層扁平上皮（口腔上皮を構成する細胞）
口腔粘膜の角化重層扁平上皮は，ケラチノサイト，メラノサイト，ランゲルハンス細胞，メルケル細胞の4つの細胞で構成されている．

❸ 口腔粘膜の構造と防御機構

角化重層扁平上皮の組織構造

口腔粘膜上皮は，臨床的には，硬口蓋や付着歯肉にみられるような咀嚼粘膜の「角化上皮」と，歯槽粘膜や口腔底などにみられる被覆粘膜の「非角化上皮」に分けられている．組織学的には，口腔粘膜の重層扁平上皮は，明瞭な顆粒層と角質層をもつ「正角化重層扁平上皮」と，角化はするものの顆粒層が消失し，表層に細胞核が残る「錯角化重層扁平上皮」とに区別されるが，共に角化重層扁平上皮である（図15）．口腔粘膜上皮のうち，正角化重層扁平上皮は，硬口蓋前方部の粘膜と付着歯肉のみで，その他の部分は，錯角化重層扁平上皮となっている．一方，エナメル表面に接合する付着上皮（接合上皮）は，歯面への接着と遊走機能をもっており，角化をしない，真の非角化上皮である．

口腔粘膜の咀嚼粘膜と被覆粘膜では，上皮の構造だけでなく，上皮の角化の程度や肥厚の程度，上皮下の線維性結合組織における膠原線維の走行や太さ，血管の構造などの違いにより，多様な肉眼所見を示している．

咀嚼粘膜の構造を組織学的にみると，正角化で角質層をもつ重層扁平上皮に被覆され，上皮直下から垂直に伸びる太い膠原線維束が，歯頸部の歯根面や歯槽骨表面の骨膜とを強く結びつけ，上皮を骨組織に固定している．上皮と結合組織との境界は，多数の乳頭様の突起によって互いに嵌合しており，上皮直下の血管網が一つひとつの結合組織の突起（結合組織乳頭）の中にループ状に入り込んでいる（図16 A）．

被覆粘膜は錯角化重層扁平上皮に覆われ，上皮直下の膠原線維は細く疎で上皮と骨膜とを直接つなぐ膠原線維はみられず，歯槽骨との間には脂肪組織や唾液腺組織がある．上皮と結合組織との境界は緩やかなヒダ状となっており，結合組織のヒダに沿って上皮下の毛細血管がアーケード状に走行することで，粘膜に伸縮性をもたせている（図16 B）．

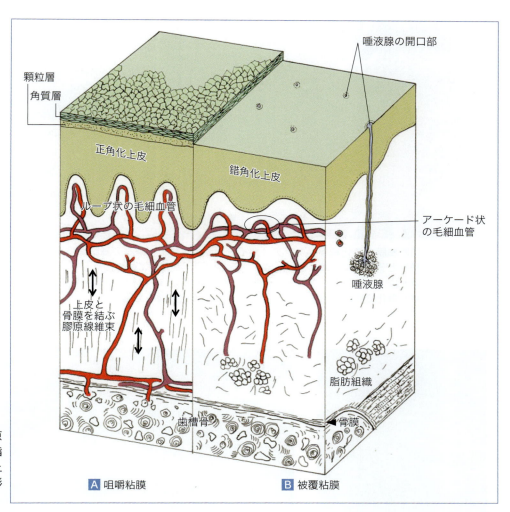

図16 咀嚼粘膜・付着歯肉と，被覆粘膜・歯槽粘膜
付着歯肉と被覆粘膜では，膠原線維の走行や密度，唾液腺や脂肪組織の有無だけではなく，上皮と上皮下結合組織との結合形態や血管の走行も異なっている．

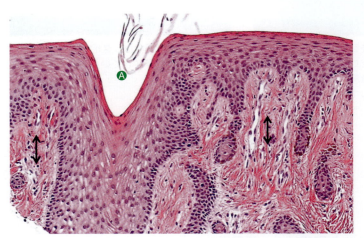

図17 スティップリングの部分では，上皮が肥厚して中央部が陥凹し，陥凹部には剝落した角質層の細胞がみられる（Ⓐ）．上皮直下には，歯頸部の歯根面（歯-歯肉線維群）あるいは歯槽骨の骨膜（骨膜-歯肉線維群）と口腔上皮を直接つなぐ，太い膠原線維束（矢印）が観察される（HE染色標本）．

　付着歯肉部の上皮の表面には，直径0.1〜0.2 mmの小さな陥凹があり，スティップリングと呼ばれる．

　付着歯肉の上皮直下の結合組織は，歯頸部根面のセメント質表面から立ち上がる膠原線維束（歯-歯肉線維群）と，歯槽骨表面の骨膜と口腔上皮とを結ぶ太い膠原線維束

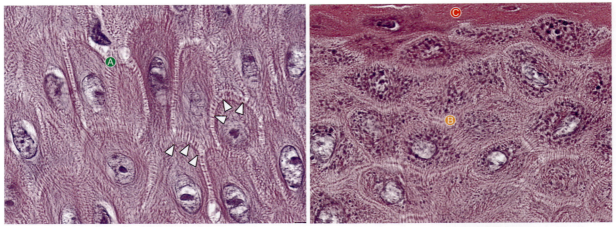

図18 口腔粘膜の角化細胞（ケラチノサイト）は，ケラチン線維の細胞骨格からなる無数の細胞突起（細胞間橋）（矢頭）とデスモゾームにより，隣接する細胞同士が互いに強く接着している．基底層から有棘層（Ⓐ）では細胞間隙が広く，ケアトヒアリン顆粒をもつ顆粒層（Ⓑ）では細胞間隙は狭くなり，角質層（Ⓒ）では間隙は消失し扁平な角化細胞が積み重なるようになる（HE染色標本・強拡大）．

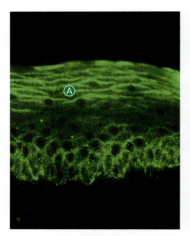

図19 口腔粘膜では，アクアグリセロポリンのAQP9が顆粒層の細胞膜（Ⓐ）に局在している（免疫蛍光染色・ラット）．

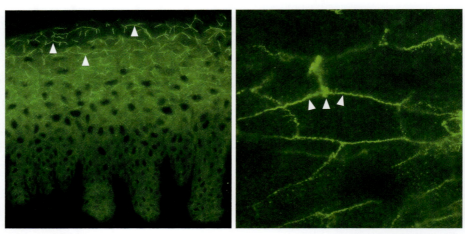

図20 口腔粘膜では，タイト結合構成タンパクのオクルディン（矢頭）が有棘層上部の細胞間に局在している（免疫蛍光染色・ラット）．

（骨膜-歯肉線維群）が，付着歯肉の口腔上皮と結合することで，歯肉上皮と歯や骨膜が固定されている．炎症によってこれらの膠原線維束が破壊されることで，スティップリングが消失するため，臨床的な歯肉の炎症の指標となっている（図17）．

角化重層扁平上皮の防御機構

1．重層扁平上皮のターンオーバーと生理学的透過性関門

　口腔粘膜の角化重層扁平上皮では，新しく生まれた基底細胞は，有棘層，顆粒層を経て，およそ9〜12日で角質層へと変化していく．顆粒層の上部から角質層（表層）では細胞の間隙が狭く，デスモゾームが密に配列しており（図18），上皮の細胞膜には，水とともに脂質を通すアクアグリセロポリンのチャンネルが存在する（図19）．狭い細胞間隙には上皮細胞から，MCG（membrane coating granules）と呼ばれる顆粒によりセラミドなどの脂質が放出され，細胞間隙を封鎖する．また，隣接する細胞間にタイト結合が局在する層があり，このタイト結合によって細胞間隙の閉鎖をより緊密なものとしている（図20）．このような生理学的透過性関門により，外界とからだの

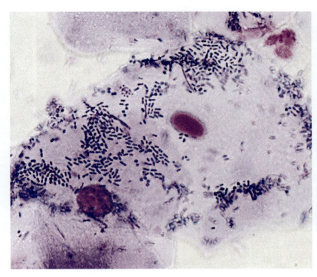

図21 口腔粘膜の擦過細胞診では，薄く平坦な表層の角化細胞の表面に，多数の口腔内細菌が付着している．

内側とが分けられ，外部環境からの細菌や起炎性物質などのさまざまな傷害性刺激の侵入を阻止するとともに，体液の流出を防いでいる．さらに，最表層の細胞が早いターンオーバーによって，口腔内細菌を付着させたまま次々と剝離（落屑^{らくせつ}）していくことで，上皮層への細菌の定着を防いでいる（図21）．

メモ メルケル細胞 Merkel cells

メルケル細胞（矢頭）は触覚刺激に反応する知覚細胞で，機械受容器として機能している．メルケル細胞の細胞質内には電子密度の高い顆粒が存在する．この顆粒は限界膜で囲まれ，顆粒中に含まれる伝達物質を放出して神経に伝導刺激を与えている．メルケル細胞は口腔粘膜では，硬口蓋，頬，歯肉，下唇に多く存在し，特に硬口蓋皺襞には多数のメルケル細胞が存在している．写真はサイトケラチン20の免疫染色．

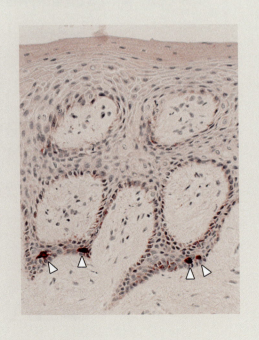

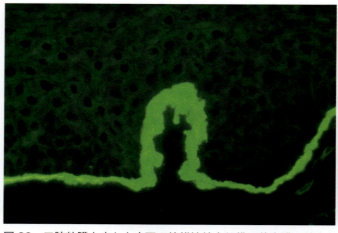
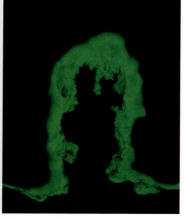

図22 口腔粘膜上皮と上皮下の線維性結合組織は基底膜で結合している．基底膜は平坦ではなく，複雑に入り組みながら上皮と結合組織とを結合している（細胞マトリックスのラミニンの免疫蛍光染色）．

2．細胞間接着（結合）装置と細胞骨格による外力への抵抗

　角化重層扁平上皮を構成するケラチノサイトは，無数の細胞突起（細胞間橋）により隣接細胞が互いに接着している（図18）．細胞突起は細胞骨格を形成する中間径フィラメントのサイトケラチンからできており，細胞突起同士が細胞間接着装置のデスモ

> **メモ**
>
> ### メラノサイト/メラニン産生細胞 Melanocyto
>
> メラニン細胞，色素細胞とも呼ばれる神経堤由来の細胞で，ケラチノサイトの細胞間隙に突起を伸ばしている（矢頭）．アミノ酸のチロシンから生成したメラニン色素を，周囲のケラチノサイトに転送し，皮膚や口腔粘膜を茶褐色にすることで細胞のDNAを損傷する紫外線を防ぎ，細胞組織を保護する．髪の毛の色や皮膚の色を決定し，腫瘍化すると，色素性母斑や悪性黒色腫の原因となる．メラニン色素は表層にあると茶色にみえるが，深くなると黒色から青色へと外からみた色調が変化する（HE染色）．
>
>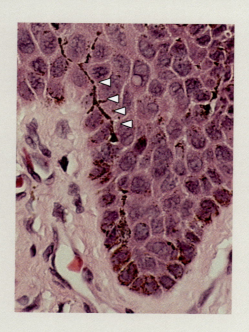

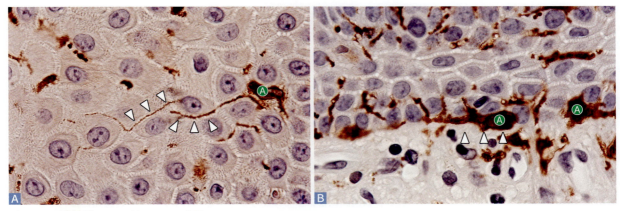

図23 口腔粘膜のランゲルハンス細胞
Aケラチノサイトの細胞間隙を，ランゲルハンス細胞（A）の樹状突起が縫うように伸びている（矢頭）．Bランゲルハンス細胞（A）は上皮の基底膜を越えて，上皮下の結合組織へと移動することができる（矢頭）（S-100タンパクの免疫組織化学染色・強拡大）．

ゾーム（接着斑）を介して強固に結合する．さらに，上皮下の結合組織とは，ヘミデスモゾーム（半接着斑）とラミニン1やラミニン5，Ⅳ型コラーゲンなどの細胞外マトリックスからなる基底膜を介して，複雑な細胞突起によってしっかりと嵌合させている（図22）ことで，摩擦などの外力に対して，強い抵抗性を示すことができる．炎症時には好中球などの多数の白血球が細胞間隙を遊走して通路の細胞間橋が断裂することで，重層扁平上皮が脆弱となる（図4 C， D 参照）．

3．口腔粘膜の免疫システム

口腔粘膜の免疫システムは，角化重層扁平上皮細胞の細胞間隙に網目のように細胞突起を伸ばしたランゲルハンス細胞が主役となって担っている（図23）．ランゲルハンス細胞は強い抗原提示能をもち，エンドサイトーシスによって抗原を取り込むとリンパ節へと移動し，ナイーブT細胞に抗原情報を提示することで，細胞性免疫系と液性免疫系を活性化する．

❹ 歯周組織の構造と防御機構

歯肉の組織構造

歯肉は，歯根膜組織を介して歯槽骨内に植立する歯の表面のエナメル質およびセメント質と，口腔粘膜上皮および歯肉の結合組織とを強く結合させることで，外部環境の病原性細菌などの侵襲から生体を守る重要なバリアとなっている．歯肉は臨床的に，「遊離歯肉」，「付着歯肉」，「歯槽粘膜」に分けられており，部位によって口腔上皮を構成する角化重層扁平上皮の性状や，上皮下の膠原線維の構造，毛細血管の走行などが異なり，表面からみえる色や形，軟らかさなどの臨床所見が大きく違ってくる（図24）．

遊離歯肉

遊離歯肉は歯肉縁を構成するおよそ1mmほどの幅の領域で，エナメル表面から遊離して歯肉溝をつくっており，内側は歯肉溝上皮となる．付着歯肉との境界は遊離歯肉溝と呼ばれ，下顎の前歯部から小臼歯部や，上顎大臼歯部にみられるが，実際には臨床的に観察できるのは30〜40％と少ない．遊離歯肉溝の位置は歯肉溝底に相当するといわれているが，実際に歯周組織を切片上で観察してみると，健康な歯肉では歯肉溝は非常に狭く浅いものになっており，遊離歯肉溝の位置が歯肉溝底の位置を示すと

総論 39

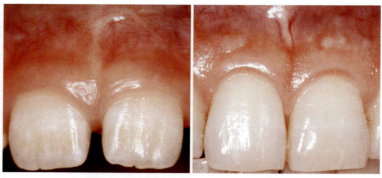

図24　7歳（左）と48歳（右）の親子の健康な中切歯部の歯周組織
親の付着歯肉にはスティップリングがみられるが，子供の歯肉にはみられない．親子でも，付着の様式や上皮下の膠原線維束の走行など，組織構造の違いによって，歯肉の形態は異なる．

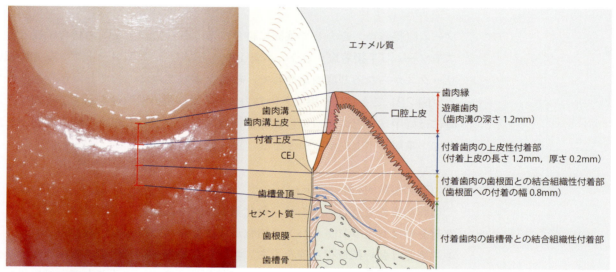

図25　遊離歯肉部（上部），付着上皮による上皮性付着部（中央部），歯頸部の根面セメント質と結合する結合組織性付着部（下部）の，健康な歯肉でのおよその位置を示すシェーマ

はいいがたいことがわかる．
　遊離歯肉では，内側の歯肉溝上皮と外側の歯肉の口腔上皮に挟まれたわずかな線維性結合組織の中に細いループ状の毛細血管が走行しており，歯肉炎のように初期の炎症においては，起炎物質によってこの毛細血管が拡張することで，透き通った歯肉縁が発赤するのがはっきりと観察される（図25）．

付着歯肉

　角化重層扁平上皮からなる歯肉口腔上皮が，非角化の付着上皮となって，エナメル質表面に強く接着して，外部環境から歯肉の内部環境を閉鎖している．
　付着歯肉の上皮下の結合組織には，脂肪組織や唾液腺組織がなく，歯頸部の歯根面と歯肉上皮をつなぐ膠原線維束（歯-歯肉線維），歯頸部の歯根面と歯槽骨の外骨膜をつなぐ膠原線維束（歯-骨膜線維），歯槽骨表面の外骨膜と歯肉上皮をつなぐ膠原線維束（歯槽-歯肉線維）などの歯肉線維群がある．
　付着歯肉表面には0.1〜0.4mmほどの凹みのスティップリングがみられるが，これは，付着歯肉部の上皮直下の膠原線維（歯-歯肉線維および歯槽-歯肉線維）が，直接，

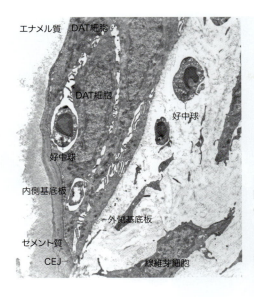

図26 付着上皮先端部の透過電子顕微鏡像（ラット）
CEJ部のエナメル質表面には無細胞性のセメント質があり，その表面に付着上皮細胞がヘミデスモゾームと内側基底板を介して接着している．付着上皮の細胞間隙には多数の好中球が遊走し，歯肉溝滲出液となる有窓性毛細血管からの血漿が流れる．

歯根面や歯槽骨膜と結合していることを示している（図17参照）．

　この付着上皮による上皮性付着と，歯肉線維群による結合組織性付着によって，歯肉上皮が歯と歯槽骨にしっかりと固定され，付着上皮によるバリアを支え，歯周組織を守る咀嚼粘膜をとしての機能を果たしている．

　付着歯肉は，組織構造から次の3つの領域に分けられる．
（1）付着上皮（接合上皮）よって歯頸部のエナメル質に接着する上皮性付着
（2）歯頸部のセメント質と歯肉上皮下の膠原線維を直接つなげる結合組織性付着
（3）歯槽骨表面の骨膜と歯肉上皮下の膠原線維が直接つなげる結合組織性付着

付着上皮の構造

　付着上皮は付着歯肉の最上部を構成し，先端は常にセメント-エナメル境 cement enamel junction（CEJ）にあって（図26），最上部は歯肉溝底を形成しており，真の非角化重層扁平上皮となって接着機能を獲得している．

　付着上皮は，エナメル質側には内側基底板が，結合組織側には外側基底板があり，ヘミデスモゾームと細胞外マトリックスによって接着することで，エナメル質と歯肉の角化重層扁平上皮との間を切れ目なく結合して障壁を構築し，内部環境を守る役割を担っている．

　付着上皮細胞は，退縮エナメル上皮に由来しているが，時間の経過とともに，歯肉の口腔上皮の細胞によって置き換えられる．皮膚や口腔粘膜と比較して速いターンオーバーをしていると考えられており，特にエナメル質と内側基底板を介して直接付着している付着上皮細胞（DAT cell）は，分裂増殖する活性の高い細胞で，通常の基底膜とは異なってIV型コラーゲン線維が存在しない歯面に対して，ヘミデスモゾームやインテグリンなどの接着タンパクの発現と，細胞外マトリックスのラミニンγ_2などの分泌により強固にエナメル質表面に接着しながら，歯冠側へ向って速い速度で移動し，歯肉溝底から剥離していく．

付着上皮の防御機構

　付着上皮直下には，有窓性毛細血管によって構成される特殊な血管網があり，毛細血管の内皮細胞にある小孔や内皮細胞の細胞間隙を通って，IgGなどの種々の免疫グロブリンや抗菌性物質を含む血漿成分が周囲の結合組織へと移行する．毛細血管からは好中球を中心とした白血球が遊走するとともに，抗菌性をもつ血漿成分は，付着上

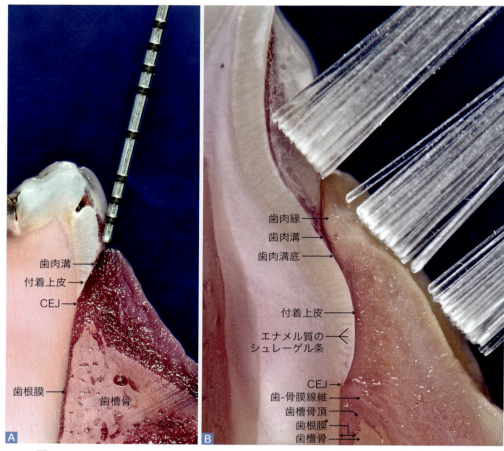

図27 A 20歳の大臼歯部顎骨の断面の構造．歯肉溝は狭く深さは約1.2 mm，付着上皮の長さは約1.2 mmで先端部はセメント-エナメル境にある．付着上皮先端部から歯槽骨頂までは0.8 mmとなっている．歯周プローブの先端と比較すると，歯肉溝や歯根膜の幅がいかに狭いかがわかる．

B 10歳の切歯部顎骨の断面の構造．付着上皮は厚さ約0.03 mmときわめて薄く，長さは約3.5 mmで歯頸部の歯面を広く覆っている．歯肉溝も幅約0.02 mmと狭く，歯肉溝の深さは約0.5 mmで浅くなっている．歯ブラシの毛先の直径は約0.2 mmで，歯肉溝の狭さがわかる．

皮細胞の細胞間隙を通って，歯肉溝底部を形成する付着上皮の上部から，歯肉溝を満たしながら歯肉溝滲出液となって歯肉縁部から流出する．このような，抗菌性をもった歯肉溝滲出液の流れと，付着上皮細胞間を遊走する多数の好中球の貪食能，ランゲルハンス細胞やマクロファージの抗原提示機能によって，病原性細菌や傷害性物質の歯肉への侵入を阻止している．

このように，付着上皮は歯面への接着機構をもつことにより角化ができないことから，他の口腔粘膜の角化上皮の角質層にあるような透過性関門機構はみられず，歯肉縁部に炎症が起きやすい理由の一つになっているが，実際には，付着上皮細胞間隙を遊走する白血球と歯肉溝滲出液の流れによって，歯肉の恒常性は保たれているのである．

歯槽粘膜　被覆粘膜として口腔内を覆い上皮下組織を保護している粘膜で，付着歯肉とは粘膜歯肉境（歯肉歯槽粘膜境）で接している．歯槽粘膜の上皮下には，付着歯肉でみられるような上皮と顎骨とを直接つなぐ膠原線維束はなく，まばらで細い膠原線維束が不規則に走行し，その中に，唾液腺組織や脂肪組織が豊富に含まれており，軟らかく可動性のある粘膜となっている．

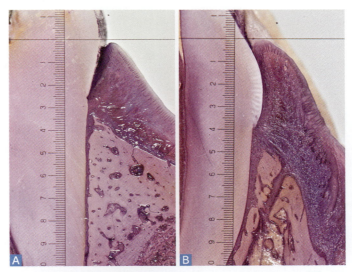

図28 20歳の大臼歯部顎骨（A）と10歳の切歯部顎骨（B）（同倍率で，基準としたマイクロメーターのひと目盛りは0.1 mm/100 μm）

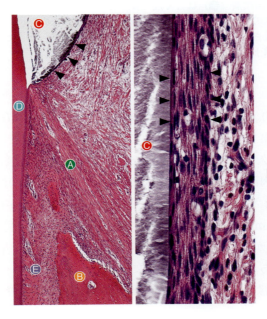

図29 10歳の切歯の歯頸部弱拡大（左）と付着上皮強拡大（右）
左：歯頸部の歯根面から歯槽骨（B）へ向う太い歯槽頂線維および歯-骨膜線維（A）の束が観察される．
右：エナメル質（C）表面の付着上皮（矢頭）は厚さ約0.03 mmときわめて薄く，10層ほどの扁平な上皮細胞からなる．D象牙質，E歯根膜．

年齢による歯周組織の差異

臨床的に健康で若い人の歯周組織では，歯肉溝の深さ，付着上皮の幅，そしてセメント-エナメル境（CEJ）から歯槽骨頂までの距離がそれぞれ1 mm程度で，およそ1：1：1の比となっていている（図27 A，図28 A：20歳の大臼歯部の断面のルーペ像）．歯根膜の幅は0.2 mm程で，歯根はマラッセ Malassez 上皮遺残の網目状のネットワークに包まれており，歯根膜の膠原線維束（主線維）が，歯を萌出させる方向（萌出方向）に斜めに配列（斜線維）しているのに対して，歯頸部の根面に相当する，歯槽頂部からセメント-エナメル境部の膠原線維束（歯槽頂線維および歯-骨膜線維）は，顎骨の表面を覆う骨膜（外骨膜）とつながっており，歯の萌出力に対抗するとともに側方から支えている．隣接歯とも，歯-歯肉線維などの歯肉の膠原線維束でつながっており，互いに強固に支えあっている．歯根膜を構成する膠原線維自体は筋線維とは異なり収縮することはないが，膠原線維を産生する歯根膜の線維芽細胞は，細胞質にアクチン線維を豊富にもっており細胞を収縮させることができることから，筋線維芽細

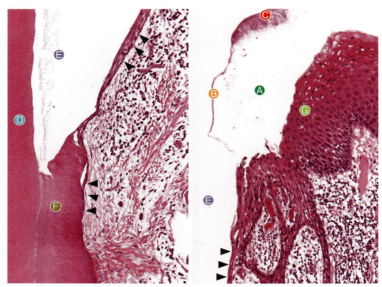

図30 CEJ部の付着上皮先端部（左）と歯肉溝部の強拡大像（右）（50歳代後半の大臼歯歯頸部）
歯槽骨の肥厚がみられるが，付着上皮（矢頭）は平坦で先端はCEJ部にあり，歯肉溝（Ⓐ）はごく浅くなっている．歯肉溝内のペリクル（Ⓑ）には細菌の付着はみられず，歯肉縁上のペリクルにのみバイオフィルム（Ⓒ）が形成されている．Ⓓ：象牙質，Ⓔ：エナメル質，Ⓕ：セメント質，Ⓖ：歯肉溝上皮．

胞と呼ばれており，歯根膜の膠原線維束と結合し，互いに収縮することで，萌出力や牽引力をつくり出していると考えられている．

10歳では，永久歯の萌出後もしばらくは，臨床的な歯冠長が短くみえる．このような時期では，歯肉溝は浅く非常に狭くなっており（深さ約0.5 mm，幅約0.02 mm），歯頸部の歯面は，平坦で菲薄な付着上皮によって広い範囲が覆われている（付着上皮の長さ：約3.5 mm，厚さ約0.03 mm）（図27 B，28 B，図29）．

中年期の50歳から60歳代の健康な歯周組織においても，歯肉溝が浅く付着上皮の先端がCEJ部にあるような，組織学的に健康な歯周組織をもつ症例が多くみられる（図30）が，歯槽骨縁の位置は，CEJからかなり離れた深い位置にある傾向がみられる．

各論

歯肉炎 gingivitis

定義 歯肉組織に限局した非特異的な炎症で，組織破壊が歯槽骨や歯根膜に及んでいないもの．

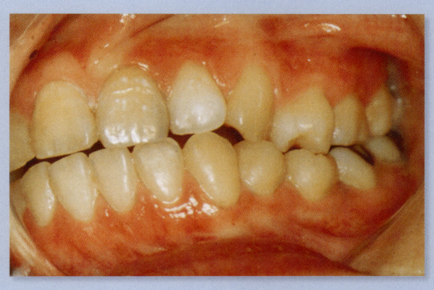

歯肉縁および歯間乳頭部に発赤と腫脹がみられる

臨床所見

- **発生頻度** 成人の95％以上．
- **好発部位** 上下顎の歯肉辺縁部，歯間乳頭部．
- **好発年齢** すべての年齢層，特に中年以降に多い．
- **性　差** 特になし．
- **臨床症状** 歯肉縁および乳頭部の発赤，腫脹，疼痛．
  ブラッシング時の歯肉縁からの出血．
  咀嚼時痛．
- **X線所見** 歯石の沈着．軽度な歯槽骨の吸収．
- **治　療** 局所の清掃と歯肉の洗浄消毒．ブラッシング指導，プラーク，歯石の除去．抗菌薬の投与．
- **予　後** 良好．
- **鑑別診断** 辺縁性歯周炎，口内炎．

CLINICAL

歯肉炎 45

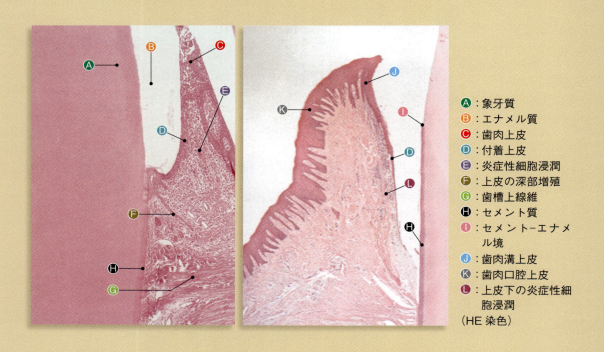

A：象牙質
B：エナメル質
C：歯肉上皮
D：付着上皮
E：炎症性細胞浸潤
F：上皮の深部増殖
G：歯槽上線維
H：セメント質
I：セメント-エナメル境
J：歯肉溝上皮
K：歯肉口腔上皮
L：上皮下の炎症性細胞浸潤
（HE染色）

病理組織所見

1. 歯肉結合組織に炎症性細胞浸潤がみられる．
2. 歯肉溝上皮や付着（接合）上皮は水腫性変性を呈し，側方へ上皮突起を形成している．
3. 歯槽骨の吸収や歯根膜の破壊はみられない．

各論

辺縁性歯周炎 periodontitis

定義 辺縁部歯周組織における非特異的慢性炎症.

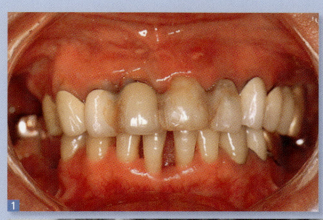

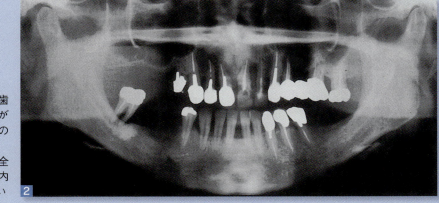

1 上下顎とも全部の歯の歯頸部歯肉に発赤と腫脹がみられる．1|1 の歯肉の退縮が著明
2 歯槽骨が吸収し，歯根全長の1/2ぐらいしか骨内に入っていない歯も多い

臨床所見

- **発生頻度** 高い．
- **好発部位** 前歯，大臼歯．
- **好発年齢** 増齢的に増加の傾向．
- **性　差** 不明．
- **臨床症状**
  - （1）歯頸部歯肉にポケット形成．
  - （2）プラーク，歯石の沈着．
  - （3）歯肉の発赤，腫脹，疼痛．
  - （4）ポケットからの排膿，出血．
  - （5）歯は動揺し，自然脱落することもある．
  - （6）口気悪臭．
- **X線所見** 歯槽骨の水平または垂直吸収（ルートプレーニングを含む）．
- **治　療**
  - （1）プラーク，歯石の除去．
  - （2）ポケット内の洗浄，消毒，貼薬．
  - （3）ブラッシング指導．
  - （4）加重負担になる原因の除去（咬合調整，義歯の装着）．
  - （5）急性発作時には抗菌薬投与．

C&P
CLINICAL and PATHOLOGY

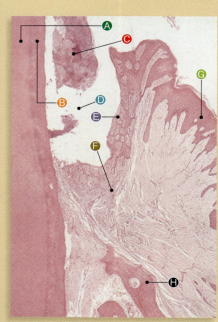
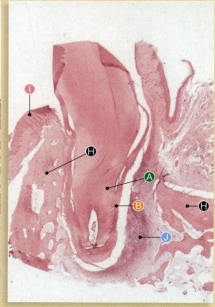

Ⓐ：象牙質
Ⓑ：セメント質
Ⓒ：プラーク
Ⓓ：ポケット
Ⓔ：ポケット上皮
Ⓕ：炎症性細胞浸潤
Ⓖ：口腔上皮
Ⓗ：歯槽骨
Ⓘ：歯肉上皮
Ⓙ：炎症性細胞浸潤：根尖部まで波及
（HE染色）

予後 　適切な処置を行えば問題ない．

成り立ち 　歯頸部に沈着したプラークからの刺激によって歯肉縁に生じた慢性炎症が，歯肉のみならず歯槽骨や歯根膜に及んだもの．局所的因子としての病原菌は，ある種の嫌気性桿菌〔*Porphyromonas gingivalis*（＝*Bacteroides gingivalis*）や *Aggregatibacter actinomycetemcomitans* など〕が有力視されている．

鑑別診断 　歯肉炎，根尖性歯周炎．

病理組織所見

1. 付着上皮の深部増殖と歯周組織内の炎症性細胞浸潤．
2. 歯根膜線維の破壊．
3. 歯槽骨の吸収．

48　CHAPTER Ⅳ　軟組織の炎症性疾患

各論

智歯周囲炎 pericoronitis

定義 智歯周囲軟組織の慢性あるいは急性の化膿性炎．

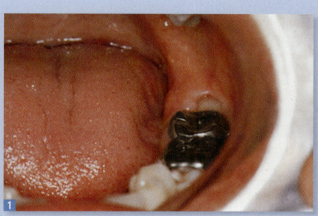
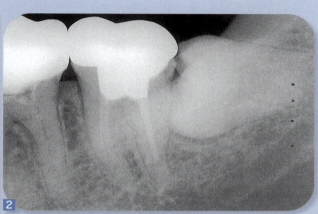
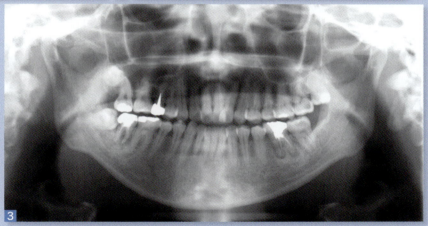

1 ⌐8 の歯冠の一部がみえるが，遠心部は粘膜で被覆されている．同部に発赤がみられる
2 ⌐8 の水平埋伏歯．口内法Ｘ線写真
3 別症例：⌐8 の水平埋伏を認め，歯冠下部に炎症によると思われる骨吸収がある．パノラマＸ線写真

臨床所見

発生頻度	智歯を有している人の場合は比較的多い．
好発部位	下顎智歯，特に半埋伏状態に多い．上顎にも起こる．
好発年齢	10～40歳代．
性差	特になし．
臨床症状	萌出が不完全な智歯． 歯冠周囲の歯肉にポケット形成．ポケットからの排膿，出血． 歯肉の発赤，腫脹，疼痛．咀嚼時痛，嚥下痛，開口時痛． 開口障害． 所属リンパ節の腫脹と疼痛，発熱．
Ｘ線所見	埋伏歯の存在．原因歯周囲の骨吸収．
治療	ポケット内の洗浄，消毒．抗菌薬の投与．歯肉弁切除．原因歯の抜去と不良肉芽の掻爬．
予後	抜歯すれば再発はない．良好．
鑑別診断	顎骨内に発生する囊胞や歯原性腫瘍の感染．辺縁性歯周炎，口内炎．

智歯周囲炎 49

病理組織所見

1. 歯冠を被覆している歯肉に好中球を混じたリンパ球，形質細胞の著明な浸潤がみられる．

コラム：歯冠部切除術 coronectomy（下顎神経の損傷を回避）

歯冠部切除術は，通法の埋伏智歯抜歯の手技に準じて歯冠を露出させ，歯頸部で歯冠を切除し，骨縁下3mmほどまで歯を削除した状態で，歯根のみを骨内に残す方法である．下顎管に近接する埋伏智歯などで，抜歯による下歯槽神経損傷のリスクが高い症例に行われる．骨内に残された歯根は，健常な骨組織で覆われることで臨床的に害のない状態で安定させることを目指した処置法である*．

症例によっては骨内に残された歯根が口腔内へ向けて移動し，下顎管と接していた根尖部が下顎管から離れる．その状態で再度抜歯を行えば抜歯による下歯槽神経損傷のリスクがなくなる（2回法埋伏智歯抜歯）．

術後の治癒は，①露出した歯髄は感染がなければ，そのまま放置してもデンチンブリッジが形成される．②切断された歯根膜から増殖した細胞はセメント芽細胞・骨芽細胞に分化し，セメント質・骨を形成する，③骨膜から増殖した細胞は骨芽細胞に分化し，骨を形成する，と考えられる．

下顎第二大臼歯遠心側には，歯根膜・付着歯肉が欠如すること，プラークコントロールが困難であること，智歯周囲の炎症が波及すること，などの臨床的問題が現れることもある．

*栗田賢一，小原圭太郎：歯冠部切除術（Coronectomy）とは？ 日本歯科評論（874），75（8）：97-103，2015．

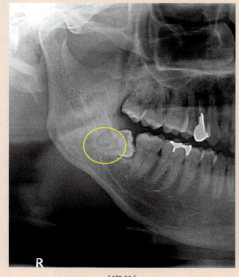
（術前）

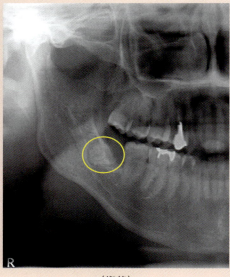
（術後）

各論

インプラント周囲炎 peri-implantitis

定義 インプラント周囲炎は，インプラント周囲組織における炎症反応であり，1）インプラント周囲粘膜炎 peri-implant mucositis と，2）インプラント周囲炎 peri-implantitis に細別されている．

1) インプラント周囲粘膜炎：インプラント周囲の上皮および上皮下結合組織に炎症症状を認めるが，周囲骨への炎症波及・骨欠損は生じていない状態をいう．歯周疾患における「歯肉炎」に相当する．

2) インプラント周囲炎：インプラント周囲の上皮・上皮下結合組織にとどまらず周囲骨にまで炎症が波及し，骨欠損を生じた状態をいう．歯周疾患における「歯周炎」に相当する．

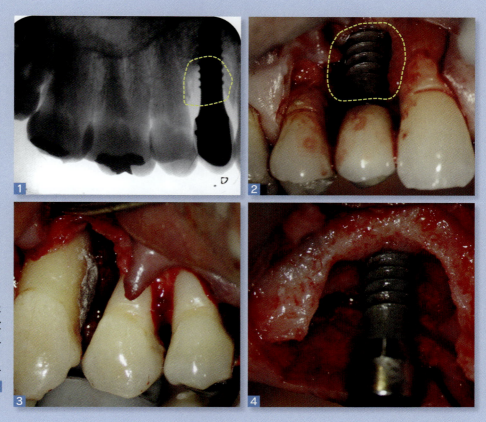

1 2 インプラント周囲炎：歯周炎の場合と異なり，インプラント周囲炎では大量の骨吸収（皿状骨欠損）がしばしば認められる **3 4** 歯周炎とインプラント周囲炎．**3** 天然歯，**4** インプラント

臨床所見

発生頻度 インプラント周囲粘膜炎は約 48％（植立後 9〜14 年の症例では），インプラント周囲炎は 11〜47％で，ともに非常に高い．

性差 特になし．

臨床症状 プロービング時の出血（BOP）や排膿があり，ポケット深さは 4 mm 以上である．
インプラント周囲粘膜炎では明らかな骨吸収がみられない．
一方，インプラント周囲炎ではインプラント周囲骨の吸収が顕著である．
リスクファクターとして，(1) 歯周疾患の既往，(2) 不良なプラークコントロール，(3) セメントの残存，(4) 喫煙，(5) 遺伝的因子，(6) 糖尿病，(7) 過剰な咬合圧，(8) リウマチ性関節炎があげられる．

X線所見 骨吸収はインプラント周囲粘膜炎ではみられず，インプラント周囲炎で明らかである．

治療 インプラント表面からのバイオフィルムの除去．インプラント周囲組織の状態の評価を系統的にまとめた累積的防御療法 cumulative interceptive supportive therapy（CIST）がある（次頁の表参照）．

C&P
CLINICAL and PATHOLOGY

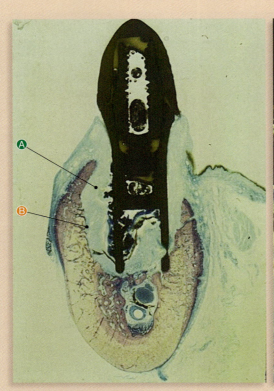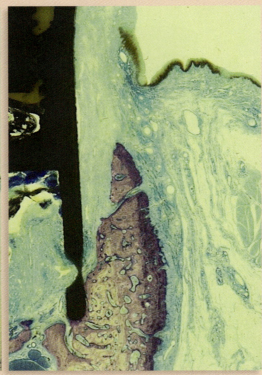

インプラント周囲炎（実験，イヌ）

Ⓐ：骨吸収
Ⓑ：炎症性細胞浸潤を伴う肉芽組織

病理組織所見

1. インプラント周囲骨は，さまざまの程度に吸収されている．
2. インプラント本体の周囲には，炎症性細胞浸潤を伴う肉芽組織が観察される．

表　累積的防御療法 cumulative interceptive supportive therapy（CIST）

ポケット深さ (mm)	プラーク指数	BOP	X線学的骨吸収 (mm)	インプラント動揺	CIST 分類
≦3	−	−	−	−	治療不要
	+	+	−	−	A
4〜5	+	+	−	−	A+B
≧6	+	+	≦2	−	A+B+C
	+	+	≧3	−	A+B+C+D
	+	+	≧3	+*	E

A：機械的なプラーク除去+研磨，B：殺菌剤による洗浄，C：局所的・全身的抗菌療法，D：外科処置（切除・再生），E：インプラント除去，*：疼痛，不快症状を伴う，BOP：ブロービング時の出血．

各論

扁桃周囲炎　peritonsillitis

定義 口蓋扁桃の炎症が，口蓋扁桃の被膜と咽頭収縮筋との間の疎性結合組織に波及したもの．

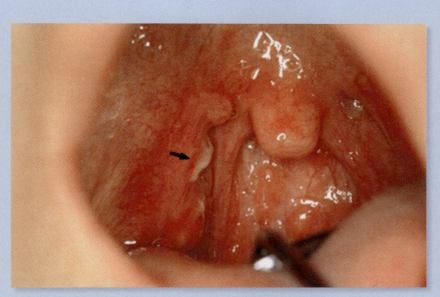

右側の扁桃周囲に発赤と腫脹がみられる．表面には膿がみられる（矢印）

臨床所見

- **発生頻度** 比較的まれ．
- **好発部位** 口蓋扁桃．
- **好発年齢** 特になし．
- **性差** なし．
- **臨床症状** （1）扁桃の周囲に発赤，腫脹．
  （2）嚥下痛，発声時痛．
  （3）発熱．
- **治療** （1）抗菌薬の投与．
  （2）局所の洗浄，消毒．
  （3）含嗽（ヨード剤）．
- **予後** 良好．
- **成り立ち** 智歯周囲炎や顎骨炎から波及することが多い．
- **鑑別診断** 腫脹感，異物感や表面の接触痛を認める場合には，腫瘍（唾液腺腫瘍）との鑑別が必要．

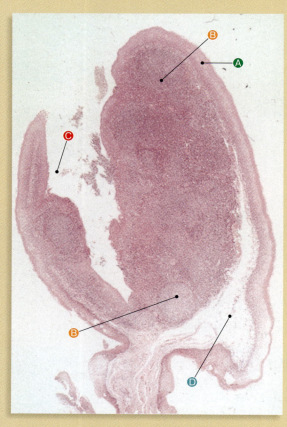

Ⓐ：重層扁平上皮
Ⓑ：リンパ小節（胚中心）
Ⓒ：陰窩
Ⓓ：浮腫性変化

病理組織所見

1. 組織の浮腫性変化.
2. 好中球，リンパ球，形質細胞のびまん性浸潤.
3. しばしば出血がみられる.

MEMO 口腔扁桃

Knapp により提唱された概念で，彼によれば口腔内にはワルダイエル輪以外にも扁桃組織が多数存在し，1〜3 mm 程度の小結節としてみられ，その組織像はリンパ上皮性囊胞と同様であるという.

C&P
CLINICAL and PATHOLOGY

扁桃の発生

口蓋扁桃の形成は第2咽頭囊を被覆する内胚葉由来の上皮が増殖して陥凹することにより始まる．その際，陥凹中心領域で上皮細胞が死滅し扁桃陰窩が形成される．その後，陥凹上皮の周囲の間葉が陰窩に接するような細網組織に分化し，そこに胎生3～5カ月頃にリンパ球の集簇がみられ扁桃小節が形成される．

咽頭扁桃は鼻部咽頭後壁の粘膜固有層の結合組織にリンパ球が集在して形成される．その際，間葉が細網組織に分化する．リンパ球が密集する形でリンパ小節が扁桃内に多数発生する．舌扁桃は舌根部のリンパ性組織の集団から発生する．

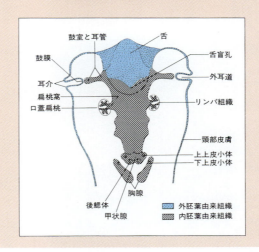

ワルダイエル輪 Waldeyer ring

消化管，気道の入口に輪状に位置する扁桃のことで，Waldeyerによって名づけられた．

咽頭扁桃，耳管扁桃，口蓋扁桃，舌扁桃からなるが，咽頭側索，モルガニー腔のリンパ結節（喉頭扁桃），Rosenmüller窩のリンパ組織を加えることもある．

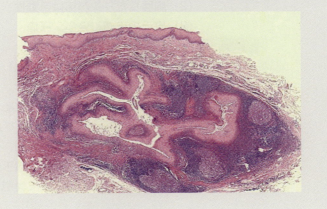

リンパ節炎 lymphadenitis

定義 歯，歯周組織，口腔粘膜，顎骨，咀嚼筋など顎口腔領域から所属リンパ節へ波及した炎症性疾患．

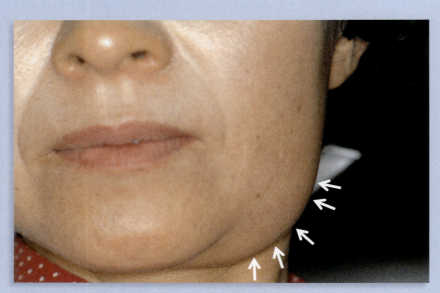

左顎下部に半球状の腫脹がみられる．表面の皮膚は軽度に発赤している（矢印）

臨床所見

発生頻度	しばしばみられる．
好発部位	顎下部，オトガイ下部．
好発年齢	なし．
性差	なし．
臨床症状	(1) リンパ節の腫脹，圧痛．
	(2) 腫脹したリンパ節は可動性．
	(3) 直上の皮膚に発赤，圧痛．
治療	(1) 抗菌薬の投与．
	(2) 消炎手術（穿刺法，切開法）．
予後	良好．
成り立ち	口腔はじめ周囲組織の炎症の波及．
鑑別診断	(1) 腫瘍との鑑別，抗菌薬投与で大きさが縮小するか，また疼痛などの自覚症状が消失するかなどで鑑別．
	(2) 腫脹部周囲の臓器組織．顎下部なら顎下腺との鑑別．
	(3) 唾石症，皮様囊胞，類皮囊胞．

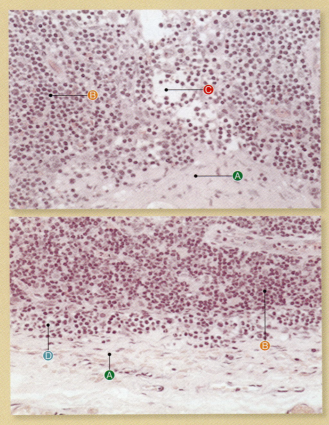

- Ⓐ：被膜
- Ⓑ：リンパ濾胞
- Ⓒ：拡張した辺縁洞：好中球，大食細胞がみられる
- Ⓓ：辺縁洞：多数の好中球がみられる

（HE染色）

病理組織所見

1. リンパ節の腫大．
2. リンパ洞内に好中球，形質細胞の浸潤．
3. 血管拡張や浮腫性変化．

リンパ節炎 57

頸部リンパ節

頸部リンパ節は存在部位により，Level Ⅰ～Ⅵに分類される．さらに Level Ⅰ，ⅡおよびⅤはそれぞれAとBに細分類されている．一般に口腔がんの所属リンパ節は Level Ⅰ～Ⅴとされている．

Level Ⅰ：オトガイ下リンパ節（Level ⅠA），顎下リンパ節（Level ⅠB）
Level Ⅱ：上内頸静脈リンパ節（Level ⅡA：副神経より前方，（Level ⅡB：副神経より頭側）
Level Ⅲ：中内頸静脈リンパ節
Level Ⅳ：下内頸静脈リンパ節
Level Ⅴ：副神経リンパ節（Level ⅤA），頸横リンパ節，鎖骨上窩リンパ節（Level ⅤB）
Level Ⅵ：前頸部リンパ節

頸部リンパ節のレベル分類（Level Ⅵは省略）

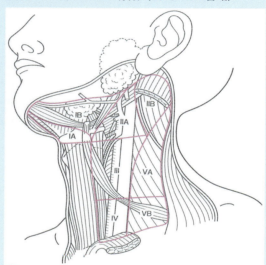

（日本口腔腫瘍学会・日本口腔外科学会編：科学的根拠に基づく口腔癌診療ガイドライン 2013年版．金原出版，2013より引用）

各論

口腔結核 tuberculosis

定義 結核菌 Mycobacterium tuberculosis の感染による特異性炎．口腔結核症には結核菌の初感染による初期結核症と二次感染による二次結核症があり，後者はリンパ行性，血行性，管内性に広がり，多くは結核性潰瘍として，また，まれに尋常性狼瘡として現れる．

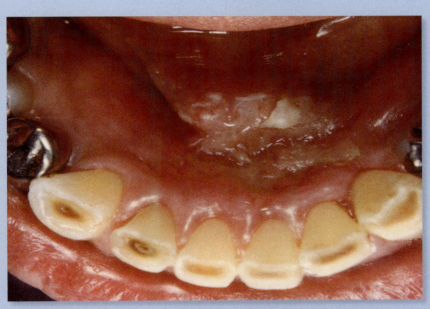

下顎正中部の歯槽粘膜から口腔底粘膜にかけて不規則な外形の潰瘍が認められる

臨床所見

- **発生頻度** 歯科口腔外科領域では少ない．
- **好発部位** 口腔粘膜の初期病巣は歯肉に好発する．二次結核は舌に好発する．
- **好発年齢** 特になし．
- **性　差** なし．
- **臨床症状** 潰瘍性結核症では辺縁不規則な表在性，穿掘性の潰瘍を形成し，周囲に硬結はみられない．潰瘍は小顆粒状を呈し，黄色の滲出物で被覆されている．ツベルクリン反応は陽性を示す．尋常性狼瘡では直径 2mm 程度の黄赤褐色の小結節が出現し，その数が増え，互いに癒合して不整形の病変を形成する．中央部が瘢痕化したり潰瘍を形成する．
- **治　療** 抗結核薬．

PATHOLOGY

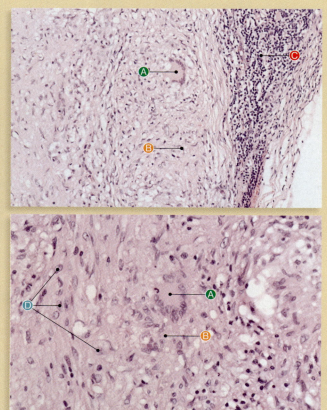

Ⓐ：ラングハンス巨細胞
Ⓑ：肉芽組織
Ⓒ：リンパ球の浸潤
Ⓓ：類上皮細胞
（HE染色）

病理組織所見

1. 潰瘍性結核では潰瘍面に乾酪物質が付着し，ラングハンス巨細胞や類上皮細胞は少ない．
2. 尋常性狼瘡では多数の結核結節の癒合からなり，結核結節内にはラングハンス巨細胞や類上皮細胞がみられるが，乾酪化はほとんどみられない．

ラングハンス巨細胞 Langhans giant cell

肉芽腫性疾患に認められる巨細胞で，ドイツの病理学者 Theodor Langhans（1839〜1915）によって発見された．ラングハンス巨細胞は類上皮細胞（マクロファージ）の融合により形成され，細胞周縁に馬蹄形に配列する多数の核が存在する．ラングハンス巨細胞が存在する場合は結核または他のマイコバクテリア感染症の可能性が考えられる．

病理学，組織学では，ラングハンスとランゲルハンスという似た名前がしばしば出てきてよく混同する．どちらもドイツ人だが別人である．Paul Langerhans（1847〜1888）は解剖学者で，Theodor Langhans は病理学者である．ランゲルハンスは，膵臓の内分泌組織であるランゲルハンス島と，上皮にある免疫に関するランゲルハンス細胞に発見者の名前がついている．一方，ラングハンスは，結核など肉芽腫性疾患にみられる多核巨細胞のラングハンス（型）巨細胞に名前がついている．

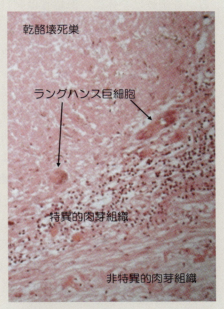

結核結節内にみられたラングハンス巨細胞

CHAPTER V — 顎骨の疾患

総論

1 顎骨・顎関節のしくみとはたらき

顎骨の構造と機能

　顎骨は扁平骨に属し，その外側には緻密骨を，そして中央部には骨髄腔を有している．骨髄腔は全体に，海綿骨は網目状に存在し，その骨梁が外部の緻密骨を支持する支柱の役目を果たしている．

　組織学的には，緻密骨も海綿骨も層板によって構成され，骨層板には次のものが認められる．

　（1）基礎層板：成熟骨の外周部にみられる．
　（2）同心円状層板：オステオンを形成し，その中央にはハバース管が存在する．
　（3）介在層板：同心円状層板の間隙を埋めるように存在する．

　ハバース管はフォルクマン管によって相互に連絡している．なお，層板骨が形成する前の未熟で石灰化度の低い骨組織を線維骨といい，成人では骨折などの際にしばしば認められる．また類骨も未熟で石灰化度の低い骨組織を意味するが，骨基質が多い．

　骨の周囲は骨膜で覆われており，緻密骨の周囲を取り囲んでいるのが外骨膜で，骨髄側には内骨膜が存在する．外骨膜の骨に接する内側は骨の細胞やその前駆細胞など多数の細胞からなる細胞性骨膜で，いずれも骨形成能を有する線維性結合組織である．顎骨においても他の骨と同様，つねに骨の吸収と添加が行われている．

顎関節の構造と機能

　顎関節は滑膜性の連結（狭義の関節）で，蝶番関節（滑走する蝶番）に分類され，左右の下顎頭，左右側頭骨の下顎窩および関節結節で構成され，さらに関節円板によって，上下2つの関節腔に分けられている．成人では，下顎頭表面は，線維性結合組織（関節層および増殖層の軟骨組織）が軟骨組織（線維軟骨）として下関節腔と接している．一方，側頭骨の下顎窩表面は，きわめて薄い線維組織（被覆細胞）を介して上関節腔と接している．関節腔内には滑液が存在し，内面を滑膜によって覆われている関節包で包まれている．

　顎関節には3つの靱帯が付属して，関節を補強している．3つの靱帯，すなわち，外側靱帯，蝶下顎靱帯および茎突下顎靱帯のうち，機能的に意義のあるものは外側靱帯のみであるとされている．

　顎関節は下顎骨の①挙上，②下制，③突出および④側方運動に関与する．このよう

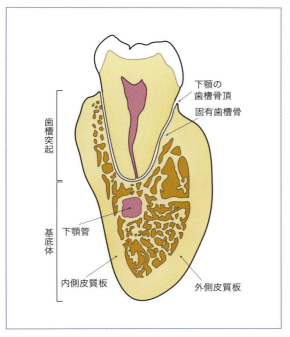

①ヒト下顎骨（左側第一大臼歯部）の模式図（前頭断）
　歯槽骨は歯根が顎骨に埋入した部分に相当するが，基底部（顎骨の骨体部）と連続的に移行するため，区別するのは難しい．

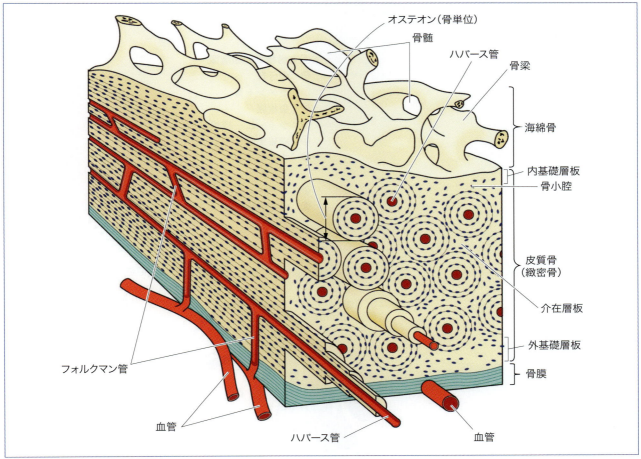

②皮質骨（緻密骨）と海綿骨の立体構造図（層板骨）
　皮質骨（緻密骨）は骨細胞と骨基質でできた層板骨が発達したハバース管を中心とした同心円状層板の骨単位（オステオン，ハバース系），それぞれの骨単位の同心円状層板間を埋める介在層板，皮質骨表面の外基礎層板と内側の内基礎層板から構成され，海綿骨を構成するのは小さな柱状の骨梁で，骨梁間を骨髄が埋める．海綿骨も緻密な層板骨だが，同心円状層板はみられない．

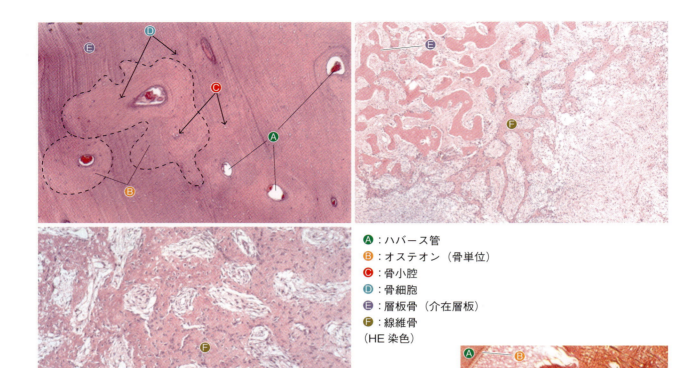

③層板骨と線維骨の組織像

Ⓐ：ハバース管
Ⓑ：オステオン（骨単位）
Ⓒ：骨小腔
Ⓓ：骨細胞
Ⓔ：層板骨（介在層板）
Ⓕ：線維骨
（HE染色）

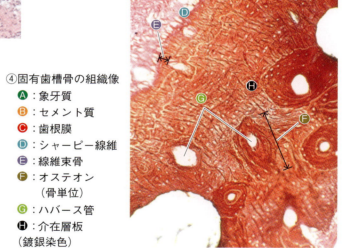

④固有歯槽骨の組織像

Ⓐ：象牙質
Ⓑ：セメント質
Ⓒ：歯根膜
Ⓓ：シャーピー線維
Ⓔ：線維束骨
Ⓕ：オステオン（骨単位）
Ⓖ：ハバース管
Ⓗ：介在層板
（鍍銀染色）

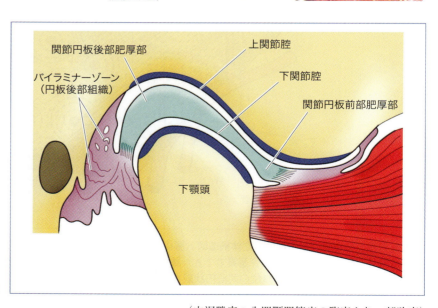

⑤顎関節の構造

（中沢勝宏：入門顎関節症の臨床より一部改変）

64　CHAPTER Ⅴ　顎骨の疾患

な関節の運動と関連する筋肉は，側頭筋，咬筋，外側翼突筋と内側翼突筋である．下顎運動は筋の起始・停止と筋の走行が関与する．つまり下顎挙上には，側頭筋，咬筋および内側翼突筋が，下顎突出には，外側および内側翼突筋が，また側方運動には，外側および内側翼突筋が交互に関与する．

② 顎骨および顎関節の疾患

炎症性疾患

1．顎骨骨髄炎 osteomyelitis of the jaw：骨髄炎は経過によって，急性骨髄炎，慢性骨髄炎に分けられ，また，炎症の広がりによって，限局性とびまん性に大別することができる．原因としては，歯に由来する感染が最も多い．原因菌として重要視されているのは，ブドウ球菌（特に，黄色ブドウ球菌の病原性が強い），レンサ球菌（特に，溶血性レンサ球菌の病原性が強い）などである．

　（1）急性骨髄炎 acute osteomyelitis：急性化膿性骨髄炎 acute suppurative osteomyelitis がほとんどである．

　（2）慢性骨髄炎 chronic osteomyelitis：慢性骨髄炎は急性骨髄炎から移行したものがほとんどであり，化膿性骨髄炎と硬化性骨髄炎とに分類される．

　　①化膿性骨髄炎 chronic suppurative osteomyelitis

　　②硬化性骨髄炎 chronic sclerosing osteomyelitis：巣状 focal とびまん性 diffuse がある．

　　付）ガレー骨髄炎 Garré osteomyelitis（非化膿性慢性増殖性骨炎あるいは慢性化骨性骨膜炎）

2．歯性上顎洞炎 odontogenic maxillary sinusitis

腫瘍類似疾患

1．骨増生

　（1）口蓋隆起 torus palatinus

　（2）下顎隆起 torus mandibularis

2．線維性異形成症 fibrous dysplasia

遺伝性疾患

1．軟骨形成不全症 achondroplasia

2．骨形成不全症 osteogenesis inperfecta

3．鎖骨頭蓋異形成症 cleidocranial dysostosis

顎関節の疾患

1．顎関節強直症 ankylosis of temporomandibular joint

　付）顎関節症 temporomandibular arthrosis

　　変形性関節炎

原因不明の疾患

1．ページェット骨病 Paget disease of bone（変形性骨炎 ostitis deformans）

2．大理石骨病 marble bone disease, osteomalacia（アルベルス–シェーンベルグ病 Albers-Schönberg disease, びまん性全身性骨硬化症 diffuse generalized osteosclerosis）

各論

1. 炎症性疾患　顎炎　急性骨髄炎

急性骨髄炎 acute osteomyelitis

定義 広範囲に骨髄内に拡大した経過の短い炎症．

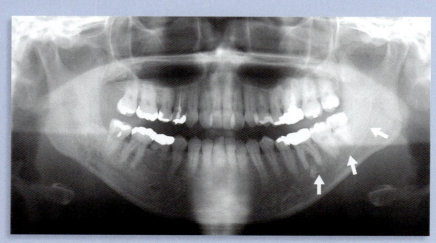

矢印該当部分に著明なX線所見は認めない．パノラマX線写真

臨床所見

発生頻度 比較的まれ．急性化膿性下顎骨骨髄炎は抗菌薬・歯科治療の進歩・普及に伴い減少している．

好発部位 基本的に歯性感染症の続発症として生じる．小児では上顎に，成人では下顎に好発する．下顎は1本の筒状構造であり，周囲には厚い緻密骨で覆われ，内部は海綿骨の骨梁とその間を埋める大量の骨髄からなるため，炎症が顎骨内に波及すると，急速に拡大する．一方，上顎は皮質骨が薄く，海綿骨の骨梁も少ないため，歯根尖端や歯周組織部からの炎症の波及はただちに骨を穿孔し，骨膜炎の形をとりやすい．また，上顎洞に炎症が波及して歯性上顎洞炎を継発することもある．

好発年齢 いずれの年代にも生じる．

性差 特になし．

臨床症状 急性化膿性下顎骨骨髄炎について以下に示す．
　第1期（初期）：原因歯の挺出感，動揺，拍動性疼痛，打診痛などが認められ，原因歯付近の歯肉・粘膜にびまん性腫脹や発赤が現れ，所属リンパ節の腫大・圧痛が認められるようになる．全身的にも発熱をきたし倦怠感，食欲不振などの症状を呈する．

第2期（進行期）：急性炎症がさらに進行し，最も激しい臨床症状を呈する．原因歯の自発痛も増悪し周囲隣在歯にも症状は波及し，打診痛や動揺がみられるようになる（弓倉症状）．さらに炎症が下歯槽神経周囲にも波及すると，オトガイ神経支配領域の知覚異常を生じるようになる（Vincent 症状）．頬部および下顎部にまで腫脹が進展し，嚥下障害や開口障害を呈するようになる．

　第3期（腐骨形成期）：急性症状が徐々に寛解傾向を示すようになり，炎症が著しかった部位の骨は腐骨を形成するようになる．

　第4期（腐骨分離期）：急性症状に伴う自覚症状はほぼ消失し，全身状態も回復する．この時期では持続的な排膿が続き，腐骨周囲に炎症性肉芽が形成される．

X線所見 急性下顎骨骨髄炎の場合，初期にはX線所見を示さないが，感染後10日頃に境界不明瞭で不均一なX線透過像を示す．骨壊死や骨の融解が生じると骨髄腔は拡大する．

治　　療 全身的・局所的安静，栄養補給，抗菌薬投与，腐骨除去や皮質骨除去，皿状形成，区域切除，半側切除などの外科療法．

予　　後 難治性であるが，周囲軟組織へ炎症が拡大しなければ，最終的には腐骨の処理によって治癒させることができる．

鑑別診断 骨肉腫など顎骨に生じる悪性の腫瘍．

関連疾患 RELATED DISEASE

歯槽骨，歯槽骨炎

歯槽骨炎は歯槽骨における炎症を指すが，歯槽骨は解剖学的には，上顎骨では歯槽突起といい，下顎骨では歯槽部と呼ばれる．歯槽骨と顎骨（下顎骨と上顎骨）体部とを構造的に区別することはできない．歯槽骨は歯の発育に伴って形成される骨であり，抜歯をすると歯槽骨は退縮するので，「歯依存性の組織」ともいわれている．

PATHOLOGY

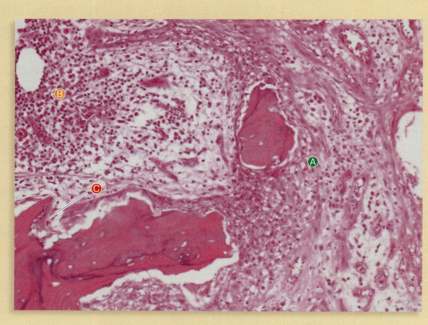

Ⓐ：骨髄内の充血や浮腫（水腫）
Ⓑ：膿瘍
Ⓒ：破骨細胞による骨の吸収

病理組織所見

1. 骨髄組織内に充血および炎症性の浮腫（水腫）がみられる（Ⓐ）．
2. 著明な白血球（好中球）の浸潤があり，膿瘍を形成する（Ⓑ）．
3. 膿瘍周囲の骨梁は破骨細胞によって吸収される（Ⓒ）．

各論　1. 炎症性疾患　顎炎　慢性骨髄炎

化膿性骨髄炎 suppurative osteomyelitis

定義 化膿性炎症が慢性な経過をたどる化膿性炎が骨髄内に拡大したもので，ほとんどが抜歯窩からの感染や根尖病巣の拡大による．

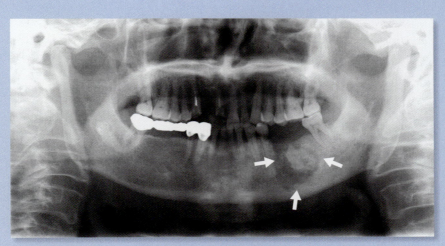

境界が不明瞭で不均一な透過像と不透過像が混在する腐骨を示す所見も認める（矢印）．パノラマX線写真

臨床所見

- **発生頻度** 比較的まれ．
- **好発年齢** 高齢者に多い．
- **好発部位** 下顎臼歯部．
- **性　差** なし．
- **臨床症状** 患部の腫脹，疼痛，圧痛などの臨床症状は軽度である．特になし．
- **X線所見** 境界が不明瞭で不均一な透過像と不透過像が混在する．
- **治　療** 全身的・局所的安静，栄養補給，抗菌薬投与，腐骨除去や皮質骨除去，皿状形成，区域切除，半側切除などの外科療法．
- **予　後** 難治性である．
- **鑑別診断** 顎骨に生じる悪性の腫瘍．肉腫，扁平上皮癌など．

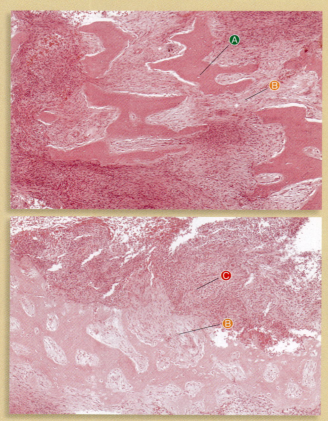

Ⓐ：骨組織
Ⓑ：疎性結合組織
Ⓒ：好中球の浸潤を伴う肉芽組織

病理組織所見

1. 化膿性病変部と肉芽組織が主体の慢性炎症の病変部とが混在する．
2. 化膿性病変部には著明な好中球の浸潤と骨吸収がみられる．
3. 慢性炎症の病変部にはリンパ球や形質細胞を中心とした炎症性細胞浸潤を伴う肉芽組織の増生がみられる．
4. 新生骨の増生を認めることもある．
5. 吸収されて残存した骨は，骨小腔から骨細胞が消失して腐骨となる．
6. 腐骨部では骨梁内の骨細胞は消失し，空虚になった骨小腔が認められる．

各論　1. 炎症性疾患　顎炎　慢性骨髄炎

硬化性骨髄炎　sclerosing osteomyelitis

定義 慢性炎症（根尖病巣や歯周炎）が軽快または消退した骨髄部に多量の骨質が形成され，硬化性変化を示す疾患である．

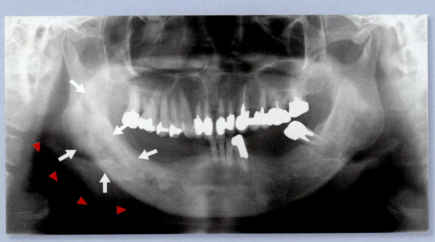

広範な骨硬化像を認め，内部に透過像が散在する（矢印）．下顎骨下縁に反応性の骨膜反応を認める（赤矢頭）．パノラマX線写真

臨床所見

- **発生頻度** ときどきみられる．
- **好発部位** 下顎臼歯部，下顎骨体部．
- **好発年齢** 中高年者に多い．
- **性差** 特になし．
- **臨床症状** 顎骨の肥厚，顎骨周囲のびまん性の腫脹，圧痛があり，顔貌は非対称となる．これらの臨床症状は軽微である．
- **X線所見** 広範な骨硬化像を認め，内部に透過像が散在する．
- **治療** 薬物療法と外科療法の併用が必要，高圧酸素療法を行うこともある．
- **予後** 難治性である．
- **鑑別診断** 骨異形成症，線維性異形成症，骨隆起．

C&P
CLINICAL and PATHOLOGY

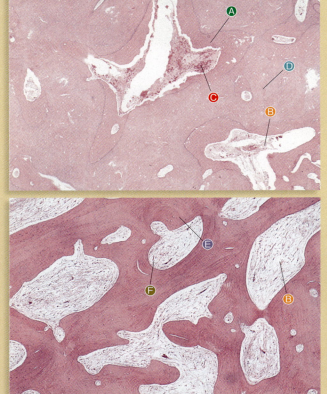

- Ⓐ：新生骨
- Ⓑ：疎性線維性結合組織
- Ⓒ：骨髄内の出血
- Ⓓ：既存の骨
- Ⓔ：層板骨
- Ⓕ：小円形細胞浸潤（軽度）

病理組織所見

1. 炎症の消退した骨髄に疎性線維性結合組織が増生し，リンパ球中心の炎症性細胞浸潤がみられる．
2. 線維骨や層板骨からなる不規則な骨梁の新生がみられる．
3. 新生骨の改造現象がみられることもある．

各論　1. 炎症性疾患　顎炎　慢性骨髄炎

ガレー骨髄炎　Garré osteomyelitis　（化骨性骨膜炎）

定義 皮質骨外表面での骨膜性骨増生を特徴とする慢性骨髄炎で，化骨性骨膜炎とも呼ばれている．慢性炎症（根尖病巣や歯周炎）が皮質骨を通して骨膜を刺激し，骨膜下に反応性の骨増生をきたす．

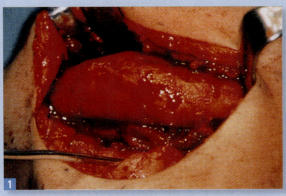
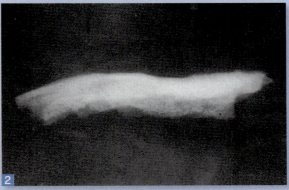
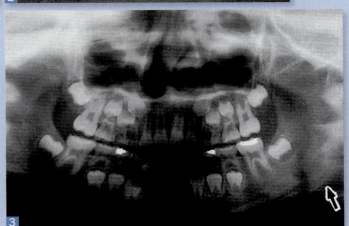

1 手術所見で顎骨の肥厚がみられる
2 切除した骨添加物の軟X線写真
3 左側下顎角部に無構造の骨添加像がみられる（矢印）

CLINICAL

臨床所見

- **発生頻度** 比較的まれ．
- **好発部位** 下顎臼歯部．下顎骨体部，特に下顎下縁に多い．
- **好発年齢** 骨の成長期の若年者．
- **性差** 特になし．
- **臨床症状** 若年者の顎骨に無痛性の硬結を呈する．
- **X線所見** 咬合法では下顎骨頬側あるいは舌側皮質骨の表面に骨膜反応を認め，全体が不透過像を示すものと，層板状の不透過像を示すものとがある．
- **治療** 抗菌薬投与，原因歯の抜去，骨添加部の切除・削去．
- **予後** 難治性である．
- **鑑別診断** Ewing肉腫，類骨骨腫，骨肉腫，線維性異形成症，セメント芽細胞腫，骨隆起．

病理組織所見

1. 顎骨肥厚部に反応性の骨増生がみられる．
2. 新たに増生した骨梁は，その表面に薄い皮質骨を形成し，既存の骨皮質に対して垂直に配列している（骨皮質層の重複）．
3. 骨梁間は疎性線維性結合組織からなり，リンパ球を中心とする慢性の炎症性細胞浸潤がみられる．好中球の浸潤はみられない．

各論

1. 炎症性疾患

薬剤関連顎骨壊死 medicate-related osteonecrosis of the jaw, MRONJ

定義 ビスフォスフォネート（BP）製剤やデノスマブなどの骨吸収抑制薬投与患者における顎骨壊死．以下の3項目の診断基準を満たした場合に，MRONJと診断する．最近では骨吸収抑制薬関連顎骨壊死 anti-resorptive agents-related osteonecrosis of the jaw（ARONJ）の名称も使われている．
（1）現在あるいは過去にBP製剤またはデノスマブによる治療歴がある．
（2）顎骨への放射線照射歴がない．また骨病変が顎骨へのがん転移でないことが確認できる．
（3）医療従事者が指摘してから8週間以上持続して，口腔・顎・顔面領域に骨露出を認める．または口腔内あるいは口腔外の瘻孔が触知できる骨を8週以上認める．

CLINICAL

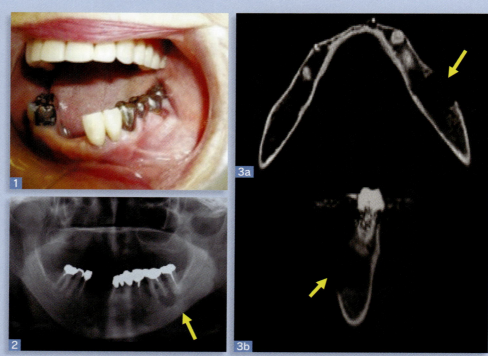

1 60歳男性．└6頰側歯肉が吸収し，歯根の一部が露出している
2 同症例のパノラマX線写真．└6歯根尖相当部に類円形のX線透過像がみられる
3 同症例のCT像（a. 前頭断，b. 冠状断）．└6相当部を中心に骨溶解像がみられる

臨床所見

発生頻度 正確な発生頻度は不明である．欧米では，注射用BP製剤投与患者のほうが経口BP製剤投与患者よりもMRONJ発生頻度が高いが，わが国では，経口BP製剤投与患者のほうが高い比率で発生している．

好発部位 下顎単独61％，上顎単独31％，上下顎併発8％（日本口腔外科学会全国調査）．

好発年齢 高齢者に多い．

性差 1：6.5で女性に多い．

臨床症状 骨露出，骨壊死，疼痛，腫脹，オトガイ部の知覚異常（Vincent症状），排膿，潰瘍，口腔内瘻孔や皮膚瘻孔，歯の動揺，深い歯周ポケット．

X線所見 一般的な骨髄炎でみられる像が認められる．すなわち，骨融解像，骨硬化像，虫食い像などが，単一あるいは複合して認められ，腐骨が確認される場合もある．^{99m}Tc骨シンチグラムにおいて，壊死部分またはその周囲に集積像がみられる．

治　療		ステージング	治療法
	ステージ0 （注意期）	骨露出/骨壊死は認めない. オトガイ部の知覚異常（Vincent症状）， 口腔内瘻孔，深い歯周ポケット. 単純X線写真で軽度の骨融解を認める.	抗菌性洗口剤の使用 瘻孔や歯周ポケットに対する洗浄 局所的な抗菌薬の塗布・注入
	ステージ1	骨露出/骨壊死を認めるが，無症状. 単純X線写真で骨融解を認める.	抗菌性洗口剤の使用 瘻孔や歯周ポケットに対する洗浄 局所的な抗菌薬の塗布・注入
	ステージ2	骨露出/骨壊死を認める. 痛み，膿排出などの炎症症状を伴う. 単純X線写真で骨融解を認める.	病巣の細菌培養検査，抗菌薬感受性 テスト，抗菌性洗口剤と抗菌薬の併 用 難治例：併用抗菌薬療法，長期抗菌 薬療法，連続静注抗菌薬療法
	ステージ3	ステージ2に加えて，皮膚瘻孔や遊 離腐骨を認める. 単純X線写真で進展性骨融解を認め る.	新たに正常骨を露出させない最小限 の壊死骨掻爬，骨露出/壊死骨内の 歯の抜歯，栄養補助剤や点滴による 栄養維持，壊死骨が広範囲に及ぶ場 合：辺縁切除や区域切除

予　後　難治性である.

鑑別診断　がんの顎骨転移，顎骨骨髄炎，ドライソケット，骨壊死を伴うヘルペス感染症，良性病変による腐骨形成，HIV関連壊死性潰瘍性歯周炎，原発性顎骨腫瘍，外傷.

MEMO

薬剤関連顎骨壊死の発症機序（仮説）

1）歯根膜付近の歯槽骨はシャーピー線維を含む緻密骨の固有歯槽骨（X線的には歯槽硬線または白線）で，骨密度が高く，体重に相当する咬合力が一気に加重されて盛んにリモデリングを行う.

2）骨粗鬆症患者ではさらに骨代謝が盛んなため，投与されたBP製剤は結果的にリモデリングの活発な固有歯槽骨に高濃度で蓄積しやすくなる.

3）緻密骨の固有歯槽骨でBP製剤による骨吸収が抑制されると，リモデリングのバランスが狂い，骨形成に傾くために骨硬化を示す.

4）抜歯などの外科的侵襲が加わると，破骨細胞によるリモデリングが行われない. そのため，本来なら続いて起こるカップリングの骨芽細胞による新生骨形成も起こらず，抜歯窩の治癒不全と感染が生じる.

5）歯肉もBP製剤による血管供給が抑制されており，歯肉の創傷が治癒しないため，骨の露出を伴う.

6）最終的に口腔内細菌叢による感染性顎骨壊死（腐骨）を伴う骨髄炎を招来する.

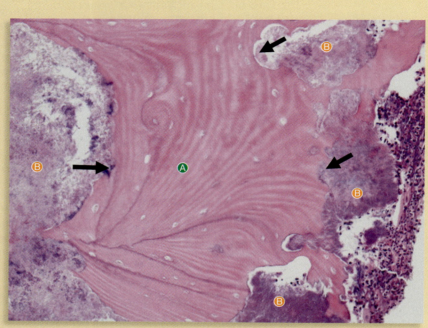

強拡大像
- Ⓐ：壊死（骨小腔内から骨細胞が消失）した骨組織（腐骨）
- Ⓑ：骨髄に侵入した多数の細菌（Ⓑ）によるいびつな骨の脱灰（矢印）

病理組織所見

1. 骨小腔から骨細胞が消失（壊死）した壊死骨（腐骨）がみられる．
2. 壊死骨（腐骨）は細菌コロニーや肉芽組織で囲まれている．
3. 骨縁はBPによる破骨細胞のアポトーシスで，破骨細胞による吸収ではなく，多数の口腔内から侵入したデンタルプラーク細菌（有機酸産生）によって脱灰され，いびつな形態を示す．

各論

1. 炎症性疾患
歯性上顎洞炎 odontogenic maxillary sinusitis

定義 歯が原因で起こる上顎洞の炎症.

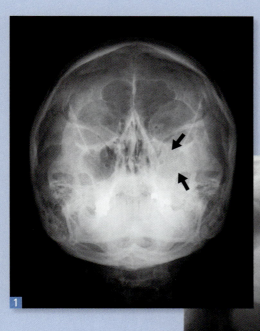
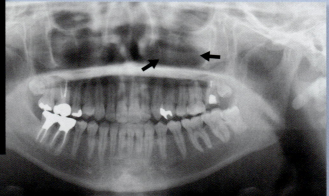

1 左側上顎洞内のX線不透過性が顕著にみられる（矢印）．Waters X線写真
2 左側上顎洞内のX線不透過性がみられる（1より著明でない）（矢印）．パノラマX線写真

CLINICAL

臨床所見

発生頻度	多い（上顎洞炎の4～5％）．
好発部位	上顎洞内（原因となる上顎小臼歯～大臼歯が存在する）．
好発年齢	成人に多い．
性差	特になし．
臨床症状	頭重感，片頭痛，眼窩下部あるいは頬部の圧痛，原因歯の打診痛・動揺，原因歯の歯肉頬移行部の腫瘍・圧痛，鼻閉，鼻汁，鼻漏．
X線所見	上顎洞粘膜の肥厚，液面形成，X線不透過像亢進．
治療	抗菌薬の投与．急性症状が著しい場合には原因歯を抜去．慢性化した場合は上顎洞炎根治術が必要となる．
予後	良好．
鑑別診断	上顎の骨髄炎，骨膜炎，術後性上顎囊胞，上顎洞がん．

1. 炎症性疾患

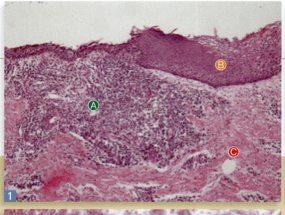
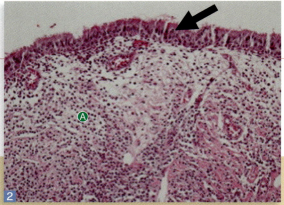
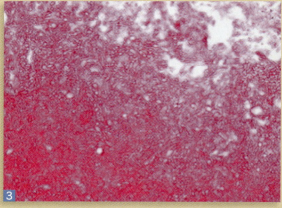

1. 弱拡大像：炎症性細胞浸潤（Ⓐ），扁平上皮化生（Ⓑ），瘢痕組織（Ⓒ）
2. 中拡大像：多列線毛上皮（矢印），充血，血管拡張，炎症性浮腫，リンパ球や形質細胞を主とする炎症性細胞浸潤（Ⓐ）
3. アスペルギールス菌塊（強拡大像）
4. 明瞭な隔壁（PAS 染色，強拡大像）
5. 隔壁（矢頭）と分岐（矢印）（Grocott 染色，強拡大像）

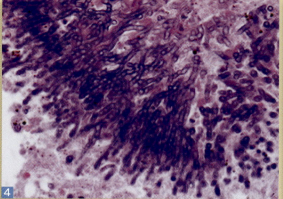
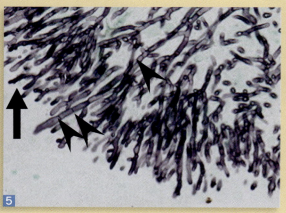

病理組織所見

1. 上顎洞粘膜に充血，血管拡張，炎症性浮腫，リンパ球や形質細胞が中心の炎症性細胞浸潤がみられる．
2. 炎症性浮腫によって上顎洞粘膜の肥厚がみられる．
3. 好中球の浸潤がみられる場合は化膿性炎としてみられる場合がある．
4. 上顎洞粘膜上皮の剝離や扁平上皮化生がみられることがある．
5. 炎症が慢性化すると，線維性結合組織による瘢痕が著明になる．

コメント

アスペルギールス感染による上顎洞炎

真菌のアスペルギールスが上顎洞内に生息しやすいため，歯性感染症による上顎洞炎とは原因が異なる．通常，上顎洞内に大小のボール状真菌塊（fungus ball）が内容物としてみられる．

真菌の同定には，アスペルギールスの分岐や節状隔壁を有する枝状菌糸の形態学的特徴に加え，PAS 染色やグロコット染色によって真菌の細胞壁を構成するグルカンを容易に証明できる．

C&P
CLINICAL and PATHOLOGY

メモ **グロコット Grocott 染色**

組織内の真菌・放線菌を染め出す方法．クロム酸とアルデヒド基の反応を利用した染色で，真菌は黒褐色から黒色に染まる．

小熊孔明：グロコット染色（http://www.aichi-amt.or.jp/labo/patho/reco/20071118_03.pdf#search='Grocott 染色'）

コラム **上顎洞の発生**

上顎洞の発生は胎生の最終月に中鼻道から袋状の突出として発生する．出生時には上顎洞は非常に小さな腔（長さ約 10 mm，高さ約 5 mm，幅約 3 mm）で，乳歯や永久歯の歯胚が発育し萌出するまでほとんど大きくならず，思春期頃になって平均的な大きさに近づく．

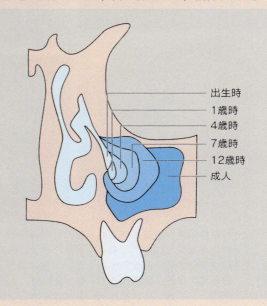

上顎洞の発育を示す模式図
顎骨の成長に伴って，上顎洞は大きくなっていく．

歯根と上顎洞底との局所解剖学的関係

歯根と上顎洞底との間の距離は歯性上顎洞炎の発生に深く関係する．大二小臼歯から第三大臼歯までの歯根と上顎洞底との距離は 3 cm 以下であるが，最も距離が短いのは第二大臼歯である（表）．

上顎洞内への歯根の突出は大臼歯で顕著となる．第二大臼歯の歯根の 24％が上顎洞内に突出している（表）．

表　歯根と上顎洞底との局所解剖学的関係

	根端から上顎洞底までの距離（cm）	上顎洞内への歯根の突出（％）
犬歯	7.1	1
第一小臼歯	7.6	1
第二小臼歯	2.9	4
第一大臼歯	2.6	20
第二大臼歯	1.3	24
第三大臼歯	2.3	15

各論

1. 炎症性疾患
放射線性骨壊死 osteoradionecrosis

定義 悪性の腫瘍の治療などにより大量の放射線照射を受けて骨組織が壊死に陥った状態.

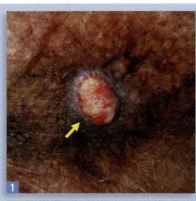
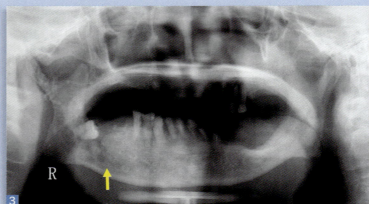
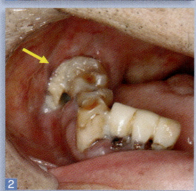
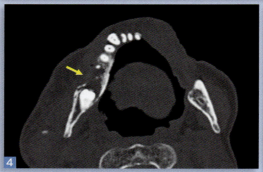
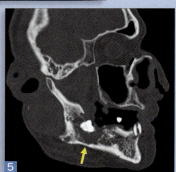

1 放射線性骨壊死（皮膚） 64歳男性．放射線照射（66Gy）後．右側顎下部に外歯瘻を形成している
2 放射線性骨壊死（口腔内写真） 8| 遠心部より骨露出しており，周囲歯肉は腫脹，排膿がみられる
3 放射線性顎骨壊死 同症例のパノラマX線写真． 8| に完全埋伏歯を認め，周囲骨に骨融解像がみられる
4 放射線性顎骨壊死 同症例のCT像（前頭断）． 8| 歯冠部を中心に，骨融解像を認め，頬側に骨欠損がみられる
5 同症例4のCT像（矢状断）． 8| 歯冠部を中心に骨融解像がみられる

臨床所見

- **発生頻度** 明らかではない．
- **好発部位** 下顎に多い．
- **好発年齢** 高齢者に多い．
- **性差** 特になし．
- **臨床症状** 病態としては放射線治療による無菌性骨壊死であり，病的骨折がない限り，臨床症状は呈さない．
- **X線所見** 特徴は腐骨の形成であり，骨破壊の進行により病的骨折が起こることもある．
- **治療** 全身的・局所的安静，栄養補給，抗菌薬投与，腐骨除去や皮質骨除去，皿状形成，顎骨切除など骨髄炎の治療に準ずる．
- **予後** 難治性である．
- **鑑別診断** 薬剤関連顎骨壊死，悪性の腫瘍．

病理組織所見

1. 骨髄の線維化（疎な線維組織に置換）．
2. 骨芽細胞や骨細胞の消失（骨壊死）による骨形成の低下．
3. 破骨細胞による骨吸収の亢進．
4. 骨壊死に伴い細菌感染が起こると，難治性の放射線性骨髄炎をきたして腐骨形成がみられる．

各論　1. 炎症性疾患

外歯瘻 external dental fistula・内歯瘻 internal dental fistula

定義 歯が原因の病巣から歯槽粘膜に瘻孔を認めるものを内歯瘻，顔面皮膚に瘻孔を認めるものを外歯瘻という．

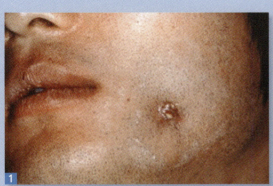
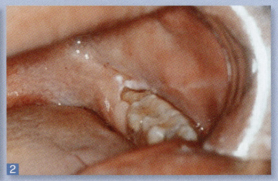
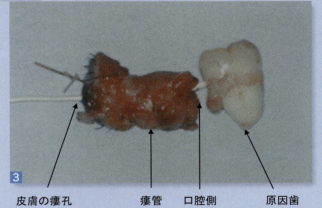

1 顔の皮膚の瘻孔
2 原因歯
3 切除した瘻孔

皮膚の瘻孔　　瘻管　　口腔側　　原因歯

臨床所見

- **発生頻度** 内歯瘻：多い．
  外歯瘻：まれ．
- **好発部位** いずれの歯にも生じる．
- **好発年齢** 外歯瘻は成人に多い．
- **性　差** 性差はない．
- **臨床症状** 内歯瘻は歯槽部歯肉に瘻孔を生じ，外歯瘻では顔面皮膚に瘻孔を生じる．ともに原因歯となる部位に炎症所見を認める．
- **Ｘ線所見** 内歯瘻，外歯瘻ともに原因歯に起因する歯根膜腔の拡大や歯根部・歯頸部の骨吸収がみられる．瘻孔部よりガッタパーチャポイントなどの造影性のあるものを挿入しＸ線撮影を行うと原因歯に達する．
- **治　療** 抗菌薬投与，原因歯の治療（歯内療法，歯周治療，抜歯など）．外歯瘻においては原因となる病巣を含めて切除し，併せて瘢痕修正を行う．
- **予　後** 良好．
- **鑑別診断** 根尖性歯周炎，悪性の腫瘍．

C&P
CLINICAL and PATHOLOGY

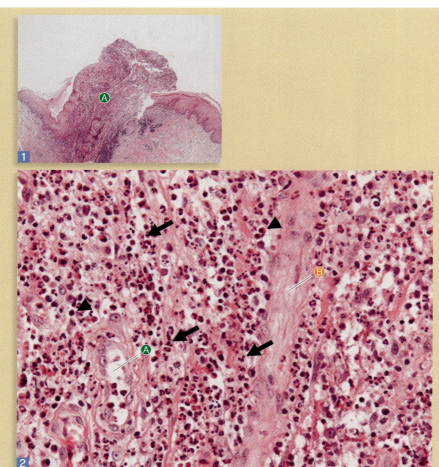

1 弱拡大像：膿瘍（Ⓐ）
2 強拡大像：肉芽組織〔毛細血管（Ⓐ），線維性結合組織（Ⓑ），リンパ球や形質細胞（矢頭）〕中にみられる好中球（矢印）

病理組織所見

1. 化膿性根尖性歯周炎に生じた膿瘍が，歯槽骨（骨内期）から骨膜（骨膜下期）を経て歯肉（粘膜下期）にまで達し（歯肉膿瘍），肉芽組織によって被包化されながら歯肉の粘膜表面から逸脱している（内歯瘻）．
2. 顎骨（多くは下顎骨）から直接顔面皮膚に瘻孔形成（外歯瘻）する場合も病態像は同じである．
3. 肉芽組織の線維が方向性を示しながら増殖し，その中に好中球を主とした膿瘍が浸潤している．肉芽組織で出現するリンパ球や形質細胞よりも好中球のほうが多いのが特徴である．

各論　2. 遺伝性疾患

骨形成不全症　osteogenesis imperfecta

定義 ▶ 結合組織の異常に基づく骨芽細胞の機能低下，骨膜性の骨形成障害による骨の形成不全と脆弱化をきたす遺伝性疾患．

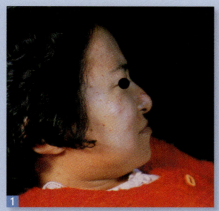
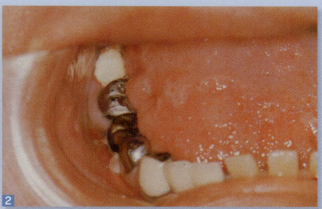
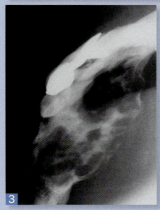
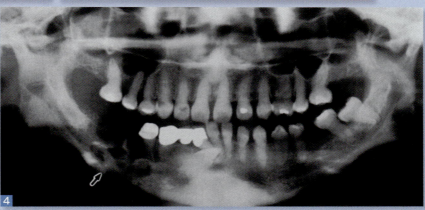

1 側貌写真　**2** 口腔内写真　**3** 765|部の咬合位X線写真．蜂窩状の骨吸収像が頬舌側にみられ，骨染は消失している
4 下顎骨は細く発育が悪い．|765部は蜂窩状の骨吸収がみられ（矢印），下顎緻密骨にも吸収がある

臨床所見

- **発生頻度** ▶ きわめてまれで，約2万人に1人．
- **好発部位** ▶ 下顎骨のほか，下肢骨，鎖骨，肋骨に好発する．
- **好発年齢** ▶ 先天性のものは胎児期に発症し，多くは死産か生後まもなく死亡するが，晩発性のものは生後1年以降に発症する．
- **性　差** ▶ なし．
- **臨床症状** ▶ 易骨折性，骨変形など長管骨の脆弱化と脊椎骨の変形に加えて，成長障害，眼の青色強膜，象牙質形成不全，難聴，関節皮膚の過伸展などがみられる．
- **X線所見** ▶ 骨皮質は薄く，骨梁は疎となる．
- **治　療** ▶ 根治的な治療はない．骨折をしやすいが整復固定を行えば骨折部の癒合は良好である．最近では骨形成不全症の易骨折性に対してビスフォスフォネート製剤が用いられることがある．
- **予　後** ▶ 小児期に骨折を繰り返すが，思春期以降に改善する場合が多い．
- **鑑別診断** ▶ 軟骨形成不全症，胎児軟骨異栄養症，多発異骨症など易骨折性を示す疾患．

PATHOLOGY

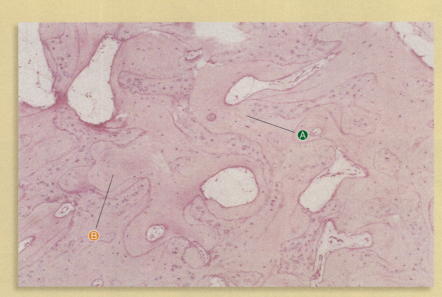

Ⓐ：線維骨
Ⓑ：層板骨

病理組織所見

1. 骨皮質は薄く，不規則である．
2. 骨基質には線維骨が多く層板骨は少ない．
3. 骨端軟骨には成熟障害はみられないが，骨減形成，骨多孔症，骨折の跡などが著明である．

各論

2. 遺伝性疾患
軟骨無形成症 achondroplasia

定義 軟骨内骨化が障害される遺伝性疾患．

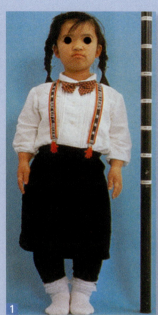
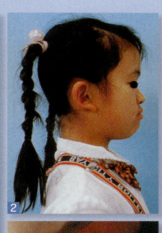
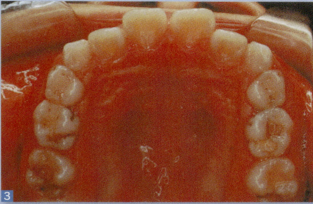
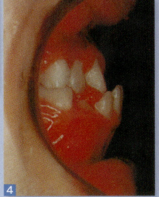
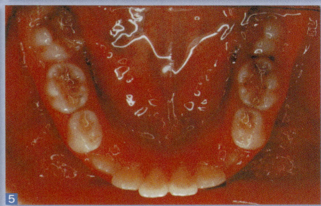

1 四肢が短く，小人症を呈する．O脚がみられ，指は短い
2 側貌写真．小さい顔面に比較して下顎は大きい
3 上顎歯列
4 下顎前突がみられる
5 下顎歯列

臨床所見

発生頻度	きわめてまれで，1～2万人に1人．
好発部位	顎骨全体．
好発年齢	先天性．
性　差	なし．
臨床症状	四肢短縮が著明な低身長．頭部は相対的に大きく，前額部突出，鼻根部陥凹，顔面中央部の低形成，下顎の突出がみられ，特有な顔貌となる．
X線所見	骨質には異常所見なし．
治　療	根治的な治療法はない．低身長に対して成長ホルモンの投与や脚延長術が行われる．
鑑別診断	他の短肢症，小人症を呈する疾患．

病理組織所見

1 長管骨骨端の軟骨細胞は減少し，配列も不規則となっている．
2 軟骨基質の石灰化や骨芽細胞による骨新生はみられるが，不規則である．

各論　2. 遺伝性疾患
鎖骨頭蓋骨異形成症 cleidocranial dysostosis

定義 膜性骨化の障害によって生じる系統的骨疾患で，鎖骨と頭蓋骨の形成不全や多数の埋伏歯を伴う．

CLINICAL

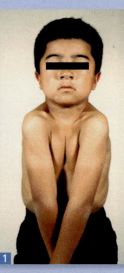
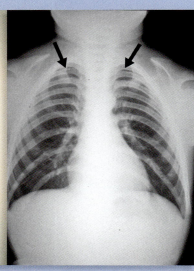
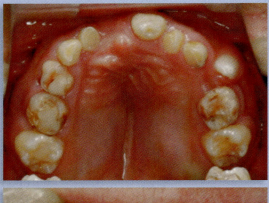
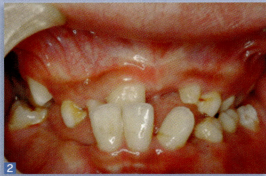

1 鎖骨形成がみられない（矢印）ため，両肩を前方で近づけることができる．肉眼像と胸の単純X線写真
2 乳歯の晩期残存，永久歯の萌出遅延

（図提供：朝日大学歯学部小児歯科学分野　飯沼先生）

臨床所見

- **発生頻度**　きわめてまれ．
- **好発部位**　顎骨全体．
- **好発年齢**　先天性．
- **性　差**　なし．
- **臨床症状**　（1）鎖骨の完全または部分的欠如で，両肩を前方で接触するほど近づけられる．
  （2）頭蓋骨の泉門や縫合部の閉鎖不全．
  （3）短頭型の頭蓋．
  （4）他の骨（脊椎骨，胸骨，骨盤，下肢骨）の変形．
  （5）口腔領域では高口蓋，乳歯および永久歯の萌出遅延とそれに伴う乳歯の脱落遅延，過剰埋伏歯，反対咬合などがみられる．
- **X線所見**　頭蓋冠，鎖骨，恥骨の骨形成障害，多数の埋伏歯．
- **治　療**　過剰埋伏歯の抜歯，埋伏永久歯の開窓，牽引，歯列矯正，外科的矯正治療．
- **鑑別診断**　多発異骨症 pycnodysostosis は，頭蓋，顔面の形成異常に骨格系の骨硬化が加わったもの．

C&P
CLINICAL and PATHOLOGY

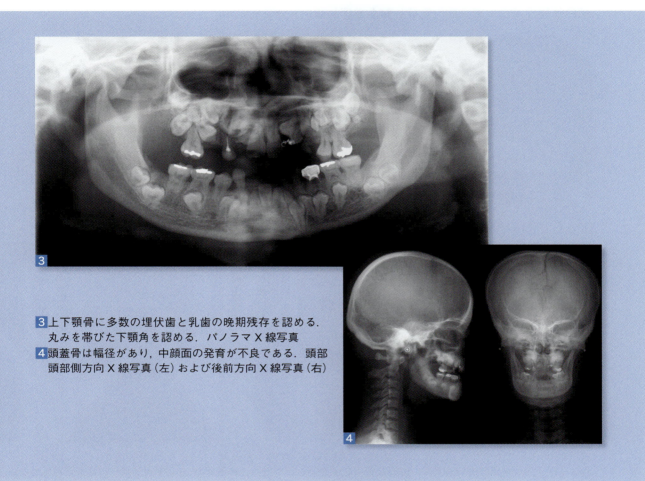

3 上下顎骨に多数の埋伏歯と乳歯の晩期残存を認める．丸みを帯びた下顎角を認める．パノラマX線写真
4 頭蓋骨は幅径があり，中顔面の発育が不良である．頭部頭部側方向X線写真（左）および後前方向X線写真（右）

各論　2. 遺伝性疾患

大理石骨病 marble bone disease
（アルベルス–シェーンベルグ病 Albers-Schönberg disease，びまん性全身性骨硬化症）

定義 ▶ 遺伝性の全身性びまん性骨硬化症．破骨細胞の機能不全により骨吸収が障害され，骨のリモデリングのなかの骨形成が相対的に進行し，骨硬化や骨髄腔形成不全が起こる．早発性悪性型（常染色体劣性遺伝：幼児期に発症し貧血，髄外造血巣（肝腫，脾腫）の形成などを伴い，20歳までに死亡する）と遅発性良性型（常染色体優性遺伝：成人期に発症し貧血を伴わない）がある．

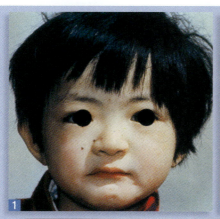 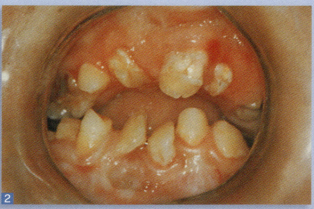
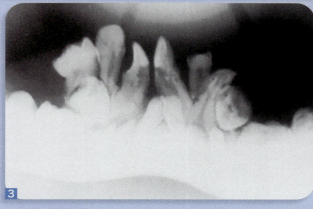 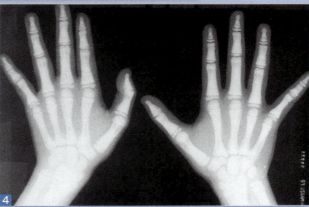

1 左側顔面に腫脹がみられる　2 萌出遅延と歯の傾斜，転位，咬合不全がみられる
3 X線写真　4 手指骨のX線写真で，均一な骨硬化像を示し（チョーク様所見），皮質骨と海綿骨の区別がみられない

臨床所見

発生頻度	きわめてまれ（0.001％）．
好発部位	顎骨全体．
好発年齢	早発性悪性型は出生時または乳児期，遅発性良性型は成人期．
性差	なし．
臨床症状	歯槽骨の肥厚，顎骨の変形．歯の傾斜，転位，歯の萌出遅延，発育異常，う蝕に継発する骨髄炎，歯周疾患，および抜歯後感染を起こしやすい．骨硬化が顕著なため治癒は遅延する．
X線所見	不透過像の増加．
治療	切除手術．
予後	早期に発症したものは予後が不良なことが多いが，遅発型は一般に軽症で，予後は良好である．
鑑別診断	他の骨硬化性疾患．

C&P
CLINICAL and PATHOLOGY

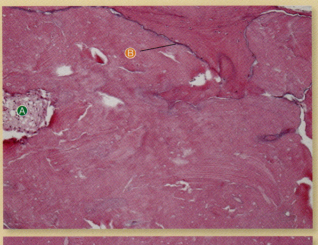

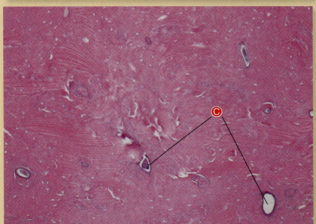

中拡大像
Ⓐ：骨髄組織
Ⓑ：緻密化した骨組織
Ⓒ：ハバース単位

病理組織所見

1. 骨髄腔は狭窄し，骨髄には造血細胞や線維性結合組織がみられるが，脂肪髄はみられない．
2. 層板骨はリモデリングが低下したため，緻密化を示す．
3. 既存の骨層板やハバース単位がみられる．

2. 遺伝性疾患

各論　3. 腫瘍類似疾患　骨増生

口蓋隆起 torus palatines

定義 口蓋正中部（口蓋隆起）における非腫瘍性外骨症.

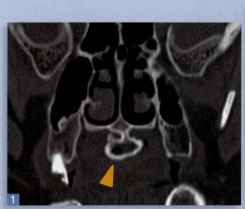
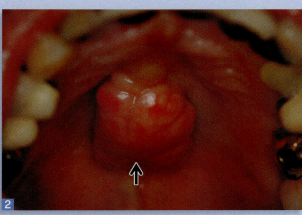
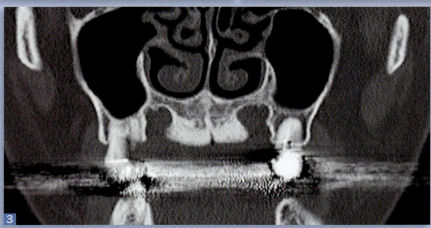

1 骨条件のCT冠状断像にて硬口蓋正中から口腔側に突出する骨性隆起（矢頭）を認め，口蓋隆起を示す
2 口蓋正中部に境界明瞭な半球状の膨隆がみられる（矢印）．健常粘膜に被覆されている
3 **1**と同じ

臨床所見

発生頻度	18歳以上の男性の38.5％，女性の56.3％（人種によって差がある）．
好発部位	口蓋正中部．
好発年齢	思春期以降．
性差	女性に多い．
臨床症状	口蓋正中部に半球状の膨隆．表面は健常粘膜で被覆され，硬度は骨様硬．自発痛，圧痛などの自覚症状はない．
X線所見	膨隆部は不透過像．
治療	症状がなければ放置．義歯床で褥瘡性潰瘍を形成したり，義歯の安定を欠く場合は除去手術．
予後	良好である．
鑑別診断	骨の腫瘍．

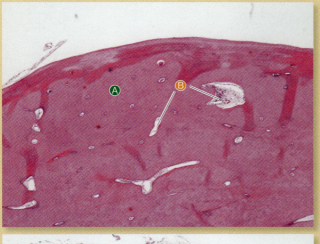

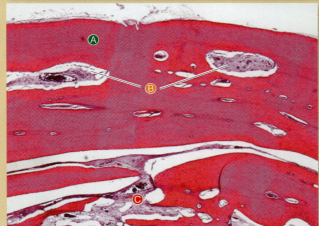

中拡大像
Ⓐ：層板を示す緻密骨
Ⓑ：骨髄
Ⓒ：海綿骨

病理組織所見

1. 限局性の骨増殖で，正常な層板を示す緻密骨と骨髄がみられる．
2. 多くは正常な層板を示す緻密骨で海綿骨は少ない．

各論

3. 腫瘍類似疾患　骨増生

下顎隆起　torus mandibularis

定義 下顎骨臼歯部舌面側における骨隆起．

CLINICAL

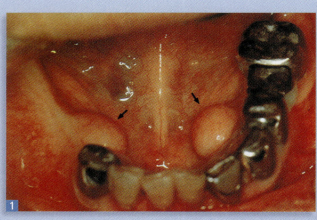

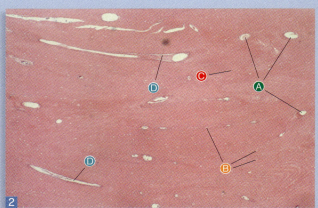

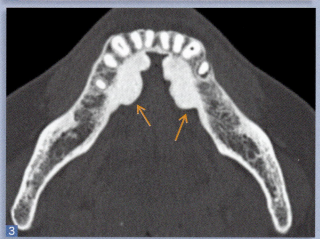

1 両側下顎臼歯部舌側に半球状膨隆が数個みられる（矢印）
2 病理組織所見
　Ⓐ：ハバース管
　Ⓑ：骨小腔
　Ⓒ：骨層板
　Ⓓ：骨髄の構造は不明瞭
3 骨条件のCT横断像にて下顎骨両側体部舌側にほぼ対称性に骨濃度を示す隆起性構造（矢印）を認め，下顎隆起を示す

臨床所見

発生頻度	18歳以上の男性の38.4％，女性の51.9％（人種によって差がある）．
好発部位	下顎臼歯部舌側面．
好発年齢	思春期以降．
性差	女性に多い．
臨床症状	下顎臼歯部に半球状の膨隆．多発することもある．表面は健常粘膜で被覆され，硬度は骨様硬．自発痛，圧痛などの自覚症状はない．
X線所見	膨隆部は不透過像．
治療	症状がなければ放置．義歯床で褥瘡性潰瘍を形成したり，義歯の安定を欠く場合は除去手術．
鑑別診断	骨の腫瘍．

病理組織所見

1 緻密な層板骨の増殖からなる．
2 骨髄は一般にみられないか少ない．

各論 | 3. 腫瘍類似疾患

線維性（骨）異形成症 fibrous dysplasia (of bone)

定義 未熟な骨形成を伴う線維性結合組織が増殖して，正常の骨髄部分を結合組織に置き換える非腫瘍性疾患である．単骨性と多骨性に発症するものがあり，多骨性のものはMcCune–Albright症候群の一症状として発症している場合が多い．

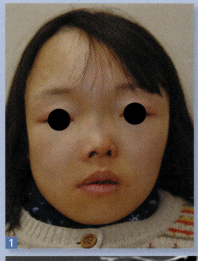
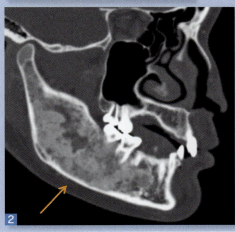
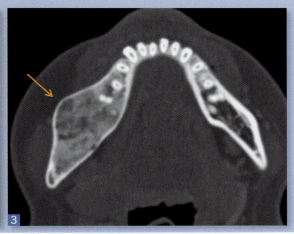

1 顔貌写真
2 3 【CT所見】骨条件のCT矢状断像（2），横断像（3）にて下顎骨右体部から角部，上行枝全体の膨隆を認め，内部はすりガラス状濃度を示す（矢印）．骨皮質は保たれており，浸潤性破壊性変化はみられない

CLINICAL

臨床所見

発生頻度	比較的まれ．
好発部位	上顎臼歯部，緩徐な無痛性骨増大を示し，左右非対称になる．
好発年齢	20歳未満の若年者．
性差	女性に多い（2～3倍）．
臨床症状	骨性の膨隆を認める．境界はあまり明瞭ではない．表面は健常粘膜で被覆されており，硬度は骨様高度を有する．自発痛，圧痛などの自覚症状はない．
X線所見	すりガラス状の不透過像．
治療	減量手術，切除手術．骨欠損部が大きければ，骨移植を行う．
予後	良好であるが，まれに悪性化して肉腫を生じることがある．
鑑別診断	骨形成線維腫，良性骨芽細胞腫．

C&P
CLINICAL and PATHOLOGY

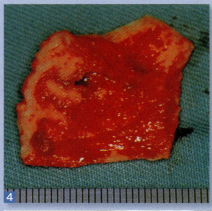
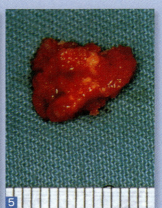
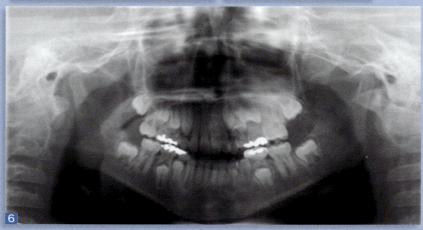

4 手術材料（他症例）．骨組織の中に線維性組織が混在している
5 手術材料（他症例）．線維性組織の部分
6 上顎左側にすりガラス状のＸ線不透過像を認め，上下方向の膨隆を認める．また，病変内部に乳歯および永久歯が含まれる．パノラマＸ線写真

線維性骨異形成症の確定診断

本疾患は，現在では腫瘍性病変と考えられ，細胞のシグナル伝達を司る3量体Gタンパクαサブユニットをコードする20番染色体上のGNAS（guanine nucleotide-binding protein, α-stimulating）遺伝子の変異が増殖の原因となるため，検査で確定的である．この遺伝子変異は類似する病変の骨形成線維腫や骨性異形成症ではみられない．

C&P
CLINICAL and PATHOLOGY

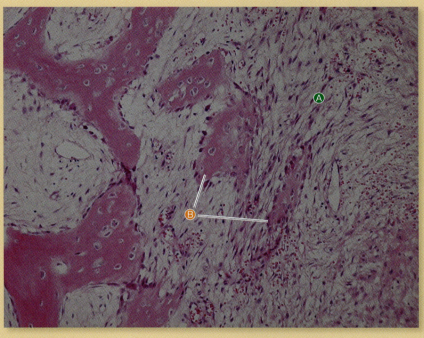

中拡大像
Ⓐ：線維芽細胞の増殖
Ⓑ：未熟な梁状を示す線維骨（woven bone）

病理組織所見

1. 骨髄は線維組織に置き換えられ，不規則な線維の走行性を示す．
2. 線維組織が骨化生して形成された線維骨（woven bone）は，その形態が細長く不規則なために C，M，V や W 字状を示す．
3. 成熟期では線維化と骨化が進み，層板構造を示す．

マッキューン−アルブライト McCune–Albrigt 症候群
線維性骨異形成症に皮膚の色素沈着（カフェオーレ斑）と女児の性的早熟などの内分泌系異常を合併した症候群．

3．腫瘍類似疾患

3. 腫瘍類似疾患　富破骨型巨細胞腫瘍 osteoclastic giant cell rich tumors の一つ

骨巨細胞腫 giant cell tumor of bone

定義 多核巨細胞を含む腫瘍として従来から，巨細胞腫 giant cell tumor と呼ばれてきたものが，富破骨型巨細胞腫瘍 osteoclastic giant cell rich tumors に変わり，良性の小骨巨細胞性病変 giant cell lesion of the small bones と中悪性型の骨巨細胞腫 giant cell tumor of bone に分かれた．小骨巨細胞性病変には従来の巨細胞性修復性肉芽腫 giant cell reparative granuloma が相当する．

臨床所見

発生頻度	きわめてまれ．
好発部位	顎骨全体．
好発年齢	20 〜 45 歳．
性　差	やや女性に多い．
鑑別診断	動脈瘤様骨囊胞，小骨巨細胞性病変，軟骨芽細胞腫，骨肉腫，未分化高悪性度多形肉腫．

メモ

骨巨細胞腫にみられる骨芽細胞
腫瘍実質の単核細胞は骨芽細胞マーカーの RUNX2 に陽性である．一方，分子に対する治療方法については，最近では腫瘍細胞が産生する RUNKL に結合して RANK の活性化を妨げるモノクローナル抗体が知られている．

C&P
CLINICAL and PATHOLOGY

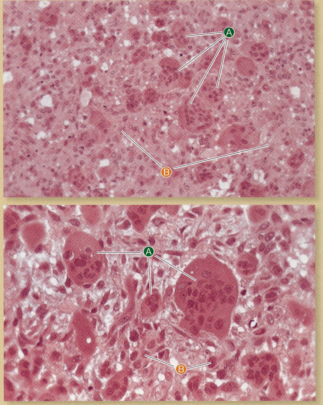

Ⓐ：多核巨細胞
Ⓑ：単核の腫瘍実質細胞

病理組織所見

1. 大型の多核巨細胞と，円形から紡錘形を示す単核細胞の増殖からなる腫瘍で，種々の程度の泡沫細胞を伴う．

2. 多核巨細胞は破骨細胞よりも大型（核は通常20個以上）．単核細胞には，組織球様の前破骨細胞と幼若な間葉系細胞があるが，後者が腫瘍の実質細胞で，多核巨細胞は反応性に出現することがわかってきた．

3. 単核細胞は骨芽細胞由来で，リガンドのRANKLを産生し，レセプターのRANKを発現する前破骨細胞を活性化して多核巨細胞を反応性に出現させる．

4. 反応性の破骨細胞として出現する多核巨細胞によって常に骨吸収されているため，骨形成に乏しい．

5. 免疫染色では，多核巨細胞は組織球系マーカーのCD68に陽性で，破骨細胞に発現するvitronectin receptor (CD51) やcathepsin Kにも陽性を示す．

3．腫瘍類似疾患　富破骨型巨細胞腫瘍

3. 腫瘍類似疾患　巨細胞性病変　giant cell lesion
巨細胞修復性肉芽腫　giant cell reparative granuloma

定義 破骨細胞と多核巨細胞を含んだ肉芽組織の増生からなる腫瘤で，局所の外傷に対する修復機転の異常によると考えられる．

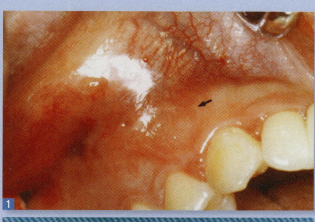

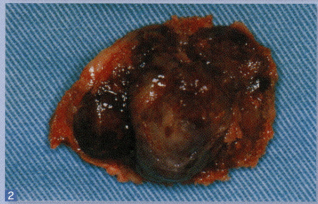

1 6―3|部頰側に境界不明瞭な膨隆がみられる（矢印）
2 手術標本

臨床所見

発生頻度	比較的まれである．
好発部位	下顎前歯部に多い．
好発年齢	20～30歳代．
性　差	女性にやや多い．
臨床症状	腫瘤の増大に伴い歯の位置異常や動揺がみられる．
X線所見	境界明瞭な多房性の透過像を示すことが多い．
治　療	搔爬あるいは切除を行う．
予　後	再発することはまれで，予後は良好である．
鑑別診断	単純性骨囊胞，エナメル上皮腫，歯原性粘液腫など．

C&P
CLINICAL and PATHOLOGY

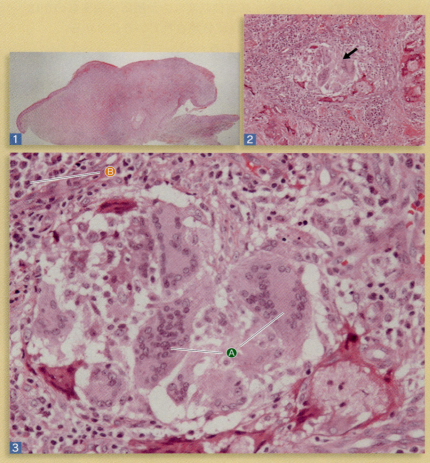

1. ルーペ像．歯肉に生じた周辺性巨細胞修復性肉芽腫の全体像
2. 中拡大像．肉芽組織内の多核巨細胞
3. 強拡大像．多核巨細胞（Ⓐ）や形質細胞（Ⓑ）の集簇

病理組織所見

1. 背景に線維性結合組織を有し，異型に乏しい紡錘形の線維芽細胞あるいは筋線維細胞が束状，渦巻き状に配列しながら増殖する．
2. 出現する多核巨細胞は骨巨細胞の多核巨細胞に比べて小型で，核の数も少ない．
3. 出血の周囲に集簇する傾向が強く，ヘモジデリン沈着を伴うことが多い．

3. 腫瘍類似疾患　巨細胞性病変　99

3. 腫瘍類似疾患
ランゲルハンス細胞組織球症 Langerhans cell histiocytosis

定義 ランゲルハンス細胞の増殖と好酸球浸潤を特徴とする腫瘍類似疾患である．かつては，好酸球性肉芽腫，ハンドシューラー–クリスチャン病，レッテラー–シーベ病の3つの亜型の総称として組織球症Xという名称が用いられていた．その後，いずれもランゲルハンス細胞の増殖性疾患であることがわかり，ランゲルハンス細胞組織球症と呼ばれるようになった．なお，WHO 骨軟部腫瘍の分類（2013）では，本疾患が腫瘍性病変なのか反応性病変なのかは決定されていないが，intermediate（局所侵襲性）悪性に分類されていることから，腫瘍性病変と考えられる傾向にある．

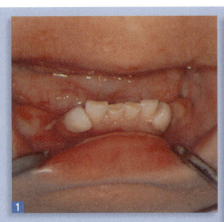
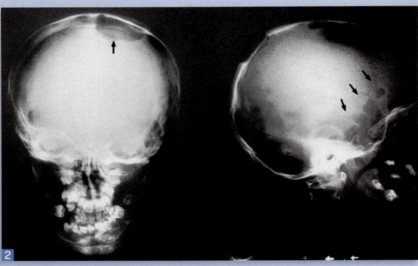
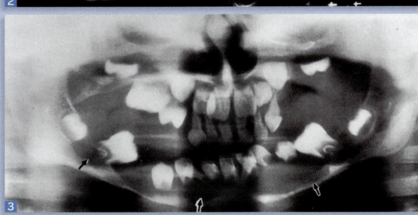

1 CBA|ABC は歯列が乱れ，C|C は転位している．歯肉は肉芽腫様の増殖がみられる
2 頭蓋骨に類円形の骨吸収像が多数みられる（矢印）
3 同症例のパントモX線写真で，歯槽骨の吸収が広範囲にみられ，歯が浮遊しているようである（矢印）

臨床所見

発生頻度 まれ．

好発部位 頭蓋骨，口腔では下顎骨．

好発年齢 若年者に多い（80%が30歳以下）．

性差 男性に多い．

臨床症状 歯の動揺，歯肉の肉芽腫様増殖，口腔粘膜に潰瘍形成，疼痛．

X線所見 歯槽骨の吸収像が限局性または広汎性にみられる．嚢胞様の骨吸収像を呈することもある．歯は骨のないところに浮遊したようにみられ，植立方向は乱れる．

治療 放射線照射，多剤併用化学療法，病巣の部分的切除．顎骨では浮遊状となっている歯の抜去とその周辺の病巣の切除を行う．

予後 頭蓋骨など広範囲に発現しなければ比較的良好．

鑑別診断 骨髄腫，転移がん．ランゲルハンス細胞肉腫 Langerhans cell sarcoma はランゲルハンス細胞組織球症の高悪性度のものや，形質転換したものも含まれ，細胞学的に異型が強く明らかな悪性像をとるもの．

C&P
CLINICAL and PATHOLOGY

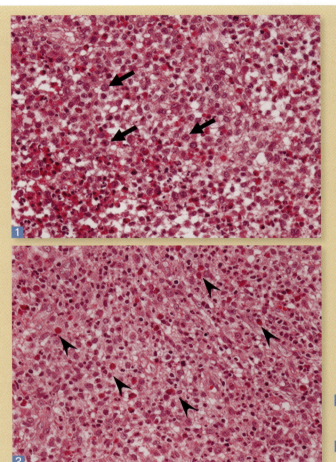

1 中拡大像．切れ込みのある核を有する単核のランゲルハンス細胞の増殖（矢印）
2 中拡大像．多数の好酸球浸潤（好酸球肉芽腫）（矢印）

病理組織所見

1. 好酸球の多い炎症性細胞の背景中に，ランゲルハンス細胞とみられる組織球の集簇を認める．
2. ランゲルハンス細胞は卵円形の核を有し，核には溝を認める．
3. 出血や壊死が認められることもある．

確定診断 免疫染色でランゲルハンス細胞はCD1a, CD207, S-100タンパクに陽性，CD45に陰性で，組織球マーカーのCD68も陰性である．

MEMO バーベック顆粒 Birbeck granule

ランゲルハンス細胞内に存在する顆粒で，1961年 Michael S. Birbeckによって発見された．電子顕微鏡では棍棒状，馬蹄形またはラケット状の構造物として観察される．

ランゲルハンス細胞 Langerhans' cells

ランゲルハンス細胞は口腔粘膜や表皮に存在する遊走性の樹状細胞で，ドイツの解剖学者 Paul Langerhans（1847〜1888）によって発見された．ランゲルハンス細胞は，樹状突起をもっているが，周囲細胞との間のデスモゾーム結合はない．この細胞の超微細構造的特徴は，バーベック顆粒が存在することである

ランゲルハンス細胞の細胞膜に，組織化学的には，アデノシン三リン酸分解酵素（ATPase）が存在することが知られている．免疫組織化学的には，S-100 タンパクに対する免疫染色によって陽性反応を呈する．

ランゲルハンス細胞は上皮内に進入した抗原性物質を認識し，リンパ球に抗原を提示する免疫学的役割をもっている．

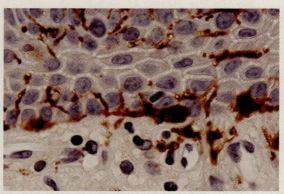

ランゲルハンス細胞（S-100 タンパク）

4. 原因不明の疾患
ページェット骨病 Paget disease of bone（変形性骨炎 ostitis deformans）

定義 骨代謝が異常に亢進し，骨の持続的な破壊と著明な修復を繰り返す結果，骨の変形を引き起こす病変．

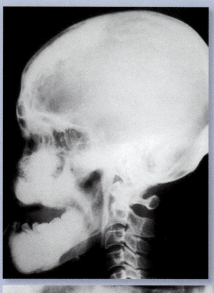
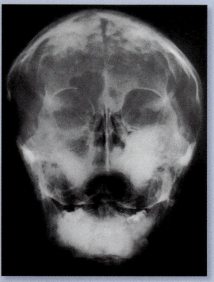
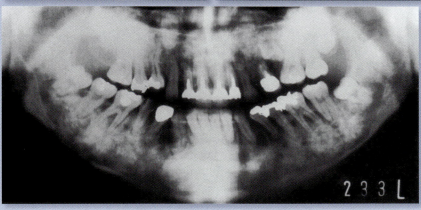

上下顎の両側に斑状の骨硬化像が広範囲にみられる．いわゆる cotton wool appearance（綿布様像）を呈する

臨床所見

発生頻度	欧米では多い（0.01〜5.4％）が，わが国ではきわめて少ない．100万人に2.8人．
好発部位	顎骨では上顎に多い．仙骨，脊椎，大腿骨，頭蓋骨などに多くみられる．
好発年齢	40〜60歳代に多い．
性　差	なし．
臨床症状	歯槽骨の肥厚，顎骨の変形，歯の傾斜，転位，咬合不正，感染すると腫脹や排膿がみられる．局所での骨リモデリング異常により骨強度が低下し，病的骨折をしばしば合併する．
X線所見	過剰な骨添加が多発し，斑状の骨硬化像がみられる．同時に不規則な骨吸収像も認められ，cotton wool appearance（綿布様像）を呈する．歯槽硬線は消失する．
治　療	原因療法はなく，根治的治療は難しい．対症療法として感染した骨の除去手術を行う．またアスピリンや副腎皮質ホルモンの投与を行う．
予　後	罹患した骨の種類や症状の進行状態により異なるが，感染などに対処し，進行速度を抑えることが予後をよくする．
鑑別診断	慢性骨髄炎，上皮小体機能亢進症，線維性骨異形成症，エンゲルマン病 Engelmann disease など．

C&P
CLINICAL and PATHOLOGY

PATHOLOGY

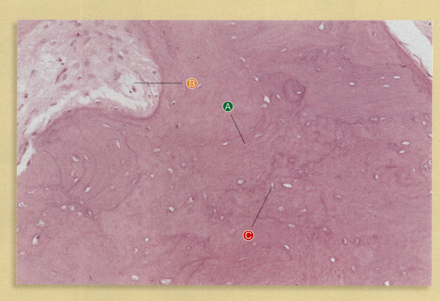

Ⓐ：モザイク構造を示す骨梁
Ⓑ：骨髄
Ⓒ：骨小腔

病理組織所見

1. 骨梁は特異的なモザイク模様（ジグゾーパズル様）構造を示す．不規則な反応性の骨形成によって，骨単位が互いに隣り合う部分に形成されるセメント線が不整となる．この特徴的な構造をモザイク模様という．
2. 骨髄は疎性線維性結合組織からなる．
3. セメント質の増生が多発性にみられる．

エンゲルマン病 Engelmann disease
進行性骨幹形成異常を示すきわめてまれな常染色体優性遺伝疾患．カムラチ-エンゲルマン症候群 Camurati-Engelmann syndrome ともいう．

Paget 骨病と Paget 病
Paget はイギリスの外科医 Sir James Paget（1814〜1899）に由来している．Paget の日本語読みは「ページェット」と「パジェット」の両方が使われている．本疾患（ページェット骨病 Paget disease of bone）とは別に，乳腺部皮膚（乳房）や乳房外皮膚に生じる腺癌にも Paget の名前がついてパジェット病 Paget disease と呼ばれている．

CHAPTER Ⅴ　顎骨の疾患

5. 顎関節の疾患
顎関節強直症 ankylosis of temporomandibular joint

定義 顎関節の骨性あるいは線維性増殖によって，関節固有の運動が障害され，著しい開口障害あるいは下顎の不動化をきたした状態．組織の性状によって，線維性強直と骨性強直とに分けられる．先天性の多くは産道外傷．後天性のものは感染性顎関節炎，下顎骨骨折を含む顎関節部の外傷がおもな原因であるが，近年では外傷に伴うものが大半を占める．

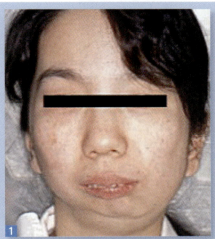
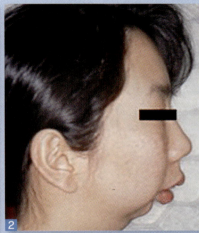
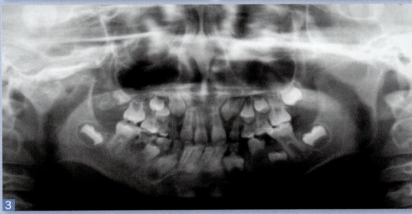
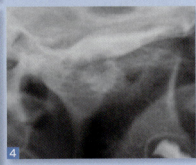

1. 下顎枝の左右差が生じ，オトガイ部の偏位を認める
2. 下顎の前下方への劣成長により，下顎の後退を呈する
3. 右側の下顎窩と下顎頭の骨性癒着を認める
4. 右側の下顎頭に骨が添加し，骨性強直を認める

CLINICAL

臨床所見

発生頻度 比較的まれ．

好発部位 片側性の場合が多いが，左右差は一定ではない．

好発年齢 10歳以下に多い．発症年齢が低いほど骨性強直が多い．

性差 明らかでない．

臨床症状 開口障害．開口障害は進行性に経過し，次第に開口できなくなる．その過程は骨性癒着のほうが強い．片側性の場合は，患側の形成不全により，下顎骨を中心とした顔面非対称がみられる．両側性の場合は，小下顎症，オトガイ隆起の形成不全による鳥貌を呈する．変形が高度になると，上顎骨の変形，歯列不正がみられる．開口障害により口腔清掃不良となりう蝕や歯周炎も多発する．

X線所見 関節腔が消失し，下顎頭と関節窩は癒着し，一体化している．場合により下顎切痕部や頬骨弓まで骨化していることがある．下顎頭の劣成長，それに伴う顎顔面の変形がみられる．

治療 顎関節受動術．骨切除部にはシリコーンやフィブリン膜など非生体材や皮膚，側頭筋筋膜，耳介軟骨など生体組織を中間装入物として嵌入し，骨の再癒着を防止する．術後はかなり長期間の開口訓練が必要である．顎変形に対しては，歯列構成処置と顎関節受動手術後に，外科的矯正手術，変形の形成手術を行う．

予後 適切な治療を受ければ良好である．

鑑別診断 Robinシークエンス（Pierre Robin syndrome）などの先天性小下顎症．

C&P CLINICAL and PATHOLOGY

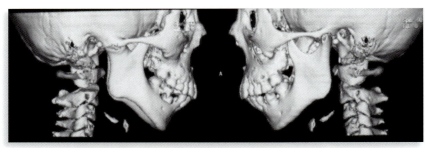

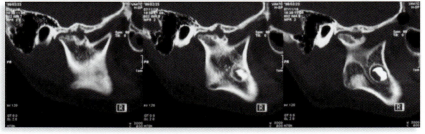

病理組織所見

1. 線維性強直では，関節面に肉芽組織または線維性結合組織による癒着がみられる．
2. 骨性強直では，関節突起と関節窩は骨組織によって互いに癒着している．

関連疾患 顎関節症 temporomandibular disorders（TMD）

顎関節症は，顎関節や咀嚼筋の疼痛，関節（雑）音，開口障害あるいは顎運動異常を主要症候とする障害の包括的診断名である．その病態は咀嚼筋痛障害，顎関節痛障害，顎関節円板障害および変形性顎関節症である（2013年）．

病態分類を下表に示す．

顎関節症の病態分類（2013年）*

- 咀嚼筋痛障害 myalgia of the masticatory muscle（Ⅰ型）
- 顎関節痛障害 arthralgia of the temporomandibular joint（Ⅱ型）
- 顎関節円板障害 temporomandibular joint disc derangement（Ⅲ型）
    a．復位性 with reduction
    b．非復位性 without reduction
- 変形性顎関節症 osteoarthrosis/osteoarthritis of the temporomandibular joint（Ⅳ型）

注1：重複診断を承認する．
注2：顎関節円板障害の大部分は，関節円板の前方転位，前内方転位あるいは前外方転位であるが，内方転位，外方転位，後方転位，開口時の関節円板後方転位等を含む．
注3：間欠ロックの基本的な病態は復位性関節円板前方転位であることから，復位性顎関節円板障害に含める．

*「顎関節症の概念（2013年）」「顎関節症と鑑別を要する疾患あるいは障害（2014年）」「顎関節・咀嚼筋の疾患あるいは障害（2014年）」および「顎関節症の病態分類（2013年）」の公表にあたって．一般社団法人日本顎関節学会，日顎誌，26巻2号，120～125，2014．

メモ Robin シークエンス（ピエール ロバン症候群 Pierre Robin syndrome）

常染色体劣性遺伝による先天異常．下顎骨の発育不全による小顎症と下顎後退が特徴で，これによって鳥貌様顔貌を呈する．

CHAPTER Ⅴ　顎骨の疾患

CHAPTER VI ― 口腔粘膜疾患

総　論

表皮・粘膜

　口腔粘膜は，口腔内を隈なく覆い，体表面を覆う皮膚と酷似しており，重層扁平上皮と上皮下の血管結合組織よりなる．舌背，歯肉，硬口蓋などは咀嚼粘膜といわれ，皮膚同様，表面には硬い角質をもつが，口唇（特に赤唇）は皮膚と連続するため，その角質は薄い．

　皮膚との違いは，粘膜上皮下結合組織内に毛包や汗腺および皮脂腺などがなく，その代わり粘膜を常に湿潤させるために，多くの唾液腺が存在している．この分泌腺があることは消化管と類似しているが，消化管には粘膜筋板がある点が異なる．

　口腔の後方粘膜は，免疫反応を高めるために，舌扁桃，口蓋扁桃，咽頭扁桃などの扁桃組織，他の部でも小リンパ装置があり，ワルダイエル輪 Waldeyer ring と呼ばれるリンパ装置が配備されている．

　結論として，口腔粘膜は，皮膚の延長部分，呼吸器および消化器の入り口を覆う大切な上皮である．

口腔粘膜上皮を構成する細胞は4つある

　1．角化細胞
　生理的に角化現象が行われている．基底細胞が棘細胞となり，漸次扁平となり，細胞内に形成された角硝子質顆粒（ケラトヒアリン顆粒）が角質（ケラチン）に変化する．
　2．ランゲルハンス細胞
　上皮棘細胞内に配備されている，抗原提示細胞である．
　3．メラニン産生細胞
　各種刺激に対しメラニンを産生する細胞で，基底細胞層の約10個に1個程度存在する．
　4．メルケル細胞
　圧・触覚刺激に対応する細胞で，シナプス形成をもつ．

口腔粘膜疾患の特徴

　口腔粘膜疾患は，口腔に限局した疾患と皮膚科的疾患が部分的に症状として現れる場合や，全身的な内科的基礎疾患に関連して現れることも少なくない．そのため，歯科医師としても広い医学知識が要求されるのである．

　さらに，口腔粘膜疾患は，二次的変化や細菌感染などの修飾を受けやすく，病期により変化する．そのため，臨床的はもとより，病理標本においても鑑別診断が困難なことも多い．

総　論

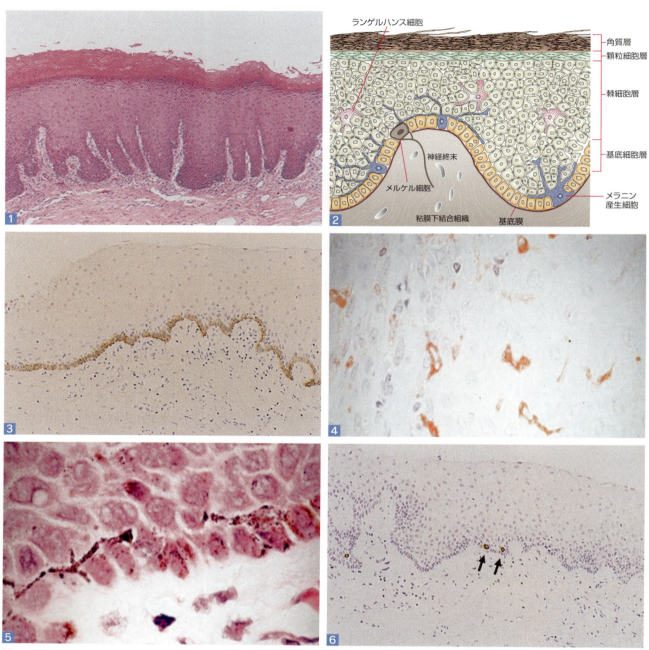

1 口腔粘膜上皮（HE染色標本）
2 口腔粘膜の断面を示すイラスト
3 基底細胞（CK13免疫組織化学染色）
4 ランゲルハンス細胞（S-100免疫組織化学染色）
5 メラニン産生細胞（HE染色）
6 メルケル細胞（CK20免疫組織化学染色）

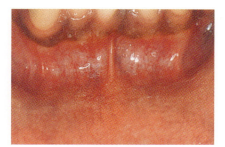
口腔前庭

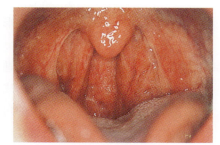
固有口腔・口狭部

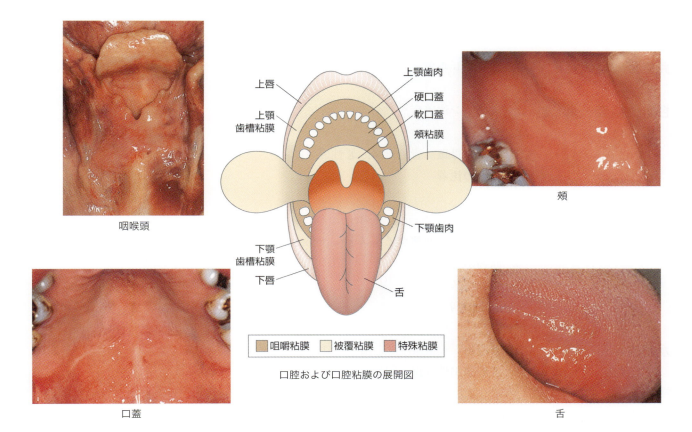

咽喉頭

頬

口蓋

舌

口腔および口腔粘膜の展開図

上唇 / 上顎歯槽粘膜 / 上顎歯肉 / 硬口蓋 / 軟口蓋 / 頬粘膜 / 下顎歯肉 / 舌 / 下唇 / 下顎歯槽粘膜

■咀嚼粘膜 □被覆粘膜 ■特殊粘膜

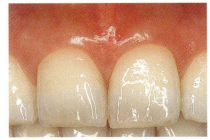
歯と歯肉

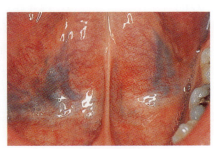
舌下部，口底部

口腔粘膜にのみ現れる疾患	1. フォーダイス斑（異所性皮脂腺） 2. 地図状舌 3. 黒毛舌 4. 正中菱形舌炎
角化性病変	1. 角化亢進：過角化症 2. 角質形成過程の異常：錯角化 3. 異所的角質形成：異角化 4. 白板症 5. 上皮異形成 6. 上皮内癌 7. 扁平上皮癌，メルケル細胞癌
免疫反応性病変	1. 金属アレルギー
色素性病変	1. メラニン沈着症 2. 黒子 3. 色素性母斑，青色母斑，悪性黒色腫 4. 金属の沈着
感染症	1. カンジダ症 2. 乳頭腫（乳頭腫ウイルス・papilloma virus） 3. 放線菌症 4. ヘルペス 5. 手足口病
水疱性疾患	1. 天疱瘡 2. 多形滲出性紅斑
潰瘍性疾患	1. アフタ性口内炎 2. 壊死性潰瘍性口内炎
その他	1. 肉芽腫性口唇炎 2. アミロイドーシス 3. 薬剤性歯肉増殖症 4. コプリック斑（麻疹）

各論 1. 口腔粘膜に限局する疾患
フォーダイス斑　Fordyce spot

定義 頬粘膜や口唇粘膜に薄黄色で粟粒大の顆粒状隆起として認められる皮脂腺の異所的集積．1896年にFordyceが初めて報告したことにより命名された．

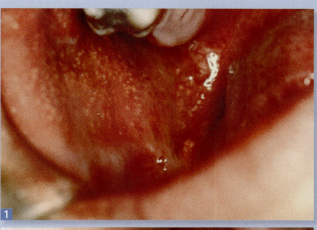

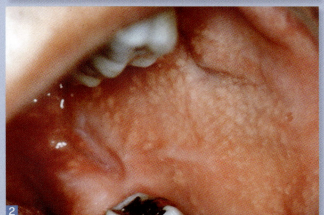

1 2 頬粘膜に淡黄色の粒上の隆起の集積を認める．自覚症状はない

臨床所見

- **発生頻度**　成人の60〜70%に認められる．
- **好発部位**　頬粘膜，口唇粘膜．
- **好発年齢**　男性では青年期以降，女性では更年期以降が多い．
- **性差**　男性に多い．
- **臨床症状**　健常粘膜の中に薄黄色で粟粒大の顆粒状隆起または斑点の集団として認められる．疼痛や違和感などの自覚症状や有害事象の発生もない．加齢とともに皮脂腺の数が増加するため明瞭化する．
- **治療**　病的な症状はないため治療の必要はない．
- **鑑別診断**　黄色腫，線維性仮性黄色腫．

C&P
CLINICAL and PATHOLOGY

PATHOLOGY

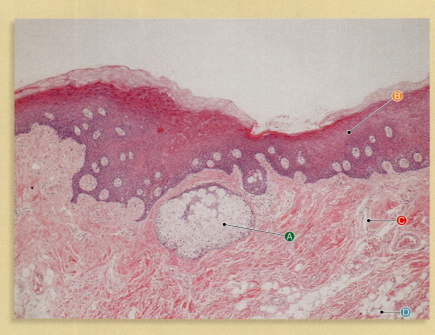

- Ⓐ：皮脂腺
- Ⓑ：口腔粘膜上皮
- Ⓒ：線維性結合組織
- Ⓓ：脂肪組織

病理組織所見　口腔粘膜上皮内や粘膜固有層に多数の皮脂腺が観察される．他の皮膚付属器官は認められない．

関連疾患　Hunter 舌炎

ビタミン B_{12} 欠乏による悪性貧血時に舌に認められる変化で，糸状乳頭の萎縮による舌背の平滑化と発赤，灼熱感，びらんなどが認められる．ビタミン B_{12} の投与で改善される．

各論　1. 口腔粘膜に限局する疾患

地図状舌　geographic tongue

定義 主に舌背部の一部に生じた表面性状の病的変化が，位置・範囲・形状などが変化する落屑性の角化異常．移動性舌炎ともいわれ，溝状舌を合併することが多い．膿疱性乾癬やReiter病に伴う粘膜症状でもある．

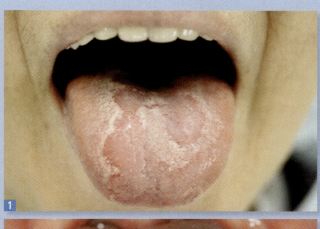

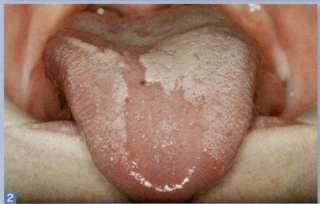

1 2 舌背の糸状乳頭の角化の程度と，それに付着する細菌により舌背の表面の形状が変化をきたす．時間の経過とともにその形状は変化する

臨床所見

発生頻度 成人の5％，幼児の5〜10％に認められる．

好発部位 舌背部．

好発年齢 小児と若年者に多い．

性差 女性に多い．

臨床症状 舌背の辺縁部に類円形あるいは不整形の境界明瞭な斑状変化として認められ，次第に拡大して融合し日によって形や位置が変化する．病変部の糸状乳頭は消失し舌苔が剝離して発赤を呈し，また辺縁は浸軟した上皮によって帯状に縁どられる．その状態があたかも地図状にみえる．移動性舌炎とも呼ばれる．自覚症状はほとんどないが軽微な接触痛を伴うことがある．尋常性乾癬や脂漏性皮膚炎に合併することや，薬剤性に発生することもある．

治療 症状がなければ治療の必要はないが，接触痛を認める場合は対症療法としてアズレン酸スルホンナトリウムによる含嗽，副腎皮質ステロイド軟膏の塗布を行う．

鑑別診断 口腔扁平苔癬，口腔カンジダ症．

C&P
CLINICAL and PATHOLOGY

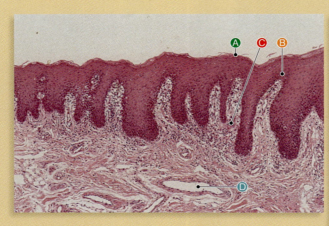
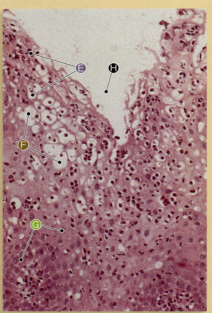

- Ⓐ：舌乳頭の消失
- Ⓑ：重層扁平上皮
- Ⓒ：上皮下の炎症性細胞浸潤
- Ⓓ：毛細血管の拡張
- Ⓔ：好中球の浸潤
- Ⓕ：拡張した細胞間隙
- Ⓖ：粘膜上皮細胞
- Ⓗ：表層細胞の剥離部

病理組織所見

1. 病巣中心部では舌乳頭が欠如し扁平化する．
2. 周囲の浮腫性上皮内には好中球浸潤が著明である．
3. 上皮下にはリンパ球主体の炎症性細胞浸潤と毛細血管の拡張が認められる．
4. 炎症性細胞浸潤は小膿疱や深部への波及がみられることがある．
5. 上皮表層には細胞の剥離やびらんがみられる．

関連疾患 RELATED DISEASE

鉄欠乏性貧血

突発的，慢性的な出血，あるいは鉄分の摂取量不足が原因で生じる小球性低色素性貧血．糸状乳頭の萎縮による平滑舌や舌炎，爪が凹形になる匙状爪が認められる．食道粘膜の萎縮による嚥下障害を伴うと Plummer-Vinson 症候群といわれる．

各論

1. 口腔粘膜に限局する疾患
黒毛舌 black hairy tongue

定義 舌背の糸状乳頭が伸長と角化亢進をきたし，その表面や間隙に貯留した舌苔に含まれる細菌が産出した黒色，黒褐色の色素が沈着した状態をいう．着色の状態は喫煙や食品などの外来性色素により影響される．

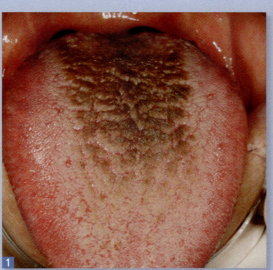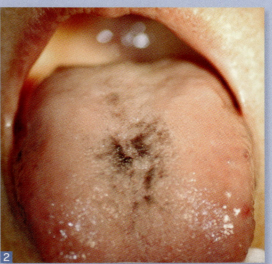

1 55歳男性．糸状乳頭の毛状の伸長と黒色の色素沈着がみられる
2 別症例

臨床所見

発生頻度 健常者にはまれだが，要介護者や高齢者に多く認められる．

好発部位 舌背中央部から後方．

好発年齢 高齢者．

性差 特になし．

臨床症状 舌背中央から後方にかけての著明な毛状で黒褐色の変化として認められることが多く，疼痛などの自覚症状はない．時に口臭，不快感，味覚障害などを認めることがある．原因は，①抗菌薬や副腎皮質ステロイド薬の長期の内服，同成分を含む口腔内軟膏やトローチの使用による口腔内の菌交代現象，②唾液の分泌低下や器質的障害による口腔内の自浄作用の低下，③摂食障害などによる舌運動の低下，などが複合的に関与している．

治療 口腔衛生状態と口腔乾燥の改善を行う．含嗽薬の投与とともに，通常の口腔清掃指導と舌ブラシなどによる舌背部の清掃指導を行い，口腔乾燥には口腔湿潤剤を併用する．カンジダ症を併発している場合は併せて抗真菌薬の投与を行う必要がある．

鑑別診断 口腔カンジダ症．

C&P
CLINICAL and PATHOLOGY

PATHOLOGY

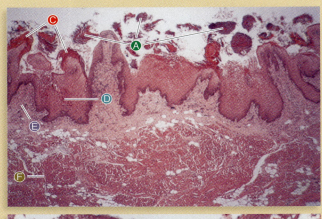

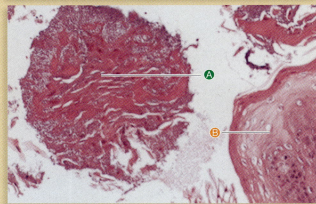

Ⓐ：剥離した上皮
Ⓑ：舌粘膜上皮
Ⓒ：角化亢進した糸状乳頭
Ⓓ：上皮層の肥厚
Ⓔ：粘膜固有層
Ⓕ：舌　筋

病理組織所見

1. 糸状乳頭の著しい角化亢進で突起状に延長し，病巣には停滞した角質や細菌，真菌が観察される．

関連疾患 RELATED DISEASE

溝状舌（溝舌）furrowed tongue

舌背に多数の溝がみられ，しわ状となっている．原因は先天性のものと，舌炎や胃炎による後天性のものがある．溝の中に汚れが付着すると，疼痛などの炎症症状が著明となる．

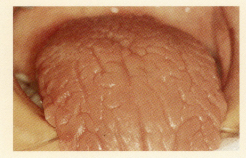

116　CHAPTER Ⅵ　口腔粘膜疾患

各論 1. 口腔粘膜に限局する疾患

正中菱形舌炎 median rhomboid glossitis

定義 舌背の後方中央に菱形や類円形で舌乳頭が消失した平滑な発赤した変化として認められる形成異常である．原因は胎生期の不対結節の癒合不全と考えられているが，接触性アレルギー，カンジダなどの真菌の局所感染，鉄・ビタミンBの不足，喫煙，糖尿病との関連なども関与している報告もある．

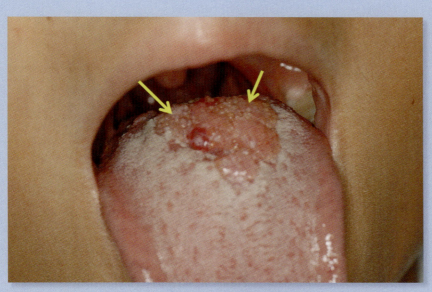

舌後方の正中部付近に糸状乳頭が萎縮した結節状の軽度の隆起として認められる．発赤を伴うことがある．また，カンジダの感染を伴っていることもある

臨床所見

- **発生頻度** 成人の0.25～1.5%．小児ではまれである．
- **好発部位** 舌背後方の1/3の正中部．
- **好発年齢** 30歳以上．
- **性差** 3：1で男性に多い．
- **臨床症状** 舌背後方の1/3の正中部に認められる境界明瞭な舌乳頭が消失した赤色の楕円形の病変として認められる．自覚症状に乏しいが，接触痛や自発痛を伴うことがある．
- **治療** 特に必要はないが，口腔カンジダ症を伴うことがあるので真菌検査を行い，真菌が認められればその治療を行う．
- **鑑別診断** 地図状舌，口腔扁平苔癬，口腔カンジダ症．

C&P
CLINICAL and PATHOLOGY

PATHOLOGY

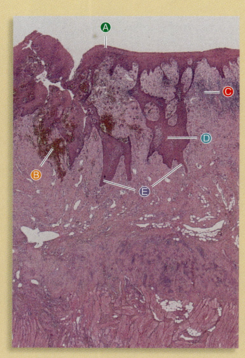

- Ⓐ：不全角化（錯角化）を示す上皮
- Ⓑ：出血：特異的なものではない
- Ⓒ：小円形細胞浸潤
- Ⓓ：有棘層肥厚
- Ⓔ：増殖する上皮

病理組織所見

1. 有郭乳頭と糸状乳頭の欠如した不全角化を伴う粘膜上皮の増生がみられる．
2. 粘膜固有層には二次的な小円形細胞浸潤が認められる．

各論

2. 色素性病変

メラニン沈着（生理的メラニン色素斑） melanin pigmentation

定義 病的ではなく，正常な加齢的変化としてみられるメラニン色素の沈着．

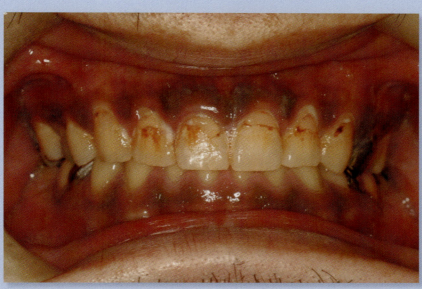

付着歯肉の部分が褐色に着色している

臨床所見

発生頻度	日本人で約5％，白人ではほとんどみられない．
好発部位	前歯部歯肉に最も多く，頰粘膜，口唇，口蓋にみられる．喫煙者にしばしば認められる[1]．
好発年齢	中年以降（先天的にみられる場合もある）．
性差	やや女性に多い．
臨床症状	斑状の褐色ないしは黒色の色素沈着．
治療	特に治療の必要はない．しかし，審美的障害のある場合は切除する．
鑑別診断	全身疾患に伴う色素沈着（アジソン病 Addison disease，甲状腺機能亢進症，ヘモクロマトーシスなど），黒子，色素性母斑，金属による着色．

C&P
CLINICAL and PATHOLOGY

PATHOLOGY

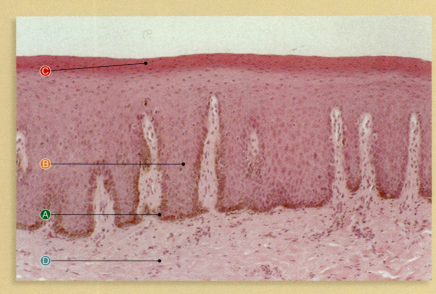

- Ⓐ：メラニンが沈着した基底細胞
- Ⓑ：有棘層
- Ⓒ：錯角化を示す表層
- Ⓓ：粘膜固有層

病理組織所見

口腔粘膜では，通常，基底細胞7個に1個の割合で，メラニン産生細胞がある．数の変化は明瞭でなく，基底細胞のメラニン沈着が増加している場合が多い．

各論　2. 色素性病変

黒子 lentigo

定義 直径数 mm の限局性の黒褐色色素斑.

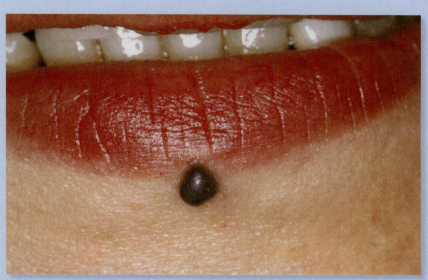

下唇皮膚に境界明瞭な黒色斑がみられる

臨床所見

- **発生頻度** 体のあらゆる部分に生じるが，口腔粘膜ではまれである．
- **好発部位** 下口唇．
- **好発年齢** 10～30歳．
- **性　差** 女性に多い．
- **臨床症状** ほとんど孤立性で，発育はきわめて遅い．円形の盛り上がりのない色素小斑で，周囲での色素のにじみだしはない．
- **治　療** 美容上の理由で切除することもあるが，放置して問題はない．
- **鑑別診断** 母斑細胞母斑（境界母斑），全身疾患に伴う色素斑（ポイツ-ジェガース症候群 Peutz-Jeghers syndrome，レオパード症候群 Leopard syndrome），青色母斑．

関連疾患　口角びらん

口角炎ともいう．カンジダ症や唾液分泌過多などの局所的な原因，貧血などの全身的な病態が原因となるもの，Sjögren症候群など唾液腺の萎縮が原因のものがある．

C&P
CLINICAL and PATHOLOGY

PATHOLOGY

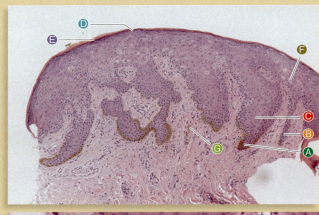

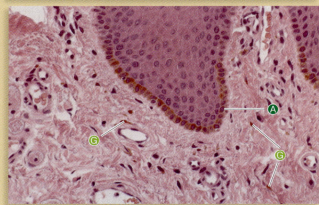

- Ⓐ：メラニン色素の増加した基底層（基底細胞）
- Ⓑ：釘脚の延長
- Ⓒ：有棘層
- Ⓓ：菲薄な顆粒層
- Ⓔ：菲薄な角化質
- Ⓕ：有棘層の白色水腫
- Ⓖ：結合組織内の色素細胞

病理組織所見

1. 多くの例で，基底層においてメラニン色素が増加している部分と少ない部分が交互に認められる．
2. 時には，基底層に母斑細胞母斑の初期像を認めることがある．

CHAPTER Ⅵ　口腔粘膜疾患

C&P CLINICAL and PATHOLOGY

ゴーリン症候群 Gorlin syndrome〔別名　母斑性基底細胞癌症候群 nevoid basal cell carcinoma syndrome（NBCCS），基底細胞母斑症候群 basal cell nevus syndrome〕

定　　義：*PTCH1* 遺伝子の異常により，基底細胞癌，多発性顎囊胞，骨格異常などの奇形を多発性に生じる常染色体優性遺伝の疾患．

発生部位：口腔・顎顔面領域：多発性顎囊胞（角化囊胞性歯原性腫瘍が多い）（p.235 参照），下顎前突症，前頭部・側頭部・頭頂部の膨張，両眼隔離（広い鼻根部と鼻背部），大脳鎌の石灰化．皮膚では，多発性母斑性基底細胞上皮腫（丘疹状にやや盛り上がる），掌蹠の点状小窩（pit）・異常角化．その他：肋骨の異常（2 分肋骨），脊柱後側彎，潜在性脊柱破裂，卵巣線維腫．

臨床症状：大症状 2 つ，あるいは大症状 1 つと小症状 2 つを満たす場合，NBCCS と診断．

大症状：①20 歳未満の基底細胞癌，②角化囊胞性歯原性腫瘍（組織学的に証明），③3 個以上の手掌，足底の小陥凹，④大脳鎌の石灰化，⑤肋骨異常（2 分肋骨，癒合あるいは極端な扁平化など）⑥第一度近親（親，子，同胞，2 卵性双生児）に母斑性基底細胞癌症候群をもつ．

小症状：①大頭症（身長で補正後），②先天奇形（口唇口蓋裂，前頭突出，粗野顔貌，両眼隔離），③その他の骨格異常（Sprengel 変形，胸郭変形，合指症），④X 線検査の異常（トルコ鞍骨性架橋，脊椎の異常，手足のモデリング欠損，手足の火焰様透過像），⑤卵巣線維腫，⑥髄芽腫．

治　　療：腫瘍切除術．

鑑別診断：色素性病変など．

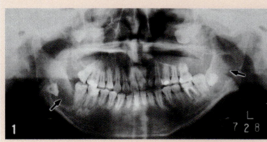
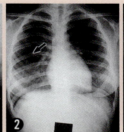
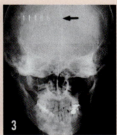

①パントモ X 線写真：上下顎左右側に多発性顎囊胞（矢印）．
②胸部 X 線写真：2 分肋骨（矢印）．
③頭部 X 線写真：大脳鎌部に石灰化（矢印）．
④顔貌所見：両眼隔離（鼻根部と鼻背部が広い）．
⑤手掌皮膚：手掌皮膚の点状小窩（pit）．

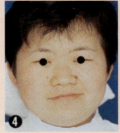
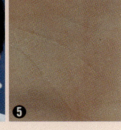

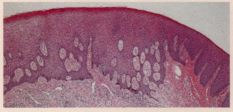
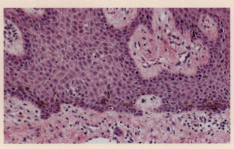

口腔粘膜では，基底細胞層のメラニン沈着が増加している場合が多い

各論

2. 色素性病変

外因性色素沈着 exogenous pigmentation

定義 重金属が歯科材料として局所的に接触や混入した場合，また薬剤として摂取された場合や職業的に体内に入った場合などに生じる色素沈着．

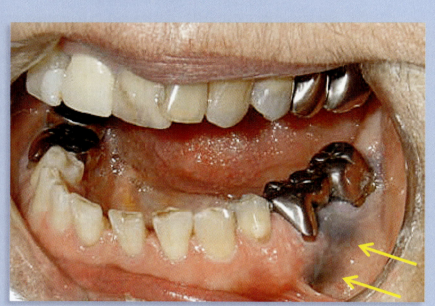

支台形成の際の金属切削片による歯肉の着色

臨床所見

発生頻度	駆梅療法に蒼鉛剤や水銀剤が用いられていたときには，蒼鉛や水銀による色素沈着は多くみられたが，近年では治療法が変わったため減少している．しかし，アマルガム（amalgam tattoo），その他の歯科用金属による着色は比較的多い．
好発部位	歯肉，頰粘膜．
好発年齢	蒼鉛剤や水銀剤による色素沈着は現在ではまれで，高齢者にしかみられない．
性　差	蒼鉛剤や水銀剤による色素沈着は男性に多い．
臨床症状	金属や曝露方法にもよるが，青紫色や灰黒色の沈着が多い．
治　療	原因の除去．場合により色素沈着部の粘膜切除．
鑑別診断	メラニン沈着，色素性扁平苔癬，薬疹．

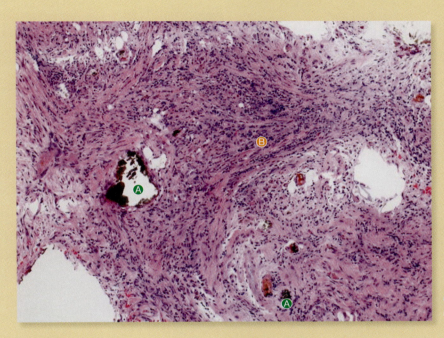

Ⓐ：金属小片
Ⓑ：肉芽組織

病理組織所見　上皮下結合組織内に金属小片あるいは細粒子を貪食した組織球の集簇，異物巨細胞などが観察される．

各論

2. 色素性病変

母斑細胞母斑 nevus cell nevus （色素性母斑 pigmented nevus）

定義 胎生期の神経堤由来の母斑細胞からなる先天性の腫瘍性病変．

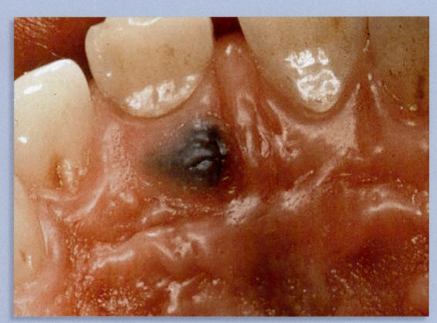

前歯部口蓋の歯肉に境界が比較的明瞭な黒褐色の着色斑が認められる

臨床所見

- **発生頻度** 口腔粘膜ではきわめてまれ．
- **好発部位** 硬口蓋，頰粘膜，口唇，歯肉．
- **好発年齢** 10〜40歳．
- **性　差** 女性に多い（80％）．
- **臨床症状** 口腔粘膜以外では，成人で数個の母斑細胞母斑をもっており，時に巨大となる．扁平あるいは半球状に隆起した直径5 mm程度の黒褐色の小腫瘤として認められる．境界は明瞭で，にじみだし減少はない．
- **治　療** 急激に増大するものや，悪性黒色腫と鑑別を要する場合は切除し，検査することが望ましい．
- **鑑別診断** 黒子，血腫，青色母斑，悪性黒子．皮膚では若年性黒色腫とも鑑別を要するが，口腔内のそれは報告がない．

C&P
CLINICAL and PATHOLOGY

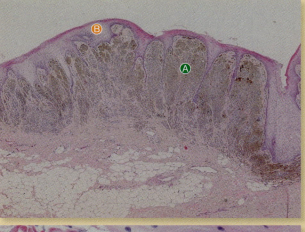

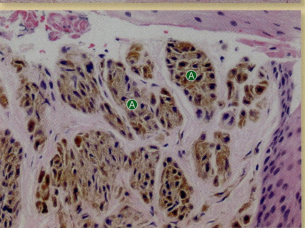

Ⓐ：母斑細胞
Ⓑ：口腔粘膜上皮

病理組織所見

母斑細胞の占める位置により3種に分類される．

1. 境界母斑：母斑細胞が粘膜上皮内あるいは粘膜固有層との境界にのみ限局して認められる．
2. 粘膜内母斑：母斑細胞が粘膜固有層内にのみ認められる．メラニン色素の沈着は表層に多い．
3. 複合母斑：母斑細胞が粘膜層および境界部，粘膜固有層内の両者に認められる．

発生頻度は複合母斑が多く，その他は少ない．

境界母斑と複合母斑では，悪性黒色腫やそれに近接してみられる junctional activity が観察される．

Junctional activity（境界部活性）
粘膜層と結合組織の境界部において母斑細胞あるいはメラニン細胞が増生している状態で，粘膜内母斑，黒子，悪性黒子，青色母斑ではみられない．

2．色素性病変

青色母斑 blue nevus

定義：粘膜固有層（皮膚の真皮に相当）のメラノサイトの増殖からなる青色の結節性病変.

＜臨床所見＞

発生頻度：口腔粘膜ではきわめてまれ.

好発部位：硬口蓋，口唇.

好発年齢：なし.

性　　差：なし.

臨床症状：直径 2～5 cm のやや隆起した小結節として認められ，孤立性で，境界は明瞭である.

治　　療：放置しても問題はない.

鑑別診断：悪性黒色腫，母斑細胞母斑，太田母斑.

＜病理組織所見＞

1. 通常型青色母斑
   ①粘膜固有層に青色母斑細胞とともにメラニン色素を貪食した紡錘形あるいは樹枝状の細胞が多数認められる.
   ②これらの担色細胞は DOPA 反応，チロシナーゼ反応陽性である.
2. 細胞増殖型青色母斑
   ①通常型青色母斑細胞巣内あるいは周囲に，メラニン色素をほとんど含まない青色母斑細胞の巣状ないし束状の増殖をみる.
   ②口腔粘膜ではまれである.

DOPA 反応

メラニンの前駆物質とされる DOPA（3,4-dihydroxyphenyl alanine）を酸化する酵素活性の存在から，メラニン産生能力のある細胞の検出に用いられる. 陽性では褐色の反応物が認められる.

各論

2. 色素性病変
白色海綿母斑 white sponge nevus

定義 常染色体優性遺伝の剝離可能な白色粘膜病変．
病因としてケラチン 4 および 13 の遺伝子変異が特定された．
Cannon 症候群としても知られている．

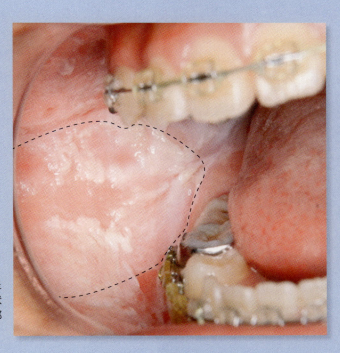

頰粘膜に広範囲の白色を呈し，表面が凹凸不正な海綿状の病変がみられる（点線部分）

臨床所見

- **発生頻度** きわめてまれ．
- **好発部位** 食道，肛門，外陰部，腟粘膜に生じる．口腔では，舌縁，頰粘膜，口唇．
- **好発年齢** 若年者．思春期までにみつかることが多い．
- **性差** ない．
- **臨床症状** 自覚症状はないが，剝離しやすくびらんや潰瘍化すると疼痛を生じる．広範囲に生じ，表面は粗糙で，白色海綿状．辺縁は不明瞭．
- **治療** 積極的な治療は必要ないが，含嗽剤，抗菌薬投与で症状は改善する．
- **予後** 良好だが，扁平上皮癌の発生母地となりうるため，経過観察が必要．
- **鑑別診断** 口腔カンジダ症，白板症　扁平苔癬，扁平上皮癌．

C&P
CLINICAL and PATHOLOGY

PATHOLOGY

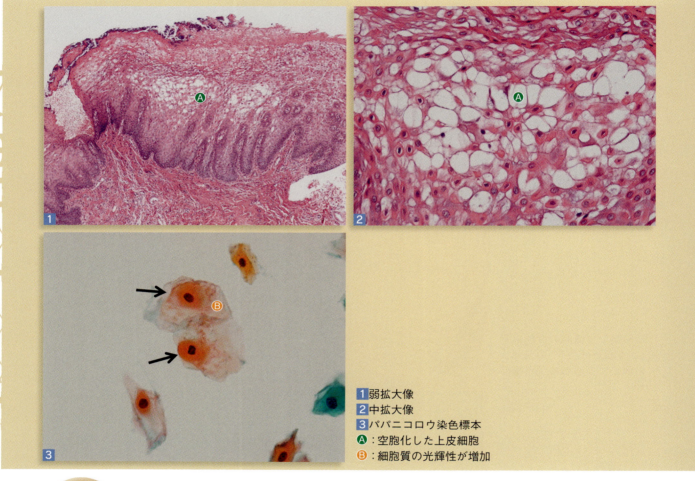

1 弱拡大像
2 中拡大像
3 パパニコロウ染色標本
Ⓐ：空胞化した上皮細胞
Ⓑ：細胞質の光輝性が増加

病理組織所見

1. 粘膜上皮は肥厚し，有棘層に空胞変性が著明（1および2）．
2. 空胞変性と好酸性が顕著な細胞が散見される．
3. 核周囲にケラチントノフィラメントの凝集を認め，細胞診（3）では，角化細胞の光輝性が増加する（矢印）．

各論　2. 色素性病変

悪性黒色腫　malignant melanoma

定義 メラニンをつくるメラノサイト（色素細胞）や，黒子の細胞（母斑細胞）などの色素産生細胞ががん化したもの．

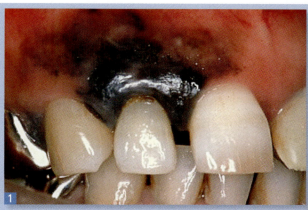
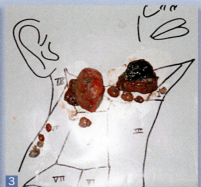
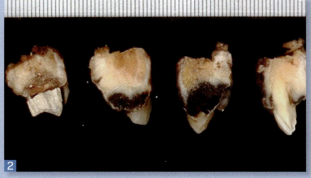
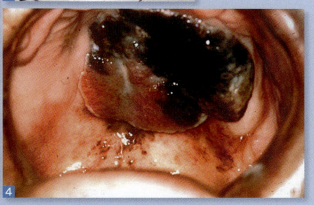

1. 上顎右側前歯部に黒褐色の病変を認める．境界は不明瞭で，その周囲には黒褐色の点状や斑状の病変がある
2. 手術標本の歯槽骨を含めた連続割面写真．歯の周囲から顎骨内への浸潤を認める
3. 同症例の頸部郭清術標本のリンパ節．リンパ節表面も褐色を呈し，標本を切断すると黒褐色の液状内容物がみられた
4. 硬口蓋に発生した有茎性の腫瘤で，表面は濃い黒褐色病変と薄い褐色病変が混じってまだら状にみえる．腫瘤周辺には点状，斑状の病変がみられる

臨床所見

発生頻度 主として皮膚に多いが，口腔粘膜には比較的少ない．

好発部位 口腔粘膜には全症例の約10％が発生する．口腔では硬口蓋部が多く，次いで上下顎歯肉部である．皮膚では紫外線にさらされている部位や，常に刺激を受けている足の裏や爪の生え際に多い．

性差 女性にやや多い傾向だが，有意な差はない．

臨床症状 色素性母斑やメラニン色素沈着と比較して，境界不明瞭で不整な病変は，濃い黒褐色病変と薄い褐色病変が混じってまだら状にみえる．腫瘍の外形は扁平隆起，腫瘤状，結節状，肉芽状など多彩である．腫瘍の周囲へは黒褐色の色素が染み出すようにみられ，点状または斑状の黒褐色斑が衛星病変としてみられる．

治療 口腔粘膜に発生する悪性黒色腫は限局型であるタイプが多いので，手術が適応される．歯肉では直下の歯槽骨への浸潤が多いので，周囲の安全域を十分に取り，骨を含めた部分切除が望ましい．所属リンパ節への転移は初診時の転移も手術後の後発転移も多いので，十分に経過を観察し転移がみつかれば頸部郭清手術を行う．進行した悪性黒色腫に対しては拡大手術に再建手術，化学療法，免疫療法，放射線療法などを組み合わせて行う場合がある．最近では，速中性子線や重粒子線などによる照射が有効とされるが，まだ治療施設が限られる．

C&P
CLINICAL and PATHOLOGY

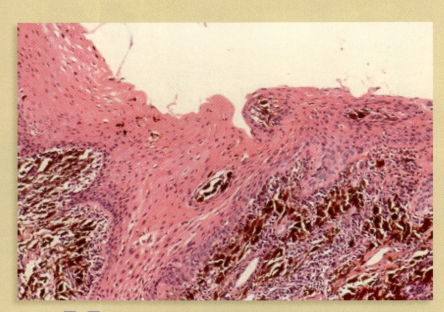

前ページ 1 ～ 4 の病理組織所見で，口腔粘膜の深部層にまでメラニン色素を有する腫瘍細胞が多数みられる

予後 早期に全身各部へ転移を起こすので，転移すれば予後は不良である．しかし，口腔に発現する悪性黒色腫のなかには，遠隔転移を起こしにくいものがあり，局所制御と頸部郭清術で長期間コントロールできる症例も多い．

鑑別診断 色素性母斑やメラニン色素沈着，喫煙による歯肉の色素沈着．

病理組織所見

1. 腫瘍は，病理組織学的には，類円形，多角形あるいは紡錘形の細胞の密な増殖として認められる．増殖形態は類円形または多角形の細胞が癌腫のように胞巣構造を呈して増殖したり，あるいは紡錘形細胞が肉腫のように束状に配列して増殖する像が認められる．いずれの場合も細胞異型性が強く核分裂像は驚くほど疎らであるが，浸潤型ではよくみられる．
2. 本腫瘍は，周囲組織に浸潤，増殖する傾向がきわめて高いために口腔粘膜など骨を被覆する粘膜に生じた場合は早期に骨破壊を認めることが多い．
3. 腫瘍細胞の細胞質にはメラニン色素がさまざまな程度に含まれている．
   一方，メラニン色素を含まず，好酸性あるいは明細胞様細胞の増殖を特徴とする場合は，無色素性悪性黒色腫 amelanotic malignant melanoma と診断される．

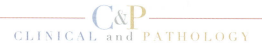

鑑別診断 メラニン色素の診断のために，マッソン-フォンタナ Masson-Fontana 染色またはシュモール Schmorl 染色は有用である．

免疫組織化学的診断のために，95％の症例での腫瘍細胞は S-100 タンパク陽性，サイトケラチン陰性である．S-100 タンパクの反応は特異的なものではない．

さらに特異的なマーカーとしては HMB45（human melanoma black 45），Melan-A および anti-tyrosinase があり，約 75％の症例において陽性を示す．

各論

3. 感染症
放線菌症 actionomycete

定義 口腔内に常在するグラム陽性嫌気性菌である放線菌 Actinomyces israelii による感染症.

CLINICAL

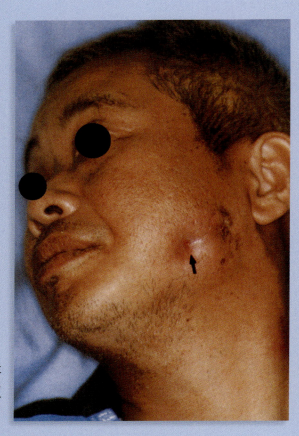

左側下顎部皮膚に数個の腫瘍がみられ，一部自潰している（矢印）

臨床所見

発生頻度	比較的まれ.
好発部位	下顎部に片側性に好発.
好発年齢	なし.
性差	なし.
臨床症状	抜歯や手術後に発症することが多い．下顎角部，顎下部，咬筋部，頰部に板状硬結といわれる広範囲な硬結部に膿瘍の多発をみる．炎症部位により開口障害を生じる．硬結部に皮下膿瘍が形成され，膿中には灰白色の放線菌塊を認める．
治療	ペニシリン系抗菌薬の大量投与と消炎処置および腫脹部に形成された肉芽組織の搔爬を行う.
鑑別診断	化膿菌による膿瘍，結核，骨髄炎など.

C&P
CLINICAL and PATHOLOGY

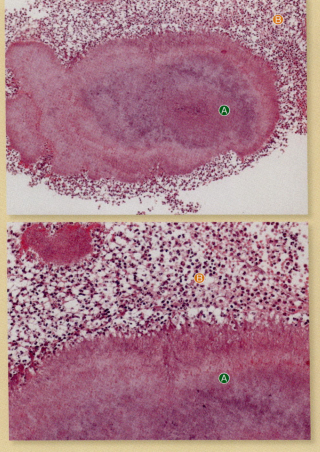

Ⓐ：放線菌塊
Ⓑ：好中球主体の浸潤

病理組織所見

1. 膿中に放線菌塊を認める．膿瘍中にも菌塊が認められることが多い．
2. 小塊の周囲に棍棒状の突起物がみられる．
3. 診断は病理検査および放線菌の分離培養により確定する．

各論

3. 感染症
口腔カンジダ症 oral candidiasis

定義 口腔内常在菌である*Candida albicans*による感染症．発症は，加齢による免疫力低下，全身的疾患による免疫力の低下や抗菌薬の使用による菌交代現象，副腎皮質ステロイド薬の投与，口腔清掃の不良など局所因子も関係する．

CLINICAL

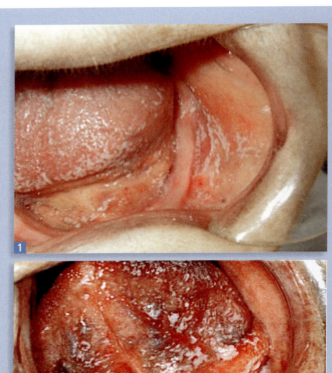

1 要介護高齢者に発症したカンジダ症．白色の苔状の付着として認められる
2 粘膜に炎症を認め発赤を伴うこともある．擦過により容易に剝離できる

臨床所見

発生頻度	比較的多い．
好発部位	頰粘膜，下唇，舌側縁，義歯床下の口蓋粘膜．
好発年齢	乳幼児，高齢者，妊婦．
性　差	なし．
臨床症状	臨床的分類から以下の4種に分類される． ①急性偽膜性カンジダ症：点状の白苔が次第に拡大する．白苔は容易に剝離する． ②慢性肥厚性カンジダ症：①が慢性化し上皮が肥厚した状態．自然治癒は望めない．前がん病変やがんを併発していることもある． ③慢性萎縮性カンジダ症：義歯床下粘膜や口角に発症することが多い．紅斑やびらんを伴う． ④慢性粘膜皮膚カンジダ症：幼少期から口腔だけでなく皮膚や爪に症状を呈する．
治　療	急性偽膜性カンジダ症や慢性萎縮性カンジダ症には，ミコナゾール，アムホテリシンBなどの抗真菌薬の投与が有効である．慢性肥厚性カンジダ症には抗真菌薬を内服させるが，限局した症例には外科的切除を行う場合がある．
鑑別診断	偽膜性カンジダ症や萎縮性カンジダ症では扁平苔癬，肥厚性カンジダ症では白板症との鑑別が必要．

C&P CLINICAL and PATHOLOGY

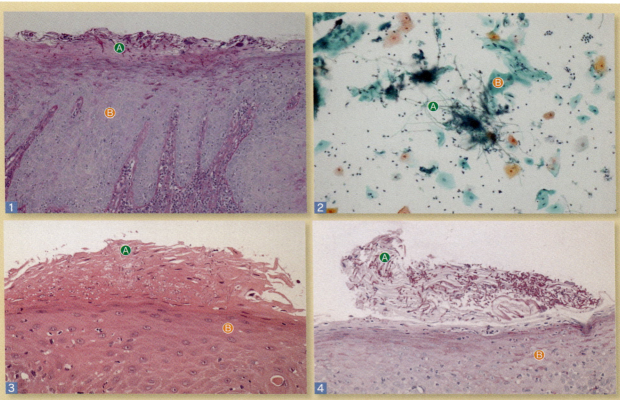

1 PAS染色 **2** パパニコロウ染色（細胞診） Ⓐ：カンジダ細菌糸 Ⓑ：粘膜上皮
3 HE染色 Ⓐ：菌糸 Ⓑ：粘膜上皮 **4** PAS染色 Ⓐ：菌糸：赤色を呈する Ⓑ：粘膜上皮

病理組織所見

1. 角質層に胞子や菌糸がみられ，PAS染色では赤紫色の細長い筒状の菌糸が観察される．
2. 細胞診では軽度の異型性を伴う扁平上皮の集塊から分岐する菌糸が飛び出しているのが観察される．

MEMO

カンジダ菌の直接鏡検法

チェアサイドで患者の病変部から直接採取し，カンジダ特異性蛍光染料（ファンギフローラY®）を使用して蛍光顕微鏡で鏡検すれば，短時間で菌糸の確認ができる．

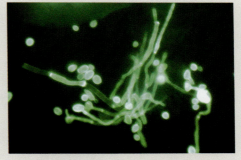

カンジダ特異性蛍光染料による菌糸の確認

カンジダ菌の簡易培養法

簡易培養法：ストマスタット®（三金）滅菌綿棒で病変部を擦過し，試薬に入れる．
〔24時間後判定〕
　黄色：陽性
　橙色：疑陽性
　赤色：陰性

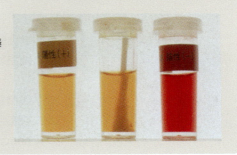

3．感染症　137

各論

3. 感染症
ウイルス性乳頭腫 viral papilloma

定義　ヒトパピローマウイルス（HPV）感染による口腔内の乳頭状病変.

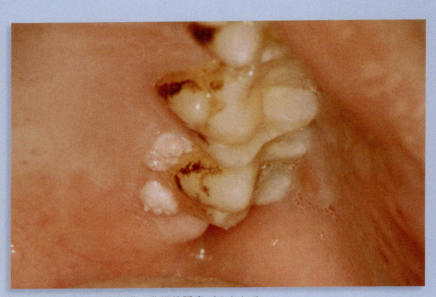

7 歯頸部に近い口蓋粘膜に乳頭状腫瘍がみられる

臨床所見

発生頻度	比較的多い.
好発部位	歯肉，舌，頬粘膜，口蓋.
好発年齢	成人.
性　差	なし.
臨床症状	孤立性のものが多く，境界は明瞭で乳頭状に隆起し，急速に増大することがある.
治　療	切除術，凍結療法.
鑑別診断	他の乳頭腫，線維性ポリープ，疣贅癌などとの鑑別が必要.

病理組織所見

1. 著明な乳頭腫症と肥厚した上皮突起の延長がみられる．角化傾向も著明である．
2. 感染細胞は，光学顕微鏡では核内封入体やウイルス感染の空胞細胞として観察される．
3. 電子顕微鏡的にウイルスの証明あるいは遺伝子的にウイルスが検出されることによって確定する．ウイルスのタイプで臨床像が異なる．口腔領域ではヒトパピローマウイルス human papilloma virus（HPV）のHPV2, 6, 11がウイルス性乳頭腫と関連する．

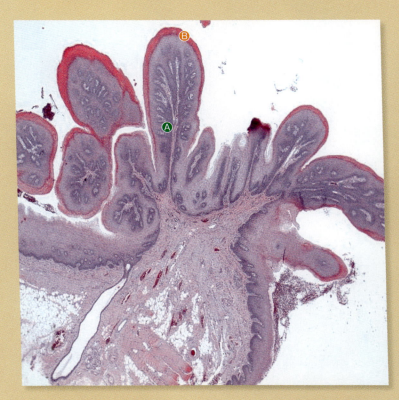

Ⓐ：乳頭状に増殖した上皮
Ⓑ：角質層

各論

4. 炎症性角化症および角化異常
扁平苔癬 lichen planus

定義 原因不明の角化異常を伴う慢性炎症性疾患．上皮下にT細胞を主体とするリンパ球の細胞浸潤を特徴とする．病変は，口腔内に限局するものと皮膚と両方に生じるものがある．

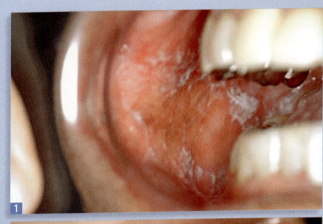

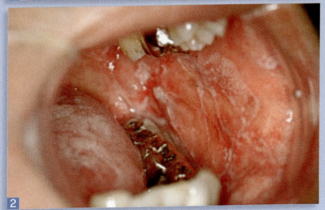

1 左右の頰粘膜に発赤を伴うレース状，網目状の白斑を認める
2 金属のアレルギーが原因の場合は補綴装置の装着部位に一致して認められる

臨床所見

発生頻度	比較的多い．
好発部位	口腔内では両側の頰粘膜，舌や歯肉．皮膚では手背，四肢．
好発年齢	30～50歳代．
性　差	女性に多い．
臨床症状	口腔扁平苔癬では，丘疹型，網目状型，斑状型，萎縮型，水疱型，びらん型や潰瘍型など，さまざまな形態をとる．皮膚では灰青色～紫紅色の丘疹や斑の形をとる．薬剤，C型肝炎，金属アレルギーが関与することがある．
治　療	対症療法として副腎皮質ステロイド薬の軟膏，噴霧薬，貼付薬を使用する．重症例には，副腎皮質ステロイド薬の全身投与を行う．
鑑別診断	口腔カンジダ症，白板症，紅板症，扁平上皮癌など．

MEMO　扁平苔癬の悪性化

1～3％ががん化するといわれ，びらん型や萎縮型の粘膜苔癬から生じることが多い．前がん病変の一つとする意見もあるが，がん病巣と接する部位に臨床的かつ組織学的に扁平苔癬の像を証明する必要があり，報告例はきわめて少ない．

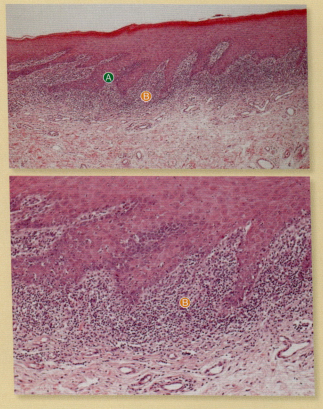

Ⓐ：鋸歯状の上皮脚
Ⓑ：リンパ球の帯状浸潤

病理組織所見

　皮膚病変と本質的には同一である．皮膚では①角質増生，②ヒアリン体（コロイド体），③顆粒層の肥厚，④基底層の液状変性，⑤上皮直下のリンパ球の帯状浸潤（90％がT細胞）がみられる．
　口腔扁平苔癬では角質増殖は著しくなく，リンパ球浸潤も必ずしも帯状ではない．診断には組織検査が重要であるが，臨床所見と併せて確定する必要がある．

各論

4. 炎症性角化症および角化異常

白板症 leukoplakia

定義 臨床的にも組織学的にも他のいかなる疾患にも分類されない白斑あるいは白板と定義される粘膜の角化亢進を示す病変で，前がん病変に分類される．表面の性状から均一型と非均一型に大別される．がん化率は4〜15%と報告されている．

CLINICAL

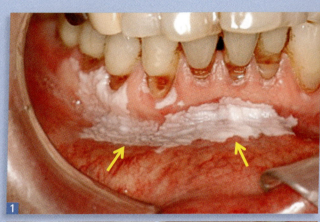

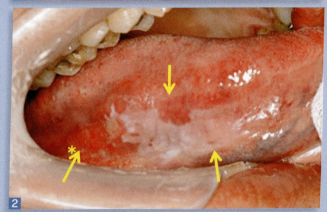

1 歯肉に認められる白板症
濃い白色を呈し擦過により剥離はできない

2 舌縁から舌下面に認められる白板症
境界が不明瞭で発赤を伴う（＊）．白斑の性状が不均一，発赤を伴う，境界が不明瞭なものは異型上皮を伴うことが多い．

臨床所見

- **発生頻度** 成人の2.4%に発生するとの報告がある．
- **好発部位** 舌，歯肉，頰粘膜，口底．
- **好発年齢** 50〜70歳代．
- **性差** やや男性に多い．
- **臨床症状** 口腔粘膜のいずれの部位にも発生する．均一型は病変全体がほぼ均一で平坦，波状，ヒダ状，軽石状の白斑を呈する．非均一型は表面が疣贅状，結節状，潰瘍状，紅斑の混在を呈する．一般に疼痛などの自覚症状はないが，紅斑やびらんを伴うものは接触痛を認めることがある．非均一型は部分的に上皮異形成や上皮内癌を呈していることがあり，がん化率が高い．
- **治療** 原因があればそれを除去する．禁煙指導，義歯や不適合な補綴装置などの機械的刺激の除去を行う．非均一型の病変，経過観察中に性状の変化を生じるがん化の可能性が高いと考えられる病変は生検を行う．病理組織学的に上皮異形成を伴う病変は安全域を設定して切除することが望ましい．
- **鑑別診断** 口腔扁平苔癬，慢性肥厚性カンジダ症，扁平上皮癌．

C&P
CLINICAL and PATHOLOGY

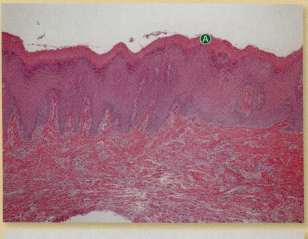

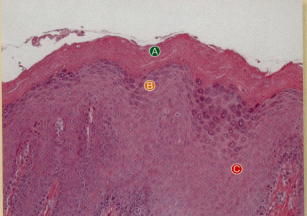

Ⓐ：肥厚した角化層
Ⓑ：ケラトヒアリン顆粒が明瞭
Ⓒ：有棘細胞層の肥厚

病理組織所見

1. 種々の程度に角化亢進がみられる．
2. 有棘細胞の肥厚 acanthosis．
3. 上皮下の軽度炎症性細胞浸潤が観察される．
4. 上皮には種々の程度の異型性 dysplasia が認められることが多い．

コラム：潜在的悪性疾患 potentially malignant disorders

前がん病変 precancerous lesions とは，正常なものに比べて，形態学的にがんが発生しやすい状態に変化した組織（WHO 2005年）とされている．代表的なものは白板症と紅板症である．また，前がん状態 precancerous conditions とは，明らかにがんになる危険性が普通の組織より有意に増加した状態とされている（WHO 2005年）．これには口腔扁平苔癬，光線角化症，口腔粘膜下線維症，円板状エリテマトーデスなどがあげられていた．しかし，最近では前がん病変と前がん状態を区別せずに，これらをまとめて口腔粘膜の潜在的悪性疾患 potentially malignant disorders of oral mucosa と呼ばれている*．

*Warnakulasuriya S, Johnson NW, van der Waal I. Nomenclature and classification of potentially malignant disorders of the oral mucosa.(J Oral Pathol Med, 36：575〜580, 2007.)

各論

4. 炎症性角化症および角化異常

紅板症 erythroplakia （紅色肥厚症 erythroplasia）

定義 臨床的にも組織学的にも他の疾患に分類されないビロード状の紅斑と定義される．境界が明瞭な鮮紅色の斑状病変を呈し接触痛を伴うことが多い．

CLINICAL

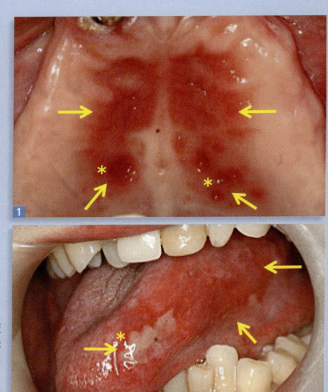

1 義歯床下の粘膜に生じた紅板症．境界が不明瞭な著明な発赤を認め，一部に上皮の欠損（*）を認める
2 舌縁部に生じた紅板症．境界が不明瞭な著明な発赤を認め，びらん（*）を形成している

臨床所見

発生頻度	現在は上皮異形成として診断されることが多いため，まれである．
好発部位	頰粘膜，口蓋，歯肉，舌，口底．
好発年齢	50〜60 歳代．
性　差	男性に多い．
臨床症状	表面は平滑なことが多いが，粗糙な顆粒状，小結節状の変化を示すことがある．組織学的には上皮異形成，上皮内癌，初期の浸潤癌を呈していることが多い．したがって，がん化率は 50%〜60%で，がん化するまでの期間も短いので，扁平上皮癌と同様の扱いが必要である．上皮異形成については，Chapter Ⅷ　腫瘍（p.221）を参照されたい．
治　療	生検を行った後に切除，あるいは臨床的にがん化が疑わしい場合は切除生検とする．扁平上皮癌に準じる．
鑑別診断	びらん型扁平苔癬，化学的火傷，萎縮性カンジダ症．

144　CHAPTER Ⅵ　口腔粘膜疾患

C&P
CLINICAL and PATHOLOGY

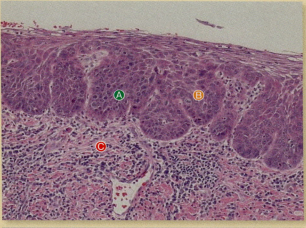

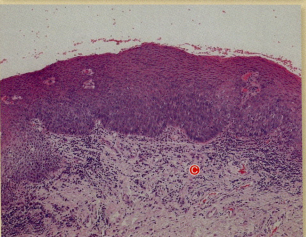

Ⓐ：小滴状の上皮脚
Ⓑ：細胞異型を示す上皮
Ⓒ：炎症性細胞浸潤

病理組織所見

1. 上皮表層には角質層がないか薄く，上皮全層あるいはほぼ全層にわたって種々の程度に細胞異型が認められる．
2. 上皮は一般に薄く，びらん状を呈することもある．
3. 上皮下結合組織には炎症性細胞浸潤がみられ，毛細血管が拡張している．

4．炎症性角化症および角化異常

各論

5. 水疱性・アフタ性疾患

尋常性天疱瘡 pemphigus vulgaris

定義 粘膜・皮膚に病変を認める自己免疫水疱症．上皮細胞の膜表面に存在する細胞接着タンパク（デスモグレイン）に対する自己抗体（IgG）が産生され，細胞接着が障害され発症する．

CLINICAL

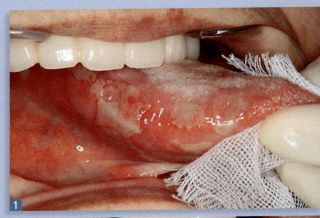
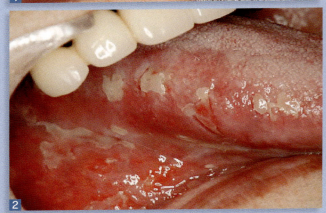

1 47歳女性．右側舌縁部にびらんがみられる
2 53歳女性．右側舌縁部にびらんがみられる

臨床所見

発生頻度	比較的まれ．天疱瘡のなかでは最も頻度が高い．
好発部位	口腔内では頬粘膜，軟口蓋，歯肉．
好発年齢	40〜60歳代．
性差	女性に多い．
臨床症状	粘膜単独（粘膜優位型）または粘膜と皮膚（粘膜皮膚型）に水疱を認める．水疱は，弛緩性のためエアーや擦過により容易に剝離する（ニコルスキー現象）．組織学的には，上皮基底層直上の上皮細胞間に裂隙形成を認める．水疱内には，棘融解細胞 acantholytic cell を認める．基底細胞は，隣接する細胞間の接着が障害されるが，基底膜との接着は保たれ墓石状 row of tombstones となる．
治療	副腎皮質ステロイド薬および免疫抑制薬の補助療法を併用する．重症例では血漿交換療法，γ-グロブリン大量静注（IVIG）療法，ステロイドパルス療法なども行われる．外用療法として抗生物質含有軟膏，ステロイド軟膏の塗布，噴霧剤などを行う．
鑑別診断	多形滲出性紅斑，口腔扁平苔癬，アフタ性口内炎，類天疱瘡など．

C&P
CLINICAL and PATHOLOGY

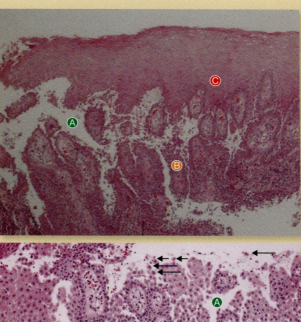

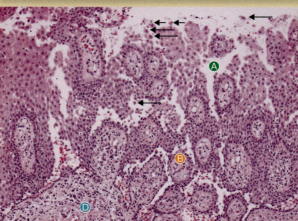

Ⓐ：裂隙
Ⓑ：基底細胞
Ⓒ：有棘細胞
Ⓓ：炎症性細胞浸潤
矢印：Tzanck 細胞

病理組織所見

1. 上皮基底層の上部では棘融解が起こり，裂隙形成がみられる．
2. 上皮細胞間に免疫グロブリン（IgG）の沈着が認められる．血清中には自己抗体（抗デスモグレイン抗体）が証明される．
3. 上皮内水疱がみられ，結合を失った上皮細胞（チャンク Tzanck 細胞）が浮遊している．

MEMO

アフタ aphtha

アフタとは直径 2～10 mm 前後の類円形の境界明瞭な小潰瘍のことで，その周囲には比較的幅の狭い紅暈を伴う．腸チフスなどの細菌，水痘やヘルペスなどのウイルスが原因の孤立性アフタは，アフタが1回だけ発症して治癒後は再発しない．原因不明なものには，慢性再発性アフタやベーチェット病の口腔症状である再発性アフタがある．

各論

5. 水疱性・アフタ性疾患
類天疱瘡 pemphigoid

定 義 上皮基底膜構成タンパクに対する自己抗体によって，上皮下に水疱を形成する自己免疫性水疱症．

CLINICAL

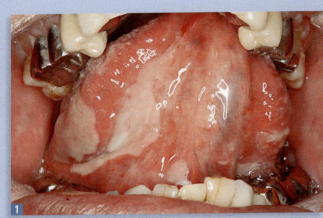

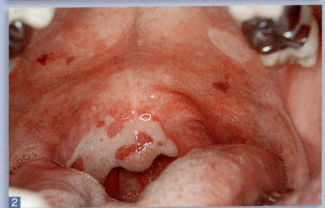

1 61歳女性．舌下部にびらんがみられる
2 65歳男性．咽頭部にびらんがみられる

臨床所見

- **発生頻度** 比較的まれ．
- **好発部位** 水疱性類天疱瘡は全身，粘膜類天疱瘡では口腔粘膜と眼粘膜．
- **好発年齢** 60〜90歳代．
- **性 差** なし．
- **臨床症状** 以下の2種に大別される．
  - （1）水疱性類天疱瘡：表皮基底膜部抗原（ヘミデスモゾーム構成タンパクであるBP180とBP230）に対する自己抗体（IgG）の関与により発症．主に全身の皮膚に水疱を形成し，口腔内病変はないか，あるいはわずかに存在する．
  - （2）粘膜類天疱瘡：水疱性類天疱瘡と同様の抗原を認める型や，基底膜に局在するラミニン332を抗原とするラミニン332型などがある．主に口腔粘膜，眼粘膜に水疱，びらんを生じ瘢痕を残す．
- **治 療** 軽症から中等症では，副腎皮質ステロイド薬の全身投与，テトラサイクリンとニコチン酸アミドの併用内服療法やレクチゾール（DDS）など．難治例ではステロイドパルス療法，各種免疫抑制薬，血漿交換療法，γ-グロブリン大量静注（IVIG）療法など．
- **鑑別診断** 天疱瘡，表皮水疱症など．

C&P
CLINICAL and PATHOLOGY

＜水疱性類天疱瘡＞

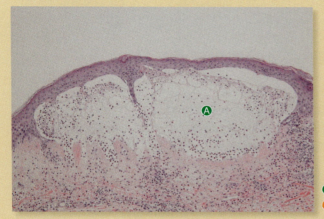

Ⓐ：水疱
Ⓑ：裂隙

＜粘膜類天疱瘡＞

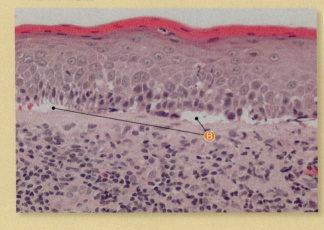
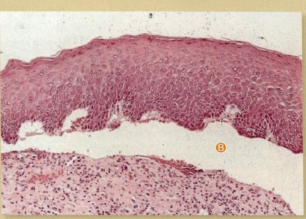

病理組織所見

1. 上皮下に裂隙の形成を認める．
2. 基底膜部タンパクであるBP180，ラミニン332に対する自己抗体を示す．
3. 棘融解はみられない．
4. Tzanck細胞は認めない．

5．水疱性・アフタ性疾患

関連疾患 RELATED DISEASE

表皮水疱症

定義：皮膚の表皮ならびに真皮上層や粘膜に水疱やびらんを生じる遺伝性疾患.

＜臨床所見＞

発生頻度：まれ.

好発部位：四肢末梢や大関節部などの外力を受けやすい部位.

好発年齢：5 歳未満の幼児.

性　　差：なし.

臨床症状：水疱の発現部位により以下の 3 型に大別される.

(1) 単純型表皮水疱症：生後から乳幼児期に手足などに表皮内水疱を形成. ほとんどが常染色体優性遺伝である. 一般的に，成長とともに症状は軽快する.

(2) 接合型表皮水疱症：表皮基底膜透明帯に水疱を生じる. 常染色体劣性遺伝の形式をとり，重症の Herlitz 型と，非 Herlitz 型に大別される. Herlitz 型は，生後 1 年以内にほぼ全例死亡する. 頭部の脱毛，口腔粘膜病変および歯や爪の発育不良を伴う.

(3) 栄養障害型表皮水疱症：表皮下水疱を形成する. 常染色体優性遺伝と劣性遺伝がある. 口腔粘膜に水疱を形成する場合がある.

治　　療：根治療法はなく，対症療法のみ.

鑑別診断：天疱瘡，類天疱瘡など.

5. 水疱性・アフタ性疾患

単純疱疹 herpes simplex
（疱疹性口内炎 herpetic stomatitis, 口唇ヘルペス herpes labialis）

各論

定義 単純疱疹ウイルス herpes simplex virus-1（HSV-1）の感染により発症する．肉体疲労，紫外線，免疫不全などが誘因となる．

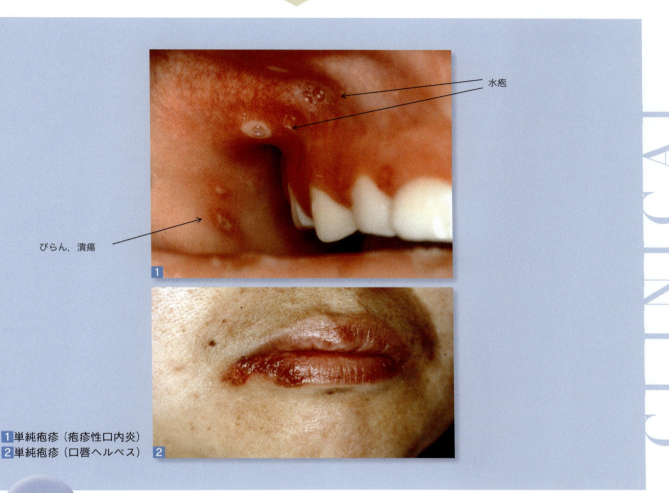

1 単純疱疹（疱疹性口内炎）
2 単純疱疹（口唇ヘルペス）

臨床所見

- **発生頻度**：比較的多い．
- **好発部位**：疱疹性口内炎（1）では口唇粘膜や口腔の前方部に，口唇ヘルペス（2）では，赤唇と皮膚移行部に集簇性に水疱を形成する．
- **好発年齢**：疱疹性口内炎は，生後7か月～6歳の小児に発症し，口唇ヘルペスは，20～30歳代に好発する．
- **性差**：女性に多い．
- **臨床症状**：疱疹性口内炎では発熱，全身倦怠感とともに口腔内全体に水疱を形成する．水疱は破れてびらんとなる．所属リンパ節は腫脹する．1～2週間で治癒する．口唇ヘルペスは，赤唇と皮膚移行部に集簇性に水疱を形成する．水疱は破れてびらんとなり，10日前後で治癒する．
- **治療**：対症療法が主となる．安静，栄養補給とともに抗ウイルス薬の外用もしくは内服を行う．
- **鑑別診断**：帯状疱疹，手足口病，ヘルパンギーナなどのウイルス疾患，天疱瘡，類天疱瘡などの自己免疫性水疱症，再発性アフタなど．口唇ヘルペスでは，好発部位が類似しているため，病歴による固定薬疹との鑑別が必要．

PATHOLOGY

C&P CLINICAL and PATHOLOGY

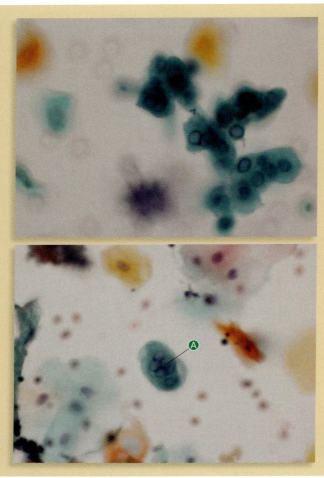

パパニコロウ染色（細胞診）
Ⓐ：すりガラス状の核を有する上皮細胞（多核化）

病理組織所見

細胞診において上皮中層系細胞の核がすりガラス状を呈し，多核化する像が観察される．

> **MEMO**
>
> **多形滲出性紅斑 erythema exuldativum multiforme**
> 皮膚・粘膜に紅斑性，丘疹性，水疱性などの非定型的な滲出性紅斑を生じる急性非化膿性炎症性病変．多彩な臨床像のため，Hebra 型（特発性の多くを占めるいわゆる古典的なタイプ）多形滲出性紅斑，多開口部びらん性皮膚症，Stevens-Johnson 症候群，皮膚口内炎などの疾患名がつけられているが，これらを総称して多形滲出性紅斑と呼んでいる．原因は特発性のほか，薬剤や細菌などによる多元的な原因によるアレルギーが考えられている．発熱，頭痛，関節痛，嚥下困難，下痢，腹痛などの全身症状を伴い，皮膚・粘膜に紅斑またはびらんがみられ，潰瘍により出血，血痂を形成する．治療は原因の除去，副腎皮質ホルモン薬の投与，二次感染予防．3 ～ 4 週間で治癒する．

CHAPTER Ⅵ　口腔粘膜疾患

各論

5. 水疱性・アフタ性疾患
帯状疱疹 herpes zoster

定義 水痘・帯状疱疹ウイルス varicella zoster virus によって起こるウイルス性疾患で，水痘を初感染とし，水痘治癒後も感覚神経節に潜伏していたウイルスが，ウイルスへの免疫力の低下で再活性化して発症する．

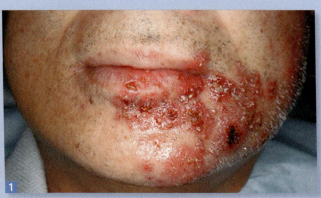
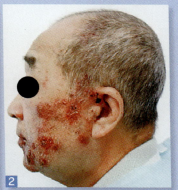
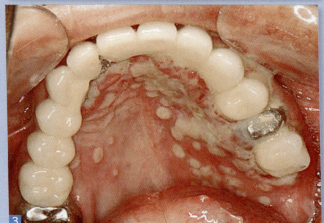

1 72歳男性．三叉神経第3枝領域が罹患し，水疱や痂皮形成がみられる
2 側貌写真
3 口腔内写真．三叉神経第2枝領域に罹患している．上顎左側を中心に発赤，びらん，小水疱を認める

臨床所見

- **発生頻度** 日本人の約3人に1人が罹患する[1]．冬場に少なく夏場にピーク．
- **好発部位** 頭頸部では三叉神経領域，一般には胸神経支配領域．
- **好発年齢** 成人，特に高齢者．
- **性差** なし．
- **臨床症状** 罹患した三叉神経や顔面神経の支配領域に一致して，片側性に浮腫性紅斑が神経に沿って帯状または島嶼状に発現し，続いて小水疱が多発．水疱の時期は短く，周囲に発赤を伴う黄色の小びらんの状態が長く，その後，痂皮となって治る．口腔症状より皮膚症状のほうが先行するが，疼痛は皮膚よりも口腔粘膜のほうが著明．治癒には3〜4週間を要する．後遺症として，高齢者ではヘルペス後神経痛がみられることがある．顔面神経領域の帯状疱疹をRamsey Hunt症候群といい，外耳道，耳介，軟口蓋，舌根部に小水疱と疼痛がみられる．顔面神経麻痺や味覚異常も発現する．血清中のウイルス抗体価の測定で鑑別．発症1週間後から抗体価は上昇し，2〜3週で最高値となる．
- **治療** 抗ウイルス薬（バラシクロビル，アシクロビル）の投与．安静と栄養管理，疼痛管理．顔面神経麻痺には星状神経節ブロック．
- **鑑別診断** 単純疱疹，手足口病（コクサッキーウイルスA16），ヘルパンギーナ（コクサッキーウイルスA4），慢性再発性アフタ．

5. 水疱性・アフタ性疾患
粘膜・皮膚・眼症候群（Stevens-Johnson 症候群）

定義 38℃以上の発熱を伴う口唇，眼結膜，外陰部などの皮膚粘膜移行部における重症の粘膜疹および皮膚の紅斑で，しばしば水疱，表皮剥離などの表皮の壊死性障害を認める．原因の多くは医薬品である．主に抗菌薬，非ステロイド性消炎鎮痛薬（NSAIDs），抗てんかん薬などが原因により生じる免疫・アレルギー反応と考えられている．

CLINICAL

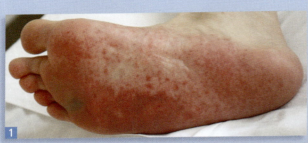
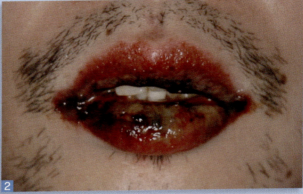
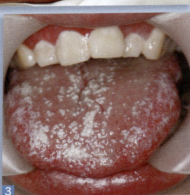
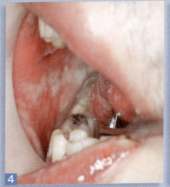
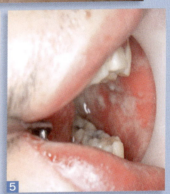

1 35歳男性．足底部に多形滲出性紅斑がみられる
2 口腔内写真．上下口唇にびらんがみられる
3 口腔内写真．歯肉の発赤，舌に広範囲にわたる発赤・びらんがみられる
4 口腔内写真．頬粘膜にびらんがみられる
5 口腔内写真．頬粘膜にびらんがみられる

臨床所見

発生頻度	100万人に1〜6人．
好発部位	眼，口，皮膚．
好発年齢	なし．
性差	なし．
臨床症状	発熱（38℃以上），粘膜症状（結膜充血，口唇びらん，咽頭痛，陰部びらん，排尿排便時痛），多発紅斑（進行すると水疱・びらん形成）を伴う皮疹が主要3徴候．粘膜症状は体表面積の10％未満である．全身の発疹が進行するとともに眼の炎症も進行し，偽膜形成，眼表面の上皮障害を伴うようになる．原因薬剤内服後の2週間以内に発症することが多く，数日あるいは1か月以上経過してから起こることもある．
治療	原因薬剤の中止，副腎皮質ステロイド薬の全身投与，栄養管理，感染防止，高用量ヒト免疫グロブリン静注（IVIG）療法，血漿交換療法．
鑑別診断	多形滲出性紅斑，多形紅斑型薬疹，中毒性表皮壊死症（TEN），水痘，薬剤性過敏症症候群（DIHS）．

多形滲出性紅斑 erythema exsudativum multiforme(EEM)・多形滲出性紅斑症候群

多形滲出性紅斑は口腔，眼，鼻，外陰部などの粘膜に，紅斑，丘疹，水疱，びらん，潰瘍など多彩な病態が発現する．抗菌薬や消炎鎮痛薬あるいはマイコプラズマやヘルペス感染症などが誘因となって免疫異常をきたし皮膚と粘膜に重篤な組織障害を生じる．

口腔粘膜に限局する軽症型と，発熱や倦怠感などの全身症状を伴う重症型がある．重症型は，Stevens-Johnson症候群（SJS：表皮の壊死性剥離性病変が体表面積の10％未満），中毒性表皮壊死症（TEN：表皮の壊死性剥離性病変が体表面積の10％以上），薬剤性過敏症候群などがある．

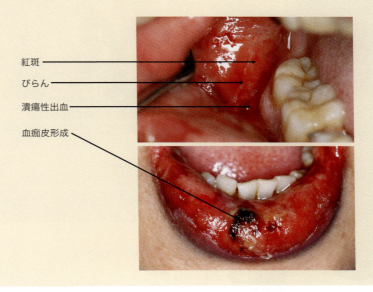

紅斑
びらん
潰瘍性出血
血痂皮形成

各論

5. 水疱性・アフタ性疾患

全身性エリテマトーデス systemic lupus erythematosus

定義 種々の自己抗体が免疫複合体を形成して組織に沈着し，腎炎や血管炎，皮膚の基底膜を中心とした炎症と組織障害をもたらす代表的な自己免疫疾患．

CLINICAL

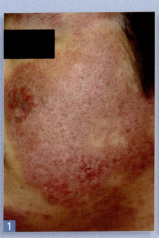
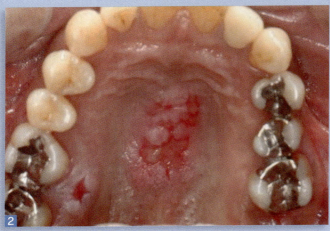

1 39歳男性．全身性エリテマトーデスの蝶形紅斑
2 口腔内写真．口蓋および歯肉に生じた不正形の潰瘍がみられる

臨床所見

- **発生頻度** 約10万人に10～100人．
- **好発年齢** 20～40歳代．
- **性　差** 1：9で女性に好発．
- **臨床症状** 鼻の周囲に蝶の羽を広げたような蝶形紅斑などの特徴的な皮膚病変のほか，ほとんどの臓器が同時に侵される．口腔では硬口蓋，頰粘膜，口唇粘膜に斑状毛細血管拡張，点状の出血斑などが生じ，炎症性変化が強くなると潰瘍を形成する．
  　診断基準として，(1) 蝶形紅斑，(2) 円板状皮疹，(3) 日光過敏症，(4) 口腔潰瘍，(5) 関節炎（2か所以上の非びらん性），(6) 漿膜炎（胸膜炎，心膜炎），(7) 腎症状（タンパク尿，細胞性円柱），(8) 神経症状（痙攣，精神病），(9) 血液異常（溶血性貧血，白血球減少症，リンパ球減少症，血小板減少症），(10) 免疫異常（LE細胞，抗DNA抗体，抗Sm抗体，梅毒反応偽陽性），(11) 抗核抗体の11項目中4項目以上陽性で全身性エリテマトーデスと診断する．標的となる自己抗原は核抗原が大部分を占める．多量の免疫複合体が細網内皮系の処理能力を超えて諸臓器に沈着して臓器症状が現れる．腎障害と中枢神経系の障害が重要である．
- **治　療** NSAIDs投与，ステロイド投与．重症例では免疫抑制薬，免疫グロブリンなども使用される．
- **鑑別診断** 薬物アレルギー．

各論

5. 水疱性・アフタ性疾患
慢性再発性アフタ chronic recurrent aphtha

定義 口腔に定期あるいは不定期にアフタの再発を繰り返す．

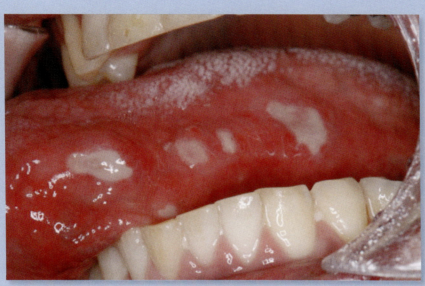

36歳女性．舌縁部に多発性のアフタ性口内炎がみられる

臨床所見

発生頻度	全人口の20％．
好発部位	口唇，歯肉，舌．
好発年齢	20～30歳代．
性差	男性よりもやや女性に多い．
臨床症状	原因は不明であるが，誘因として，女性の性周期，疲労，ストレスなどがあげられる．有痛性で接触痛が強く，通常1週間から10日前後で瘢痕も残さずに治癒する．再発を繰り返すうちに小唾液腺を炎症に巻き込み再発性壊死性粘液腺周囲炎に移行することがある．大型の潰瘍は自然治癒までに1～数か月かかり，瘢痕が残ることがある．
治療	対症療法，NSAIDs，抗アレルギー薬，ビタミン薬を使用．局所に対しては，副腎皮質ステロイド軟膏の塗布や噴霧薬，アズレンスルホン酸ナトリウムの含嗽剤が使用される．
鑑別診断	ヘルペス性口内炎，ベーチェット病．

C&P
CLINICAL and PATHOLOGY

PATHOLOGY

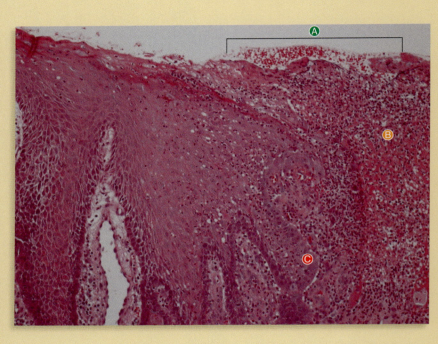

- Ⓐ：びらん部
- Ⓑ：フィブリン網
- Ⓒ：再生上皮

病理組織所見

1. 上皮が欠落し，フィブリン網により覆われている．
2. 上皮再生部では活発な細胞分裂がみられる．

関連疾患 RELATED DISEASE

アフタ aphtha

アフタとは口腔粘膜に発現する直径約 2〜10 mm の類円形で境界明瞭な有痛性の小潰瘍である．その周囲には比較的幅の狭い紅暈を伴い，時間経過でいくつかのアフタが癒合して大きなびらんや潰瘍を形成する．刺激痛が著明で食事が困難になるが，通常は約 1 週間で治癒する．アフタ性疾患には再発性アフタ（写真左）とベーチェット病（写真右）がある．再発性アフタは一定の周期で繰り返し発現する．女性の月経周期に連動する場合やビタミン不足，疲労，消耗性疾患，ストレスなどが原因となる．歯の鋭縁の刺激や咬傷も誘因となる．ベーチェット病では約 90％以上の患者において口腔の再発性アフタが初発症状としてみられるので鑑別が重要である．ベーチェット病は再発性アフタに加えて，皮膚の結節性紅斑，眼の虹彩毛様体炎あるいは網膜ぶどう膜炎，外陰部の潰瘍が 4 症状である．

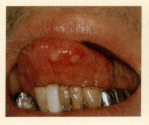 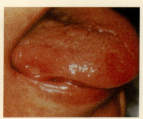

158　CHAPTER Ⅵ　口腔粘膜疾患

各論

5. 水疱性・アフタ性疾患
ベーチェット病 Behçet disease

定義 再発性口腔内アフタ性潰瘍，皮膚症状，外陰部潰瘍，眼病変を4大主症状とする原因不明の慢性再発性全身性疾患で，炎症に基づく症候群である．

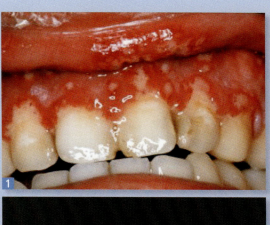
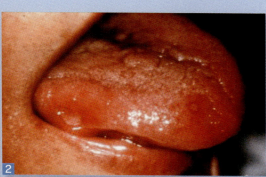
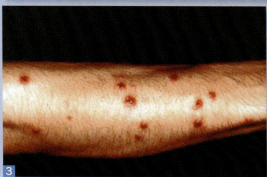
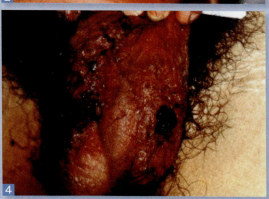

1 2 多発した再発性アフタ（歯肉，舌側縁）
3 皮膚の結節性紅斑
4 外陰部の潰瘍

臨床所見

- **好発部位** 口腔内，外陰部，皮膚，眼．
- **好発年齢** 20〜30歳代がピーク．
- **性　差** なし．
- **臨床症状** （1）口腔粘膜の再発性アフタ性潰瘍：再発性アフタは必発症状で，初発症状となることが多い．また強い痛みを伴う．（2）皮膚症状：結節性紅斑（やや隆起した圧痛のある紅斑）が主に下腿に多発する．皮下の血栓性静脈炎が出現する．（3）外陰部潰瘍：陰部潰瘍も有痛性である．（4）眼病変：虹彩毛様体炎（前部ブドウ膜炎），後部ブドウ膜炎の両方を呈する．充血，眼痛，羞明を自覚する．後部ブドウ膜炎が再発を繰り返すことで視力は低下する．
  副症状として，変形や硬直を伴わない関節炎，副睾丸炎，回盲部潰瘍，血管病変，中等度以上の中枢神経病変がある．特殊病型として，腸管ベーチェット病，血管ベーチェット病，神経ベーチェット病がある．
- **治　療** 副腎皮質ステロイド薬の点眼や外用薬などの局所投与を行うが，効果が不十分な場合にはコルヒチンの内服，NSAIDsを併用．症状コントロール不良な場合には，免疫抑制薬が使用される．
- **鑑別診断** アフタ性口内炎．

PATHOLOGY

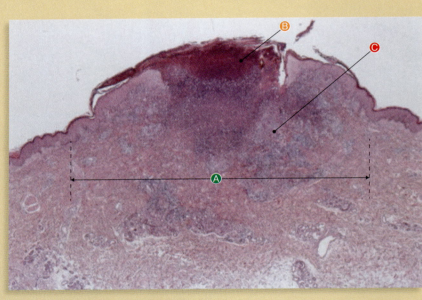

- Ⓐ：結節性隆起
- Ⓑ：出血
- Ⓒ：炎症性細胞浸潤

皮膚の結節性紅斑部の病理組織所見

病理組織所見

1. 皮膚は結節性に隆起している．
2. 皮膚表層には出血・充血が認められる．
3. 結節部には炎症性細胞浸潤が観察される．

潰瘍性口内炎
74歳女性．頰粘膜の潰瘍がみられるが，平坦で硬結は触知しない．

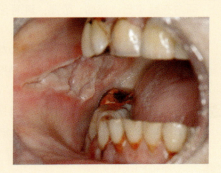

各論 5. 水疱性・アフタ性疾患
壊死性潰瘍性歯肉口内炎 necrotizing ulcerative gingivostomatitis

定 義 壊死に陥った歯肉や口腔粘膜に嫌気性菌が感染し増殖することで発症する口内炎．

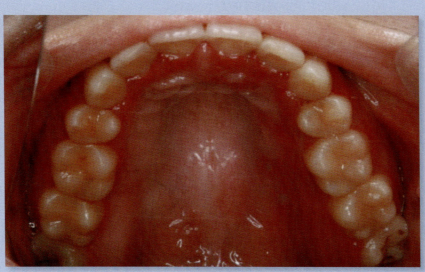

27歳男性．歯肉全体が発赤し，一部壊死性潰瘍の形成がみられる

臨床所見

- **発生頻度** まれ．
- **好発部位** なし．
- **性　差** なし．
- **臨床症状** 免疫力が低下した成人の二次的症状としてみられることが多い．慢性炎症がある歯肉の歯間乳頭部，辺縁歯肉から始まることが多い．病変の経過は急激で，すみやかに周囲や深部組織へと波及し，高熱，リンパ節腫脹，全身倦怠感などが発現するようになる．潰瘍面は灰白色の偽膜で覆われる．疼痛が著しく，口腔清掃状態が不良となるため，壊死組織に細菌感染をきたして壊疽状態になり，口臭が強くなり口腔内に灼熱感を生じる．病変が口峡部に及ぶとVincent口峡炎と呼ばれる．誘因として，白血病の急性期，HIV感染，重度の栄養障害，免疫能の低下，全身感染症による体力の消耗などがあげられる．
- **治　療** 栄養管理．抗菌薬投与，徹底した口腔内清掃．
- **鑑別診断** 多くの口腔領域の疾患，類天疱瘡，水疱性疾患．

C&P

CLINICAL and PATHOLOGY

壊疽性口内炎 cancrum oris（水癌 noma）

壊死性潰瘍性口内炎の壊死性潰瘍にさらに腐敗菌が感染し，広範な組織の壊疽をきたした状態．口腔常在菌が潰瘍面に二次感染して発症すると考えられているが，原因は不明．全身の抵抗力が低下したときに，全身倦怠感，微熱，食欲不振が数日継続した後に，口腔粘膜表面を灰白色の偽膜で覆われた潰瘍を生じる．

発生頻度はきわめてまれ．

好発年齢は小児，高齢者．

臨床症状としては，麻疹，胃腸障害，栄養不良，白血病，無顆粒球症などの全身疾患が誘因となる．全身の抵抗力が低下したときに，全身倦怠感，微熱，食欲不振が数日継続した後に，口腔粘膜表面を灰白色の偽膜で覆われた潰瘍を生じる．歯肉あるいは口角から壊疽が始まり，まもなく暗赤紫色から黒紫色に変色しながら壊疽が進行し，強い腐敗臭を発し，広範な組織破壊と壊疽をきたすようになり，自発痛，接触痛，流唾，口臭が認められる．病変が深部まで拡大して，筋肉，骨，皮膚などの壊死をきたしたものは，水癌と呼ばれる．

治療は全身管理，安静，栄養補給．抗菌薬の投与．局所の清掃，消毒．壊死，壊疽組織の除去．

鑑別診断は壊死性潰瘍性歯肉口内炎，薬物性口内炎．

5. 水疱性・アフタ性疾患

薬物性口内炎 stomatitis medicamentosa

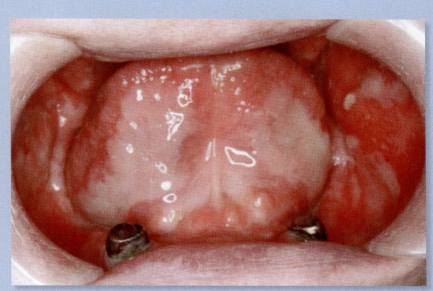

78歳女性．漢方薬に起因すると考えられる口内炎（多形紅斑）．口腔内全体に発赤，びらんがみられる

臨床所見

症　状 ▶ 発熱（38℃以上），粘膜症状（結膜充血，口唇びらん，咽頭痛），多発性紅斑を伴う皮疹が主要徴候である．進行した場合にはスティーブンス–ジョンソン症候群 Stevens-Johnson syndrome や中毒性表皮壊死症（TEN），薬剤性過敏症症候群（DIHS）の一連の病態に急激に移行する場合もある．

治　療 ▶ 被疑薬の中止．症状に準じた治療を行う．

鑑別診断 ▶ 天疱瘡，ベーチェット病．

中毒性表皮壊死症 toxic epidermal necrolysis（TEN），Lyell 症候群

広範囲な紅斑と，全身の10％以上の水疱，表皮剥離，びらんなどの顕著な表皮の壊死性障害を認め，高熱（38℃以上）と粘膜疹を伴う．原因の大部分は医薬品である．

好発部位は，眼，口，皮膚である．

臨床症状は，体表面積の10％を超える水疱，表皮剥離，びらん，発熱であり，ブドウ球菌性熱傷様皮膚症候群を除外できる．広範囲のびまん性紅斑および斑状紅斑．眼表面上皮ではびらんと偽膜を伴う．粘膜・皮膚・眼症候群から進行することもある．

治療としては，被疑薬の中止．熱傷に準じた治療・補液・栄養管理，感染防止，厳重な眼科的管理が重要である．

鑑別診断には，ブドウ球菌性熱傷様皮膚症候群（SSSS），トキシックショック症候群，川崎病，薬剤性過敏症症候群（DIHS）があげられる．

各論

6. その他の口腔粘膜疾患
肉芽腫性口唇炎 cheilitis granulomatosa

定義 口唇のびまん性腫脹を主症状として肉芽の形成を認める疾患.

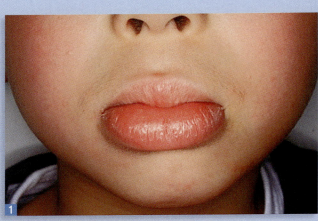
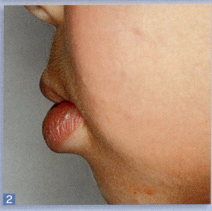

1 2 12歳男児．下口唇が腫脹し，触診では硬結感がある

臨床所見

発生頻度	比較的少ない.
好発部位	下唇.
好発年齢	成人に多く，小児はまれ.
性 差	なし.
臨床症状	口唇の持続的な浮腫性，びまん性腫脹.
X線所見	なし.
治 療	誘因となる口腔化膿巣の除去，ステロイド内服，ステロイド局所注射，切除.
予 後	比較的良好.
鑑別診断	血管腫，リンパ管腫，クインケ浮腫，剝離性口唇炎.

C&P
CLINICAL and PATHOLOGY

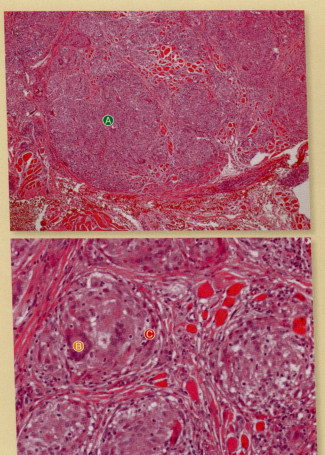

Ⓐ：結節の形成
Ⓑ：多核巨細胞
Ⓒ：大型のマクロファージ（類上皮細胞）

病理組織所見

1. 小血管，リンパ管の著明な拡張を伴った結合組織の浮腫がみられる．
2. 中心壊死を伴わない散在性の肉芽腫がみられる．
3. 形質細胞を混じるリンパ球の集団が観察される．
4. 肉芽腫は大型の明るいマクロファージ（類上皮細胞）の増生が認められる．

関連疾患 RELATED DISEASE

メルカーソン–ローゼンタール症候群 Melkersson-Rosenthal syndrome

肉芽腫性口唇炎（顔面皮膚の持続性の腫脹），溝状舌，再発性顔面神経麻痺などの症状がみられるが，3症状が全部揃うことはきわめてまれである．細菌感染，血管神経の異常，歯周病などの歯性感染やアレルギーなどが原因と考えられている．

鑑別診断は，クインケ浮腫 Quincke's edema や他の原因からの顔面神経麻痺．

6．その他の口腔粘膜疾患

各論

6. その他の口腔粘膜疾患
アミロイドーシス amyloidosis

定義 線維構造をもつ難溶性のアミロイドタンパクが沈着することにより臓器機能障害を惹起する一連の疾患．

CLINICAL

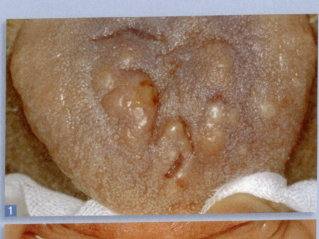

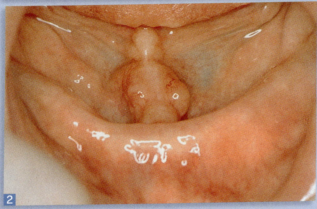

1 舌背に結節状の腫瘤が多数みられる
2 口底正中部に腫瘤がみられる

臨床所見

発生頻度	全身性アミロイドーシスの部分症状として記載されることはないが，口腔内の限局性病変の報告は少ない．
好発部位	舌．
好発年齢	アミロイド沈着は老人に多い．
性差	なし．
臨床症状	数個の結節性病変を認めることが多い．
X線所見	なし．
治療	アミロイド沈着する臓器症状によって異なる．口腔内の場合は咀嚼，発音などの機能障害を生じる場合には切除．経過観察を十分に行う．
予後	口腔内限局性であれば切除後の予後は良好であることが多い．
鑑別診断	リンパ管腫，血管腫，線維腫．

C&P
CLINICAL and PATHOLOGY

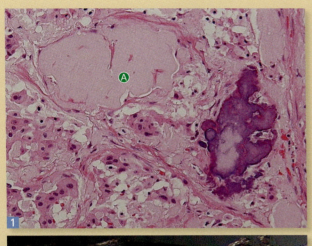
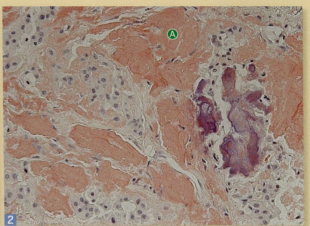
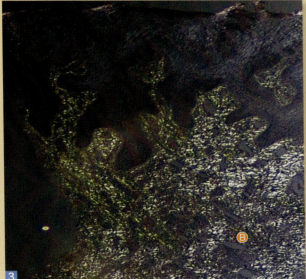

Ⓐ：橙赤色のアミロイド
Ⓑ：緑色に偏光
1 HE 染色
2 コンゴ赤染色
3 コンゴ赤染色（偏光顕微鏡像）

PATHOLOGY

病理組織所見

1. アミロイドは HE 染色で淡好酸性で均一無構造の物質として観察される．
2. コンゴ赤染色では橙赤色に染色され，偏光顕微鏡下では緑色屈折を示す．
3. 電子顕微鏡下では 5〜15 nm の枝分かれのない細線維の集積からなる．

アミロイドーシスの分類

従来，アミロイドーシスは臨床所見により，原発性，続発性，家族性，限局性などに分類されてきたが，現在はアミロイドを主に構成しているタンパクの種類によって分類されており，沈着様式によって全身性と限局性（局所性）に分類されている．

6. その他の口腔粘膜疾患

各論

6. その他の口腔粘膜疾患

手足口病 hand, foot and mouth disease

定義 エンテロウイルス71とコクサッキーウイルスA群（10，16）が主な原因で発症するウイルス感染症．

CLINICAL

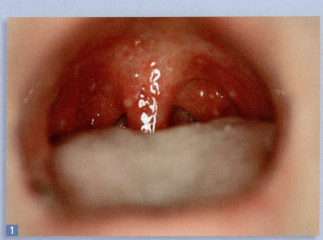
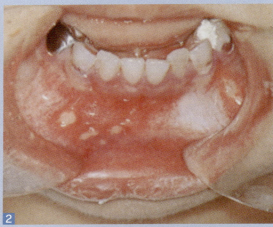
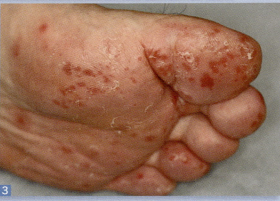
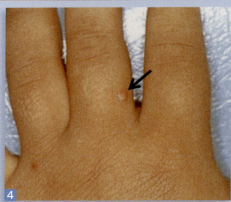

1 27歳男性．咽頭部に多発性に小水疱がみられる
2 別症例
3 足底部に多発性に紅斑・紫斑がみられる
4 別症例．手皮膚に小水疱がみられる（矢印）

臨床所見

発生頻度	夏季に流行し，小児に集団で発生することがある．
好発部位	四肢末端および口腔粘膜．口腔病変は頬部，舌，軟口蓋，歯肉．
好発年齢	小児期（主として10歳以下）．
性　差	なし．
臨床症状	手掌，足蹠の皮膚および口腔粘膜に紅暈を有する1〜3mmの小水疱．潜伏期は3〜5日．
X線所見	なし．
治　療	7〜10日で自然治癒する．対症療法．
予　後	予後良好．
鑑別診断	ヘルパンギーナ，天疱瘡，類天疱瘡，口唇ヘルペス．

ヘルパンギーナ herpangina

定義：コクサッキーウイルス A 群（2〜6，8，10）が主な原因で発症するウイルス感染症．

＜臨床所見＞
発生頻度：手足口病と同様に夏季に流行し，小児に集団で発生することがある．
好発部位：軟口蓋，口峡部．
好発年齢：小児期．
性　　差：なし．
臨床症状：軟口蓋から口蓋弓にかけての水疱や潰瘍形成が特徴．
X 線所見：なし．
治　　療：7 日程度で自然治癒．対症療法．
予　　後：予後良好．
鑑別診断：手足口病，天疱瘡，類天疱瘡，口唇ヘルペス．

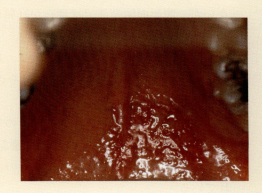

CHAPTER VII ─ 囊 胞

総 論

① 囊胞とは

　囊胞とは上皮によって裏装された袋状の病的構造物のことであり，疾病の一現象を示し，病気の本体を表すものではない．したがって病理学総論では囊胞という分類はないが，顎顔面頭頸部では囊胞が好発するということもあり，口腔病理学では独立させた項目として取り扱うことが多い．

　顎顔面頭頸部の囊胞は一般的には，1）顎骨内に発生するものと，2）軟組織に発生するものに大別され，さらに前者はその発生により（1）歯原性囊胞と，（2）非歯原性囊胞に分類されている．

　顎骨は囊胞の好発部位であり，その多くは歯原性囊胞である．すなわち歯が原因となって発生する囊胞である．歯原性囊胞の分類はWHOの分類が基本となっているが，これは囊胞の成因が，炎症によるものなのか発生の段階での異常なのかにより分類されている．

　頻度的に多いのは失活歯の根尖部に発生する歯根囊胞で，次いで埋伏歯の歯冠を腔内に含有する含歯性囊胞である．臨床像，X線画像検査で診断する際には歯原性腫瘍との鑑別が問題となってくる．含歯性囊胞を思わす画像であっても，生検による病理組織学的検査では角化囊胞性歯原性腫瘍や単房性エナメル上皮腫であることもあり，注意が必要である．

　歯原性囊胞の分類としてはWHOの分類（1992年）が基本となっているが，2005年に歯原性腫瘍の分類が発表された際に，1992年の分類で囊胞に分類されていた歯原性角化囊胞のうち錯角化を示すものは角化囊胞性歯原性腫瘍という名称で歯原性腫瘍に分類された．しかしながら最近では，歯原性囊胞に再分類すべきだという考えもあり，現在，改訂が行われつつある．

各論

1. 顎骨に発生する嚢胞　1）歯原性嚢胞

歯根嚢胞　radicular cyst

定義 歯髄疾患に継発し，根尖部に発生した嚢胞．嚢胞腔は Malassez 上皮遺残および口腔粘膜上皮によって裏装されている．

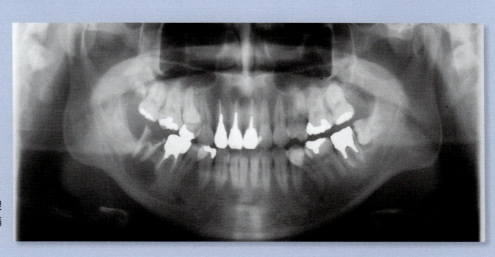

下顎右側第二大臼歯の歯根嚢胞．歯冠は崩壊し，根尖病変を認める

臨床所見

- **発生頻度** 高い．根尖病変の半数以上は歯根嚢胞に該当する．
- **好発部位** どの歯種でも起こるが，上顎中切歯，側切歯，第一大臼歯，下顎第一大臼歯に多くみられる．
- **好発年齢** どの年代にもみられる．
- **性差** 特になし．
- **臨床症状** （1）歯槽突起，顎骨骨体部の膨隆，顔面の腫脹．上顎前歯部の嚢胞が鼻腔底方向に増大した場合には鼻前底に膨隆を認める（ゲルベル Gerber 隆起）．（2）炎症を伴う場合は疼痛を発現するが，一般的には無痛性に経過する．（3）内溶液がある．炎症がなければ，通常は淡黄色な漿液性．コレステリン結晶を含む．細菌感染により膿になる．（4）嚢胞に一致した骨吸収．頬側に骨吸収が進むと羊皮紙様感を呈する．骨破壊があれば波動を触知する．（5）原因歯として，う蝕，インレーなどの充填処置や補綴処置がなされた歯．外傷や中心結節（弓倉結節）などによって歯髄壊死した無髄歯が存在する．原因歯がない場合は抜歯の既往を確認する．（6）嚢胞が増大したときには隣在歯の傾斜も起こる．（7）根間部の骨を吸収して貝殻状外観を呈することもある．（8）嚢胞周囲に1層の緻密な骨質像がみられる．

X線所見 根尖部または根側部に境界明瞭な円形あるいは類円形の単房性のX線透過像.

治　療 （1）大きさと歯の状態により根管治療で治癒することもある．（2）原因歯を抜去し，抜歯窩から嚢胞を摘出または開窓する．（3）歯槽部に粘膜骨膜弁を形成し，被覆骨を除去して嚢胞を摘出（PartschⅡ法）または開窓（PartschⅠ法，副腔形成法）する．摘出後の創部は完全閉鎖する．原因歯は抜去する場合と歯根端切除術をする場合がある．（4）摘出後の嚢胞腔にPCBM（海綿骨梁および骨髄），人工骨（ハイドロキシアパタイトなど）を填入することもある．

予　後 （1）一般的に良好．嚢胞および原因歯が完全に処置されていれば再発はない．（2）きわめてまれに嚢胞壁から扁平上皮癌が発生することもある．（3）炎症を繰り返す場合には，上顎臼歯部では歯性上顎洞炎，下顎では慢性硬化性骨炎，骨髄炎を併発することもある．

鑑別診断 う蝕の存在や歯髄の感染を伴う外傷の既往が重要なポイント．根尖部に発生する他の嚢胞および腫瘍との鑑別には生活歯髄検査（歯髄電気診など）が必要．残留嚢胞では原始性嚢胞との鑑別が必要であり，抜歯の既往歴を詳細に聴取する．上顎臼歯部の場合は，上顎洞や術後性上顎嚢胞との鑑別が必要．

COLUMN コラム

羊皮紙様感

骨の嚢胞や腫瘍によって大きな骨腔ができたときに，骨表面を触診すると，ペコペコという感覚（羊皮紙様感）がわかる．これをドイツ語でPergament knisternという．つまりPergamentは羊皮紙（ようひし）のことで，古代から動物の皮を加工して筆写の材料にしてきた．

ペルガモン・プレス・リミテッド（パーガモンプレス，Pergamon Press Limited）は医学，歯科医学の世界でも有名なイギリスの科学出版社である．ペルガモン・プレスは，その前身はシュプリンガー・フェアラーク（Springer Verlag）であり，1992年にエルゼビア（Elsevier）に買収されて現在に至っているが，この会社名はペルガモン王国に由来している．

ペルガモン王国は，紀元前3世紀半ばから2世紀にアッタロス朝の都としてペルガモン（現在のトルコのペルガモ）に栄えた王国である．この王国にはアレクサンドリアと並ぶ図書館もあった．2世紀頃エジプトからのパピルスの輸入禁止で紙が不足したため，ペルガモン王国で羊皮紙が発明されたとされている．その後もペルガモンは良質の羊皮紙の産地として有名であった．

アジアでは羊皮紙が使われていなかったので，この触診感覚は日本ではなじまないという意見もある（森　昌彦：近代医療の暁―歯科の未来を探究するために―．第一歯科出版，東京，2010）．にもかかわらず，口腔外科の教科書のなかでは現在も「羊皮紙様感」という言葉が使われている．

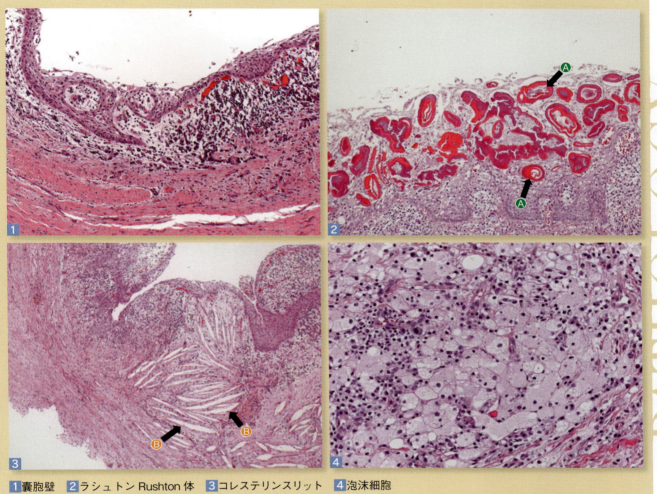

1 囊胞壁　2 ラシュトン Rushton 体　3 コレステリンスリット　4 泡沫細胞
Ⓐ：ラシュトン体　Ⓑ：コレステリンスリット

病理組織所見

囊胞壁は非角化重層扁平上皮に裏装され，裏装上皮下に炎症性肉芽組織層，外層には線維性結合組織層の 3 層構造からなる（1）．

裏装上皮部にはラシュトン Rushton 体がみられることがある（2）．

裏装上皮下の肉芽組織や線維性結合組織では，コレステリンスリット（3 矢印）や泡沫細胞（4）がみられる．

各論

1. 顎骨に発生する囊胞　1）歯原性囊胞

残留囊胞 residual cyst

定義 罹患歯の抜去後に顎骨内に残留した歯根囊胞．抜歯後，部分的に取り残された歯根肉芽腫内の上皮が増殖して囊胞を形成した場合も含まれる．

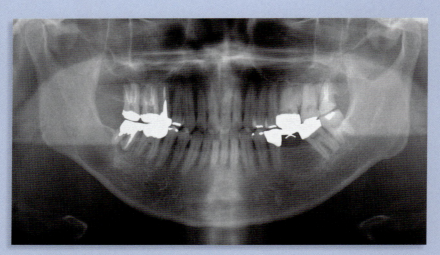

左側下顎骨骨体部（「6 相当部）に境界明瞭な X 線透過像を認め，その周囲に一層の骨硬化縁を認める．パノラマ X 線写真

臨床所見

- **発生頻度** 口腔領域の囊胞の約 1.5％．
- **好発部位** 特になし．
- **好発年齢** 成人（無歯顎の年長者）．
- **性　差** 男性に多い．
- **臨床症状** 多くは無症状で，X 線検査によって発見される．
- **X 線所見** 無歯顎部における単房性の境界明瞭な透過像．
- **治　療** 歯根囊胞に準じる．
- **予　後** 良好．

C&P
CLINICAL and PATHOLOGY

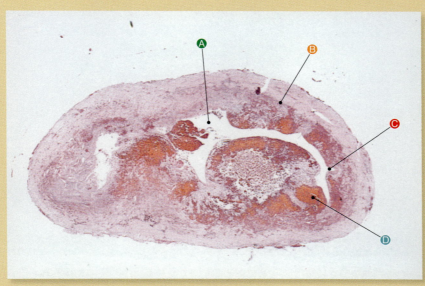

- Ⓐ：囊胞腔
- Ⓑ：囊胞壁
- Ⓒ：裏装上皮
- Ⓓ：出血

肥厚した囊胞壁には出血巣が散見される

病理組織所見

基本的な組織像は歯根囊胞と同様で，内層の非角化重層扁平上皮からなる裏装上皮と外層の線維性結合組織層からなる．裏装上皮直下には慢性炎症がみられる．歯根囊胞と比べると陳旧化していることが多い．

コメント

残留囊胞のがん化

まれに歯原性囊胞ががん化することがあるが，そのなかでは残留囊胞から発生した例が一番多い．

各論　1．顎骨に発生する囊胞　1）歯原性囊胞

歯周囊胞　paradental cyst, inflammatory collateral cyst

> **定義** 萌出歯の周囲の軟組織に炎症と関係して発生する囊胞．関連歯は生活歯である．
> 歯周ポケットに生じた炎症の結果として半埋伏歯または完全萌出歯の歯根側面の
> 歯頸部歯原性上皮から発症する．

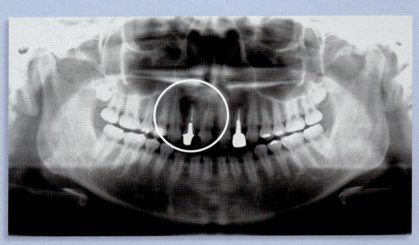

2| 部周囲の顎骨に楕円形のX線透過像が認められる．パノラマX線写真

臨床所見

- **発生頻度**　まれ．全歯原性囊胞の0.9～4.7％．
- **好発部位**　下顎第三大臼歯の頰側や遠心，小児の下顎第一大臼歯の頰側，上顎側切歯部．
- **好発年齢**　30歳以下．
- **性　差**　男性に多いともいわれるが不明．
- **臨床症状**　一般的に臨床的症状は明らかではない．頰側に位置している場合は無痛性腫脹を認める．原因歯は生活歯．
- **X線所見**　一般的に径1～2 cm程度の境界明瞭な透過像．透過像は原因歯と接して，セメント-エナメル境より歯冠側に位置する．
- **治　療**　囊胞摘出を行う．原因歯は第三大臼歯を除いて可能な限り保存する．良好．
- **予　後**　良好．
- **鑑別診断**　歯周病，原始性囊胞，残留囊胞，球状上顎囊胞など．

C&P
CLINICAL and PATHOLOGY

1. 顎骨に発生する囊胞　1）歯原性囊胞

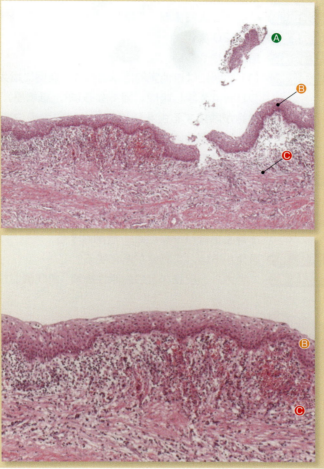

Ⓐ：囊胞腔
Ⓑ：裏装上皮
Ⓒ：囊胞壁

病理組織所見
　裏装上皮は変性，萎縮した重層扁平上皮からなる．裏装上皮下の結合組織ではリンパ球，形質細胞，マクロファージ，好中球などの炎症性細胞浸潤が種々の程度でみられる．

> **コメント**
> **Hofrath（歯周）囊胞 Hofrath（paradental）cyst**
> よくみられる歯周囊胞としては，智歯周囲炎に関連して下顎第三大臼歯の遠心面に生じるHofrath（歯周）囊胞や小児の下顎第一大臼歯の頰側に生じる下顎感染性頰部囊胞がある．

各論

1. 顎骨に発生する囊胞　1) 歯原性囊胞

原始性囊胞 primordial cyst

定義 囊胞腔内に埋伏歯を含まず，非角化上皮に裏装されている囊胞．

臨床所見

- **発生頻度** 歯原性囊胞の約10％．
- **好発部位** 下顎第三大臼歯部．下顎が上顎の2～4倍．半数が下顎智歯から下顎枝に発現．
- **好発年齢** 10～20歳代．
- **性　差** 男性にやや多い．
- **臨床症状** (1) 初期には自他覚的症状はなく，緩慢に増大する．(2) 囊胞が大きくなるにつれ骨は膨隆し吸収し薄くなる(羊皮紙様感)．波動が生じる場合もある．(3) 囊胞が隣接する歯を圧迫すると隣接歯の位置異常や根の吸収を認める．(4) 多発性の場合は，基底細胞母斑症候群(皮膚の母斑，2分肋骨，両眼隔離，大脳鎌や硬膜の石灰化)のことが多い．
- **X線所見** (1) 境界明瞭な円形あるいは類円形の単房性透過像を示す．時には多房性の透過像を示す．(2) その中に埋伏歯を認めない．
- **治　療** 囊胞は全摘出を行うが，再発率が比較的高いため，完全な摘出が必要．摘出した骨面を骨バーなどで1層削除する．
- **予　後** 再発が多い．まれにがん化する．
- **鑑別診断** エナメル上皮腫などの歯原性腫瘍，角化囊胞性歯原性腫瘍，その他の顎囊胞．

MEMO　錯角化と正角化

口腔粘膜は，構造と機能によって，角化上皮と非角化上皮に分けられる．角化上皮は歯肉（口腔上皮），口蓋，舌に存在し，非角化上皮は頬，口腔底を被覆している．口腔の角化上皮は唾液によって常に濡れて湿った状態にあるため，皮膚の角化上皮とは異なっている．顕微鏡でみると，口腔の角化上皮は顆粒層のケラトヒアリン顆粒がなく，角質層に核が残っている．これを錯角化と呼んでいる．一方，典型的な皮膚の角化上皮は足の踵（かかと）にみられ，顆粒層にはケラトヒアリン顆粒が存在し，角質層には核は存在せず，明瞭なケラチンが認められる．これを正角化という．

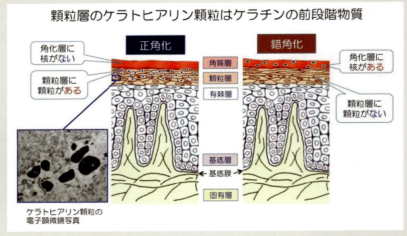

（模式図：金子　至，下野正基：歯肉を読み解く．医歯薬出版，2014）

C&P
CLINICAL and PATHOLOGY

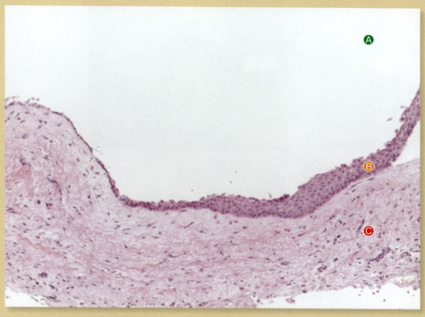

- Ⓐ：囊胞腔
- Ⓑ：裏装上皮
- Ⓒ：囊胞壁

基底が平坦な非角化重層扁平上皮による裏装がみられる．炎症はみられない

病理組織所見　囊胞壁は非角化性重層扁平上皮により裏装され，裏装上皮下には線維性結合組織がみられる．結合組織中には歯原性上皮島がみられることもある．

> **コメント**
>
> **原始性囊胞の分類**
>
> 以前は原始性囊胞のうち裏装上皮が角化していたものは歯原性角化囊胞とされ，非角化のものが原始性囊胞であった．2005年にWHOの歯原性腫瘍の分類が改訂され，錯角化を示すのは侵襲性や再発するなど腫瘍的な性格を示すことから角化囊胞性歯原性腫瘍と名称が変わり，歯原性腫瘍に分類された．そのため，非角化の囊胞のみが原始性囊胞となった．なお，裏装上皮が正角化を示すタイプは再発がきわめて少なく，予後良好であることから，正角化歯原性囊胞 orthokeratinizied odontogenic cyst と診断される．

1．顎骨に発生する囊胞　1）歯原性囊胞

各論　1. 顎骨に発生する囊胞　1）歯原性囊胞

含歯性囊胞 dentigerous cyst

定 義 囊胞壁に埋伏歯（未萌出歯）を有し，その埋伏歯の歯冠を囊胞腔内に包含したもの．

CLINICAL

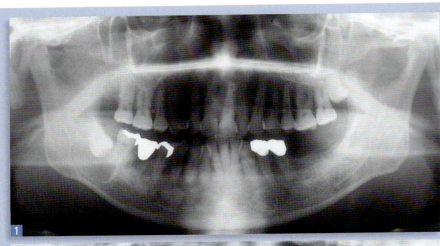

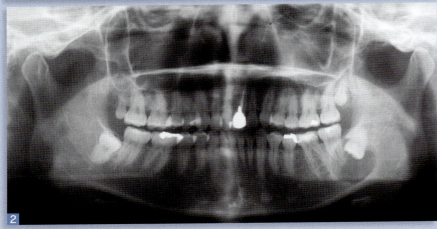

[1] 下顎右側臼歯部に骨透過像を認める．顔貌・口腔内ともに腫脹，疼痛などの臨床症状を認めない
[2] 下顎左側臼歯部に第三大臼歯歯冠を含んだ骨透過像を認める．隣在歯第二大臼歯の電気歯髄反応は陽性．臨床的症状はなく，X線検査で偶然指摘された

臨床所見

- **発生頻度** 全顎囊胞の約14％，歯原性囊胞の17～32％．
- **好発部位** 埋伏歯の好発部位と同じ．すなわち下顎第三大臼歯，上顎犬歯，上顎第三大臼歯，下顎第二小臼歯，上顎中切歯．
- **好発年齢** 10～30歳代．
- **性　差** 男性にやや多い．
- **臨床症状** （1）初期には自他覚的症状はなく，緩慢に増大する．（2）囊胞が大きくなるにつれ骨は膨隆し吸収し薄くなる（羊皮紙様感）．波動が生じる場合もある．（3）囊胞が隣接する歯を圧迫すると隣接歯の位置異常や根の吸収を認める．（4）単房性のものが多い．
- **X線所見** （1）境界明瞭な円形あるいは類円形の単房性透過像を示す．時には多房性の透過像を示す．（2）その中に歯冠を含む埋伏歯を認める．埋伏歯の歯冠が中心にあるものを中心型，側方にあるものを側方型に分ける．
- **治　療** 埋伏歯の抜去を含め囊胞摘出を行う（PartschⅡ法）．特に囊胞が大きい場合，若年者の場合には副腔形成法（PartschⅠ法）を選択する．発育期では開窓療法により囊胞内の永久歯は保存する．
- **予　後** 良好．
- **鑑別診断** エナメル上皮腫や角化囊胞性歯原性腫瘍などの歯原性腫瘍．その他の顎囊胞．

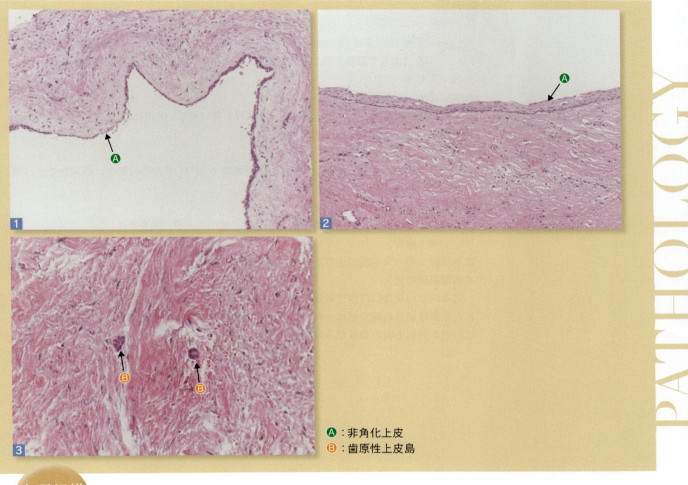

Ⓐ：非角化上皮
Ⓑ：歯原性上皮島

病理組織所見

嚢胞壁は数層の非角化上皮により裏装された菲薄な線維性結合組織で構成されている（**1**，**2**）．上皮には線毛上皮や粘液細胞が含まれていることもある．結合組織には歯原性上皮島も散見される（**3**）．

萌出嚢胞 eruption cyst

関連疾患 RELATED DISEASE

定義：萌出中の歯の歯冠を含み，部分的には骨外にもでている非角化重層扁平上皮によって裏装された嚢胞．萌出に際し，軟組織にも及んだ含歯性嚢胞の一型．

＜臨床所見＞

発生頻度：少ない．

好発部位：中切歯，第一大臼歯に多い．上顎より下顎に多い．両側性にみられることもある．

好発年齢：1～12 歳のどの年齢でもみられる．

性　　差：男性：女性＝1：2

臨床症状：萌出途中の歯槽粘膜堤に限局性の膨隆があり，その部の粘膜は青紫色を呈し波動を認める．無痛性．

X 線所見：X 線透過像を示す場合もある．

治　　療：開窓術により原因歯を萌出させる．嚢胞も自然に消失する．

予　　後：良好．

鑑別診断：第一大臼歯に生じた場合，歯周嚢胞．

＜病理組織所見＞

　基本的な組織像は含歯性嚢胞と同じである．萎縮性の非角化重層扁平上皮により裏装された線維性結合組織で構成されている．結合組織には歯原性上皮島も散見される．炎症が加わると裏装上皮の肥厚がみられる．

各論　1．顎骨に発生する囊胞　1）歯原性囊胞

側方性歯周囊胞　lateral periodontal cyst

定義 隣在する生活歯の歯根間の歯槽骨内に発生する発育性囊胞．歯原性上皮の遺残に由来する発育性囊胞で，炎症性ではない．

臨床所見

- **発生頻度** きわめてまれ．
- **好発部位** 下顎犬歯，小臼歯部，次いで上顎前歯部．
- **好発年齢** どの年齢層にもみられる．
- **性　差** なし．
- **臨床症状** 一般的に臨床的症状は明らかではない．頰側に位置している場合は無痛性腫脹を認める．原因歯は生活歯．
- **X線所見** 一般的に径1cm以下の透過像．
- **治　療** 囊胞摘出を行う．囊胞に付着した歯は可及的に保存する．
- **予　後** 良好．
- **鑑別診断** 成人の歯肉囊胞，根側性歯根囊胞．

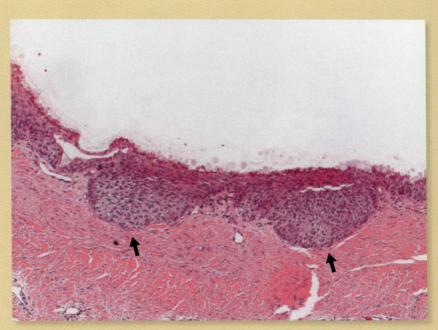

限局性の上皮プラークと呼ばれる肥厚（矢印）

病理組織所見

1～5層の菲薄な非角化扁平上皮あるいは立方上皮により裏装されている．部分的に円形あるいは扁平で限局性の上皮プラークと呼ばれる肥厚（矢印）がしばしばみられる．

コメント

側方性歯周囊胞
(1) 炎症によって発生する根側性歯根囊胞とは区別する必要がある．
(2) 多房性に生じた場合はブドウ状歯原性囊胞 botryoid odontogenic cyst と呼ばれる．

各論

1. 顎骨に発生する囊胞　1）歯原性囊胞

腺性歯原性囊胞 glandular odontogenic cyst

定義 導管細胞や分泌細胞への分化を特徴とした裏装上皮を有する囊胞で，顎骨の有歯部に発生する．側方性歯周囊胞の多房性の亜型と考えられている．球状上顎囊胞や下顎正中囊胞といわれていたもののいくつかが本囊胞である．

臨床所見

発生頻度	きわめてまれ．全歯原性囊胞の 0.2％．
好発部位	上顎：下顎＝3：7，下顎前歯部に多くみられる．
好発年齢	50〜70 歳代．
性　差	男：女＝1.3：1．
臨床症状	一般的に臨床的症状は明らかではない．頰側に位置している場合は無痛性腫脹を認める．原因歯は生活歯．
X 線所見	一般的に径 1 cm 以下の透過像．
治　療	囊胞摘出を行う．囊胞に付着した歯は可及的に保存する．
予　後	30％に再発がみられる．
鑑別診断	単房性の場合は原始性囊胞，角化囊胞性歯原性腫瘍との鑑別が，多房性の場合はエナメル上皮腫，歯原性粘液腫との鑑別が必要．

PATHOLOGY

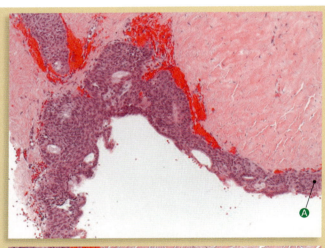

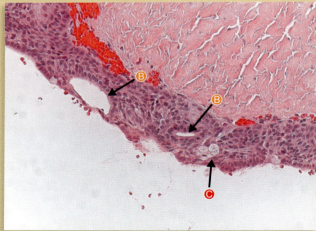

Ⓐ：裏装上皮
Ⓑ：腺管様構造
Ⓒ：粘液細胞

病理組織所見

裏装上皮に円柱上皮や立方上皮が陥入した腺管様構造と，粘液細胞が陥入して粘液が貯留した小囊胞がみられる．

確定診断のための免疫染色・特殊染色
ムチカルミン，PAS，アルシアンブルー．

各論　1. 顎骨に発生する囊胞　2) 非歯原性囊胞

鼻口蓋管囊胞（切歯管囊胞） nasopalatine duct cyst（incisive canal cyst）

定義 鼻口蓋管（切歯管）の上皮遺残から発生する囊胞．

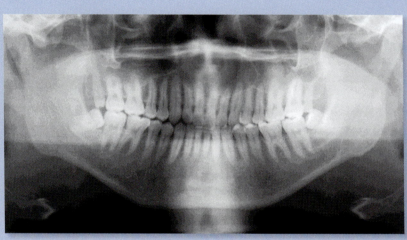

上顎正中部に類円形のX線透過像がみられる．パノラマX線写真

臨床所見

- **発生頻度** 顎骨に発生する囊胞の約1〜5％．
- **好発部位** 上顎骨正中部に発生．
- **好発年齢** 30〜50歳代．
- **性　差** 男性：女性＝3：1．
- **臨床症状** (1) 口蓋の正中前部に骨性の膨隆を呈する．(2) 一般に大きさは径が1cm程度のものが多い．(3) 増大した場合には，唇側歯槽突起，鼻腔底も膨隆し，口蓋部に波動を触知．(4) 隣接歯の症状は少なく，時に上顎中切歯の左右離開が起こる．生活歯．(5) 内溶液は非感染性で，帯黄淡褐色のやや粘稠性な透明性であるものが多い．
- **X線所見** 切歯孔の近くでは類円形の境界明瞭な透過像．上方で切歯管分岐部に発生したものはハート型を示す．さらに上方では左右どちらかに偏位し類円形を示す（切歯管は口蓋部では1管，中途から2管に分かれ，鼻腔底では鼻中隔を境界に左右に開口している）．
- **治　療** 囊胞摘出を行う．囊胞に付着した歯は可及的に保存する．
- **予　後** 良好．
- **鑑別診断** 側方歯周囊胞，歯肉囊胞，原始性囊胞，歯根囊胞．

C&P
CLINICAL and PATHOLOGY

PATHOLOGY

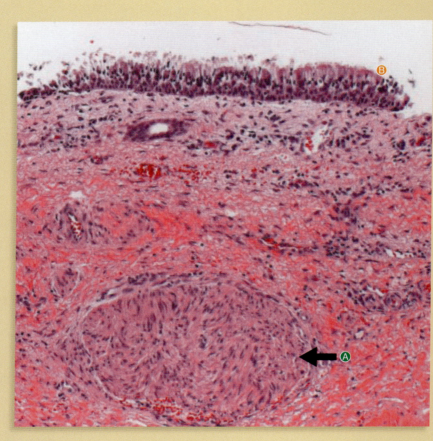

Ⓐ：神経線維束
Ⓑ：上皮

病理組織所見

囊胞壁は重層扁平上皮，多列線毛上皮，立方上皮などにより裏装されている．囊胞壁の結合組織に大きな血管や神経線維束，脂肪や粘液腺がみられることが特徴的で，時に硝子軟骨もみられるのが特徴的である．

コメント

鼻口蓋管囊胞
(1) 鼻口蓋管は胎生期に鼻腔と口腔とを連絡していた管である．
(2) 鼻口蓋管よりも表面側（口蓋側）の骨外性に発生すると口蓋乳頭囊胞 cyst of the palatine papilla と呼ばれる．

各論

1. 顎骨に発生する嚢胞　2）非歯原性嚢胞

術後性上顎嚢胞　postoperative maxillary cyst

定義 上顎洞炎・上顎洞蓄膿症の根治手術後，長年を経て発現する嚢胞．

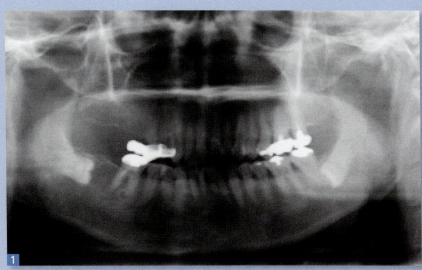 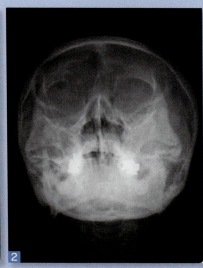

1 両側上顎洞底線は不明瞭である．パノラマX線写真
2 両側上顎洞の不透過性が亢進し，形態が不明瞭である．上顎洞根治術の術後変化を示唆する．Waters法X線写真

臨床所見

発生頻度 顎骨内に発生する嚢胞で歯根嚢胞に次いで多い．

好発部位 上顎洞底部が多く，次いで上顎洞上壁，自然孔部．

好発年齢 30〜40歳代の壮年期．

性差 男性に多い．

臨床症状 (1) 口腔症状として，上顎臼歯の違和感，疼痛，咬合痛，歯肉頰移行部または口蓋部の腫脹．歯の動揺．(2) 頰部症状として，上頰部，眼窩下部などの腫脹，疼痛，違和感．(3) 鼻症状として，鼻閉，嗅覚障害，鼻漏．(4) 眼症状として，眼球圧迫感，内眼角部疼痛，眼球突出，視覚障害．(5) その他，頭重感，患側の片頭痛．二次感染による上顎洞炎様症状．

X線所見 (1) 患側上顎洞の不透過像，洞形態の不定化と骨吸収または増生像．(2) 頰骨歯槽稜の骨吸収像，洞底線消失．

治療 Caldwell-Luc法に準じて嚢胞摘出術（上顎洞根治手術）．下鼻道に対孔形成を行う．隣接歯の根管充填，保存不可の場合は抜去．

予後 良好．

鑑別診断 上顎洞炎，上顎洞粘液嚢胞，歯根嚢胞，上顎洞癌．

C&P
CLINICAL and PATHOLOGY

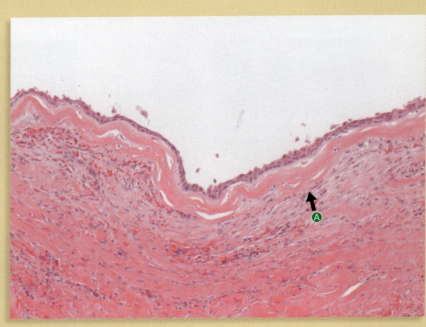

Ⓐ：瘢痕化した組織

病理組織所見

　裏装上皮は線毛上皮からなることが多いが，扁平上皮化生もみられる．上皮直下や囊胞壁の結合組織中には瘢痕化した組織（矢印）がしばしばみられる．

コメント

術後性上顎囊胞
(1) 蓄膿症：既存の腔内に膿が貯留したもの．
(2) 蓄膿症手術後の組織修復時に，洞粘膜上皮が組織内に迷入し，それが長い年月をかけて大きくなっていったと考えられる．
(3) 日本では発生頻度が多いので知られるが，欧米では根治手術を行うことが少なく，教科書にも記載がないことが多い．

各論　1. 顎骨に発生する囊胞　2) 非歯原性囊胞

単純性骨囊胞 simple bone cyst

（外傷性骨囊胞　traumatic bone cyst，出血性骨囊胞　hemorrhagic bone cyst，孤在性骨囊胞　solitary bone cyst）

定義 外傷などにより骨内に血腫が生じ，凝血が液化した発症する非上皮性囊胞（偽囊胞）．主として長管骨にみられる．

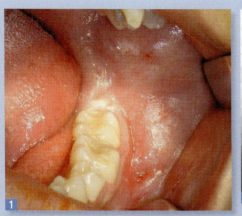
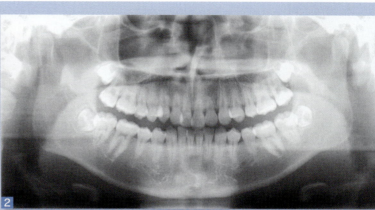
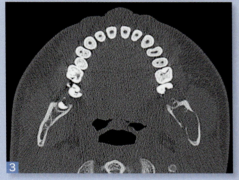
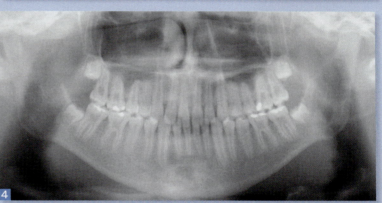

1 左側下顎臼歯部頰側から下顎枝部にかけて顎骨の膨隆がみられる．口腔内写真
2 下顎前歯部に骨透過像を認める．当該歯の歯槽硬線，歯根膜空隙は認められ，すべて電気歯髄反応陽性．外傷などの既往はなし
3 左側下顎枝部に頰舌的に膨隆を伴う内部均一な low density lesion がみられる
4 左側下顎枝部に境界明瞭な X 線透過像がみられる．3 のパノラマ X 線写真

臨床所見

- **発生頻度**　顎囊胞の約 1％．
- **好発部位**　下顎前歯部，骨体部，下顎角部の順で，上顎は少ない．
- **好発年齢**　10〜20 歳代．
- **性差**　男性に多い．
- **臨床症状**　一般に無症状で経過するが，局所の膨隆や疼痛を生じることもある．大きくなると皮質骨の吸収がみられる．歯科治療時の X 線検査で偶然発見されることが多い．隣接歯は生活歯で，偏位もない．囊胞腔は空隙，または血性か漿液性の体液を含むことがある．
- **X 線所見**　他の囊胞と比較して境界が不明瞭なことがある．骨体部に発生した囊胞は歯槽中隔に入り込み，いわゆる "scalloping" 状を呈する．
- **治療**　摘出または掻爬．
- **予後**　良好．
- **鑑別診断**　歯根囊胞，原始性囊胞，歯原性腫瘍．

PATHOLOGY

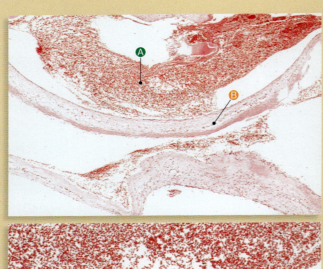

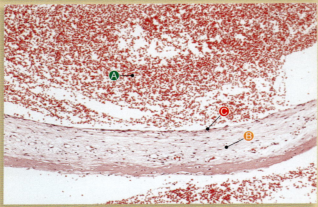

- Ⓐ：囊胞腔（血液が存在する）
- Ⓑ：囊胞腔
- Ⓒ：上皮による裏装がない

病理組織所見

1. 骨内に菲薄な線維性結合組織に囲まれた腔が観察されるが，裏装上皮は存在しない（偽囊胞）．
2. 腔内には血液やヘモジデリンなどがみられる．

コメント

単純性骨囊胞
外傷性骨囊胞や出血性骨囊胞とも呼ばれるが，外傷や出血との因果関係は必ずしも明らかではない．

各論　1．顎骨に発生する囊胞　2）非歯原性囊胞

脈瘤性骨囊胞　aneurysmal bone cyst

定義 骨内に発生する非上皮性囊胞（偽囊胞）で，顎骨の中心部に血液を充満した腔が多数存在することを特徴とする．

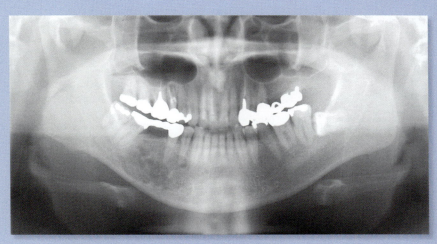

下顎右側臼歯部の膨隆を主訴に来院した．無痛性，圧痛などはない

臨床所見

- **発生頻度** きわめて少ない．
- **好発部位** 上顎：下顎＝1：2〜3．（脊柱と長管骨に好発）
- **好発年齢** 20歳以下．
- **性　差** 女性にやや多い．
- **臨床症状** 無痛性の硬い膨隆を示し，歯の移動を惹起することがある．内部は血液で満たされた海綿状を呈する．生検には注意する．
- **X線所見** 単房性または多房性の蜂窩状，石鹸泡状の透過像を示す．
- **治　療** 囊胞摘出術．周囲の健常骨を含め顎骨切除術．切除後は骨再建が必要．
- **予　後** 良好．
- **鑑別診断** 巨細胞修復性肉芽腫，巨細胞腫，血腫．

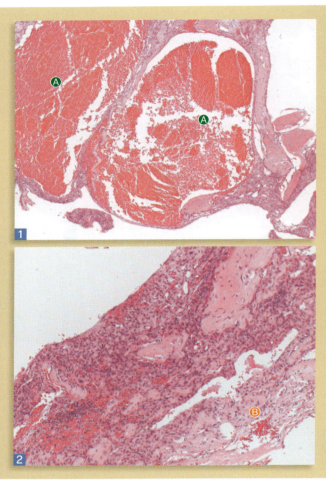

Ⓐ：赤血球の充満した腔
Ⓑ：線維性結合組織

病理組織所見

1. 赤血球の充満した種々のサイズの腔がみられる（腔は上皮細胞や内皮細胞では裏装されていない）（**1**）．
2. 腔の壁を構成する線維性結合組織は線維芽細胞が主体をなしており（**2**），多核巨細胞が散在性にみられる．

脈瘤性骨囊胞
線維性異形成症や骨形成線維腫（セメント質形成線維腫）など，他の骨病変を合併することがあり，本疾患を既存の骨病変に継発する二次的変化とする意見もある．

各論　1．顎骨に発生する囊胞　2）非歯原性囊胞

静止性骨空洞　static bone cavity

定義 下顎角付近にみられる顎骨舌側の陥凹で，唾液腺組織，脂肪組織，筋組織などが陥入している．通常の囊胞と異なり，囊胞腔が存在しない．X線的に囊胞を思わす透過像を示す．治療を要しない．

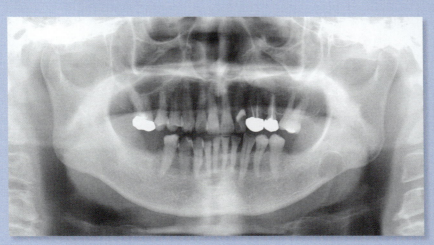

左側下顎骨体部に骨透過像を認める．造影CT検査から当該部に顎下腺の存在が確認された

臨床所見

- **発生頻度** 500人に1～2人程度．
- **好発部位** 下顎角部の前方．下顎管の下方．下顎小臼歯部から下顎大臼歯部．
- **好発年齢** 40～50歳代．
- **性　差** 男性に多くみられる．女性はまれ．
- **臨床症状** 無症状．片側性にみられ，径は1～3 cm．
- **X線所見** 顎角の前方で下顎管の下方に径1～3 cmの境界明瞭な楕円形または類円形の透過像．透過像の周囲は白線で囲まれている．
- **治　療** 特に処置せず．
- **予　後** 良好．
- **鑑別診断** 顎骨に発生する囊胞，歯原性腫瘍．

C&P
CLINICAL and PATHOLOGY

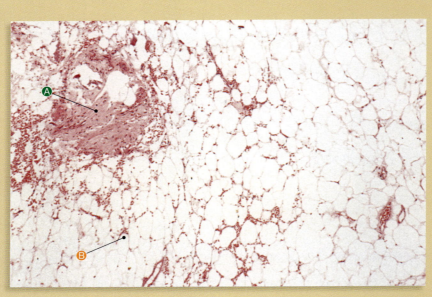

Ⓐ：線維性組織
Ⓑ：脂肪組織

病理組織所見

線維性結合組織，唾液腺組織，脂肪組織，筋組織などがみられる．

静止性骨空洞

下顎骨の前方部でみられるときには舌下腺，後方部でみられるときには顎下腺であることが多い．

各論

2. 軟組織に発生する囊胞
類皮囊胞　dermoid cyst

定義 発育期に外胚葉組織が封入されて生じる囊胞．囊胞壁の上皮性裏装が表皮（皮膚）に類似した構造を示し，皮脂腺や汗腺および毛包を壁内に有するもの．

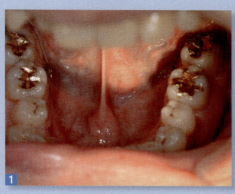
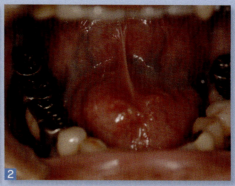
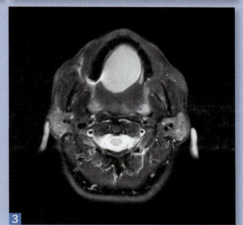

1 舌下部正中に境界明瞭な膨隆を認める
2 口底部全域に半球形の膨隆を認め，舌を挙上している
3 別症例：境界明瞭で不均一な高信号を示す病変を認める．舌を挙上する形で存在している．T2強調MR画像（横断像，脂肪抑制）

臨床所見

発生頻度 比較的まれ（口腔領域では約28％[1]，頭頸部領域では約6.9％）．

好発部位 口底正中部に多い．（1）舌下型（顎舌骨筋の上に存在するもの），（2）オトガイ下型（顎舌骨筋の下に存在するもの），（3）舌下オトガイ下型（大きく舌下とオトガイ下との両側にまたがるもの）に分類される．舌下型が最も多い．

好発年齢 20～30歳前後．

性差 なし．

臨床症状 弾性軟，圧痛や波動性を欠く．舌下型では舌下部の膨隆を認める．大きくなると舌を挙上し二重舌を呈し，嚥下・構音・呼吸障害がみられる．オトガイ下型では，オトガイ部の腫脹をきたし，二重オトガイとなる．囊胞腔内は粥状，オカラ状が多い．

治療 囊胞摘出術．存在部位により口腔内からか皮膚側からアプローチするかを決める．

予後 良好．

鑑別診断 ラヌーラ（ガマ腫），オトガイ下膿瘍，類表皮囊胞，鰓囊胞，唾液腺炎，脂肪腫，甲状舌管囊胞，唾液腺炎，神経鞘腫．

C&P
CLINICAL and PATHOLOGY

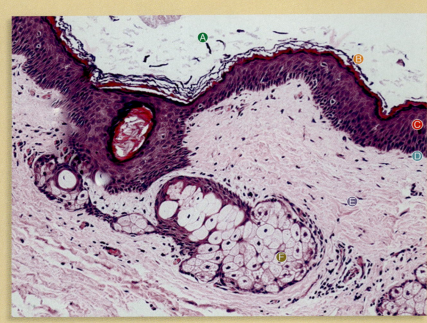

- Ⓐ：囊胞腔
- Ⓑ：角化変性物質
- Ⓒ：顆粒細胞
- Ⓓ：基底細胞
- Ⓔ：線維性結合組織
- Ⓕ：皮脂腺

病理組織所見

1. 囊胞壁は内腔より上皮脚形成のみられない，非薄な正角化重層扁平上皮の裏装上皮とその外側に皮脂腺や汗腺を含む線維層の2層からなる．
2. 囊胞腔内には，大量の角化変性物質が存在し，脂肪，コレステリン，剥離細胞などがみられる．

関連疾患

萌出囊胞 eruption cyst

定義：萌出途上の歯の歯冠を取り囲み骨外の軟組織に存在する含歯性囊胞の一型．まれに先天歯に伴う．

＜臨床所見＞
発生頻度：まれ．
好発部位：乳臼歯部．
好発年齢：1～12歳（歯の萌出時期と一致）で，平均4～5歳．
性　差：なし．
臨床症状：萌出中の歯槽粘膜に限局性，波動性の膨隆としてみられる．粘膜表面は滑沢．萌出性血腫の場合は青紫色，暗紫色を呈する．
治　療：基本的に自然に消失するため処置の必要はない．必要があれば開窓術．
予　後：良好．
鑑別診断：上皮真珠．

各論

2. 軟組織に発生する囊胞
類表皮囊胞 epidermoid cyst

定義 発育期に外胚葉組織が封入されて生じる囊胞．囊胞壁が表皮によって被覆されているもの．皮膚付属器（皮脂腺・汗腺・毛包）はない．

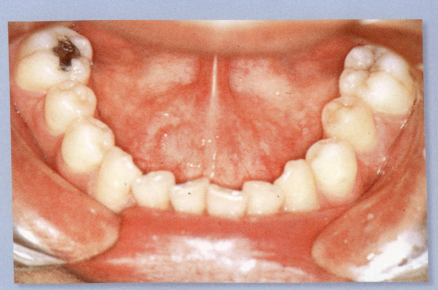

口底正中部に膨隆がみられる．表面は健常粘膜

臨床所見

- **発生頻度** 比較的まれ（口腔領域では類皮囊胞より多く，約72％）．
- **好発部位** 口底（正中の舌下部に好発），頰部，口唇，舌，顎骨が大多数を占めている．
- **好発年齢** 20～30歳代．
- **性差** なし．
- **臨床症状** 類皮囊胞と同じ．
- **治療** 囊胞摘出術．部位により口腔内からか皮膚側からアプローチするかを決める．類皮囊胞に比較し囊胞壁が破れやすい．
- **予後** 良好．
- **鑑別診断** ラヌーラ（ガマ腫），類皮囊胞，甲状舌管囊胞，原始性囊胞（顎骨に生じたもの）．

C&P
CLINICAL and PATHOLOGY

PATHOLOGY

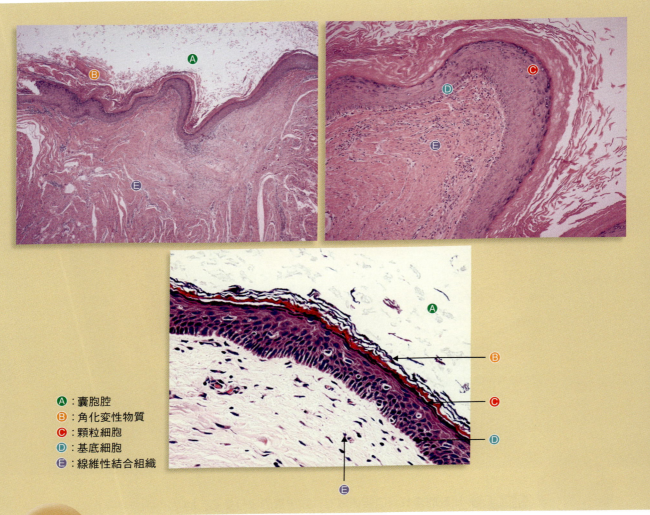

- Ⓐ：囊胞腔
- Ⓑ：角化変性物質
- Ⓒ：顆粒細胞
- Ⓓ：基底細胞
- Ⓔ：線維性結合組織

病理組織所見

1. 囊胞壁は内腔より上皮脚形成のみられない，非薄な正角化重層扁平上皮による裏装上皮と線維層の2層からなる．
2. 囊胞腔内には，大量の角化変性物質が存在し，脂肪，コレステリン，剥離細胞などがみられる．

各論

2. 軟組織に発生する囊胞

歯肉囊胞 gingival cyst

定義 顎骨外の歯槽粘膜または歯肉粘膜内に発生する歯原性上皮性囊胞で，
①新生児ないし乳児（生後3か月まで）に発生するものと，
②成人に生じるものがある．

臨床所見

発生頻度 ①新生児・乳児，②成人ともにまれ．

好発部位 ①新生児の上顎歯槽堤粘膜に好発する．②下顎犬歯・小臼歯部の頬側歯肉に好発する．

好発年齢 ①新生児，または生後3か月．②30～50歳代．

性　差 ①，②ともになし．

臨床症状 ①乳歯萌出前の歯槽堤上に白色の小結節状にみられる．多発性に発生することが多い．
乳児の成長に伴い自然に消失するか剥離する．

②永久歯の遊離歯肉，付着歯肉，歯間乳頭にみられる小囊胞．波動性膨隆を呈する．

治　療 ①経過観察．②摘出術．

予　後 ①，②ともに良好．

鑑別診断 ①の場合，ボーン結節，エプスタイン真珠．
②の場合，粘液囊胞，角化囊胞性歯原性腫瘍，側方性歯周囊胞，類表皮囊胞．

MEMO メモ

サース腺 Serres gland，ボーン結節 Bohn nodule，エプスタイン真珠 Epstein pearl

サース腺：歯胚を形成した後，退縮した歯堤が残存して，小さな上皮巣として認められるもの．

ボーン結節：口蓋縫線や歯槽堤から離れた口蓋部に認められ，唾液腺組織の遺残と考えられている．

エプスタイン真珠：正中口蓋縫線に沿った粘膜に認められ，胎生期の口蓋突起癒合の際の上皮から発生した小囊胞と考えられている．

2. 軟組織に発生する囊胞　199

C&P
CLINICAL and PATHOLOGY

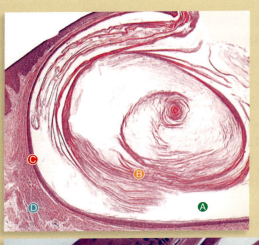

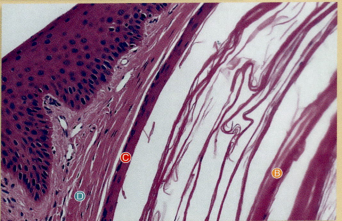

Ⓐ：囊胞腔
Ⓑ：角化変性物質
Ⓒ：重層扁平上皮（裏層上皮）
Ⓓ：線維性結合組織

病理組織所見

①幼児の場合
1. 囊胞壁は錯角化を示す扁平上皮細胞によって裏装されている．
2. 囊胞腔内には角質がみられる．

②成人の場合
1. 囊胞壁は薄い扁平上皮細胞によって裏装され，表面は角化している．
2. 上皮下には線維性結合組織がみられる．

各論 2. 軟組織に発生する囊胞
鰓囊胞 branchial cyst（リンパ上皮性囊胞 lymphoepithelial cyst, 側頸囊胞 lateral cervical cyst）

定義 胎生期の鰓裂上皮に由来する囊胞．側頸囊胞，リンパ上皮性囊胞とも呼ばれる．

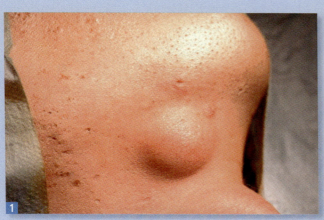
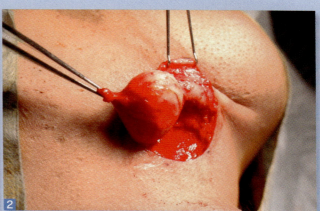
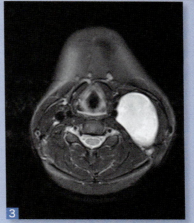

1 右側顎下腺後方に境界が明瞭で弾性軟の腫瘤を認める
2 腫瘤摘出
3 別症例：左側顎下部の胸鎖乳突筋内側に境界明瞭で均一な高信号を示す病変を認める．T2強調MR画像（横断像，脂肪抑制）

臨床所見

発生頻度	まれ．
好発部位	鎖骨上窩から咽頭側壁までの広範囲．胸鎖乳突筋の前縁，深部に多く，内頸静脈に接したものが最も多い．次いで下顎角直下に多く，口腔底や耳下腺部にもみられる．
好発年齢	20～30歳代．
性差	男性にやや多い．
臨床症状	(1) 上頸部側方に，半球状または卵形の弾性軟の腫瘤として触知する．(2) 波動を触れる．(3) 側頸部に生じたものは下顎角付近に波動性膨隆として現れることもある．(4) 口底部に発現すると舌の挙上が，また咽頭側壁に生じると咽頭の狭窄がみられる．
治療	囊胞摘出術．囊胞に連続した上皮索は切除，結紮する．
予後	一般的には良好．まれに鰓囊胞に由来する悪性腫瘍がみられる．
鑑別診断	良性間葉性腫瘍，リンパ節炎，リンパ腫，リンパ管腫，血管腫，脂肪腫性悪性腫瘍リンパ節転移．

C&P
CLINICAL and PATHOLOGY

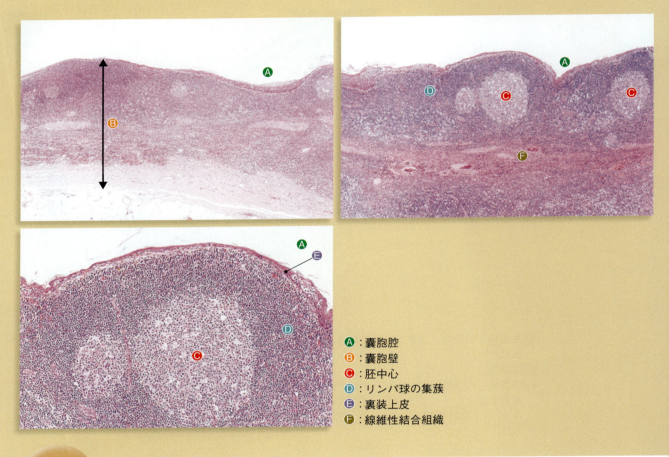

- Ⓐ：囊胞腔
- Ⓑ：囊胞壁
- Ⓒ：胚中心
- Ⓓ：リンパ球の集簇
- Ⓔ：裏装上皮
- Ⓕ：線維性結合組織

病理組織所見

1. 囊胞壁は内側より非角化ないし非錯角化重層扁平上皮細胞がみられ，まれに線毛上皮細胞や扁平上皮細胞などの混在を示すこともある．
2. 上皮釘脚の形成は少なく，上皮層の表面形状は扁桃の陰窩様にみえることがある．その上皮直下にはリンパ濾胞形成を伴ったリンパ組織が線維組織層にみられる．
3. 囊胞腔内は灰白色から赤褐色調の液状物質で，コレステリン結晶を含むこともある．
4. アミラーゼ値が高く，囊胞壁内の分泌細胞の存在が注目される．

各論

2. 軟組織に発生する囊胞
甲状舌管囊胞 thyroglossal duct cyst

定義 甲状腺と舌盲孔との間に生じる囊胞で，胎生期の甲状舌管の残遺上皮から発生する．

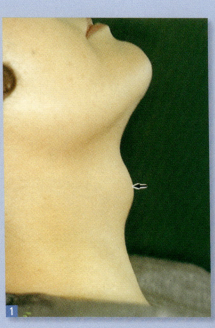
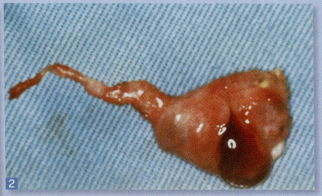
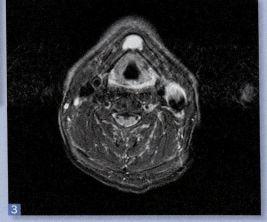

1 オトガイ下部に膨隆がみられる
2 手術標本．囊胞とそれに続く上皮索が左端にみられる
3 別症例：舌骨前方に境界明瞭で均一な高信号を示す病変を認める．T2強調MR画像（横断像，脂肪抑制）

臨床所見

発生頻度 まれ．

好発部位 舌盲孔から甲状腺までの頸部正中の，特に舌骨前方に発生し[1,2]，正中頸囊胞とも呼ばれる．まれに口底や舌根部にも生じることがある．

好発年齢 20歳以前．

性差 男性にやや多い．

臨床症状 （1）前頸部正中に表面滑沢な半球状，境界明瞭な腫脹．無痛性に徐々に増大する．（2）舌骨に癒着していれば嚥下時に舌骨の動きに合わせて上下する．（3）直径2 cm程度のものが多い．（4）感染して自壊し，瘻孔を形成することもある．（5）舌骨の前にできたものではオトガイ下が，舌根部に発生したものでは舌が挙上される．（6）漿液性の内容液を含む．

治療 囊胞摘出術．舌骨とともに摘出する場合もある．囊胞壁が非常に薄く，慎重に手術を行わないと取り残しやすく，再発する．

予後 良好．まれに囊胞壁に迷入した甲状腺組織から癌が生じることがある．

鑑別診断 上部に生じたものは類皮囊胞，類表皮囊胞．ラヌーラ〔ガマ腫（顎下型）〕．下部に生じたものは甲状腺腫，甲状腺の腫瘍．

C&P
CLINICAL and PATHOLOGY

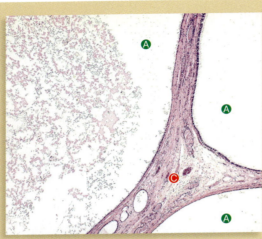

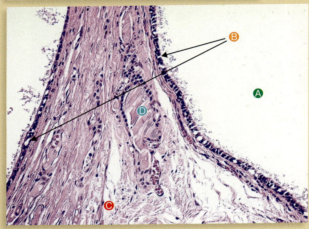

- Ⓐ：囊胞腔（囊胞壁によって隔壁が形成）
- Ⓑ：線毛円柱上皮（裏装上皮）
- Ⓒ：囊胞壁（線維性結合組織）
- Ⓓ：甲状腺濾胞

病理組織所見

1. 上部（口腔底部）に生じた囊胞は重層扁平上皮細胞によって裏装されている．
2. 下部（オトガイ部）に生じた囊胞は線毛円柱上皮細胞によって裏装されており，甲状腺組織の迷入やリンパ組織あるいは粘液腺組織が認められる．

各論

2. 軟組織に発生する囊胞

粘液囊胞 mucous cyst

（貯留囊胞　retention cyst）

定義 小唾液腺の導管の損傷により，唾液が組織内に溢出する（溢出型）または排泄管の閉塞により唾液が貯留する（停滞型）ことによって生じる囊胞．

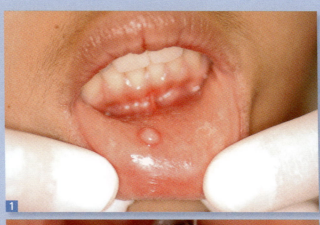

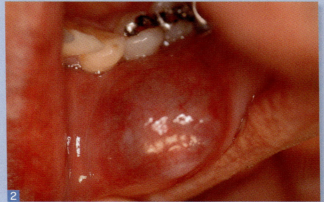

1 下唇粘膜部に境界明瞭で半球形の腫瘤を認める．同部に上顎前歯の切端が当たっている
2 下唇粘膜から頬粘膜にかけて境界明瞭で半球形の腫瘤を認める．同部の咬傷の既往がある

臨床所見

発生頻度	比較的多い．
好発部位	口唇（約50％），口底（28％），舌（13％），頬粘膜（6％），その他（2％）．
好発年齢	溢出型では若年者に多く，停滞型は中年以後に多い．
性差	特になし．
臨床症状	波動性の弾性軟の腫瘤．10 mm 以下のものが多い．表在性の場合はやや青みがかった透明色の粘膜で覆われる．深部の場合は健常粘膜色．通常は単房性である．機械的刺激により容易に破損，消失するが，再発する場合が多い．
治療	囊胞摘出術．原因となった腺組織を同時に摘出する場合もある．
予後	良好．
鑑別診断	表在性の囊胞は水疱，血管腫．深部の囊胞は線維腫や間葉系の腫瘍．きわめてまれであるが，口唇の囊胞は粘表皮癌との鑑別が必要である．

C&P
CLINICAL and PATHOLOGY

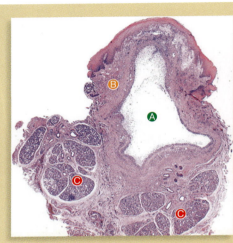
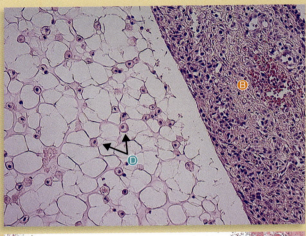
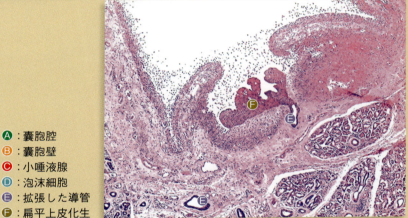

Ⓐ：囊胞腔
Ⓑ：囊胞壁
Ⓒ：小唾液腺
Ⓓ：泡沫細胞
Ⓔ：拡張した導管
Ⓕ：扁平上皮化生

病理組織所見

〔溢出型〕
1. 囊胞壁には多くの場合，裏装上皮がない（偽囊胞）．
2. 囊胞壁は肉芽組織あるいは線維性結合組織からなる．
3. 囊胞腔内に粘液様物質を入れ，これを貪食する泡沫細胞（マクロファージ）を主とする滲出細胞がみられる．
3. 囊胞に隣接する腺腔や導管の拡張がみられる．
5. 時には粘液様物質が肉芽組織と混合した粘液肉芽腫の像を呈する．

〔停滞型〕
1. 上皮で裏装された線維性結合組織からなる明瞭な囊胞壁を有する．
2. 裏装上皮は導管上皮由来の円柱または立方上皮，時に扁平上皮化生を示す．

| 各 論 | 2. 軟組織に発生する囊胞 |

ブランダン-ヌーン囊胞 Blandin-Nuhn cyst

（貯留囊胞　retention cyst）

定義 舌尖部下面の前舌腺の開口部または導管が閉塞した結果，形成された囊胞．

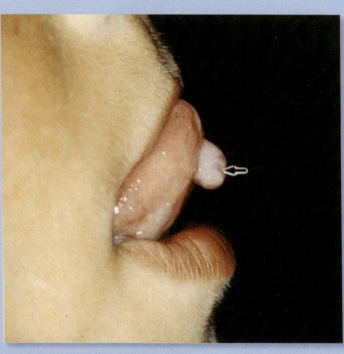

舌尖部下面に半球状の腫瘤がみられる

臨床所見

- **発生頻度**：比較的まれ．
- **好発部位**：舌尖部下面．
- **好発年齢**：幼児〜小児．
- **性差**：なし．
- **臨床症状**：舌尖部下面に半球状の波動性膨隆を形成．無痛性に経過し，歯などの刺激で自壊しやすく，腫脹と自壊を繰り返す．
- **治療**：囊胞摘出術．
- **予後**：良好．
- **鑑別診断**：外傷性の水疱，線維腫，線維性ポリープ．

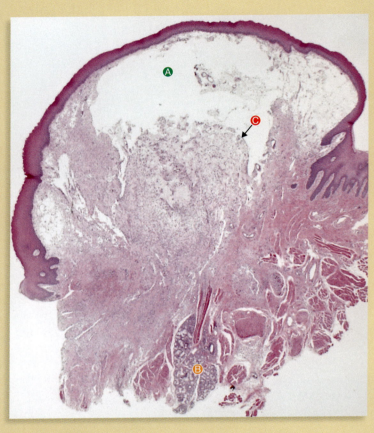

Ⓐ：粘液性物質を入れた囊胞腔
Ⓑ：小唾液腺（Blandin-Nuhn 腺）
Ⓒ：囊胞壁は上皮による裏装がない

病理組織所見

粘液囊胞と同様である．

〔溢出型〕
1. 囊胞壁に裏装上皮がない．
2. 囊胞壁が明瞭な場合は，壁は肉芽組織または線維性結合組織からなり，囊胞腔内には滲出細胞や粘液物質が存在する．
3. 囊胞壁が不明瞭な場合は，いわゆる粘液肉芽腫を形成する．

〔停滞型〕
1. 囊胞壁は上皮によって裏装された線維性結合組織からなる．
2. 裏装上皮は円柱または立方上皮または扁平上皮である．

各論

2. 軟組織に発生する囊胞
ラヌーラ（ガマ腫） ranula
（粘液（貯留）囊胞 mucous (retention) cyst）

定義 舌下腺の停滞，溢出により口腔底に生じた大きな囊胞．外観がガマの喉頭囊に類似する．存在する部位により舌下型（顎舌骨筋上に存在するもの）と顎下型（顎舌骨筋の下方まで進展するもの）に分けられる．

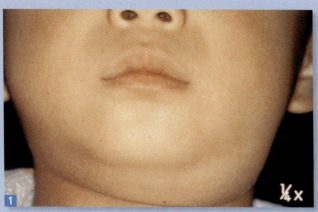
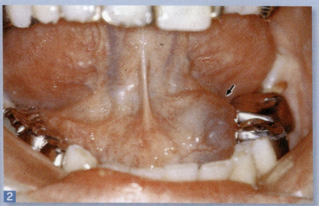
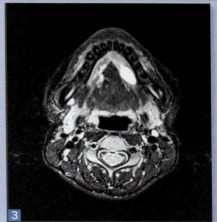

1 左顎下部に境界不明瞭な膨隆がみられる
2 同症例の口腔内写真．口底部に膨隆がみられる（矢印）
3 別症例：左側口底部に境界明瞭で均一な高信号を示す病変を認める．T2強調MR画像（横断像，脂肪抑制）

臨床所見

発生頻度 他の粘液囊胞に比べて少ない．

好発部位 口底，片側性．

好発年齢 10〜30歳代．

性差 女性に多い．

臨床症状 （1）口底粘膜に片側性に生じる波動性を有する柔軟なドーム上の膨隆．（2）表在性で大きなものは暗紫色を呈する．（3）巨大なものでは，嚥下・呼吸困難をきたすこともある．

治療 （1）小さいものは囊胞全摘出手術．（2）大きい場合は開窓し，副口腔を形成する．（3）OK-432による硬化療法も近年試みられている[1]．

予後 良好．

鑑別診断 粘表皮癌，類皮囊胞，類表皮囊胞，唾石，海綿状血管腫．

PATHOLOGY

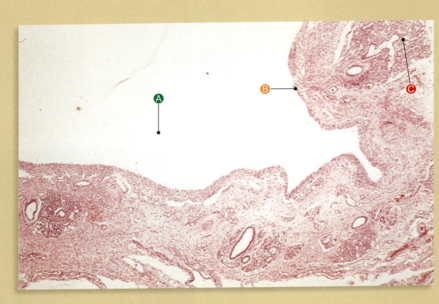

Ⓐ：囊胞腔
Ⓑ：囊胞壁は肉芽組織で構成され，上皮による裏装がない（溢出型）
Ⓒ：唾液腺

病理組織所見

粘液囊胞と同じ．

> **メモ　ラヌーラ（ガマ腫）の硬化療法**
>
> ラヌーラの囊胞腔内にA群溶血性レンサ球菌の弱毒株をペニシリンで処理した製剤であるOK-432（ピシバニール®）を注入し，サイトカインを産生させて病変部の免疫反応を惹起させる．免疫反応による炎症性産物によって唾液の漏出部位が閉塞され唾液の漏出が止まるとともに，炎症反応で被膜を介しての吸収が亢進し，囊胞が緩徐に消退し器質化により治癒すると考えられている．ラヌーラ（顎下型，舌下型）のほか，リンパ管腫が適応である．

各論　2. 軟組織に発生する囊胞

上顎洞内粘液囊胞　mucous cyst of the maxillary sinus

定義 上顎洞内に生じる粘液囊胞で，上顎洞底部の粘液腺に由来する．

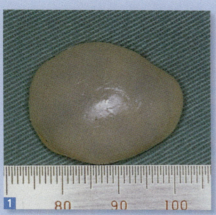

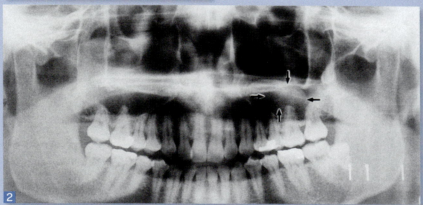

1 手術標本．囊胞は非常に薄い被膜に覆われている
2 別症例：上顎洞内に半球状の不透過像がみられる

臨床所見

- **発生頻度** 比較的まれ．
- **好発部位** 上顎洞の洞底部や側壁．多発性や両側性のこともある．
- **好発年齢** 20歳代．
- **性　差** 男性にやや多い．
- **臨床症状** 無症状に経過する．X線検査によって偶然発見されることが多い．
- **X線所見** 洞底部に半球状のX線不透過像を示す．
- **治　療** 症状がなければ治療の必要はない．上顎洞前壁を開けて囊胞摘出術を行う．
- **予　後** 良好．
- **鑑別診断** 術後性上顎囊胞，上顎洞炎，歯根囊胞．

PATHOLOGY

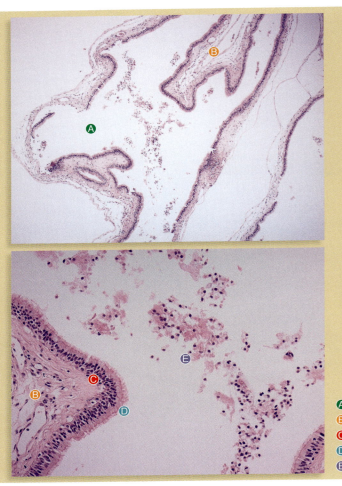

- Ⓐ：囊胞腔
- Ⓑ：囊胞壁
- Ⓒ：基底細胞（裏装上皮）
- Ⓓ：線毛円柱上皮細胞（裏装上皮）
- Ⓔ：マクロファージ

病理組織所見

　基本的な組織像は小唾液腺の粘液囊胞と同様に，裏装上皮のない，粘液が停滞した腔がみられ，周囲に炎症細胞浸潤を伴う浮腫性の結合組織に囲まれている（溢出型）．囊胞腔が既存の洞粘膜上皮と同様の線毛円柱上皮細胞で裏装されている場合もある（停滞型）．

〔溢出型〕
・導管の損傷によって生じ，裏装上皮を伴わない．

〔停滞型〕
・炎症に伴う洞粘膜固有腺の腺体の障害や導管の閉塞によって生じ，裏装上皮を伴う．

各論

2. 軟組織に発生する嚢胞

鼻歯槽嚢胞 nasoalveolar cyst（クレシュタット嚢胞　Klestadt cyst）

定義 鼻翼基部の歯槽骨表面に生じる嚢胞．

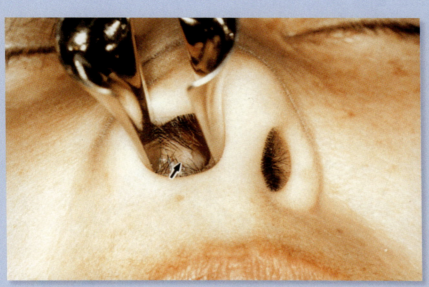

鼻鏡にて鼻腔底に膨隆がみられる（ゲルベル Gerber 隆起）（矢印）

臨床所見

- 発生頻度：きわめてまれ．
- 好発部位：上顎犬歯部歯肉頬移行部（鼻翼基部）．
- 好発年齢：20〜40歳代．
- 性差：女性に多い[1]．
- 臨床症状：(1) 嚢胞が増大するにつれて，鼻翼基部から上唇にかけての部に腫脹をきたし，鼻唇溝が消失する．(2) 鼻腔底が隆起しゲルベル Gerber 隆起（鼻孔内部の隆起）がみられることがある．
- 治療：嚢胞摘出術．
- 予後：良好．
- 鑑別診断：唾液腺腫瘍，非上皮性腫瘍，顎嚢胞．

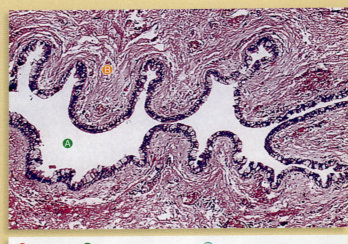

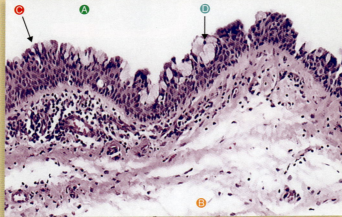

Ⓐ：囊胞腔
Ⓑ：囊胞壁
Ⓒ：多列線毛上皮細胞（裏装上皮）
Ⓓ：杯細胞

病理組織所見

囊胞壁の内側は杯細胞を有する多列線毛円柱上皮を主として，立方上皮細胞や扁平上皮細胞により裏装されている．その外側には線維性結合組織が認められる．

CHAPTER **VIII** 腫　瘍

総　論

❶ 腫瘍とは

　腫瘍 tumor, neoplasm とは，身体を構成する細胞が，異常細胞に変化し，自律的かつ非可逆的に過剰増殖したものである．自律的増殖とは，細胞が他からの制御をいっさい受けない，生理的増殖と無関係な，腫瘍細胞独自の増殖をいう．非可逆的増殖とは，一度増殖した腫瘍細胞は決して退縮することがなく，無制限に増殖することをいう．腫瘍細胞はもとの組織の構造や機能とは無関係に増殖し，できあがった腫瘍組織は無秩序なものとなり，原因が取り除かれてもその増殖は衰えない．そのため，腫瘍のことを新生物 neoplasm とも表現する．

❷ 腫瘍の増殖形態

　腫瘍には塊（腫瘤，結節）をつくって増殖する固形腫瘍と，白血病などのように塊をつくらずに骨髄などにびまん性に増殖するものがある（非固形腫瘍）．皮膚や消化管内腔に発生した腫瘍は盛り上がるように増殖する（外向性発育，外築性発育）．悪性腫瘍ではしばしば表面が壊死に陥り，潰瘍状となり内部に向かって増殖する（内向性発育）．腫瘍と周囲組織の境界は明瞭な場合と不明瞭な場合があり，良性腫瘍では明瞭な膨張性発育のことが多く，悪性腫瘍では不明瞭な浸潤性発育を示す．

　腫瘍の肉眼的外形には，①隆起性，②ポリープ状，③乳頭状，④嚢胞状，⑤潰瘍形成性などがある（図1）．

　色調では白色〜灰白色のものが多いが，血液成分の多いものや出血を伴う場合は暗赤色で，潰瘍を伴う場合は表面が汚く，黄色を呈することもある．また産生する色素（ビリルビンやメラニン）によって緑色や黒色を示すこともある．

❸ 腫瘍の分類

　腫瘍の分類には生物学的態度に基づくものと組織発生に基づくものがある．生物学的態度による分類には，良性腫瘍と悪性腫瘍がある．①母組織類似性，②細胞異型性，③発育形式，④発育速度，⑤腫瘍細胞接着性，⑥転移・再発，⑦血管・リンパ管への侵入，⑧全身（宿主）への影響などに違いがある（表1）．また，組織発生に基づく分

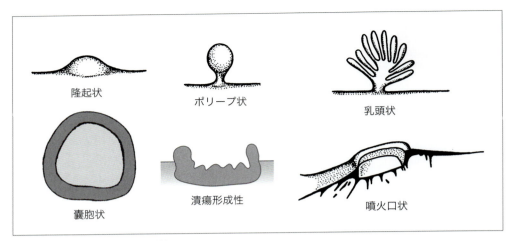

図1 腫瘍の代表的な増殖形態

表1 良性腫瘍と悪性腫瘍の比較

	良性腫瘍	悪性腫瘍
母組織類似性	高い	低い
細胞異型性	軽度	高度
発育形式	膨張性	浸潤性
発育速度	遅い	速い
腫瘍細胞接着性	細胞集団（胞巣）形成	低い
転移・再発	少ない	多い
血管・リンパ管への侵入	ない	しばしば
全身（宿主）への影響	一般に軽微	重篤

表2 組織発生に基づく腫瘍分類

	上皮性	非上皮性	混合腫瘍
良性	良性上皮性腫瘍 腺腫，扁平上皮乳頭腫など	良性非上皮性腫瘍 線維腫，脂肪腫など	良性混合腫瘍 線維腺腫など
悪性	悪性上皮性腫瘍（癌腫） 腺癌，扁平上皮癌など	悪性非上皮性腫瘍（肉腫） 線維肉腫，脂肪肉腫など	悪性混合腫瘍 癌肉腫など

類には上皮性腫瘍と非上皮性腫瘍がある．上皮性悪性腫瘍を癌腫，非上皮性悪性腫瘍を肉腫という．また両者の腫瘍成分を有するものを混合腫瘍という（表2）．

4 腫瘍実質と間質

　腫瘍は腫瘍細胞からなる実質と，その間の線維や血管などの間質からなる．上皮性腫瘍では腫瘍細胞が実質を構成し，実質と間質の境界は明瞭であるが，非上皮性腫瘍では非上皮性成分が実質を構成することから，周囲の間質成分が実質と入りまじっている．間質の成分が多いと腫瘍は硬くなり，なかでも膠原線維が多くなると，特に硬くなる．逆に間質成分が少ないと腫瘍は軟らかくなる．

　悪性腫瘍では，腫瘍細胞が多く胞巣の形成が著明で間質成分の少ない腫瘍を髄様癌と呼ぶ．間質の増生が著しく，腫瘍細胞が散在性に存在するような場合を硬癌と呼ぶ．

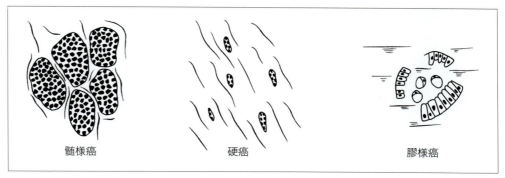

図2　腫瘍実質と間質

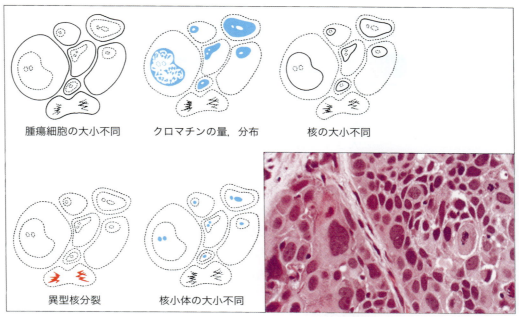

図3　細胞異型，構造異型

また実質細胞が多量の粘液を産生し，器質中に分泌して実質細胞が粘液中に浮遊するような状態を膠様癌と呼ぶ（図2）.

⑤ 腫瘍の細胞異型と構造異型

　腫瘍の細胞・組織の形は，正常組織と比較すると形やさまざまな形態に違いがある．この正常組織（母組織）との違いを異型性 atypia という．その程度を顕微鏡で判定することによって，腫瘍の良性，悪性を見分ける．異型性には個々の腫瘍細胞にみられる細胞異型と細胞の配列や構築の異常などの構造異型がある．細胞異型では核の所見が重要で，悪性腫瘍では核は大型（腫大核）となり，輪郭も不明瞭となる（核形不正）．核はクロマチンが凝集（核濃染）し，大きさは不揃いとなり（核大小不同），顆粒状となる（粗大顆粒状核）．核が腫大することによって細胞質との比率は大きくなる〔核細胞質比（N/C 比）が1に近くなる〕．分裂像も増加し，多数の異常核分裂像も認められる．核小体も大きく，数も増加する．通常，良性腫瘍では異型性は目立たず，悪性腫瘍では顕著である（図3）．WHO では上皮異形成 dysplasia や上皮内腫瘍性変化の細胞異型と構造異型を提示している（表3）．

表3 WHO 2005の上皮異形成dysplasiaおよび上皮内腫瘍性変化の細胞異型と構造異型

細胞異型	構造異型
核径不整，核の大小不同	不整層構造
核形不整，核の多様性	基底細胞の極性の消失
細胞径不整，細胞の大小不同	滴状上皮突起
細胞形不整，多様な細胞	分裂像増加
N/C比の増加	異型表層分裂像
核径増加，核腫大	単一細胞角化（異角化）
異型核分裂像 核小体の数および大きさの増加 クロマチンの凝集	上皮突起内の角質球

6 がんの転移の主な経路

悪性の腫瘍の最大の特徴は腫瘍細胞がもとの病巣（原発巣）から離れた他の部位に定着し，増殖することである．これを転移という．転移の有無や程度が患者の予後を大きく左右する．主な転移の経路には次の3つがある．

リンパ行性転移　悪性の腫瘍で最も多い経路で，癌腫の頻度が高い．腫瘍細胞が周囲のリンパ管内に侵入すると，リンパの流れに沿って，近傍のリンパ節（所属リンパ節，局所リンパ節）に流れ，転移巣を形成する（図4）．そのため原発巣の切除と所属リンパ節の郭清を同時に行うことがある．口腔では頸部リンパ節郭清が行われる．さらに腫瘍が進展すると遠隔のリンパ節に運ばれ，広範囲の転移が生じる．最終的には，左鎖骨窩の静脈角から静脈に入る．がんが最初に転移するリンパ節は，センチネルリンパ節（見張りのリンパ節）といわれ，このリンパ節の転移の有無を病理学的あるいは免疫手法で見分ける方法が開発された．

血行性転移　腫瘍細胞が周囲の静脈内に侵入すると，血流に沿って遠隔臓器に運ばれ，転移が生じる（図5）．血行性転移が生じると腫瘍の広がりは全身に及ぶことが多い．肉腫では一般的に血行性転移が多い．転移先は肺や肝臓の頻度が高い．脳や骨に転移することもある．血行性転移が生じる過程は，まず原発巣で増殖したがん細胞が，基底膜を破り間質に浸潤する．次に毛細血管内に侵入し，血流に沿って運ばれる．そして転移先の血管壁に付着すると，血管を破壊し周囲組織に浸潤し，増殖する．

播種（播種性転移，体腔内性転移）　がんの浸潤が体腔液を介して，腹膜や胸膜の表面に種をまいたように転移巣を形成することをいう．程度がひどくなると腹水や胸水がたまるようになる．がん性腹膜炎やがん性胸膜炎などを起こす（図6）．

7 口腔がん進行度

がん病巣の増殖は，早期がん，進行がん，末期がんの順に進行するが，関連する言葉は多く，定義も曖昧で，臓器や領域によっても異なる．

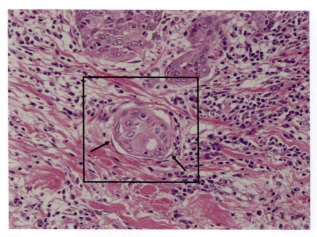

図4　リンパ管侵襲の組織図
□はリンパ管侵襲，矢印はリンパ管内皮細胞

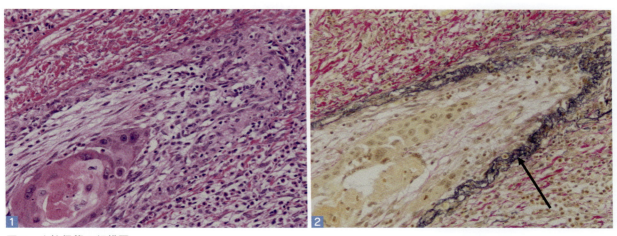

図5　血管侵襲の組織図
1 HE染色，2 EVG染色：矢印は血管弾性線維

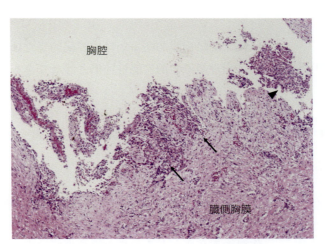

図6　がん性胸膜炎（播種）
肺側の胸膜（臓側胸膜）にがん細胞（矢印）が多数認められる．一部胸腔に露出している（矢頭）．

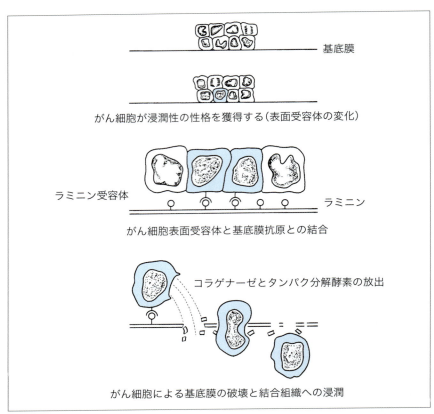

図7　上皮内癌と浸潤癌の模式図

| 早期がん
early cancer | 進行がんや末期がんに対応する臨床的な言葉で，病変の大きさは比較的小さく，転移がなく，治療によって治癒する可能性が高いがんをいう． |

早期がん
early cancer
進行がんや末期がんに対応する臨床的な言葉で，病変の大きさは比較的小さく，転移がなく，治療によって治癒する可能性が高いがんをいう．

初期がん
early stage carcinoma
早期がんとの関連は曖昧であるが，病理学的意味合いが強い．口腔がんでは粘膜下組織に進展しても，筋層に及ばないものをいう．

微小がん
microcarcinoma
臨床的に肉眼的あるいは内視鏡的またはCTやMRIで局在が確認できる最小のがんで，病理組織学的に悪性腫瘍と診断できる．

上皮内癌
carcinoma in-situ
主に，口腔をはじめ子宮頸部，食道，喉頭などの扁平上皮領域に発生する扁平上皮癌において，上皮内に限局する（基底膜を越えない）がんをいう（上皮内癌 carcinoma in-situ, p.309 参照）．

非浸潤癌と浸潤癌
non-invasive carcinoma, invasive carcinoma
一般に上皮基底膜を越えていなければ非浸潤癌（上皮内癌），越えていれば浸潤癌と解釈される．組織学的には浸潤の有無の判定が難しい場合もあり，多くの組織標本を作製する必要がある．また浸潤癌では肉眼的な大きさをはるかに越えた広がりをみせるがんもあり，注意が必要である．がん細胞が転移や浸潤を起こすメカニズムは複雑で，その全容は解明されていないが，一部の細胞が浸潤性の性格を有すると，がん細胞の細胞表面に存在する受容体が基底膜上の抗原と結合して，コラゲナーゼやマトリックスメタロプロテアーゼなどのタンパク分解酵素を放出する．そして基底膜や血管壁，リンパ管壁などが破壊され，がん細胞の増殖が開始される（図7）．

進行がん advanced cancer	早期がんに対して，進んだ段階のがん（進展がん）．周囲組織の破壊，浸潤が顕著で，転移を伴い，治癒の可能性が低くなる．TNMではⅡ期以上に相当する（p.304を参照）．

病理診断名の変化―上皮異形成 dysplasia と扁平上皮内腫瘍性病変 squamous intraepithelial neoplasia（SIN）

　前がん病変や初期がんの組織学的形態は，従来から多くの議論が重ねられ，組織学的診断基準も変化してきている．今後もさらに改定が行われるであろう．実際の前がん病変には，良性・悪性の組織学的区別が難しく，すぐには進行しないような病変が多い．近年，WHO 頭頸部領域のがんの分類でも長い間使用されている子宮頸がんの dysplasia system にみられる squamous cell hyperplasia, mild displasia, moderate displasia, severe displasia, carcinoma in-situ の段階的考え方（図8）から変化がみられる．すなわち口腔がんには，表層では角化を伴った分化勾配があるにもかかわらず，基底側では高度の異型あるいは浸潤像がみられる，いわゆる表層分化型のがんが存在するという考え方である．WHOの主体をなす欧米的な考えでは，浸潤のないものはがんとせず，carcinoma in-situ さえも precursor として扱う．WHO 2005 では，わが国と類似した考え方，すなわち表層分化型の存在を認める扁平上皮内腫瘍性病変（SIN）が併記されている（図9）．おそらく，この段階で発見することが，口腔がんの早期発見に結びつくと思われる．

　口腔粘膜では子宮頸部のような基底細胞様異型細胞が全層置換する type はきわめて少なく，表層分化型の境界病変，浸潤癌がほとんどであり，high grade dysplasia や early invasive carcinoma では単一細胞角化，角質球，表層血管異常が目立つ．そして表層角化細胞層は残存していることが多い．今後も診断名としての dysplasia system の扱い方に注目する必要がある．

❾ 口腔がんの分化度と浸潤様式

扁平上皮癌の組織学的悪性度	WHO 1997 の扁平上皮癌の組織学的悪性度では，発生母組織との類似性，分化度に従って Grade 1：高分化，Grade 2：中分化，Grade 3：低分化と分類とされており，頭頸部，口腔，食道など扁平上皮領域で踏襲され，一般的な表現方法となっていた．しかし，WHO 2005 では，組織学的 grading は強調されておらず，多くは中分化であり，予後因子としては浸潤様式と比較すると限定的であるとしている．
浸潤様式	胃がんをはじめ多くの領域で浸潤様式 infiltrative growth pattern（INF）が使用されている．すなわち，膨張型（INF a：充実膨張性で，周囲間質と一線を画す），中間型（INF b：INF a と INF c の中間），浸潤型（INF c：小胞巣，個細胞性の浸潤，周囲組織との境界が不明瞭）に分類されている（図10）．「口腔癌取扱い規約」ではYK分類が使用されている．おおむね YK-1＝INF a，YK-2,3＝INF b，YK-4C，4D＝INF c と考えられている．

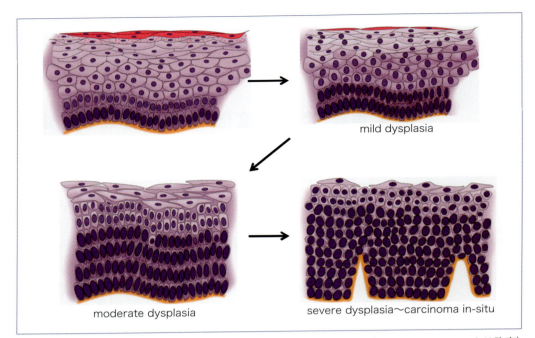

図8 従来の考え方（WHO dysplasia system）子宮頸がんの発育過程（Gale, et al., 2005 より改変）
子宮頸がんでは段階的な発育が一般的である．

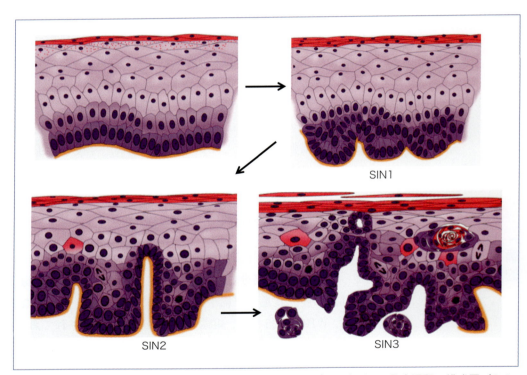

図9 WHO 2005（追加された扁平上皮内腫瘍性病変：SIN）口腔がんの発育過程の模式図（Gale, et al., 2005 より改変）
SIN1：low grade dysplasia, SIN2：high grade dysplasia, SIN3：early invasive carcinoma.

10 発がん過程：二段階説と多段階説

　発がんの過程は，古くから2段階が必要と考えられており，二段階説といわれる．すなわちイニシエーション（起始）とプロモーション（促進）で，前者では細胞の変異が起こり，後者では変異細胞の増殖が起こることによってがんが生じるとした．し

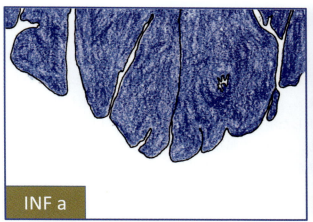
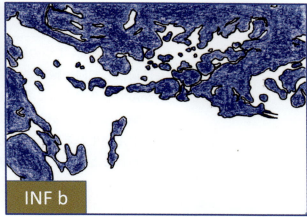
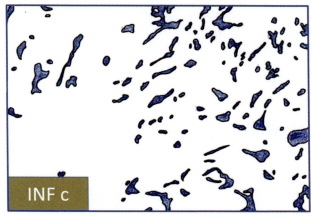

図10　浸潤様式（INF a〜c）

かし現在では，細胞に生じる遺伝子変異は段階的に積み重なり，次第に腫瘍性を獲得して，さらに浸潤や転移を伴ってより悪性度の高い腫瘍へと変化（プログレッション；進展）するという多段階説が，主流となっている．

　わが国では，口腔がんの発がん原因である，過度の喫煙や飲酒，持続的な炎症などにより，遺伝子変化が積み重なり，腫瘍性変化を獲得，進展していくと考えることができる．なお近年では，子宮頸部同様，原因としてHPVの影響も無視できなくなっており，東南アジアでは，相変わらず噛みタバコが最大原因となっている．

11 がん遺伝子とがん抑制遺伝子

　がん発生に促進的にはたらく遺伝子をがん遺伝子 oncogene，がん化を抑制するような遺伝子をがん抑制遺伝子 tumor suppressor gene という．がん遺伝子は正常細胞にも存在し細胞の増殖にかかわるが，突然変異が生じると正常では存在しない異常なタンパクが産生され，細胞の過度の増殖が誘導される．がん抑制遺伝子も正常細胞に存在し，本来あるはずの遺伝子が，がん細胞では欠損や変異している．代用的ながん抑制遺伝子の一つである p53 遺伝子異常は，多くのがんから見つかっており，口腔でも注目されている．p53 は 17 番染色体の短腕に存在し，細胞周囲とアポトーシスを調節するタンパクを決定する．欠乏や変異が起こると本来の死であるアポトーシスが起こらず，障害をもったままの DNA が複製され，その細胞が増殖され悪性腫瘍が生じる．このように，複数のがん遺伝子とがん抑制遺伝子の異常が，多段階的に蓄積され，がんが発生する．その組み合わせは，がんの種類や組織型によって異なるとされている．

12 多重がん

　腫瘍は通常，1つの臓器に孤立して1個の病変を形成する．しかし，同時期にあるいは前後して同一臓器に多発することがある（多中心性発生）．多発がんといわれ，口腔がんでも多発することがある．同一臓器に異種のがんが複数発生した場合や，異なった臓器に同種のがんが発生した場合は重複がんといわれる．口腔がん患者には他臓器のがんが生じることもあり，食道や大腸などの消化管内視鏡検査など他臓器の精査が行われることが多い．多発がんと重複がんを併せて多重がんという．

1. 歯原性腫瘍　　1）総論

歯の発生と歯原性組織

歯の発生

歯は上皮組織と間葉組織の相互作用によって形成される．歯の形成を司る神経堤細胞が口腔粘膜上皮を刺激し，上皮細胞を結合組織側に増殖し歯堤を形成する．歯堤は歯胚上皮となり，その周りに歯原性間葉組織が集簇する（蕾状期）．増殖した歯胚の上皮は下面がくぼみ帽子状となり，エナメル器，歯乳頭，歯小囊の3原基が形成される（帽状期）．そして，エナメル器の内エナメル上皮細胞の丈が高くなり，この細胞に接する歯乳頭細胞は規則的に配列し，象牙芽細胞となり，象牙質の基質が形成される．象牙質の形成が始まると内エナメル上皮はさらに丈が高くなり，エナメル芽細胞となり，エナメル質が形成される．歯の歯頸部付近まで歯の形成が進むとヘルトウィッヒの上皮鞘となり歯根の形成が始まる．歯根の形成後はヘルトウィッヒの上皮鞘は細切れになりマラッセの上皮遺残として歯根膜内の歯根側よりに残存する．歯小囊の細胞は歯根象牙質の誘導によりセメント芽細胞に分化し，セメント質が形成される．

歯原性腫瘍の定義

歯の形成に関与する細胞が，その本来の生物学的性格を変え，自律的かつ非可逆的に過剰増殖する病変である．歯の形成に関与する歯原性上皮または歯原性外胚葉性間葉，あるいはその両者を構成する細胞が起源となる腫瘍である．

歯原性腫瘍の分類

2017年のWHO分類は表1に示すとおりである．

表1　歯原性ならびに顎顔面腫瘍のWHO分類（2017）

歯原性癌腫 Odontogenic carcinomas
　エナメル上皮癌 Ameloblastic carcinoma
　原発性骨内癌 NOS Primary intraosseous carcinoma, NOS
　硬化性歯原性癌　Sclerosing odontogenic carcinoma
　明細胞性歯原性癌 Clear cell odontogenic carcinoma
　幻影細胞性歯原性癌　Ghost cell odontogenic carcinoma
　歯原性癌肉腫 Odontogenic carcinosarcoma
　歯原性肉腫 Odontogenic sarcomas

良性上皮性歯原性腫瘍 Benign epithelial odontogenic tumours
　エナメル上皮腫 Ameloblastoma
　　エナメル上皮腫，単囊胞型 Ameloblastoma, unicystic type
　　エナメル上皮腫，骨外型／周辺型 Ameloblastoma, extraosseous/peripheral type
　　転移性エナメル上皮腫 Metastasizing ameloblastoma
　扁平歯原性腫瘍 Squamous odontogenic tumour
　石灰化上皮性歯原性腫瘍 Calcifying epithelial odontogenic tumour
　腺腫様歯原性腫瘍 Adenomatoid odontogenic tumour

良性上皮間葉混合性歯原性腫瘍 Benign mixed epithelial and mesenchymal odontogenic tumours
　エナメル上皮線維腫 Ameloblastic fibroma
　原始性歯原性腫瘍 Primordial odontogenic tumour
　歯牙腫 Odontoma
　　歯牙腫，集合型 Odontoma, compound type
　　歯牙腫，複雑型 Odontoma, complex type
　象牙質形成性幻影細胞腫 Dentinogenic ghost cell tumour

表 1 （つづき）

良性間葉性歯原性腫瘍 Benign mesenchymal odontogenic tumours
歯原性線維腫 Odontogenic fibroma
歯原性粘液腫／歯原性粘液線維腫 Odontogenic myxoma/myxofibroma
セメント芽細胞腫 Cementoblastoma
セメント質骨形成線維腫 Cemento-ossifying fibroma

炎症性歯原性嚢胞 Odontogenic cysts of inflammatory origin
歯根嚢胞 Radicular cyst
炎症性傍側性嚢胞 Inflammatory collateral cysts

歯原性ならびに非歯原性発育性嚢胞 Odontogenic and non-odontogenic developmental cysts
含歯性嚢胞 Dentigerous cyst
歯原性角化嚢胞 Odontogenic keratocyst
側方性歯周嚢胞とブドウ状歯原性嚢胞 Lateral periodontal cyst and botryoid odontogenic cyst
歯肉嚢胞 Gingival cyst
腺性歯原性嚢胞 Glandular odontogenic cyst
石灰化歯原性嚢胞 Calcifying odontogenic cyst
正角化性歯原性嚢胞 Orthokeratinized odontogenic cyst
鼻口蓋管嚢胞 Nasopalatine duct cyst

悪性顎顔面骨ならびに軟骨腫瘍 Malignant maxillofacial bone and cartilage tumours
軟骨肉腫 Chondrosarcoma
軟骨肉腫，グレード 1 Chondrosarcoma, grade 1
軟骨肉腫，グレード 2/3 Chondrosarcoma, grade 2/3
間葉性軟骨肉腫 Mesenchymal chondrosarcoma
骨肉腫，NOS Osteosarcoma, NOS
低悪性中心性骨肉腫 Low-grade central osteosarcoma
軟骨芽細胞型骨肉腫 Chondroblastic osteosarcoma
傍骨性骨肉腫 Parosteal osteosarcoma
骨膜性骨肉腫 Periosteal osteosarcoma

良性顎顔面骨ならびに軟骨腫瘍 Benign maxillofacial bone and cartilage tumours
軟骨腫 Chondroma
骨腫 Osteoma
乳児のメラニン（黒色）性神経外胚葉性腫瘍 Melanotic neuroectodermal tumour of infancy
軟骨芽細胞腫 Chondroblastoma
軟骨粘液様線維腫 Chondromyxoid fibroma
類骨骨腫 Osteoid osteoma
骨芽細胞腫 Osteoblastoma
類腱線維腫 Desmoplastic fibroma

線維骨性ならびに骨軟骨腫様病変 Fibro-osseous and osteochondromatous lesions
骨形成線維腫 Ossifying fibroma
家族性巨大型セメント質腫 Familial gigantiform cementoma
線維性異形成症 Fibrous dysplasia
セメント質骨性異形成症 Cemento-osseous dysplasia
骨軟骨腫 Osteochondroma

巨細胞性病変と骨嚢胞 Giant cell lesions and bone cysts
中心性巨細胞肉芽腫 Central giant cell granuloma
周辺性巨細胞肉芽腫 Peripheral giant cell granuloma
ケルビズム Cherubism
動脈瘤様骨嚢胞 Aneurysmal bone cyst
単純性骨嚢胞 Simple bone cyst

血液リンパ性腫瘍 Haematolymphoid tumours
骨の孤立性形質細胞腫 Solitary plasmacytoma of bone

2017年の歯原性および顎顔面骨腫瘍のWHO分類の特徴（2005年の分類との比較）

　　2017年のWHO分類は①単純性，②再現性，③臨床的有用性，④専門領域以外での有用性をもとにしている．そのうえで，2005年の分類では歯原性腫瘍の中に骨関連病変が含まれていたが，2017年では歯原性腫瘍および顎顔面骨腫瘍とし，囊胞と線維骨性ならびに骨軟骨腫様病変と規定された．

　　歯原性腫瘍では，悪性と良性に大きく分け，悪性腫瘍では歯原性癌腫と歯原性肉腫の他に，歯原性癌肉腫が加わった．良性腫瘍はエナメル上皮腫の亜型に単囊胞型と骨外型/周辺型に加えて，良性腫瘍ではあるが転移性エナメル上皮腫が設定された．また，2005年の分類では角化囊胞性歯原性腫瘍と石灰化囊胞性歯原性腫瘍がそれぞれ歯原性角化囊胞と石灰化歯原性囊胞となり，発育性囊胞に分類された．また，新たに原始性歯原性腫瘍と正角化性歯原性囊胞が加わった．

　　骨関連病変では骨形成線維腫は線維骨性ならびに骨軟骨腫様病変に分類されているが，これとは別にセメント質骨形成線維腫が良性間葉性歯原性腫瘍として新規に追加されている．

歯の発生

　　歯の発生の組織学的変化は胎生11日目に，第一鰓弓の口腔粘膜上皮の肥厚（プラコードという）としてみられる．これが歯堤形成である．歯堤の上皮が胎生期の結合組織（外胚葉性間葉組織）に向って進入すると，外胚葉性間葉組織の細胞が増殖して上皮を取り囲むので「蕾」のような形の塊ができる（蕾状期）．蕾状期に外胚葉性間葉の細胞が増殖して歯乳頭が形成される．次いで，蕾状をした上皮細胞が増殖して帽子状を呈するようになる（帽状期）．帽状期になると，歯胚の外胚葉性間葉組織細胞も急速に増殖する（図1）．

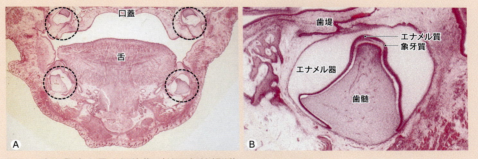

図1　歯の発生を示す切片像（前頭部前額断）
A：上顎および下顎の歯胚が観察できる（点線の円で囲んだ部分）．
B：図Aの下顎左側の歯胚の拡大写真．歯髄，象牙質，エナメル質，エナメル器および歯堤がみとめられる．

　　成長した上皮組織はエナメル器と呼ばれ，エナメル器の直下で球状に密集した間葉組織が歯乳頭である．歯乳頭とエナメル器を取り囲む外胚葉性間葉組織が歯小囊である．エナメル器，歯乳頭，歯小囊をあわせて歯胚と呼ばれる．エナメル器はエナメル質形成に，歯乳頭は象牙質・歯髄複合体の形成に，歯小囊はセメント質・歯根膜・固有歯槽骨の形成に深く関与する．

　　歯胚の発達段階はエナメル器の形態的特徴を示す名称で表され，通常，蕾状期，帽状

期, 鐘状期に分けられる. 帽状期早期に内エナメル上皮に小型の細胞肥厚部が一過性に現れる. この肥厚部はエナメル結節と呼ばれており, 非分裂の上皮細胞が密集したものである. エナメル結節は, 将来の咬頭に相当する部位に複数出現し, 咬頭の位置を決定し, 咬頭と溝の関係を誘導する.

歯胚はさらに成長を続け, 帽子状をした上皮はエナメル器の下面が深く陥入して「鐘」のような形を示すようになる（鐘状期）. この時期では, 歯冠は最終的な形態を呈し, 歯冠の硬組織を形成する細胞はそれぞれ特有な形態を示すようになる（図2）.

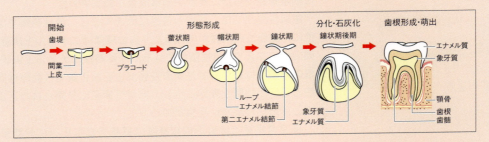

図2 歯の発生を示す模式図
歯の形成において最初に観察される変化は胎児の歯の原基を形成する外胚葉（上皮）の肥厚であり, これをプラコードという. 肥厚した歯堤上皮（プラコード）は上皮芽を形成し, その下の神経堤由来の間葉に向って伸びる. 帽状期早期の歯胚で, 非分裂の上皮細胞が密集し肥厚した部分が一次エナメル結節で, エナメル上皮の折れ返る部分がループである. 一次結節が消失すると二次結節が出現する（Thesleff I, 2003を改変）.

エナメル器の外側部に位置する細胞は立方形を呈する外エナメル上皮である. 歯乳頭に接する側のエナメル器の細胞は短円柱状を呈し, 豊富なグリコーゲンをもっており, 内エナメル上皮と呼ばれる. ともにエナメル質形成に関与する.

エナメル質形成を終えたに外エナメル上皮と内エナメル上皮は, セメントエナメル境の部で融合してヘルトヴィッヒ上皮鞘となる. 歯根形成に伴って根尖側へ伸びたヘルトヴィッヒ上皮鞘が歯乳頭の細胞を象牙芽細胞に分化させ, 象牙芽細胞は象牙質基質を形成する. この象牙質基質が歯小囊の細胞をセメント芽細胞に分化させ, セメント芽細胞は象牙質の外側にセメント質を形成する（図3）.

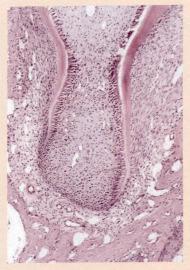

図3 ヘルトヴィッヒ上皮鞘と歯根形成
ヘルトヴィッヒ上皮鞘は歯根象牙質の形成と歯根の外形決定に関与する.

1) Thesleff I. Epithelial-mesenchymal signaling regulating tooth morphogenesis. J Cell Sci.116：1647-1648, 2003.
2) 下野正基. 新編治癒の病理, 医歯薬出版, 東京, 2011.

各論

1. 歯原性腫瘍　2) 良性歯原性腫瘍

エナメル上皮腫 ameloblastoma

定義 腫瘍実質が歯原性上皮に由来するもので，エナメル器や歯堤などの上皮成分に類似する．2005 年の WHO 組織分類により充実型/多嚢胞型（濾胞型，叢状型），骨外型/周辺型，類腺型，単嚢胞型に分類されている．

＜単房性の骨吸収を示したエナメル上皮腫＞

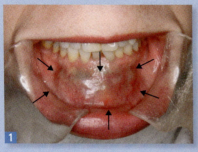
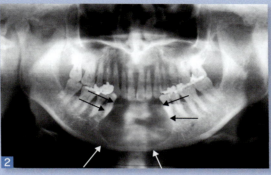
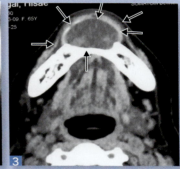

1 下顎前歯部から小臼歯部にかけての歯肉歯槽部に腫脹がみられ，触診では羊皮紙様感を認めた
2 単房性の骨吸収を認め，歯根はナイフカット状に吸収されていた．（3＋3 抜歯，病理組織検査施行後の画像）
3 顎骨は境界明瞭な吸収を示し，膨隆した唇頬側には羊皮紙様感を思わせる菲薄な骨の残存を認めた
4 5 左側大臼歯部から下顎枝にかけて多房性の骨吸収がみられた．下顎骨の下方では蜂巣（泡沫）状の骨吸収がみられた

＜多房性の骨吸収を示したエナメル上皮腫＞

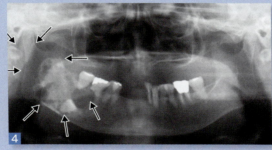
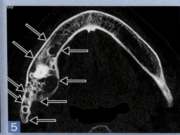

臨床所見

発生頻度 歯牙腫と同様に歯原性腫瘍のなかでは発生頻度が最も高く，わが国では歯原性腫瘍の約 40〜50％を占め，欧米の 20％に比べて発生頻度が高い．

好発部位 80％以上が下顎で，大臼歯部から下顎枝にかけて顎骨中心性に発生することが多い．まれに顎骨周辺の歯肉に発生するが，骨外性のものはやや上顎に多い．

好発年齢 10 歳代後半〜20 歳代での発生が最も多い．

性差 やや男性に多い．

臨床症状 無症状に緩慢な発育を示し，顎骨の膨隆，顔面の腫脹により初めて病変に気づくことが多い．顎骨は頬舌的膨隆を示し，骨吸収が進むと骨が菲薄となるため羊皮紙様感を呈する．さらに骨吸収が進むと，内容の存在により波動を触知するようになる．被覆粘膜は正常で，顎骨の膨隆が著明な場合は対合歯による圧痕が認められることもある．腫瘍部の歯は動揺，傾斜，転位を示し，歯列の不正を示すことがある．時に，下歯槽神経分布領域の知覚低下をきたす．

X線所見 一般に単房性あるいは多房性の比較的境界明瞭な X 線透過像を示し，その周囲には骨硬化を示す不透過縁がみられることが多い．多房性で個々の骨吸収が小さな場合には蜂巣あるいは泡沫状（石鹸泡状）の陰影を示すこともある．多くは埋伏歯を伴い，顎骨内を拡大した腫瘍に包含された部の歯根はナイフカット状に吸収される．

治　　療	一般に顎骨の切除術（根治的療法）あるいは摘出・掻爬術（顎骨保存療法）が行われる．再発を繰り返す症例，きわめて拡大した症例，あるいは広範囲に蜂巣状や泡沫状の骨吸収を示す症例に対しては顎骨の切除術が適応される．摘出・掻爬術は腫瘍摘出後に周囲骨を健康と思われる部分まで削去するもので，開放創とすることが多く，摘出開創療法ともいわれる．単房性の骨吸収を示す症例に適応されることが多い．顎骨の切除術を適応する場合は再建を考慮する．
予　　後	局所浸潤性に発育するため再発が多く，術後長期の経過観察が必須である．したがって，定期観察が困難な症例ではできる限り根治性のある治療法を選択すべきと考える．再発をきたした場合は無症状に経過するため，時に周囲軟組織に拡大して治療に困難を極める場合がある．まれに悪性転化することがある．
鑑別診断	含歯性囊胞（濾胞性歯囊胞），原始性囊胞（無歯性非角化性囊胞），角化囊胞性歯原性腫瘍，歯原性粘液腫，歯原性線維腫．

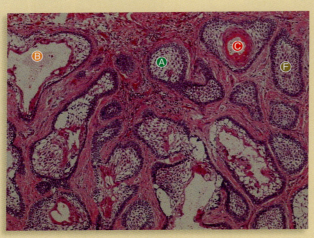

Ⓐ：濾胞状を呈する実質
Ⓑ：実質囊胞
Ⓒ：時に角質球の形成をみる
Ⓓ：索状を呈する実質
Ⓔ：間質囊胞
Ⓕ：星状細胞
Ⓖ：間質の硝子化

＜エナメル上皮腫（骨外型／周辺型）＞

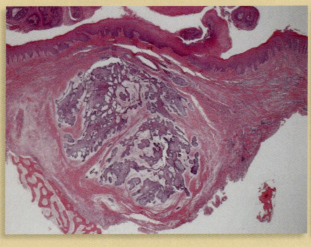
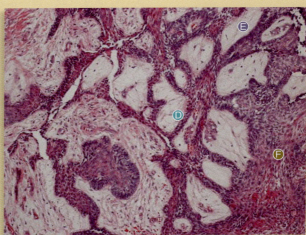

<エナメル上皮腫（類腺型）>

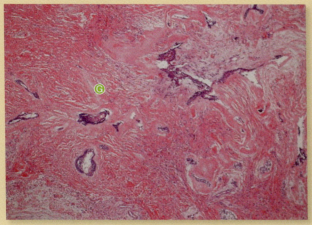
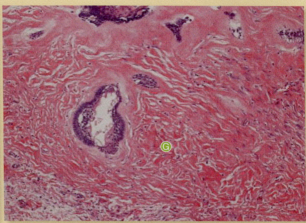

<エナメル上皮腫（単嚢胞型）>

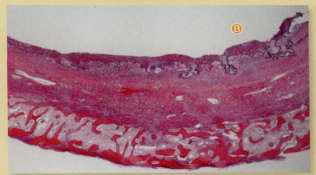
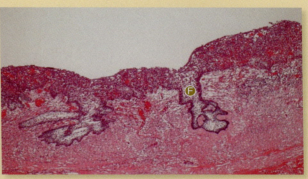

病理組織所見

1. 歯原性上皮に由来し，成熟した線維性間葉を伴い歯原性外胚葉性間葉を伴わない良性腫瘍である．
2. 腫瘍胞巣は基底に高円柱状細胞を配し，内部に星状細胞がみられるもの（濾胞型）と索状に高円柱状細胞が増殖するもの（叢状型）がある．
3. 充実型・多嚢胞型のエナメル上皮腫と形態は類似しているが，顎骨内から発生したものではなく，主に歯肉から発生したものである（歯外型）．
4. 歯原性上皮の腫瘍性増殖からなり，間質の線維性結合組織が線維化しているもので，腫瘍実質は充実型・多嚢胞型に類似する．
5. 単胞性の嚢胞形成を特徴とし，裏装上皮がエナメル器に類似する腫瘍細胞からなる．

各論　1．歯原性腫瘍　2）良性歯原性腫瘍

石灰化上皮性歯原性腫瘍（歯原性石灰化上皮腫，Pindborg 腫瘍）calcifying epithelial odontogenic tumor, Pindborg tumor

定義 歯原性上皮由来の腫瘍実質の中にアミロイド様物質や石灰化物が形成される腫瘍で，ピンボルグ Pindborg 腫瘍の別名がある．

臨床所見

- **発生頻度**　歯原性腫瘍の 1％前後といわれ，かなりまれ．
- **好発部位**　下顎大臼歯部に多い．ほとんどが顎骨内，まれに周辺性に発生．
- **好発年齢**　20〜50 歳代．
- **性　差**　なし．
- **臨床症状**　無痛性に徐々に発育を示し，大きくなると顎骨を膨隆させる．歯科治療時に偶然発見されることが多い．局所浸潤性を示す．
- **X 線所見**　境界明瞭な X 線透過像を示すことが多く，透過像の中には大小さまざまな不透過像がみられる．埋伏歯を伴う場合が多い．
- **治　療**　局所浸潤性があるため，摘出のみでは再発しやすい．摘出後，周囲骨組織を削去する摘出・搔爬手術を行うか，顎骨の切除を行う．
- **予　後**　再発をきたすことがあり，厳重な経過観察が必要である．
- **鑑別診断**　含歯性囊胞（濾胞性歯囊胞），歯牙腫．

PATHOLOGY

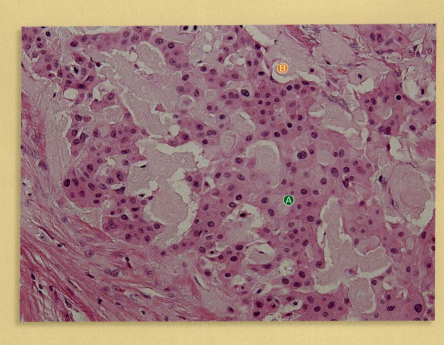

Ⓐ：多角形細胞からなる実質
Ⓑ：アミロイド様物質

病理組織所見

1. 腫瘍は多角形の歯原性上皮細胞からなり，細胞間橋は明瞭である．
2. 核は多形性で核分裂像はまれである．
3. 細胞質はエオジン好性である．
4. 腫瘍実質内や実質近傍には好酸性の均質なアミロイド様物質が認められ，これに石灰化の沈着がみられる．

各論 1. 歯原性腫瘍　2）良性歯原性腫瘍
腺腫様歯原性腫瘍　adenomatoid odontogenic tumor

定義 歯原性上皮由来の腫瘍の中に腺管状構造や石灰化物の形成を特徴とする腫瘍である．

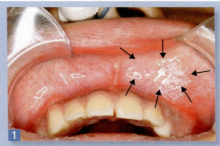
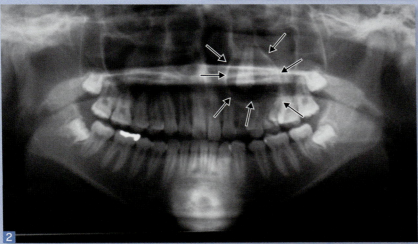
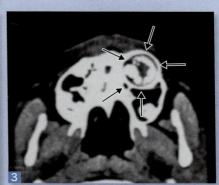
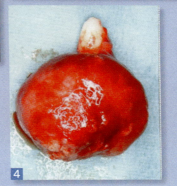

1. 上顎左側前歯の歯槽部が膨隆していた
2. X線透過像は歯冠部のみならず，歯頸部下の歯根部にまで及んでいた
3. X線透過像の中に形態不整の不透過像がみられた
4. 腫瘍は歯根の一部を除き，歯を取り囲んでいた

臨床所見

- **発生頻度**：まれ．
- **好発部位**：上顎前歯部・犬歯部に多い．
- **好発年齢**：10歳代．
- **性差**：女性に多い．
- **臨床症状**：緩慢に無痛性の発育を示し，顎骨を膨隆させるが，大きく発育することはない．歯科治療時に偶然発見されることが多い．
- **X線所見**：境界明瞭な単房性のX線透過像を示し，透過像の中に不透過像が散在していることが多い．通常，埋伏歯を伴い，透過像は歯冠部のみならず歯頸部下の歯根部も包含することが多い．
- **治療**：被膜が存在することが多く，被膜を含めて摘出する．
- **予後**：再発をきたすことは少ない．
- **鑑別診断**：含歯性囊胞（濾胞性歯囊胞），石灰化囊胞性歯原性腫瘍．

PATHOLOGY

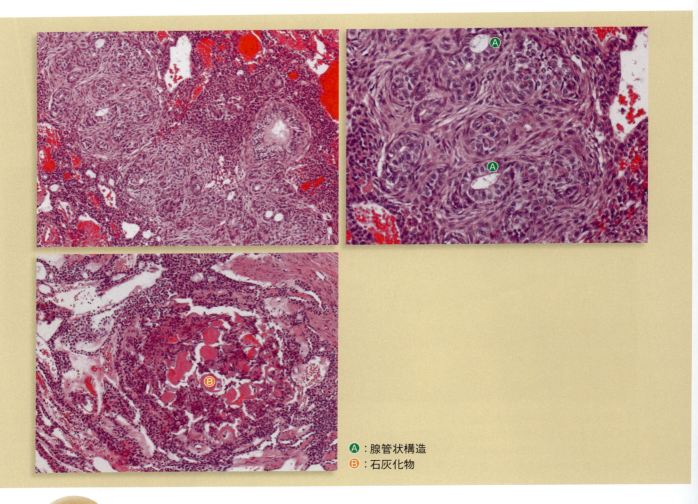

Ⓐ：腺管状構造
Ⓑ：石灰化物

病理組織所見

1. 腫瘍は線維性結合組織により被包されている．
2. 腫瘍実質は充実性で細胞成分に富み，エナメル上皮に類似する高円柱状ないし立方形の細胞で囲まれた腺管状構造が認められる．
3. 塊状の細胞巣周囲では好酸性の滴状物や小石灰化物がみられる．
4. 腫瘍は間質に乏しい．
5. 大きな囊胞を生じることもある．

各論　1．歯原性腫瘍　2）良性歯原性腫瘍
角化囊胞性歯原性腫瘍 keratocystic odontogenic tumor

定義 大きな囊胞を形成し，その裏装上皮は錯角化を示す重層扁平上皮で，細胞の増殖活性が高く，囊胞壁の上皮下結合組織内に娘囊胞（嬢囊胞）や歯原性の小上皮塊を伴うことが多い．歯原性の発育囊胞として歯原性角化囊胞といわれていたが，再発しやすいことから 2005 年の WHO 組織分類により腫瘍として扱われるようになった．硬組織形成前の歯胚のエナメル器またはマラッセの上皮遺残に由来すると考えられている．2017 年の WHO の分類では歯原性角化囊胞と名称が変わり，「顎骨に発生する囊胞」として分類されることとなり，本書においては「CHAPTER Ⅶ　囊胞」に含まれるものとなる．

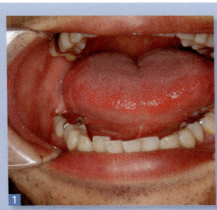
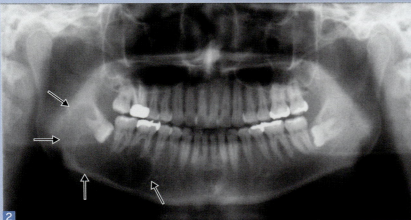
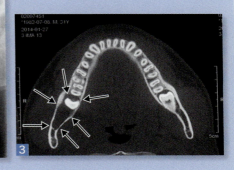

1. 患者は下顎右側大臼歯部に違和感を感じていた．口腔内に症状は出現していない
2. 右側下顎体部から下顎枝部にかけて多房性の比較的境界明瞭な X 線透過像が認められたが，歯根の吸収はみられなかった．埋伏歯を伴っていた
3. 下顎骨の膨隆はほとんどみられなかった

臨床所見

発生頻度 顎骨に発生する歯原性囊胞の 10％前後．

好発部位 下顎第三大臼歯部から下顎枝にかけて発生することが最も多く，大きくなると臼歯部に拡大する．上顎に発生するのは 20〜30％で，第三大臼歯部や犬歯部に多い．

好発年齢 10〜20 歳代．

性差 男性に多い．

臨床症状 無症状に経過し，病変が広範囲であっても顎骨の膨隆は比較的少ない．歯科治療時の X 線検査で偶然発見されることが多い．神経侵襲も少なく，感染がない限り本腫瘍による下歯槽神経支配領域の知覚低下は起こりにくい．腫瘍部の歯は傾斜，転位を示すことがあるが軽度．また基底細胞母斑症候群の一分症状として多発性に生じる場合がある．本腫瘍の内容液には粥状，オカラ状の角化物が含まれる．

X 線所見 一般に単房性あるいは多房性の比較的境界明瞭な X 線透過像を示すことが多いが，内容物の存在や皮質骨の菲薄化が他の顎骨囊胞に比べて少ないため X 線透過性が低い傾向を示す．また，病変に包含されていても歯根の吸収は少ない．埋伏歯を伴う場合と伴わない場合がある．

治　療	再発が多く，全摘出とともに周囲骨を健康骨まで削去する摘出・搔爬術が適応となる．比較的大きな場合には開窓術を行い，縮小させて摘出・搔爬術を試みる．繰り返し再発し，さらに拡大するような難治性の場合にはやむをえず顎骨切除術を行うこともある．
予　後	再発が多く，術後長期の経過観察が必要である．
鑑別診断	含歯性囊胞（濾胞性歯囊胞），原始性囊胞（無歯性非角化性囊胞），エナメル上皮腫，歯原性粘液腫，歯原性線維腫．

PATHOLOGY

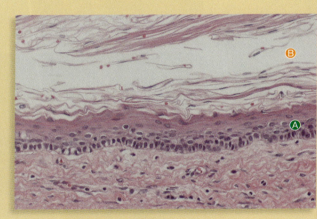
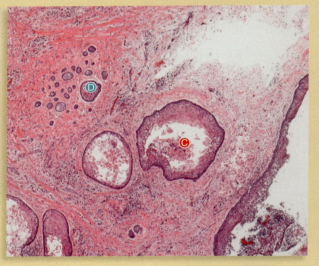

- Ⓐ：裏装上皮（重層扁平上皮）
- Ⓑ：角質変性物
- Ⓒ：娘囊胞
- Ⓓ：歯原性上皮島

病理組織所見

1. 基底が平坦な重層扁平上皮によって裏装された囊胞構造を呈する．
2. 裏装上皮は錯角化あるいは過角化を呈し，上皮基底細胞は円柱状で棚状配列を特徴とする．
3. 囊胞腔内は角質変性物によって満たされている．
4. 囊胞壁内には娘囊胞が認められる．
5. 基底細胞母斑症候群の一症状としての発生が多い．

各論

1. 歯原性腫瘍　2）良性歯原性腫瘍

エナメル上皮線維腫 ameloblastic fibroma

定義 歯堤ないしエナメル器などに由来する歯原性上皮成分と歯乳頭に由来する間葉成分の両者が増殖した混合腫瘍で，硬組織の形成はみられない．

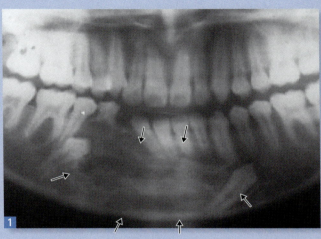
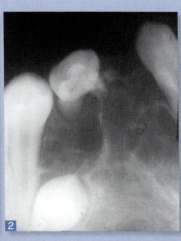

1 オトガイ部から下顎体部にかけて比較的境界明瞭な多房性のX線透過像がみられた．下顎前歯は傾斜していた．Dの晩期残存と43の埋伏がみられた．3は反対側の3下方部にまで転位していた
2 石鹸泡状の骨吸収がみられた

臨床所見

発生頻度	歯原性腫瘍の1〜2％．
好発部位	下顎臼歯部に多い．
好発年齢	10歳代．
性差	なし．
臨床症状	緩慢に無痛性の発育を示し，顎骨を膨隆させる．増大に伴い歯の動揺や傾斜，転位をきたすことがある．
X線所見	境界明瞭な単房性ないし多房性のX線透過像を示し，歯の硬組織の形成はない．埋伏歯を伴うことが多い．
治療	時に周囲骨に侵襲性に発育し再発することがあるため，摘出後に周囲骨を削去する摘出・掻爬術を行う．
予後	再発をきたすことは少ない．
鑑別診断	エナメル上皮腫，含歯性囊胞（濾胞性歯囊胞），歯原性線維腫，歯原性粘液腫など．

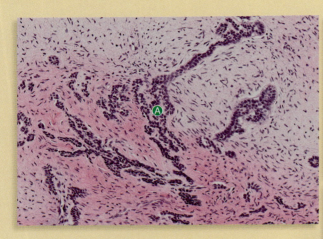
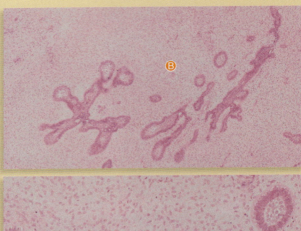

Ⓐ：増殖を示す歯原性上皮
Ⓑ：増殖を示す歯乳頭由来細胞

病理組織所見

歯原性上皮成分と歯原性間葉成分両者の腫瘍性増殖をみるものである．上皮成分の腫瘍はエナメル上皮様で基底が円柱状細胞の棚状配列をし，内部に星状細胞が認められる．間葉系成分は細胞成分に富むすう疎な構造を示す．

各論　1．歯原性腫瘍　2）良性歯原性腫瘍

エナメル上皮線維歯牙腫　ameloblastic fibro-odontoma

定義 歯堤ないしエナメル器などに由来する歯原性上皮成分と歯乳頭に由来する間葉成分がエナメル芽細胞まで分化して増殖した混合腫瘍で，象牙質やエナメル質まで形成するようになったのがエナメル上皮線維歯牙腫である．本病変のほとんどは歯牙腫，複雑型の未熟なステージのものである．

臨床所見

発生頻度 エナメル上皮線維腫よりも少なく，かなりまれな腫瘍．

好発部位 下顎臼歯部に多い．

好発年齢 10歳未満．

性差 なし．

臨床症状 緩慢に無痛性の発育を示し，顎骨を膨隆させる．増大に伴い歯の動揺や傾斜，転位をきたすことがある．

X線所見 境界明瞭な単房性ないし多房性のX線透過像を示し，その中に種々の大きさの不透過像が散在する．

治療 時に周囲骨に侵襲性に発育し，再発することがあるため，摘出後に周囲骨を削去する摘出・掻爬術を行う．

予後 再発をきたすことがあるため，経過観察が必要である．

鑑別診断 腺腫様歯原性腫瘍，エナメル上皮腫，含歯性囊胞（濾胞性歯囊胞），歯原性線維腫，歯原性粘液腫など．

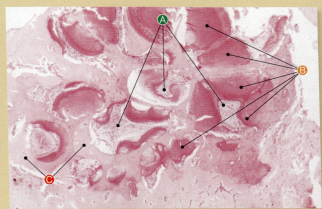
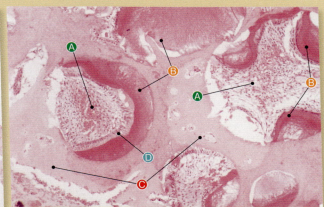

- Ⓐ：エナメル器
- Ⓑ：エナメル質
- Ⓒ：象牙質
- Ⓓ：エナメル芽細胞
- Ⓔ：歯原性上皮
- Ⓕ：歯原性線維性結合組織

病理組織所見

エナメル上皮線維腫に歯の構成成分を含む硬組織形成を伴うものであるが，歯牙腫，複雑型の未熟なステージのものであることがほとんどである．

各論

1. 歯原性腫瘍　2）良性歯原性腫瘍

歯牙腫 odontoma

定義 歯を構成する硬組織のエナメル質，象牙質，セメント質を形成する腫瘍様病変で，過誤腫と考えられている．歯原性腫瘍のなかで最も多い．小さな歯様構造物が多数集合した歯牙腫，集合型 odontoma, compound type と 3 種の硬組織が硬組織塊を形成する歯牙腫，複雑型 odontoma, complex type がある．

CLINICAL

＜歯牙腫，集合型＞

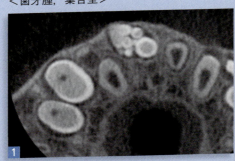
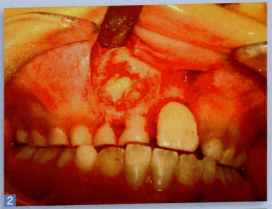
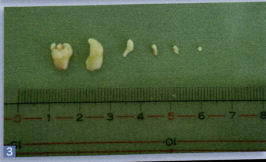

＜歯牙腫，複雑型＞

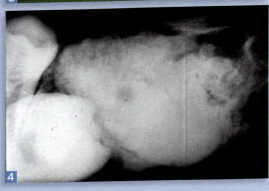

1. 小児の上顎右側前歯部に小さな歯牙様硬組織の集合がみられた
2. 粘膜骨膜弁を剥離し骨を開削したところ，歯牙様硬組織が確認された
3. 摘出した歯牙腫，複雑型．不規則な形態を呈する歯牙様硬組織が多数摘出された
4. 別症例：エナメル質，象牙質，セメント質に類似した歯牙硬組織が塊を形成している

臨床所見

発生頻度 歯原性腫瘍のなかでエナメル上皮腫と並び最も発生頻度が高い．また，集合型のほうが複雑型より頻度が高い．

好発部位 集合型は上・下顎前歯部，複雑型は上・下顎の臼歯部に発生することが多い．

好発年齢 集合型は 10 歳代に多く，複雑型はそれより年長の者に多い．

性差 明らかでない．

臨床症状 いずれの歯牙腫も無症状に経過し，X 線検査により偶然発見されることが多い．乳歯の残存や永久歯の欠如を認めることが多い．

X 線所見 集合型では矮小な歯様不透過像の不規則な集合がみられ，周囲には被膜を思わせる透過帯が認められる．複雑型では帯状の透過帯に囲まれた不規則な塊状不透過像が認められる．周囲歯の萌出遅延や埋伏歯を確認できる．

治　療	摘出手術を行う．
予　後	再発をきたすことはない．
鑑別診断	集合型は診断がきわめて容易である．複雑型はセメント質骨性異形成症との鑑別を要する．

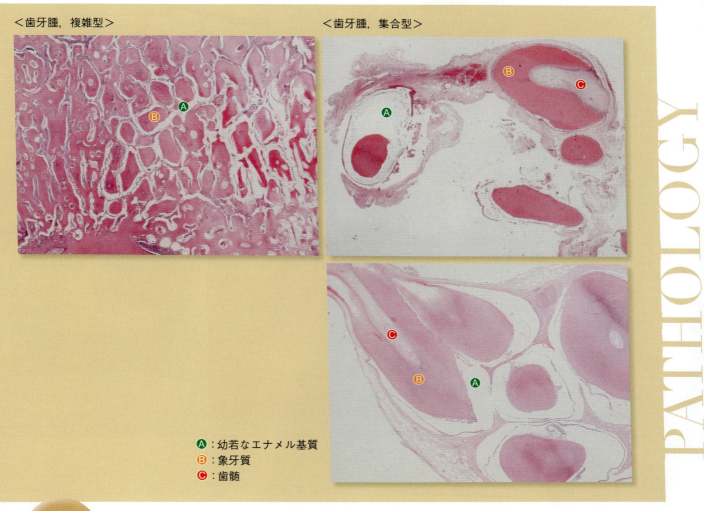

Ⓐ：幼若なエナメル基質
Ⓑ：象牙質
Ⓒ：歯髄

病理組織所見　歯牙腫，複雑型では歯の形状をなさず，エナメル質，象牙質，セメント質類似硬組織が不規則に混在し塊状を示す．歯牙腫，集合型では矮小な歯様構造物の集合塊からなり，通常は被膜で覆われている．

1．歯原性腫瘍　2）良性歯原性腫瘍

各論　1. 歯原性腫瘍　2）良性歯原性腫瘍
石灰化囊胞性歯原性腫瘍 calcifying cystic odontogenic tumor

> **定義** 囊胞壁の上皮層内には幻影細胞の出現と石灰化をみるのが特徴で，発育性である．
> 2017年のWHOの分類では石灰性歯原性囊胞と名称が変わり，「顎骨に発生する囊胞」として分類されることとなり，本書においては「CHAPTER Ⅶ　囊胞」に含まれるものとなる．

CLINICAL

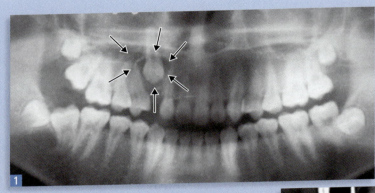

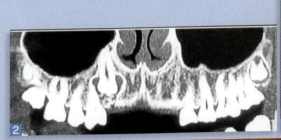

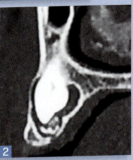

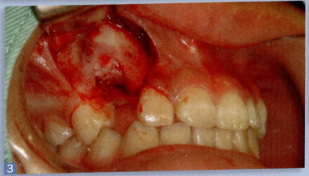

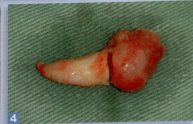

1 埋伏歯歯冠を取り囲む境界明瞭なX線透過像が認められた
2 X線透過像の中に不透過像が散在していた
3 粘膜骨膜弁を剝離したところ，唇側骨は菲薄化し腫瘍が露出していた
4 摘出物

臨床所見

発生頻度	まれ．
好発部位	上顎前歯部・小臼歯部に多い．
好発年齢	10歳代．
性　差	なし．
臨床症状	無症状に発育を示し，大きくなると顎骨を膨隆させる．埋伏歯や歯牙腫を伴うことが多い．
X線所見	境界明瞭な単房性のX線透過像を示すことが多く，透過像の中には種々な程度の不透過像が散在してみられる．埋伏歯や歯牙腫を伴うことが多い．
治　療	摘出手術を行う．
予　後	再発をきたすことがあり，厳重な経過観察が必要である．
鑑別診断	含歯性囊胞（濾胞性歯囊胞），エナメル上皮腫，角化囊胞性歯原性腫瘍，腺腫様歯原性腫瘍など．

C&P
CLINICAL and PATHOLOGY

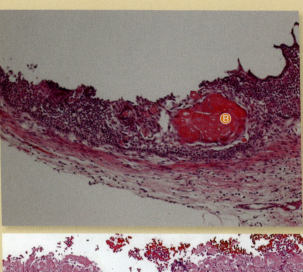
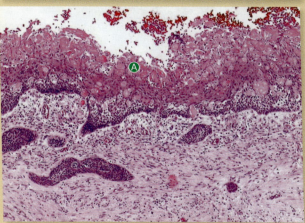

Ⓐ：幻影細胞
Ⓑ：石灰化物

病理組織所見

1. 裏装上皮は歯原性性格が明らかな立方形あるいは円柱形の細胞で充実性の増殖を示す．
2. 上皮層内には幻影細胞 ghost cell が認められるのが特徴である．
3. 石灰化をしばしば伴う．
4. 歯牙構造を伴うこともある．

MEMO

幻影細胞 ghost cell
角化細胞が変性し膨大化したもので，細胞質は好酸性を呈し，核は輪郭しかみられない．しばしば石灰化をきたす．石灰化歯原性囊胞や象牙質形成性幻影細胞腫，幻影細胞性歯原性癌で多数認められるが，他の歯原性腫瘍の上皮成分内にも出現することがある．

各論

1. 歯原性腫瘍　2）良性歯原性腫瘍

歯原性線維腫 odontogenic fibroma

定義 線維性組織の増殖をきたす腫瘍で，内部に索状や小島状を呈する退化型歯原性上皮が散在しているのが特徴である．歯小囊または歯根膜に由来するといわれている．顎骨中心性のものと歯肉に生じる辺縁性のものがある．一般に被膜を有さない．

CLINICAL

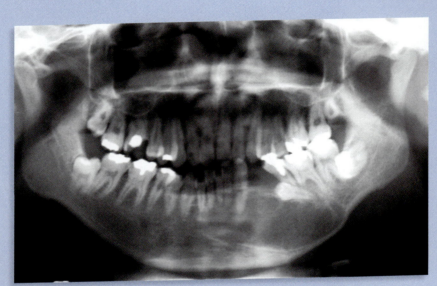

下顎右側犬歯部から下顎左側臼歯部にわたり境界明瞭なX線透過像を認める．4-6 は移動し，56 の歯根吸収を認める．パノラマX線写真

臨床所見

- **発生頻度** 歯原性腫瘍のなかでもまれ．
- **好発部位** 下顎臼歯部に発生することが最も多い．
- **好発年齢** 20歳以下の若年者に多い．
- **性　差** 女性に多い．
- **臨床症状** 顎骨中心性のものは発育緩慢な顎骨の無痛性膨隆を示し，歯の欠損や埋伏歯がみられる．また，骨が圧迫吸収されるため歯の傾斜，転位，動揺をきたすことがある．周辺性のものは歯肉に弾性硬の半球状腫瘤を形成する．被覆粘膜は健康粘膜様である．
- **X線所見** 境界明瞭な単房性あるいは多房性のX線透過像を示す．
- **治　療** 摘出手術を行う．被膜が明らかでない場合は周囲骨を削去する．
- **予　後** 再発をきたすことは少ない．
- **鑑別診断** 含歯性囊胞（濾胞性歯囊胞），原始性囊胞（無歯性非角化性囊胞），角化囊胞性歯原性腫瘍，エナメル上皮腫，歯原性粘液腫など．

C&P
CLINICAL and PATHOLOGY

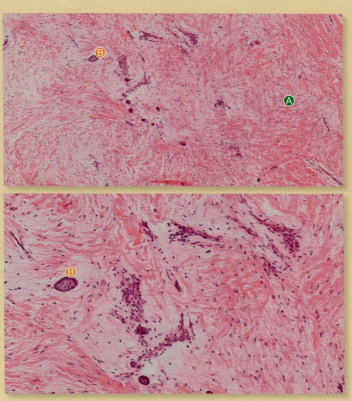

Ⓐ：線維性結合組織の増殖
Ⓑ：歯原性上皮島

病理組織所見

1. 顎骨内の線維腫内に腫瘍化していない歯原性上皮島が散見される．
2. 歯原性上皮が多く混在する場合にはエナメル上皮線維腫と鑑別を要する．

各論　1．歯原性腫瘍　2）良性歯原性腫瘍
歯原性粘液腫／歯原性粘液線維腫　odontogenic myxoma, myxofibroma

定義　粘液様基質に紡錘形や星芒状の細胞が散在する腫瘍で，腫瘍内に非腫瘍性の退化歯原性上皮が取り込まれているため歯原性粘液腫といわれる．粘液様基質に線維が多い場合には粘液線維腫といわれる．被膜が認められず，局所浸潤性を示す腫瘍である．

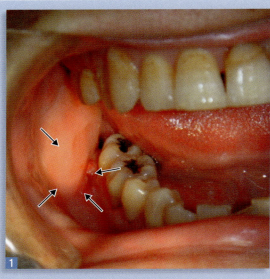
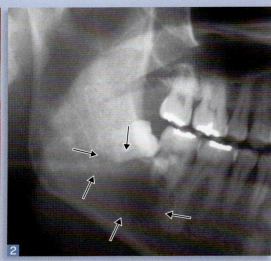
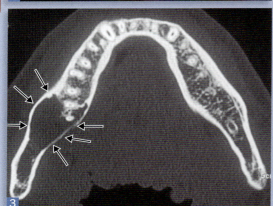

1. 下顎右側大臼歯部から下顎角部にかけて軽度の骨性膨隆がみられた
2. 下顎埋伏智歯近心から $\overline{6|}$ 部遠心の顎骨に比較的境界明瞭な骨吸収がみられた
3. 皮質骨は吸収により菲薄化し，舌側皮質骨は一部穿孔をきたしていた

臨床所見

発生頻度　歯原性腫瘍のなかでもまれ．

好発部位　下顎臼歯部に発生することが最も多く，上顎では大臼歯部や前歯部に発生する．

好発年齢　10〜40歳代に多く発生する．

性　差　女性に多い．

臨床症状　骨の無痛性膨隆を示し，歯の欠損や転位がみられる．軟らかい腫瘍で，時にきわめて発育が早いものがある．

X線所見　一般に多房性の蜂巣状，泡沫状（石鹸泡状）あるいはテニスラケット状の透過像パターンを示すものが多い．透過像間の隔壁は直線的で樹枝状を呈する．また，浸潤性に発育し特徴的なX線像を示さないものや，骨外に放射状の旭日像を認めるものもある．

治　療　発育が比較的早く，顎骨内に浸潤性に発育し，摘出や搔爬では再発する可能性が高いため，周囲の健康組織を含めた切除を行う．したがって，進行した症例では再建術を必要とすることが多い．

予　後　しばしば再発する．術後長期の経過観察が必要である．

鑑別診断　含歯性囊胞（濾胞性歯囊胞），原始性囊胞（無歯性非角化性囊胞），角化囊胞性歯原性腫瘍，エナメル上皮腫，歯原性線維腫．

C&P
CLINICAL and PATHOLOGY

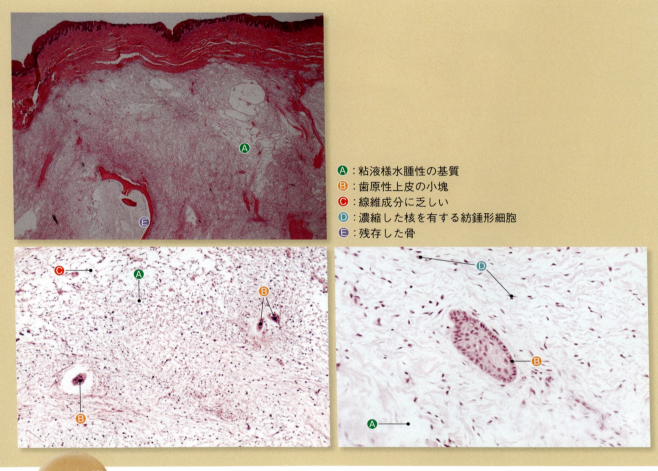

- Ⓐ：粘液様水腫性の基質
- Ⓑ：歯原性上皮の小塊
- Ⓒ：線維成分に乏しい
- Ⓓ：濃縮した核を有する紡錘形細胞
- Ⓔ：残存した骨

病理組織所見

1. 組織学的には，通常みられる粘液腫と変わりはない．
2. 歯原性粘液腫では，腫瘍化していない歯原性上皮が認められる．

各論　1．歯原性腫瘍　2）良性歯原性腫瘍

セメント芽細胞腫 cementoblastoma

定義 歯根と結合するセメント質様石灰化物の増殖を示す腫瘍である．

CLINICAL

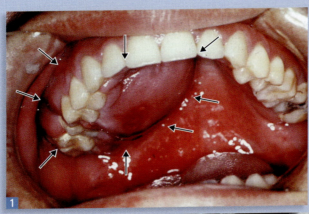

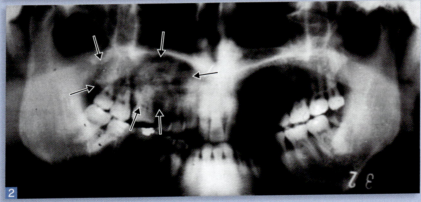

1 上顎右側に鶏卵大の骨性膨隆がみられた
2 6⏋根尖部を中心とした類円形の不透過像と，その周囲に透過帯がみられた

臨床所見

発生頻度	比較的まれ．
好発部位	下顎臼歯部に多い．
好発年齢	10～20歳代．
性差	女性に多い．
臨床症状	無症状に緩慢な発育を示し，大きくなると顎骨を膨隆させる．X線で偶然発見されることが多い．
X線所見	歯根と連続した境界明瞭なX線不透過像としてみられる．歯根と病変の境界はみられず，癒着している．周囲に透過帯が認められ，健康骨と境されている．
治療	摘出手術を行う．
予後	再発をきたすことはない．
鑑別診断	骨芽細胞腫，骨腫．

C&P
CLINICAL and PATHOLOGY

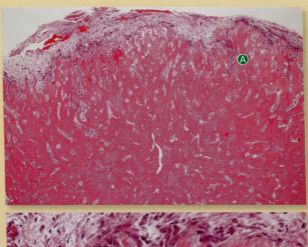

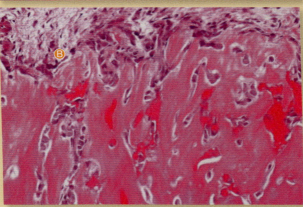

Ⓐ：梁状のセメント質様硬組織
Ⓑ：セメント芽細胞

病理組織所見

1. 腫瘍実質は密な梁状のセメント質様組織の増殖からなり，周囲骨とは線維性結合組織によって隔たれている．
2. 腫瘍の周辺部はセメント芽細胞に富み，梁状のセメント質類似の硬組織は放射状に形成されている．
3. 腫瘍の中心部は石灰化の強いセメント質からなる．

関連疾患

セメント質腫 cementoma

セメント質の増殖を特徴とする病変であるが，その実態は種々雑多で，現在では一般に，①セメント質形成性線維腫，②良性セメント芽細胞腫，③巨大型セメント質腫，④根尖性セメント質異形成症の4つに分類されている．しかし，実際にはこの4つに分類することができないものもまれではない．また，このなかには腫瘍とみなせないものも含まれ，時として骨性の病変との判別も困難な場合がある．歯原性腫瘍の約20％前後を占める．

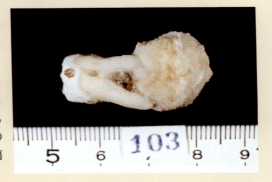

1．歯原性腫瘍　2）良性歯原性腫瘍　249

各論

1. 歯原性腫瘍　3）悪性歯原性腫瘍

悪性エナメル上皮腫 malignant ameloblastoma

定義 エナメル上皮に由来する歯原性上皮性腫瘍が悪性転化し，転移や再発を繰り返すことで悪性化すると考えられている．

CLINICAL

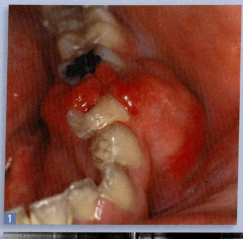

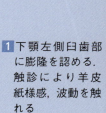

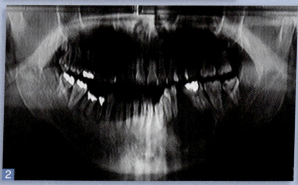

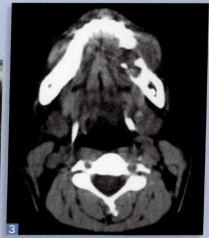

1 下顎左側臼歯部に膨隆を認める．触診により羊皮紙様感，波動を触れる
2 パノラマ写真：単房性の顎骨吸収像を認める．関連する歯の歯根吸収がみられる
3 CT所見：骨を破壊した実質部が頬側に膨隆，近心部の骨破壊像がみられる

臨床所見

発生頻度	きわめてまれ．
好発部位	下顎臼歯部から下顎枝．
好発年齢	20～30歳代．再発を繰り返した場合，この年齢で確定診断されることが多い．若年で初発より悪性が確認されることはきわめてまれ．
性差	男性にやや多い．
臨床症状	（1）顎骨の広範な腫脹，膨隆，変形．（2）骨の破壊吸収，羊皮紙様感，波動を触知．（3）下顎の場合，オトガイ神経支配領域の麻痺を伴う場合がある．膨隆増大により病的骨折を伴うことがある．
X線所見	単房性，多房性の顎骨の吸収，広範な破壊像を認める．
治療	広範切除，即時再建，化学療法は適応が少ない．
転移	肺，腎臓に多い．
予後	転移しやすく予後は悪い．
鑑別診断	顎骨中心性がん，エナメル上皮線維腫．

悪性エナメル上皮腫の治療

手術所見：周囲健常組織を含んで，下顎骨広範切除（連続離断），下顎神経は切断した．頸部には転移を認めないため頸部郭清は行っていない．

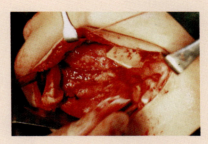

腫瘍切除後，悪性病変であるため即時再建は行わず，3年経過後，顎骨再建を計画した．

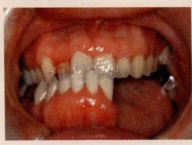
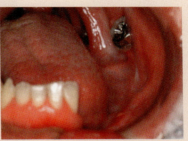

顎骨再建部位の軟組織拡大，骨欠損部には移植骨のためにスペースがないため，拡大装置の挿入，ポートに生理食塩液 2 mL×12times/2months を挿入し組織拡大を行った．

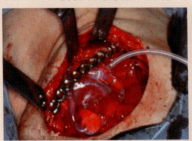
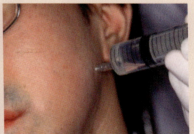

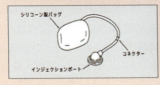
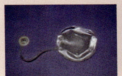
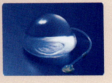

同時に腸骨部に人工歯根を埋入した．移植後，骨の生着を待って人工歯根を埋入することが一般的であるが，咬合再建の時間短縮のため同時移入を行った．

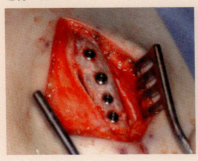
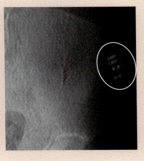

（次頁につづく）

チタンプレート（bear plate：咬合力支持）＋メッシュにより，人工歯根が埋入された腸骨を移植固定．

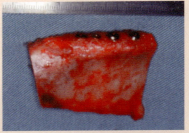
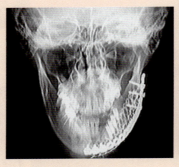
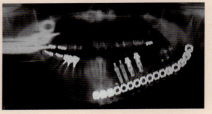

術後，咬合機能の回復，広域顎骨支持型装置を用いて咬合再建したものの，本例はその2年経過後，腎臓転移により死亡した．

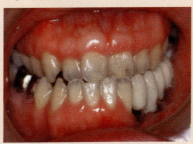
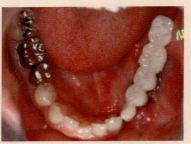

エナメル上皮線維肉腫 ameloblastic fibrosarcoma

エナメル上皮線維腫の上皮成分は良性で，間質成分が悪性化する腫瘍をエナメル上皮線維肉腫という．間質成分の線維成分が強い核異型を示し，細胞密度も高い．異型核分裂像も多くKi67やp53，CD34陽性率が高いといわれている．好発部位は良性型と同様の下顎臼歯部である．また，良性型のエナメル上皮腫に転移がみられる場合の転移性エナメル上皮腫 metastasizing ameloblastoma と区別される．なお厳密には，悪性エナメル上皮腫にはエナメル上皮線維歯牙肉腫 ameloblastic fibro-odntosarcoma も含まれる．

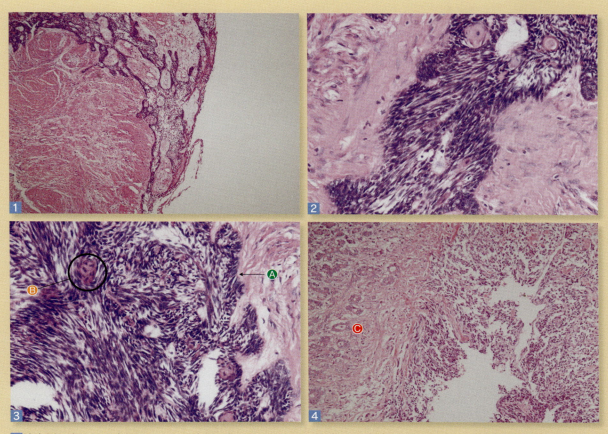

1. 腔内側に囊胞性の良性エナメル上皮腫の像が認められる．胞巣では外側には円柱上皮が，内側には星状細胞が認められる
2. エナメル上皮癌の胞巣．濃染した紡錘形細胞を含む異型細胞が密に増殖している
3. エナメル上皮癌強拡大．外側にわずかに円柱上皮の配列（Ⓐ）がみられ，内部には密な異型細胞の増殖がみられ，扁平上皮化生（Ⓑ）が散見される
4. 腎転移像．左に残存する尿細管（Ⓒ）がみられ，右側に転移巣が認められる．転移巣では ameloblastoma とは判断できない高度の異型細胞の密な増殖をみる（20倍）

病理組織所見

　悪性エナメル上皮腫は，通常，エナメル上皮癌 ameloblastic carcinoma とエナメル上皮線維肉腫 ameloblastic fibrosarcoma をいうが，本例では間質成分は良性であることからエナメル上皮癌である．

　エナメル上皮癌には，先行病変としてエナメル上皮腫のない原発型と，良性型の顎骨中心性あるいは周辺性エナメル上皮腫の一部に悪性型がみつかる場合，あるいは良性型が悪性化する場合の二次型（脱分化型）がある．本例は顎骨内に囊胞性エナメル上皮腫がみられるので，二次型である．

　悪性上皮成分は組織学的に明らかな異型を示し，分裂像も多い．Ki67 陽性率も高く，α-SMA が陽性となるといわれている．転移も多く，度重なる転移によって悪性度が増し，典型的なエナメル上皮腫の像が消失していることもある．

まとめ / CONCLUSION

TNM 分類

口唇および口腔のTNM臨床分類

分類規約：本分類は小唾液腺を含む口唇赤唇部と口腔の癌腫に適用する．
　　　　　病変の組織学的確証が必要である．
　　　　　T，N，M 各カテゴリーの評価法は，いずれも身体的検査と画像診断による．

解剖学的部位と亜部位：

　口唇：1．上唇，2．下唇，3．唇交連

　口腔：1．頬粘膜
　　　　　（ⅰ）上・下唇の粘膜，（ⅱ）頬の粘膜，（ⅲ）臼後部，（ⅳ）上下頬歯槽溝（口腔前庭）

　　　　2．上歯槽と歯肉（上歯肉）

　　　　3．下歯槽と歯肉（下歯肉）

　　　　4．硬口蓋

　　　　5．舌
　　　　　（ⅰ）有郭乳頭より前の舌背面と舌縁（舌前2/3），（ⅱ）下面

　　　　6．口腔底

所属リンパ節：頸部リンパ節である．

TNM臨床分類：

【T－原発腫瘍】

　TX　　原発腫瘍の評価が不可能
　T0　　原発腫瘍を認めない
　Tis　　上皮内癌
　T1　　最大径が2cm以下の腫瘍
　T2　　最大径が2cmを超えるが4cm以下の腫瘍
　T3　　最大径が4cmを超える腫瘍
　T4a　口唇：骨髄質，下歯槽神経，口腔底，皮膚（頤または外鼻）に浸潤した腫瘍
　T4a　口腔：骨髄質，舌深層の筋肉/外舌筋（オトガイ舌筋，舌骨舌筋，口蓋舌筋，茎突舌筋），上顎洞，顔面の皮膚に浸潤した腫瘍
　T4b　口唇および口腔：咀嚼筋間隙，翼状突起または頭蓋底に浸潤した腫瘍，または内頸動脈を全周的に取り囲む腫瘍

　注：歯肉を原発巣とし，骨および歯髄のみに表在性びらんが認められる症例はT4としない．

【N－所属リンパ節】

　NX　　所属リンパ筋転移の評価が不可能
　N0　　所属リンパ節転移なし
　N1　　同側の単発性リンパ節転移で最大径が3cm以下
　N2a　同側の単発性リンパ節転移で最大径が3cmを超えるが6cm以下
　N2b　同側の多発性リンパ節転移で最大径が6cm以下
　N2c　両側あるいは対側のリンパ節転移で最大径が6cm以下
　N3　　最大径が6cmを超えるリンパ節転移

　注：正中リンパ節は同側リンパ節である．

【M－遠隔転移】

　M0　　遠隔転移なし
　M1　　遠隔転移あり

UICC：TNM Classification of Malignant Tumours. Edited by Sobin LH, Gospodarowicz MK and Wittekind CH, 7th Ed, Wiley-Blackwell, New York, 2009.
(UICC 日本委員会 TNM 委員会訳：TNM 悪性腫瘍の分類．第7版，金原出版，2010, p.22-24)

各論　2. 非歯原性腫瘍　1) 良性腫瘍　(1) 上皮性腫瘍

乳頭腫 papilloma

定義 上皮性の腫瘍で，乳頭状，疣贅状に突出して発育する．慢性刺激や
ヒトパピローマウイルスの関与（Chapter Ⅵ「ウイルス性乳頭腫」参照）が示唆され，
慢性刺激によるものは反応性の増殖をきたしたものともいわれている．

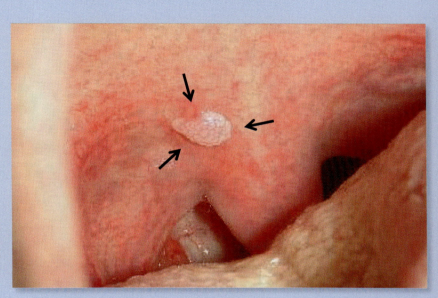

口蓋垂近くの右側軟口蓋に米粒大の乳頭状腫瘤がみられる

臨床所見

発生頻度	口腔領域における良性上皮性腫瘍のなかで最も発生頻度が高い．
好発部位	舌，頬粘膜，口唇，歯肉，口蓋など口腔粘膜のいずれにも発生する．
好発年齢	小児には少なく，高齢者に多い．
性　差	なし．
臨床症状	有茎性，あるいは広基性に粘膜面から突出して発育する．1 cm 未満のものが大半を占め，発育速度は緩慢で，乳頭状，疣贅状，カリフラワー状の形態を呈する．一般に角化が著明であるため白色を呈するが，健常粘膜と同様な色のものもある．まれに内方に向かい発育するものを逆向性乳頭腫という．
治　療	刺激になるものがある場合にはそれを除去し，切除する．
予　後	放置することによりがん化することがあるといわれている．切除すれば良好．
鑑別診断	線維腫，乳頭腫症，扁平上皮癌．

C&P CLINICAL and PATHOLOGY

PATHOLOGY

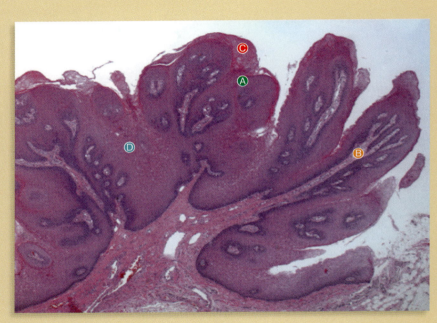

- Ⓐ：上皮の外向性増殖（乳頭状）
- Ⓑ：細い線維性結合組織
- Ⓒ：角質層の肥厚
- Ⓓ：棘細胞層の肥厚

病理組織所見

1. 粘膜上皮が細い血管結合組織を伴って外向性に乳頭状増殖する．
2. 増殖する上皮は錯角化あるいは過角化を呈し，棘細胞層の肥厚も認められる．
3. 基底細胞層には軽度の異型性がみられる．
4. 基底細胞層内には核分裂像が認められる．
5. 粘膜固有層は軽度の炎症性細胞浸潤を伴う．

MEMO ヒトパピローマウイルス human papilloma virus（HPV）

腫瘍の原因となる代表的なウイルスで，100種以上の型が知られている．HPVは上皮細胞に感染して，口腔の乳頭腫，子宮頸がん，尋常性疣贅，尖圭コンジローマなどを引き起こすことが知られている．組織学的には細胞質が明るく抜けたコイロサイトーシス koilocytosis を示すことが特徴である．近年，子宮頸がんの原因として注目されているが，これはHPVが有するタンパクのなかでもE6，E7タンパクががん抑制遺伝子と結合し，作用を阻害することによるものであるといわれている．

各論　2．非歯原性腫瘍　1）良性腫瘍　(1) 上皮性腫瘍

乳頭状過形成または乳頭腫症 papillary hyperplasia or papillomatosis

定義 乳頭腫に類似しているが，乳頭状の隆起が多発性にみられる．腫瘍ではなく炎症性，刺激性の増殖物である．乳頭腫症ともいわれる．

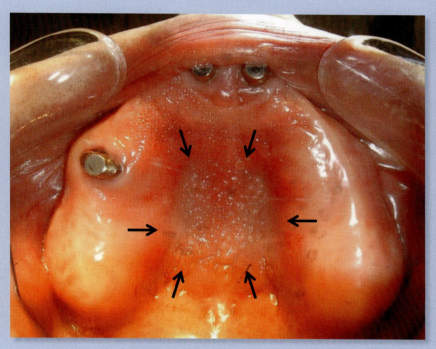

硬口蓋中央に乳頭状の多数の隆起が認められた

臨床所見

発生頻度	比較的多い．
好発部位	口唇，頬粘膜，硬口蓋の粘膜に発生することが多い．
好発年齢	高齢者に多い．
性　差	不明．
臨床症状	不適合な義歯の床下あるいは清掃の十分でない部位に顆粒状，疣状の隆起物としてみられることが多い．比較的広範囲になることもある．
治　療	刺激になるものがある場合にはそれを除去し，切除する．
予　後	放置することによりがん化することがあるといわれている．切除すれば良好．
鑑別診断	扁平上皮癌．

C&P
CLINICAL and PATHOLOGY

PATHOLOGY

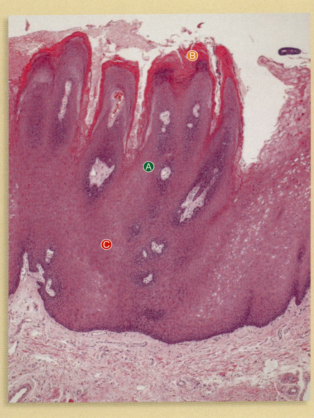

Ⓐ：上皮の過形成
Ⓑ：過角化
Ⓒ：棘細胞層の肥厚

病理組織所見

1. 樹枝状の線維性結合組織を軸とした扁平上皮が増生している．
2. 結合組織乳頭層は浮腫状で炎症性細胞浸潤がみられる．

MEMO: Oral florid papillomatosis（口腔開花性乳頭腫症）

表面白色を呈する乳頭腫様の小顆粒が多発，融合したような所見を示すため，臨床的に強く悪性腫瘍が疑われる病変である．60歳以上の男性に多く，口唇，歯肉，頰粘膜に好発する．病理組織学的に疣贅癌 verrucous carcinoma と鑑別が困難な場合が多い．この病変も乳頭腫症と呼ばれることが多いが，炎症性，刺激性の増殖物とは異なり，現在では疣贅癌の一表現形ではないかと考えられている．

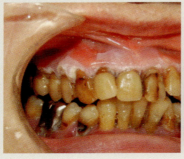
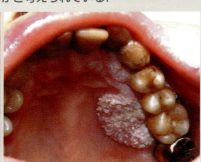

各論　2．非歯原性腫瘍　1）良性腫瘍　(2) 非上皮性腫瘍

線維腫 fibroma

定義 線維組織の増殖からなる腫瘍様病変を臨床的に線維腫と呼ぶことが多いが，そのほとんどは線維性過形成（刺激性線維腫，線維性ポリープ）で，被膜に包まれるような真の線維腫はまれである．

＜真の線維腫＞

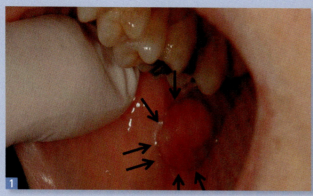

＜刺激性線維腫，義歯性線維腫＞

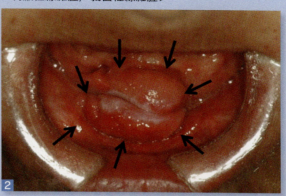

＜線維性ポリープ＞

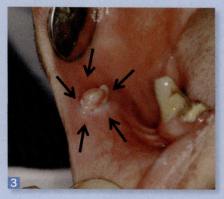

1 右頬粘膜に広基性で半球状を呈した隆起がみられた
2 下顎に安定しない義歯が装着されており，義歯の舌側床縁は2つの腫瘤の間に挟まれていた
3 右頬粘膜に有茎性の突起状腫瘤がみられた

臨床所見

- **発生頻度** 線維性過形成はよくみられるが，真の線維腫はまれ．
- **好発部位** 口唇，頬粘膜，舌，硬口蓋の粘膜に発生することが多い．
- **好発年齢** 成人に多い．
- **性　差** 女性にやや多い．
- **臨床症状** 有茎性，広基性で緩慢な発育を示し，表面は健康粘膜色のことが多い．形状は半球状，結節状，ポリープ（線維性ポリープ）などがある．硬度は線維成分の量によりまちまちで，軟性線維腫や硬性線維腫といわれる．周囲組織との境界は線維性過形成のものは明瞭でないが，真の腫瘍では明瞭で，可動性を示すことが多い．あまり大きくならないことが多い．
よく経験する義歯性線維腫は線維性過形成（刺激性線維腫）の一つで，刺激源が義歯である．
- **治　療** 線維性過形成のものは刺激源を除去するとともに切除する．真の線維腫は摘出する．
- **予　後** 良好．
- **鑑別診断** すべての隆起性病変．

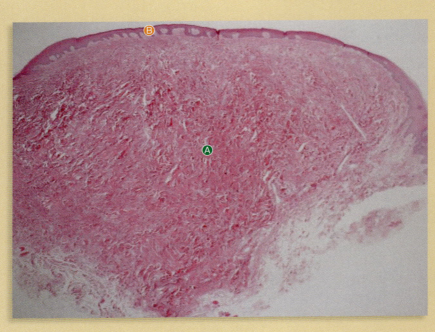

Ⓐ：線維の増殖．線維束が錯綜している
Ⓑ：上皮の圧扁

病理組織所見

1. ハード線維腫で膠原線維に富み，線維束の錯綜がみられる．
2. 腫瘍により上皮は圧扁されている．

各論　2. 非歯原性腫瘍　1) 良性腫瘍　(2) 非上皮性腫瘍

線維腫症・侵襲性線維腫症 fibromatosis, aggressive fibromatosis

定義 線維腫症とは真の腫瘍とは異なる良性の線維組織の腫瘍様増殖物で，一般の線維腫に比べて浸潤性に発育し，境界が不明瞭なものをいう．通常，瘢痕や結節性筋膜炎など炎症性・反応性の線維腫症を除いた病変をいう．成人性線維腫症（浅在型，デスモイド型）と，小児に発生する小児線維腫症がある．

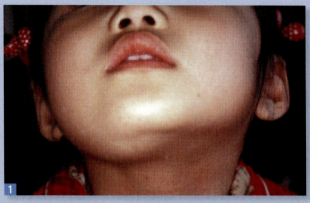
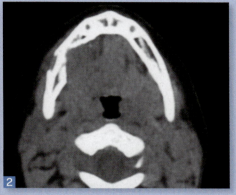
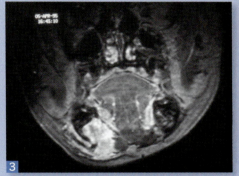
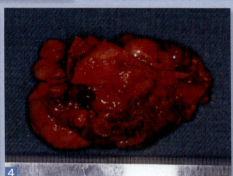

1 小児線維腫症で，右顎下部に腫瘤が認められた
2 右側下顎骨の吸収がみられた（CT像）
3 浸潤性発育を示すMRI像
4 切除された病変

臨床所見

- **発生頻度** まれ．
- **好発部位** 顎下部，オトガイ下部，皮下，頰部，舌．
- **好発年齢** 成人性：どの年代にも発生する．若年性：10歳未満の小児．
- **性　差** 性差は明らかでない．
- **臨床症状** 無痛性の腫脹をきたし，周囲組織に浸潤性に発育する．そのため悪性腫瘍と誤って診断しやすい．境界は不明瞭である．小児頭頸部に発症した本症はきわめて侵襲性が強く，侵襲性小児線維腫症 aggressive infantile fibromatosis とも呼ばれる．転移はしない．歯肉に発症する歯肉線維腫症は遺伝性（常染色体優性遺伝）で，歯に関連した機械的あるいは炎症刺激による反応性の線維腫症と考えられており，広義の線維腫症として分類される．
- **治　療** 外科的切除．
- **予　後** 再発率は約20%ともいわれ再発しやすい．
- **鑑別診断** 線維肉腫，線維腫．

C&P
CLINICAL and PATHOLOGY

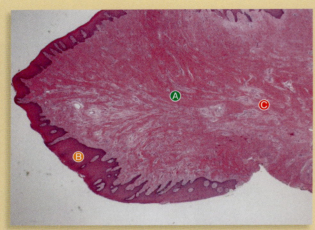

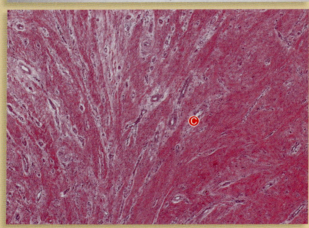

Ⓐ：線維性結合組織の増生
Ⓑ：上皮脚の延長
Ⓒ：線維束の移行像

病理組織所見

1. 著明な線維芽細胞の増殖がみられる．
2. 被膜をもたず，束状の発育を示す．核の異型や分裂像はみられない．

各論　2．非歯原性腫瘍　1）良性腫瘍　（2）非上皮性腫瘍

結節性筋膜炎　nodular fasciitis

定義 反応性の線維腫症（広義の線維腫症）で，偽肉腫性線維腫症ともいわれ，浅在あるいは深在筋膜に発生し，急速に増大する．筋線維芽細胞の増殖性病変であるが，真の腫瘍とは異なる外傷性の反応性病変で，良性の線維組織の腫瘍様増殖物である．

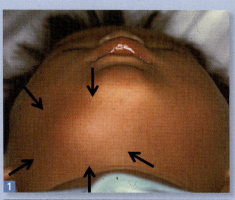
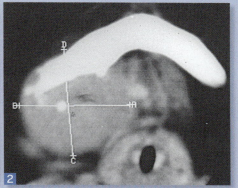
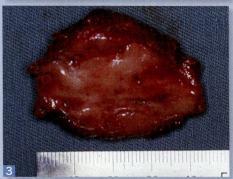

1 小児の右顎下部に鶏卵大の膨隆がみられた
2 球状の腫瘤形成とそれによる下顎骨の圧迫吸収がみられた
3 切除物．骨膜をつけ切除した

臨床所見

- 発生頻度　きわめてまれ．
- 好発部位　四肢，体幹，頭頸部，皮下組織．
- 好発年齢　20〜40歳代．
- 性　差　性差は明らかでない．
- 臨床症状　急速に皮下筋組織に限局性，弾性硬の腫瘤を形成する．良性病変で再発，転移はない．誤って悪性腫瘍と診断されやすい．
- 治　療　外科的切除．
- 予　後　再発は少ない．
- 鑑別診断　線維肉腫，線維腫．

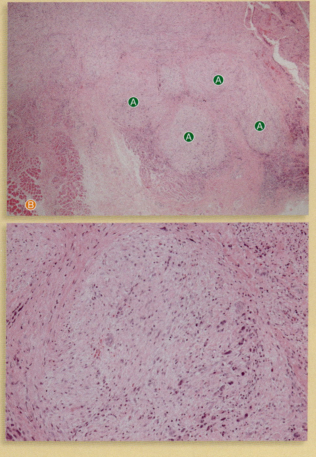

＜結節性筋膜炎＜

Ⓐ：結節
Ⓑ：筋組織

病理組織所見

1. 筋膜に接して結節状の病変が増殖している．
2. 紡錘形筋線維芽細胞の錯綜増殖がみられる．
3. 核の大型化や核分裂像が散見される．
4. 赤血球やリンパ球などの浸潤もみられる．

各論　2. 非歯原性腫瘍　1）良性腫瘍　（2）非上皮性腫瘍

疣贅型黄色腫　verruciform xanthoma

定義 不規則に長く伸びた上皮脚を有し，粘膜固有層に脂肪顆粒を含んだ組織球性の泡沫細胞（黄色腫細胞）が増殖する粘膜病変である．

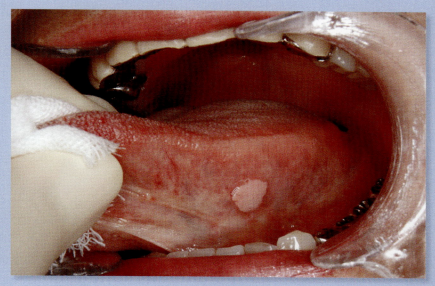

左舌縁部に小豆大，疣贅状に隆起した病変が認められた

臨床所見

- **発生頻度** きわめてまれ．
- **好発部位** 歯肉，歯槽，口蓋などの角化粘膜部．
- **好発年齢** 中年以後．
- **性　差** やや女性に多い．
- **臨床症状** 口腔粘膜の表面に乳頭状，疣贅状の隆起性病変として認められ，孤立性で小さいものが多い．正常粘膜色あるいはわずかに赤色を呈する．
- **治　療** 切除．
- **予　後** 良好．
- **鑑別診断** 線維腫，乳頭腫．

C&P
CLINICAL and PATHOLOGY

PATHOLOGY

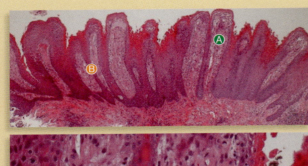
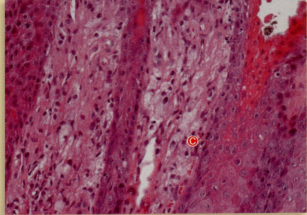

Ⓐ：乳頭層におけるマクロファージの増殖
Ⓑ：上皮脚の延長
Ⓒ：胞体が明るい黄色腫細胞

病理組織所見

1. 疣贅状の隆起性病変である．
2. 結合組織乳頭層に脂質を貪食したマクロファージ（黄色腫細胞）が増殖している．

各論　2. 非歯原性腫瘍　1) 良性腫瘍　(2) 非上皮性腫瘍

骨形成線維腫（化骨性線維腫） ossifying fibroma

定義 骨あるいはセメント質様の硬組織を形成する線維組織からなる良性腫瘍で，顎骨に特有である．かつては形成される硬組織の違いにより，それぞれ骨形成線維腫 ossifying fibroma，セメント質形成線維腫 cementofying fibroma と呼ばれてきたが，現在ではまとめて骨形成線維腫と呼ばれるようになった．

CLINICAL

＜骨を形成した骨形成線維腫＞

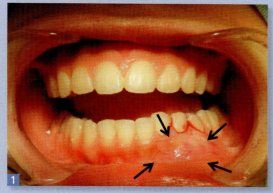
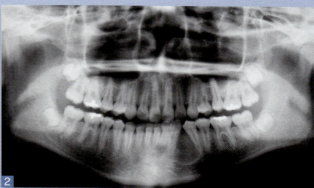
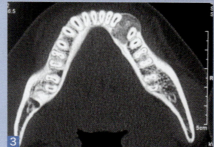
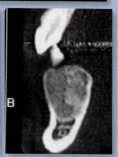

1. 下顎左側小臼歯部を中心に骨性膨隆が認められた
2. 犬歯，小臼歯間に境界明瞭な単房性のX線透過像がみられた．両隣在歯は傾斜を示しているが，根の吸収はみられなかった
3. 病変の中には硬組織形成を思わせる不透過像がみられた

＜セメント質を形成した骨形成線維腫＞

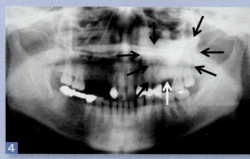
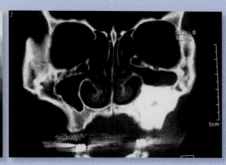

4. セメント質を形成した骨形成線維腫

臨床所見

発生頻度	比較的まれ．
好発部位	下顎骨臼歯部．
好発年齢	30〜40歳代．
性差	女性に多い．
臨床症状	無症状に緩慢に発育し，時に皮質骨を菲薄化し顎骨を膨隆させる．
X線所見	境界明瞭な単房性のX線透過像の中に形成された硬組織を思わせる不透過像がみられる．歯の傾斜，転位，歯根吸収などがみられることがある．
治療	摘出手術，顎骨に広範囲に拡大したものは区域切除をすることもある．
予後	良好．
鑑別診断	線維性異形成症，歯原性線維腫，巨細胞肉芽腫，骨芽細胞腫，セメント芽細胞腫，類骨骨腫．

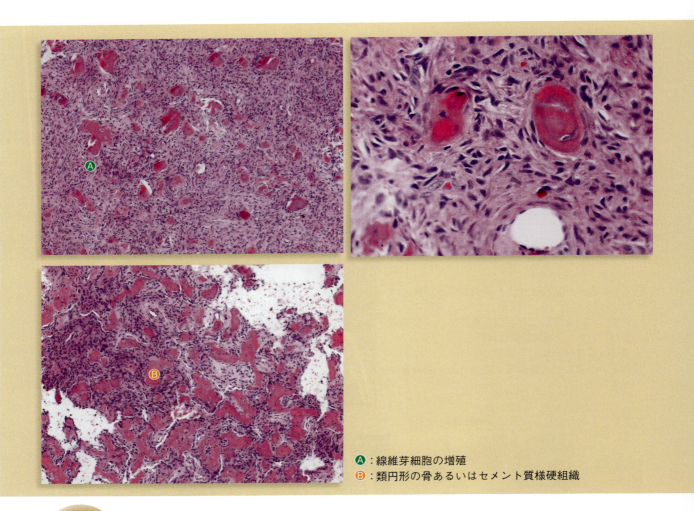

Ⓐ：線維芽細胞の増殖
Ⓑ：類円形の骨あるいはセメント質様硬組織

病理組織所見

1. 顎骨内に発生した線維腫で周囲は薄い結合組織による被膜によって囲まれている．
2. 細胞成分の豊富な線維性組織内に，種々の大きさや形を示す硬組織の形成が認められる．
3. 硬組織は骨あるいは類骨の場合は一般的に梁状で，類円形の場合はセメント質のことが多い．

各論　2. 非歯原性腫瘍　1）良性腫瘍　（2）非上皮性腫瘍

線維性異形成症 fibrous dysplasia

定義 正常な骨髄が幼若な骨の形成を伴う増殖性の線維組織に置換される腫瘍類似疾患である．GNAS1遺伝子の変異が原因するといわれており，単骨性あるいは多骨性に発生し，多骨性の場合にはオルブライト症候群 Albright syndrome の一分症状である場合がある．

＜上顎に発生した線維性異形成症＞

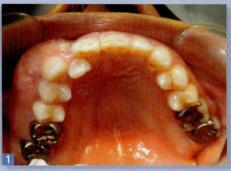 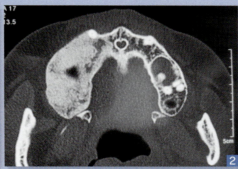 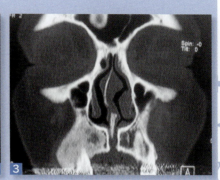

1 上顎右側に骨様硬の膨隆がみられた
2 3 境界不明瞭なすりガラス様不透過像がみられた

＜下顎に発生した線維性異形成症＞

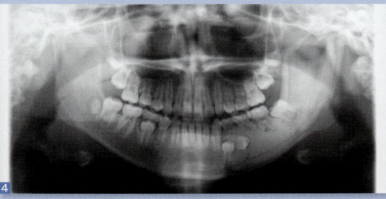 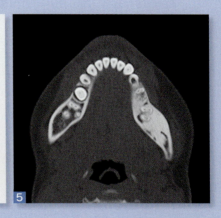

4 5 左側下顎骨に境界不明瞭なすりガラス様不透過像がみられた

臨床所見

発生頻度 比較的まれ．

好発部位 単骨性：70〜80％が単骨性であり，顎骨，大腿骨，肋骨に発生しやすく，顎骨では上顎骨に多い．上下顎骨ともに臼歯部に多い．
多骨性：20〜30％が多骨性であり，大腿骨，脛骨，腓骨，肋骨，上腕骨，頭蓋骨，顎骨などに発生し，片側性の場合が多い．オルブライト症候群は5％前後．

好発年齢 単骨性：10〜20歳代．
多骨性：10歳以前．

性差 単骨性：性差はない．
多骨性：女性に多い．

臨床症状 単骨性（顎骨）：無症状に発育し，顎骨を膨隆させ，顔貌の非対称性変形を出現させる．上顎骨に発生した場合には周囲骨にも及ぶことが多い．初期には病変の増殖が早く，やがて緩慢となり成人になると停止するものがあるが，増大し続ける場合もある．歯の傾斜，転位による咬合不全を起こすことがある．
多骨性：複数の骨に発症するが，片側性に発症する場合が多い．オルブライト症候群の場合は褐色の皮膚色素斑（café au lait 斑），性的早熟，下垂体腺腫，副甲状腺機能亢進などを伴う．

| X線所見 | 初期は境界不明瞭なX線透過像示すが，病変部の骨形成が進むと不透過性が亢進し，辺縁に骨硬化を伴うすりガラス様不透過像を示す．歯根吸収はみられないが，歯槽硬線の不明瞭化，歯根膜腔の狭小化などがみられる．上顎骨に発生した場合は上顎洞の骨性置換がみられることがある．しばしば囊胞様変性をきたす．
| 治　療 | 成長を待って顔面変形改善のための骨膨隆部減量手術．さらに増大傾向があれば切除手術を行うが，骨欠損部には骨移植術を行う．
| 予　後 | 悪性化を示すことがあり，経過観察が必要．
| 鑑別診断 | 骨形成線維腫（化骨性線維腫），ケルビズム，骨肉腫．

化骨性線維腫と線維性異形成症の臨床的差異

	化骨性線維腫	線維性異形成症
好発年齢	20〜30歳代	10歳代より若い
性差	女性に多い	なし
X線所見	境界明瞭	境界不明瞭．スリガラス状
病変の形	結節状〜球状	紡錘形〜長楕円形

PATHOLOGY

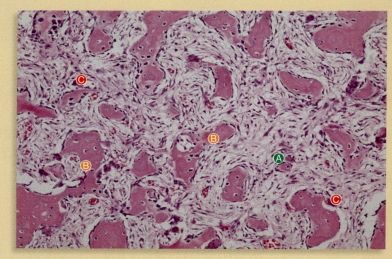

Ⓐ：線維性結合組織の増生
Ⓑ：梁状の幼若骨
Ⓒ：破骨細胞

病理組織所見

① 細胞成分に富んだ線維性結合組織内に骨細胞を封入した不整形な骨染がみられる．
② 骨辺縁には骨細胞が少ない．

各論

2. 非歯原性腫瘍　1）良性腫瘍　（2）非上皮性腫瘍

骨　腫　osteoma

定　義　成熟した骨組織からなる腫瘍で，真の腫瘍は少なく，多くは反応性の骨増生あるいは発育異常と考えられている．口腔領域では，顎骨の外骨膜から発生する骨膜性骨腫（周辺性骨腫）と，内骨膜から顎骨中心性に生じる内骨性骨腫（中心性骨腫）がある．

＜中心性骨腫＞

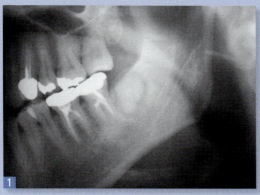
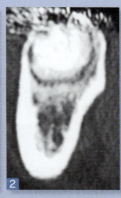
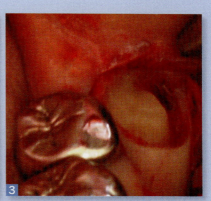

1 2 下顎左側大臼歯部に境界明瞭周囲に透過帯を伴う類円形のX線不透過像がみられた
3 被覆骨を除去すると周囲骨とは異なる白色を呈した骨様組織が認められた

＜周辺性骨腫＞

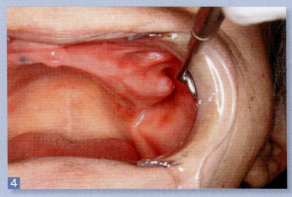

4 上顎左側臼歯部に骨様硬の腫瘤を認めた

臨床所見

発生頻度　比較的よくみられる．一般に中心性骨腫より周辺性骨腫のほうが頻度が高い．

好発部位　犬歯部，口蓋，上顎洞，オトガイ部，下顎臼歯部舌側，下顎頭．

好発年齢　40歳以上．

性　差　男性に多い．

臨床症状　発育は緩慢である．周辺性骨腫は有茎性あるいは広基性で結節状を呈し，骨様硬の腫瘤を形成する．被覆粘膜は正常で薄い．中心性骨腫は増大すると歯列不正や顎骨の膨隆を示す．さらに拡大すると顔面の変形をきたす．多発性の骨腫を認める場合にはガードナー症候群 Gardner syndrome の疑いがある．

X線所見　比較的境界明瞭な腫瘍に一致した不透過像を示すが，周囲健常骨との境が不明瞭なことが多い．

治　療　境界が明瞭な場合は摘出手術，不明瞭な場合は切除術．

予　後　良好．

鑑別診断　歯牙腫，外骨症，内骨症，骨形成線維腫，骨芽細胞腫，セメント芽細胞腫，硬化性骨炎，線維性骨形成症，骨肉腫．

C&P CLINICAL and PATHOLOGY

<別症例>

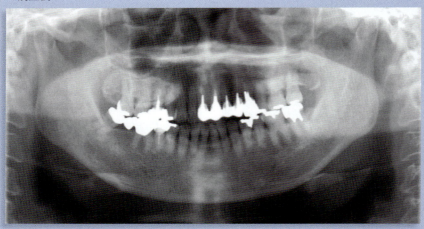

上顎右側臼歯部相当部に境界明瞭なX線不透過像を認める．パノラマX線写真

<別症例>

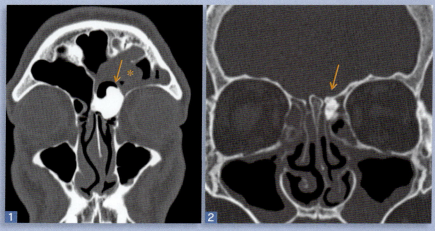

【CT所見】骨条件のCT冠状断像にて骨濃度を示す結節・腫瘤性病変（矢印）がそれぞれ，前頭洞（1），篩骨洞（2）にみられる．1では前頭洞に閉塞性の二次性変化（*）を伴う

関連疾患 **ガードナー症候群 Gardner syndrome**
常染色体優性遺伝疾患で，大腸の腺腫性ポリープ症，多発性骨腫，頭蓋の線維性骨形成不全，線維腫，皮脂腺囊腫および過剰歯などの病変を呈する症候群．

C&P
CLINICAL and PATHOLOGY

<緻密骨腫>

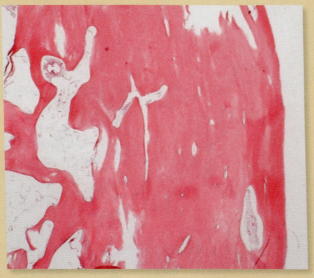

<海綿骨腫>

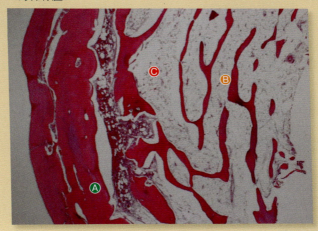

Ⓐ：薄い皮質骨
Ⓑ：梁状骨
Ⓒ：脂肪髄

病理組織所見

1. 緻密骨腫 compact osteoma では骨質に富み細胞成分は乏しい．
2. 海綿骨腫 spongiosum osteoma では骨質は比較的少なく，細い骨梁と脂肪髄からなっている．骨芽細胞の活動性はほとんどない．

各論　2. 非歯原性腫瘍　1）良性腫瘍　(2) 非上皮性腫瘍

骨芽細胞腫（良性骨芽細胞腫） osteoblastoma

定義 骨芽細胞様の細胞の増殖と類骨組織が形成される腫瘍である．

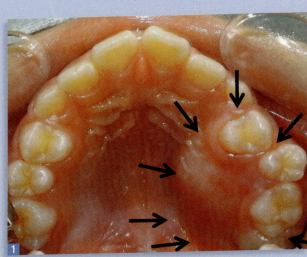 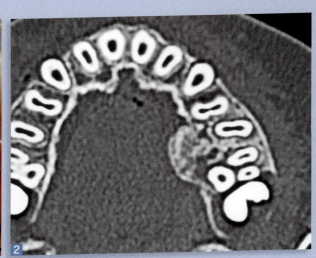

1 上顎右側臼歯部の口蓋側に健康粘膜に被覆された半球状，骨様硬の腫脹がみられた
2 病変部は骨様組織を形成していた

臨床所見

発生頻度	脊椎骨，四肢骨，腸骨，肋骨などに好発するが，顎骨ではまれ．
好発部位	上下顎骨臼歯部．
好発年齢	20歳以下の若年者．
性　差	男性に多い．
臨床症状	顎骨内に発生することが多く，発育は比較的緩慢で球形を呈し，境界は明瞭である． 病理組織は類骨骨腫と類似するが，類骨骨腫の大きさは 1 cm 以下であるものが多いのに対し，骨芽細胞腫の大きさは大きく，類骨骨腫にみられる疼痛がないことが多い．
X線所見	境界が明瞭で，骨透過像の中に骨形成を示す不透過像が混在する．その割合は骨形成量に左右される．また，腫瘍周囲に被膜様構造をうかがわせる透過帯を認める．類骨骨腫にみられる周囲の骨硬化変化はない．
治　療	境界が明瞭な場合は摘出手術，不明瞭な場合は切除術．
予　後	良好．
鑑別診断	類骨骨腫，セメント芽細胞腫，線維性異形成症，骨形成線維腫，骨腫，骨肉腫．

C&P
CLINICAL and PATHOLOGY

<良性骨芽細胞腫>

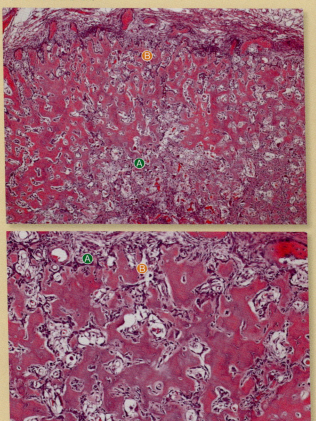

Ⓐ：骨芽細胞の増殖
Ⓑ：放射状に形成された骨

病理組織所見

1. 比較的大型の核を有する類円形の骨芽細胞の著明な増殖がみられる．
2. 不規則な類骨の形成や石灰沈着を伴う細かい骨梁が多数認められる．
3. 豊富な毛細血管も観察される．

関連疾患

類骨骨腫 osteoid osteoma

10歳代の男性の脛骨や大腿骨の皮質骨に発生することが多く，顎骨に発生することはまれである．骨芽細胞腫と組織学的には大きさを除き鑑別できない．疼痛を伴うことが多い．1 cm以下のものが多く，中心部に核となるナイダス nidus と呼ばれる骨芽細胞による類骨や骨の形成を示す境界明瞭な病巣と，周囲の反応性骨硬化像がみられる．

各論　2. 非歯原性腫瘍　1）良性腫瘍　(2)非上皮性腫瘍

脂肪腫 lipoma

定義 多くは成熟した脂肪組織の増殖からなる良性腫瘍で，線維性の組織により分葉状の胞巣構造を呈し，被膜に被覆されている．線維組織の増殖があれば線維脂肪腫と呼ばれる．

CLINICAL

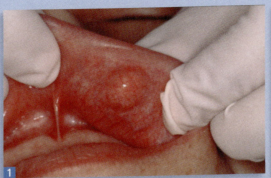
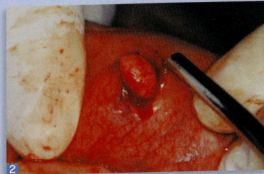
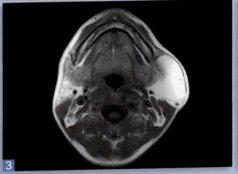
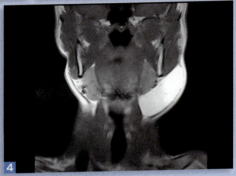

1 左側上唇粘膜に弾性軟の腫瘤が認められた．表面粘膜は健康色を呈していた
2 腫瘤は周囲に被膜が認められ，帯黄色を呈していた
3 4 別症例：左側頬部から顎下部にかけて境界明瞭で，脂肪と同程度の高信号を示す病変を認める．T1強調MR画像（横断像および冠状断像）

臨床所見

発生頻度	比較的まれ．
好発部位	頬粘膜，舌，口底．
好発年齢	40歳代以上．
性差	明らかでない．
臨床症状	無症状に緩慢に発育し，類球形のあるいは分葉状の軟らかい隆起を示す．被覆粘膜は正常粘膜で，粘膜の直下にあれば帯黄色を示す．
治療	摘出手術．
予後	良好．
鑑別診断	唾液腺腫瘍，粘液囊胞，脂肪腫症．

C&P
CLINICAL and PATHOLOGY

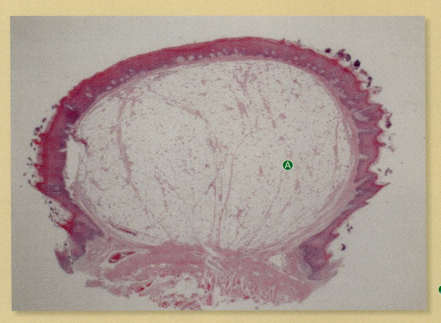

Ⓐ：境界明瞭な脂肪組織の増殖

病理組織所見

1. 周囲組織とは線維性結合組織により明瞭に境界されている．
2. 成熟した脂肪細胞が分葉状に増殖する像が観察される．
3. 脂肪顆粒が詰まった細胞質は標本作製に伴い脂肪が抜け落ちて空隙となっている．

各論　2. 非歯原性腫瘍　1）良性腫瘍　（2）非上皮性腫瘍

軟骨腫 chondroma

定義 成熟した軟骨組織の増殖を示す腫瘍で，顎骨中心性に生じる内軟骨腫と周辺性にみられる外軟骨腫がある．ほとんどが内軟骨腫として発生する．

CLINICAL

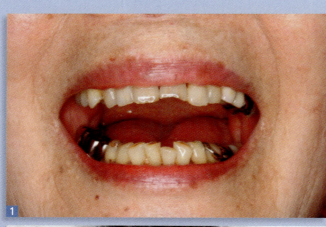

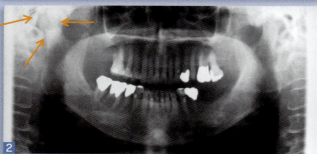 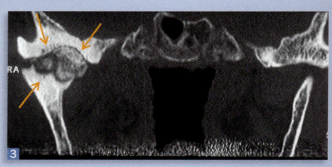

1 開口障害がみられた
2 3 下顎頭部は不規則な骨吸収を示し，病変内部には斑紋状の硬組織形成がみられた

臨床所見

発生頻度	大腿骨，上腕骨，指趾の短管骨に発生することが多く，顎骨に発生することは非常にまれ．
好発部位	上顎前歯部，下顎骨臼歯部，下顎正中部，関節突起．
好発年齢	50歳以下．
性　差	なし．
臨床症状	発育は緩慢で無症状に経過し，内軟骨腫では顎骨を膨隆させる．顎関節部に発生すると咬合異常や顎の運動障害をきたす．外軟骨腫では正常粘膜に被覆され，結節状の弾性硬の腫瘤を形成する．多発性の内軟骨腫症を示す疾患としてオリエ病 Ollier disease, マファッキ症候群 Maffucci syndrome がある．前者は片側の骨格に発生し悪性化しやすく，後者は軟部組織の血管腫を合併する．
X線所見	不規則なX線透過像を示し，腫瘍内部に石灰化による斑紋状の不透過像を伴う．
治　療	健常組織を含めた切除術．
予　後	浸潤性発育を示すものや部分的悪性像を示すものがあり，経過観察が必要．
鑑別診断	骨芽細胞腫，セメント芽細胞腫，線維性異形成症，骨形成線維腫，骨腫，骨肉腫．

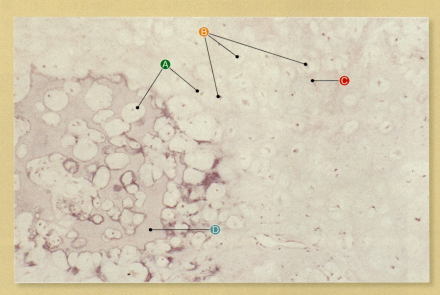

Ⓐ：軟骨小腔
Ⓑ：軟骨細胞
Ⓒ：軟骨基質
Ⓓ：石灰化した基質

病理組織所見

1. 成熟した硝子様軟骨が主体を占めている．
2. 軟骨性組織は分葉状に増殖している．
3. 一部では基質に石灰沈着がみられる．
4. 一部では粘液腫様の像もみられる．

滑膜軟骨腫症 synovial chondoromatosis

関節腔内の滑膜に化生により多数の軟骨性結節が形成される腫瘍類似疾患である．30〜50歳代の男性の膝関節や股関節に好発するが，顎関節では中年の女性にみられることが多く，顎関節の腫脹，疼痛，関節雑音，顎運動障害などの症状を呈する．画像では関節内に軟骨の遊離体が不透過像として撮像される．時に，関節腔の拡大や下顎頭形態に変化をきたす．関節腔内の軟骨遊離体を摘出し，滑膜を切除する．組織学的には軟骨細胞に細胞異型が認められることが多く，軟骨肉腫と見誤れるほどである．

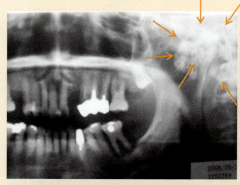
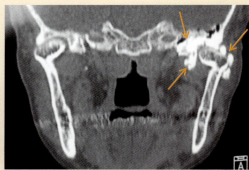
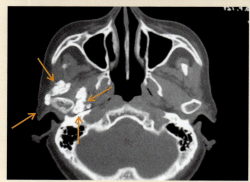
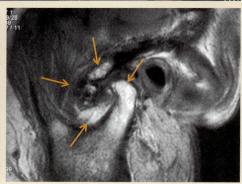

各論　2. 非歯原性腫瘍　1）良性腫瘍　（2）非上皮性腫瘍

血管筋腫（平滑筋腫） angio myoma, angio leiomyoma

定義 血管筋腫は血管壁の平滑筋に由来し，錯綜した平滑筋の増殖からなる．

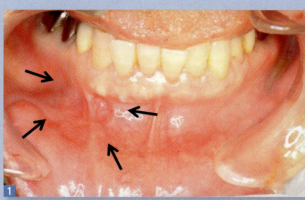
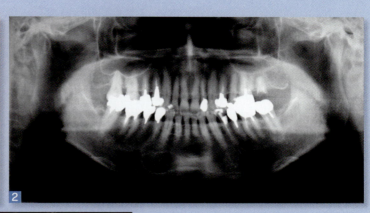
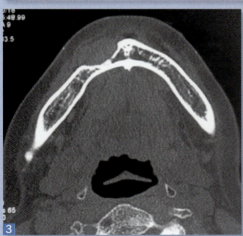
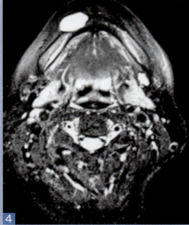

1 下顎右側犬歯部を中心とした歯槽部に弾性硬の腫脹が認められた
2 3 パノラマおよびCT画像で病変部の骨は圧迫吸収されていた
4 MRI，T2強調画像にて類球形の腫瘤が確認できた

臨床所見

発生頻度	比較的まれ．
好発部位	頬粘膜，舌，歯肉，口唇．
好発年齢	40歳代以上．
性差	明らかでない．
臨床症状	境界は明瞭で弾性硬，無症状に緩慢に発育する．
治療	摘出手術．
予後	良好．
鑑別診断	線維腫．

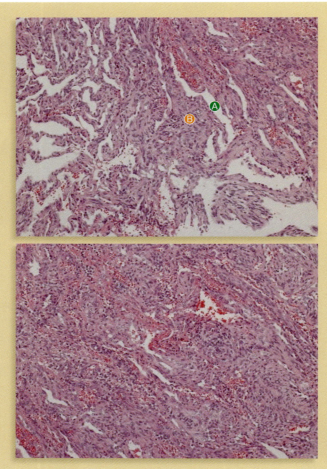

Ⓐ:血管腔
Ⓑ:血管平滑筋細胞の増殖

病理組織所見

1. 小動脈や小静脈を囲む平滑筋組織の増殖がみられる.
2. 周囲とは線維性結合組織により明瞭に境界されている.

各論 2. 非歯原性腫瘍 1）良性腫瘍 （2）非上皮性腫瘍

血管腫（毛細血管性血管腫，海綿状血管腫，蔓状血管腫）
capillary hemangioma, cavernous hemangioma, racemose hemangioma

定義 血管組織の増殖による腫瘍様病変で，過誤腫的性格が強いといわれており，組織形態により毛細血管性血管腫（単純性血管腫），海綿状血管腫，蔓状血管腫などに分類されている．

＜海綿状血管腫＞

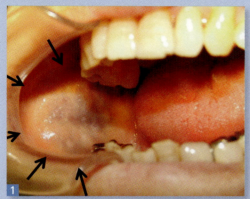
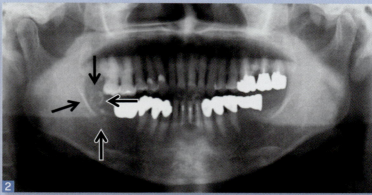
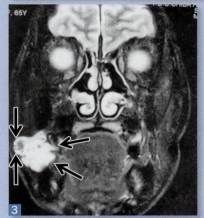
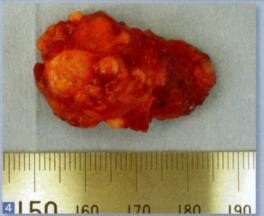

1. 右側頰粘膜部に軟らかい凹凸不整な表面青紫色を呈する腫脹がみられた
2. 静脈石と思われるX線不透過像がみられた
3. MRIで頰部軟組織に拡大した周囲不整な腫瘤を確認し，血管腫と診断した
4. 血管腫の中に静脈石がみられた

臨床所見

- **発生頻度** 口腔領域において比較的よくみられる．毛細血管性血管腫，海綿状血管腫の頻度が高い．
- **好発部位** 舌，口唇，頰，口底，頸部皮下．
- **好発年齢** 若年者で，生下時や幼少期よりみられることが多い．
- **性差** やや女性に多い．
- **臨床症状** 毛細血管性血管腫（単純性血管腫）：皮膚，皮下，粘膜下に生じ，幼小児期からみられることが多い．若年性毛細血管腫とも呼ばれ，皮膚では隆起しない暗赤色のブドウ酒状母斑と赤色顆粒状に隆起したイチゴ状母斑があり，後者は自然消退することがある．粘膜下や皮下に発生したものは海綿状血管腫と同様な所見を呈する．
海綿状血管腫：最も一般的な血管腫で，血栓の形成や静脈石を伴うことが多い．暗紫色の境界不明瞭な軟らかい腫瘤として認められ，圧迫（ガラス板法）により退色する．深在性の場合には軟らかい隆起として認められ，体位や血流の増加により勃起することがある（勃起性血管腫）．
蔓状血管腫：動静脈奇形で，先天的なものと発育途上に発生するものがある．動静脈は蛇行し，吻合する（動静脈瘻）．深部に存在する場合には圧縮性のある腫瘤を形成するが，比較的表層にある場合は青紫色を呈し，膨隆部には拍動と血管性雑音（コマ音）が認められる．本血管腫が顎骨内あるいは軟組織深部に生じた場合には診断が困難なこと

C&P
CLINICAL and PATHOLOGY

<蔓状血管腫>

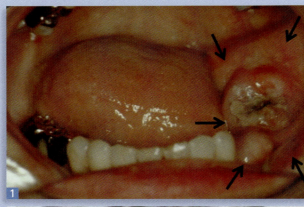

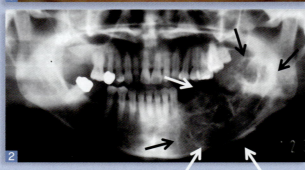

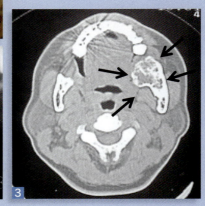

1 左側下顎にやや赤みを帯びた粘膜の著明な腫脹がみられ，一部対合歯によると思われる圧痕がみられた．腫脹部は触診にて拍動が感じられた
2 右下顎骨に蜂巣状のX線骨透過像がみられた
3 下顎骨は皮質骨と骨髄の構造が消失し，蜂巣状を呈していた．また，著明に膨隆していた

がある．安易に抜歯，組織検査などを行うことにより大出血を起こす．

X線所見 海綿状血管腫では静脈石を確認できることがある．顎骨に発生した血管腫の場合には多房性，蜂巣状の骨透過像としてみられる．軟組織に表在性に出現した血管腫は診断が容易であるが，顎骨や深部軟組織に発生した血管腫は診断が困難なことがあり，必要に応じてCT，MRI，アンギオグラフィーなどを用いて検査しておく．

治療 皮膚に生じたイチゴ状母斑は10歳ぐらいまでには消失することがあるため観察する．しかし，出血，残存の可能性あるいは美的観点からの必要性がある場合にはブドウ酒状母斑と同様に切除やレーザーによる焼灼などが行われる．粘膜下や皮下に発生した毛細血管性血管腫や海綿状血管腫に対しては切除，梱包療法，電気凝固，凍結療法などが行われる．蔓状血管腫では輸入動脈を結紮あるいは塞栓し，出血を制御した後，側副路循環が生じる前に外科的切除を施行する．

予後 良好であるが，切除により美的あるいは機能障害残存の可能性が生じる場合があるため，完全切除が困難なことがある．

鑑別診断 リンパ管腫，脂肪腫．

C&P
CLINICAL and PATHOLOGY

<血管腫>

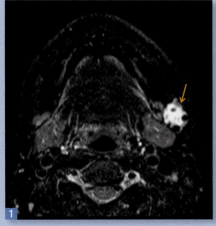 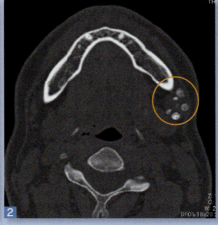

1 2【CT, MRI 所見】 MRI・STIR 横断像（1）にて左顎下部に高信号腫瘤（矢印）を認め，内部には散在性に著明な低信号を伴う．骨条件の CT 横断像（2）では STIR での著明な低信号に一致した石灰化濃度（円内）を認め，静脈石を示唆する

<舌血管腫>

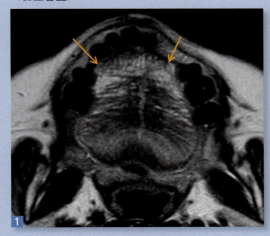 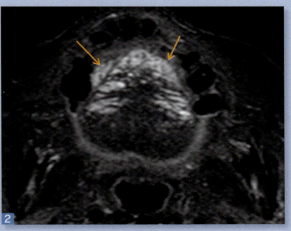

1 2【MRI 所見】 T2 強調横断像（1）および STIR（2）にて舌尖部から両側の舌背部に高信号を呈する不整形腫瘤（矢印）を認める

関連疾患

スタージ-ウエーバー症候群 Sturge-Weber syndrome

スタージ-ウェーバー症候群は三叉神経の支配領域に一致してみられる多発性の血管腫．先天性疾患で，眼病変や神経症状を伴う．

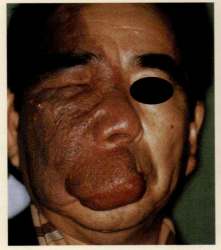 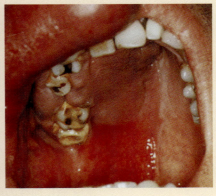

顔面の右半分に腫瘤がみられる．鼻と上唇の変形が著しい．口腔内写真でみると 7－1 部は頰舌側が腫脹している．

2．非歯原性腫瘍　1）良性腫瘍　285

C&P
CLINICAL and PATHOLOGY

＜単純性血管腫＞

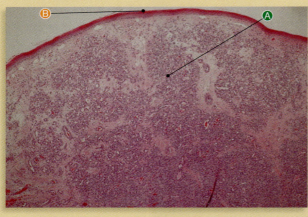 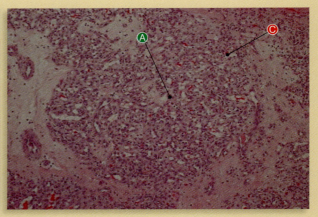

Ⓐ：小葉状の血管腫　Ⓑ：圧扁された上皮　Ⓒ：小血管腫と内皮細胞の増殖

＜海綿状血管腫＞

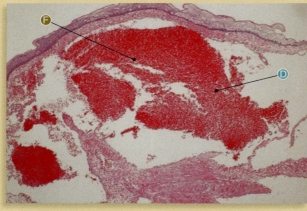 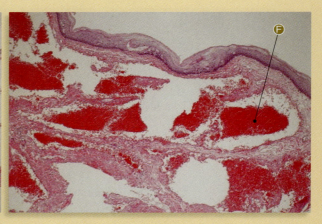

Ⓓ：著明に拡張した毛細血管
Ⓔ：血栓
Ⓕ：赤血球

＜蔓状血管腫＞

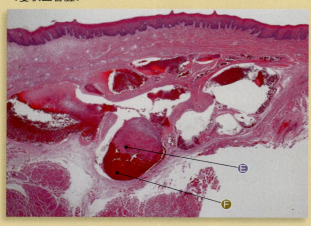

病理組織所見

1. 口腔粘膜上皮下に内皮細胞の増殖がみられる．
2. 増殖した内皮細胞は結合組織により隔てられ，分葉状を呈する．
3. 赤血球で満たされた大小不規則な毛細血管の増殖がみられる．
4. 血管の内腔側は1層の内皮細胞によって囲まれている．
5. 時に血栓の形成を認め，器質化して静脈石の形成をみることもある．
6. 腫瘍は拡張した静脈や動脈からなり，毛細血管腫様組織も観察される．
7. 血管壁は平滑筋がよく発達している．

各論　2. 非歯原性腫瘍　1）良性腫瘍　(2) 非上皮性腫瘍

血管周皮腫（筋周皮腫） hemangiopericytoma

定義 血管の周皮に由来する腫瘍とされてきたが，近年，血管平滑筋細胞の増殖がみられる腫瘍と理解され，筋周皮腫といわれている．

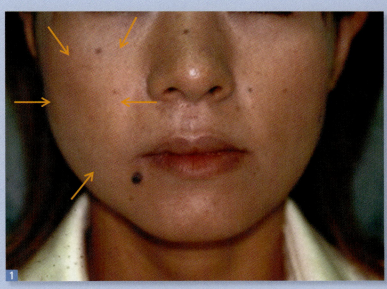
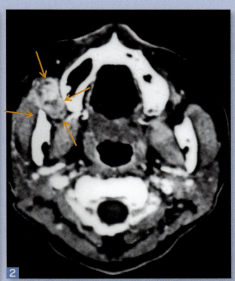

1 右側頰部の腫脹がみられた．腫脹部は弾性軟であった
2 翼口蓋窩に境界不明瞭な腫瘤がみられた

臨床所見

発生頻度	頭頸部や四肢の皮下や筋肉内，後腹膜などの腹腔に生じるが，まれに口腔にも生じる．
好発部位	舌，上下顎骨．
好発年齢	成人．
性　差	明らかでない．
臨床症状	種々の大きさの腫瘤を形成し，口腔粘膜に発生した場合にはポリープ状を呈することがある．深部に発生した場合には境界が不明瞭である．被膜は存在しない．悪性型が存在するが，肉眼的にも組織学的にも良悪性の判別が困難である．
治　療	切除手術が行われる．
予　後	境界が不明瞭なものは取り残しやすく再発しやすい．悪性転化するものもある．
鑑別診断	血管腫．

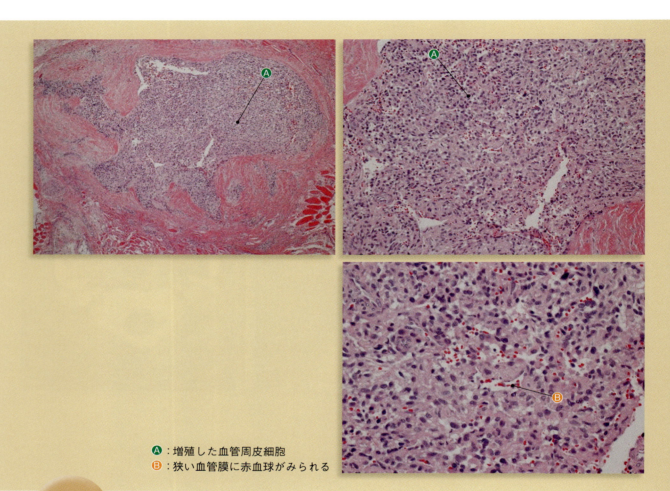

Ⓐ：増殖した血管周皮細胞
Ⓑ：狭い血管膜に赤血球がみられる

病理組織所見

1. 腫瘍細胞は紡錘形や楕円形を呈し，豊富な血管の基底膜周囲を取り巻いて増殖している像が観察される．
2. 腫瘍細胞の間には好銀線維の網状構造がみられる．

各論　2. 非歯原性腫瘍　1）良性腫瘍　（1）非上皮性腫瘍

リンパ管腫　lymphangioma

定義 リンパ管の増殖による腫瘍様病変で，組織奇形といわれており，その組織形態より毛細リンパ管腫，海綿状リンパ管腫，囊胞性リンパ管腫がある．

＜海綿状リンパ管腫＞

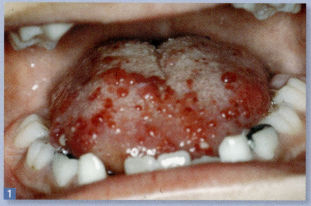
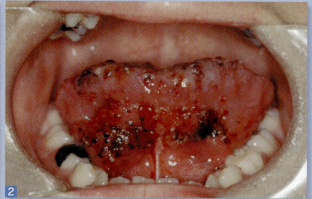

1 2 舌背部から海綿状リンパ管腫と診断した．舌裏面までの舌全体にわたり，帯黄色半透明な小顆粒状の隆起性病変がみられた．病変の一部は黒褐色に変化していた

＜囊胞状リンパ管腫＞

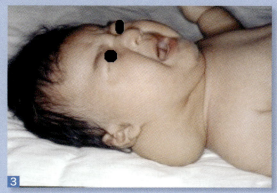
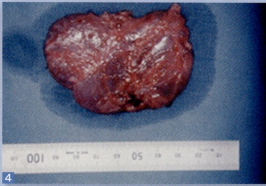

3 生下時より右側頸部に囊胞状リンパ管腫が存在し，徐々に拡大した
4 摘出された囊胞状リンパ管腫

＜リンパ管腫＞

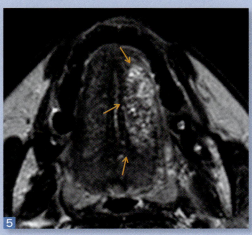

5 MRI所見：T2強調横断像にて舌左側に不整形の高信号腫瘤（矢印）を認める．血管腫と類似しており，非造影の画像診断での両者の鑑別は困難な場合がある

臨床所見

- **発生頻度** 口腔領域において比較的よくみられる．なかでも海綿状リンパ管腫の頻度が高い．
- **好発部位** 舌，口唇，頰粘膜，口底．
- **好発年齢** 生下時よりみられ，成長とともに大きくなる．10歳ぐらいまでに気づくことが多い．

C&P
CLINICAL and PATHOLOGY

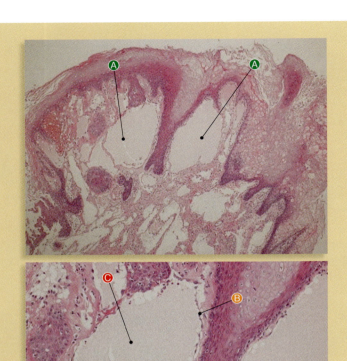

Ⓐ：増生したリンパ管
Ⓑ：内皮細胞
Ⓒ：リンパ液の貯留

性　差 明らかでない．

臨床症状 海綿状リンパ管腫は粘膜表面に出現すると小水疱状，小顆粒状の隆起性病変として認められ，小水疱は帯黄色透明であるが，刺激を受けやすい部位は暗赤色や黒褐色に変化していることが多い．深在性のものは弾性軟のなだらかな隆起として認められる．舌や口唇に発生したものでは巨舌症，巨唇症の原因となる．生下時から口腔や頸部に発症した囊胞状リンパ管腫は気道閉塞をきたすことがある．

治　療 切除手術が行われるが，被膜の形成はなく，境界が不明瞭なため再発しやすい．凍結外科，レーザー治療なども利用される．囊胞状リンパ管腫の場合にはOK432などの薬物注入療法が利用されることがある．

予　後 良好であるが，取り残しやすく再発しやすい．

鑑別診断 血管腫．

1 上皮直下に1層の内皮細胞に覆われた薄い壁を有するリンパ管の集合がみられる．
2 著しく拡張した管腔を有するものもみられる．
3 腔内にはリンパ液を満たしており，赤血球がみられることもある．

各論　2. 非歯原性腫瘍　1）良性腫瘍　（2）非上皮性腫瘍

巨細胞病変—巨細胞腫（骨巨細胞腫） giant cell tumor

定義 多数の多核巨細胞が出現する良性腫瘍．

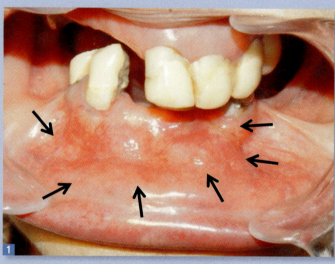
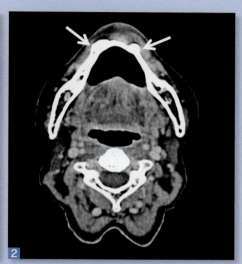

1 下顎正中部から左側下顎体部にかけて腫脹がみられた
2 下顎骨は唇側皮質骨が吸収されていた

臨床所見

発生頻度	長管骨骨端部，仙骨，上腕骨，きわめてまれに顎骨に発生．
好発部位	下顎正中部，臼歯部．
好発年齢	20〜40歳代．
性　差	やや女性に多い．
臨床症状	発育は緩慢で顎骨中心性に発生し，顎骨の膨隆をきたす．増大により自発痛，麻痺を生じる．
X線所見	比較的境界明瞭な骨透過像を示す．
治　療	切除手術．
予　後	良性であるが，浸潤性に発育する．切除後，再発することがある．再発や転移を示す悪性型もある．
鑑別診断	巨細胞修復性肉芽腫，線維腫，脈瘤性骨囊胞．

PATHOLOGY

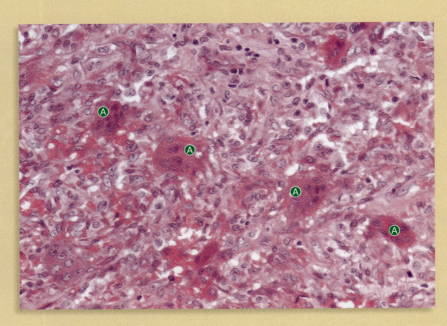

Ⓐ：多核巨細胞

病理組織所見

1. 多数の間質中に多核巨細胞の増殖が観察される．
2. 巨細胞の大きさは，大きなもので100 μmを超えるものもある．
3. 間質は膠原線維に乏しく，血管成分に富み，まれに類骨の形成もみられる．

各論 2. 非歯原性腫瘍　1) 良性腫瘍　(2) 非上皮性腫瘍
巨細胞病変―巨細胞修復性肉芽腫（巨細胞肉芽腫） reparative giant cell granuloma

定義 多数の多核巨細胞が出現する非腫瘍性病変．顎骨内の外傷，出血，炎症巣に対する反応性，修復性の肉芽腫性病変．

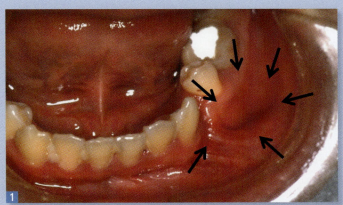

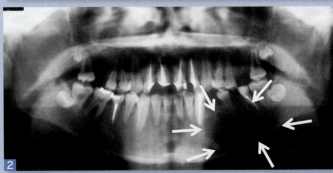

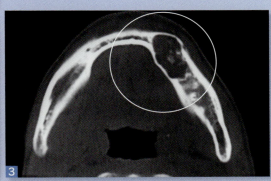

1 下顎左側臼歯部に骨性膨隆がみられた
2 左側下顎体部に境界比較的明瞭な単房性のX線骨透過像がみられた．歯根の吸収はみられなかった
3 皮質骨は吸収され非薄化し，顎骨は膨隆していた

臨床所見

- **発生頻度** 比較的まれ．
- **好発部位** 顎骨に発生しやすく，上顎骨より下顎骨に，また臼歯部より前歯部に多い．
- **好発年齢** 30歳以下．
- **性差** やや女性に多い．
- **臨床症状** 顎骨中心性に発生し，顎骨の膨隆をきたす．増大により自発痛，圧痛が出現し，歯の転位や歯根吸収による動揺が認められることがある．本疾患が周辺性に歯肉に出現したものは巨細胞性エプーリスといわれる．
- **X線所見** 比較的境界明瞭な単房性あるいは多房性の透過像を示す．
- **治療** 切除手術．
- **予後** 良性であるが，浸潤性に発育し再発が多い．
- **鑑別診断** エナメル上皮腫，巨細胞腫，歯原性粘液腫，歯原性線維腫．

関連疾患：ケルビズム cherubism

常染色体優性遺伝を示す家族性の病変で，幼児期より両側の下顎骨あるいは上下顎骨にほぼ対称性の多房性のX線透過像を呈する病変がみられる．この顎骨内病変は進行性に拡大し，12〜15歳ごろに増殖が停止する．顔貌がルネッサンスの絵画の天使ケルブ cherub に似ていることからケルビズムと命名された．組織学的には破骨細胞様の巨細胞と線維性肉芽組織からなる．

C&P
CLINICAL and PATHOLOGY

PATHOLOGY

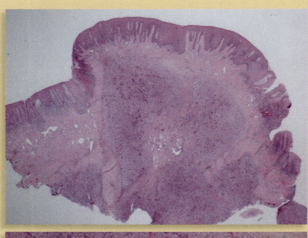

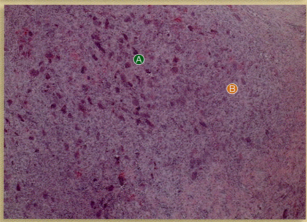

Ⓐ：多核巨細胞
Ⓑ：増生した線維芽細胞

病理組織所見

1. 線維芽細胞と多核巨細胞の増殖が観察される．
2. 巨細胞は破骨細胞よりも大きい．
3. 周辺部では血管成分に富み，出血巣もしばしば認められる．

MEMO：巨細胞修復性肉芽腫と顎骨の巨細胞腫の鑑別

顎骨に発生する巨細胞性病変のうち巨細胞腫はきわめてまれで，その多くは巨細胞修復性肉芽腫である．臨床的にも病理学的にも鑑別することは困難であるが，悪性化することのある巨細胞腫は巨細胞修復性肉芽腫と比較し，多核巨細胞は大型で核数がきわめて多く，腫瘍内に均等にしかも高密度に分布している．また間質の線維形成は少なく，骨形成，壊死，出血，囊胞を形成しやすいといわれている．

各論　2. 非歯原性腫瘍　1) 良性腫瘍　(2) 非上皮性腫瘍

顆粒細胞腫　granular cell tumor

定義　シュワン細胞由来の結節性腫瘍である（かつては横紋筋細胞に由来すると考えられていた）．➡免疫染色結果参照（p.297）

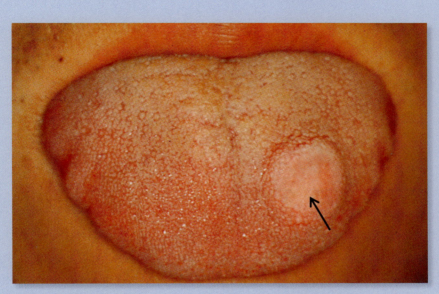

境界明瞭な腫瘤が認められる

臨床所見

- **発生頻度**　まれ．
- **好発部位**　いかなる組織にも発生しうるが，口腔領域では舌，特に舌縁，舌背に好発．
- **好発年齢**　成人に多くまれに小児にみられることもある．
- **性　差**　女性に多い．
- **臨床症状**　肉眼的には表面の多少隆起した腫瘤として認められ，多くは単発性である．一般的に発育はきわめて緩慢とされている．
- **治　療**　外科的切除．
- **予　後**　良好．
- **鑑別診断**　軟組織の良性腫瘍，先天性エプーリス，疣贅型黄色腫．

PATHOLOGY

C&P
CLINICAL and PATHOLOGY

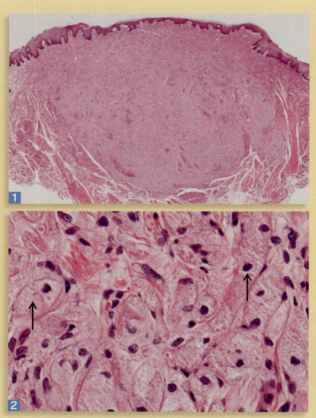

1 弱拡大像：境界明瞭な結節性の腫瘤病変で顆粒細胞の密な増殖をみる
2 強拡大像：楕円形大型の顆粒細胞の細胞質内には，好酸性の微細顆粒が認められる

病理組織所見

1. 口腔重層扁平上皮下に，濃縮性の核と，好酸性で細顆粒状の細胞質を有する大型の細胞の増殖がみられる（ 2 の矢印）．
2. 周辺部では，結合組織や筋組織と不規則に入り込んでいる．
3. 細胞質内顆粒は，ジアスターゼ抵抗性の PAS 陽性を示す．
4. 口腔重層扁平上皮では，著明な上皮突起の延長（上皮偽癌性上皮過形成）を示すことがある．

【特殊染色】
顆粒細胞の細胞質内には PAS 陽性（消化抵抗性）の微細顆粒が認められる．

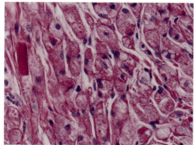

PAS（＋）
細胞質内の顆粒に陽性反応

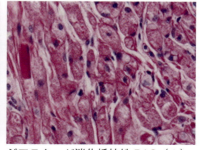

ジアスターゼ消化抵抗性 PAS（＋）
唾液アミラーゼで消化されない

【免疫染色】
神経原性マーカー S-100 タンパク，NSE，間葉系腫瘍マーカー vimentin に陽性．

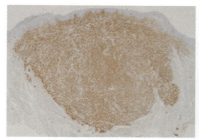
S-100 タンパク（＋）

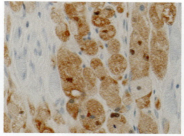
S-100 タンパク（＋）

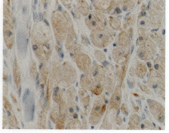
NSE（＋）

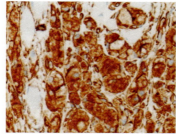
vimentin（＋）

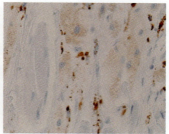
CD68（弱陽性）

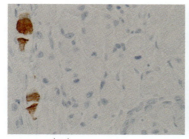
desmin（－）
筋原性マーカー desmin，SMA に陰性

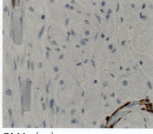
SMA（－）
既存の筋組織は陽性であるが腫瘍細胞は，SMA に陰性

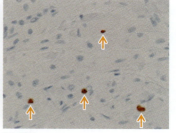
Ki-67
増殖マーカー ki67 は極少数に陽性（矢印）

顆粒細胞腫の電子顕微鏡写真
顆粒細胞（GC）の細胞内には，大小不同，さまざまな形態の顆粒が認められる．
N：核

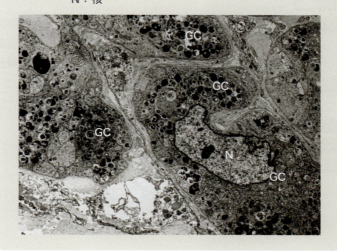

2．非歯原性腫瘍　1）良性腫瘍

各論　2．非歯原性腫瘍　1）良性腫瘍　（2）非上皮性腫瘍

末梢神経系腫瘍—神経鞘腫（シュワン細胞腫） neurilemoma, schwannoma

定義 神経鞘（シュワンSchwann鞘）のシュワン細胞に由来する腫瘍である．

CLINICAL

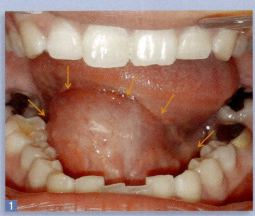
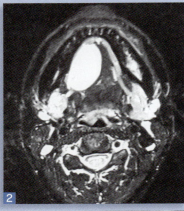
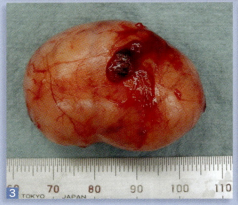
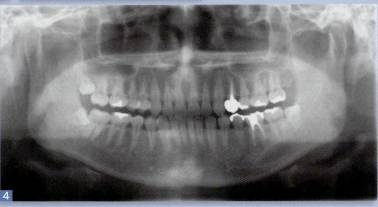

1. 口底部に小鶏卵大の腫脹がみられた
2. MRI画像で口底部に辺縁との境界が明瞭な腫瘤性病変が確認された
3. 摘出物は黄白色を呈し，被膜がみられた
4. 別症例：下顎左側臼歯部相当部で下顎管に一致して境界明瞭なX線透過像を認める．パノラマX線写真

臨床所見

発生頻度	全身的には発生頻度が高いが，口腔領域の発生は比較的まれである．
好発部位	口腔では舌，口蓋，口底，頬粘膜に多く，まれに顎骨内に発生する．顎骨では下顎骨臼歯部に多い．
好発年齢	10～20歳代．
性差	なし．
臨床症状	軟組織に発生したものは発育が緩慢で，境界明瞭な弾性硬，可動性の限局性腫瘤として認められることが多い．多くは被膜に包まれている．顎骨に発生したものは顎骨の膨隆をきたし，時に疼痛，知覚麻痺が出現する．
X線所見	顎骨内に発生したものは単房性の骨透過像としてみられることが多く，下歯槽神経に発生した場合には下顎管の拡大像として認められる．
治療	摘出手術．
予後	良好．
鑑別診断	軟組織の隆起性病変全般．

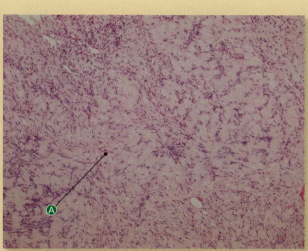
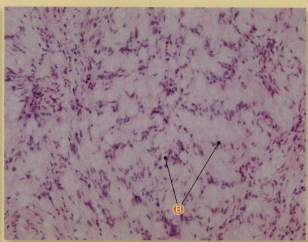

Ⓐ：長紡錘形細胞の増殖
Ⓑ：観兵式様に配列する腫瘍細胞

病理組織所見

1. 腫瘍実質は長紡錘形で核は楕円形を示す細胞の増殖がみられる．
2. Antoni A 型（束状型）では細胞が並走するように増殖し，核が棚状に配列していわゆる観兵式様配列 palisade appearance をとっている像がみられる．ある部位では渦巻状に配列する像もみられる．
3. Antoni B 型は Antoni A 型のような配列はとらず，細胞密度が低く，網状構造をなし，囊胞の形成もみられる．Antoni B 型は Antoni A 型の変性過程と考えられる．

関連疾患

悪性神経鞘腫 malignant schwannoma

神経鞘細胞（シュワン細胞）由来の肉腫で，神経線維腫または神経線維腫症（von Recklinghausen病）に合併していることが多い．発生頻度は全軟部肉腫の10％程度で，女性に発生することが多い．本腫瘍の多くは四肢や体幹に発生し，口腔領域に発生することはきわめてまれである．顎口腔領域における好発部位は下顎で，下歯槽神経に由来し，下顎管に沿って進展する．組織は主に紡錘形細胞からなり，波状あるいは渦巻状に増殖する．また，核のねじれや棚状配列がみられ，細胞の一部は S-100 タンパク陽性を示す．種々の亜型が存在し，線維肉腫やその他の紡錘形細胞肉腫との鑑別が困難である．

神経芽細胞腫 neuroblastoma

小児の固形腫瘍として頻度が高く，交感神経節や副腎髄質に発生し，多くは後腹膜や後縦隔に腫瘤を形成する．口腔領域にもきわめてまれに原発するが，他部位の神経芽腫からの転移や嗅神経芽腫の浸潤であることが多い．病理は小円形の未分化な神経芽細胞が充実性に増殖し，細胞間に神経細線維を認め，部位により腫瘍細胞が花冠状の配列（ロゼット）を示す．尿中にカテコールアミンの代謝産物であるヴァニールマンデル酸の排泄が増加し，診断に有用である．

各論　2. 非歯原性腫瘍　1）良性腫瘍　（2）非上皮性腫瘍

末梢神経系腫瘍—神経線維腫 neurofibroma

定義 神経鞘のシュワン細胞および間葉系細胞の増殖からなる腫瘍である．

CLINICAL

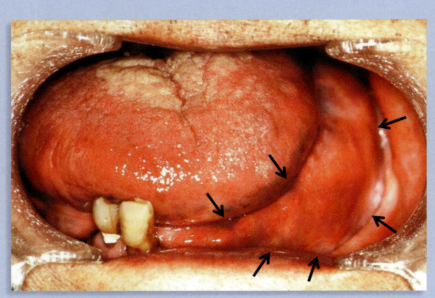

口底部に長楕円形の隆起性病変がみられた

臨床所見

発生頻度	全身的には発生頻度が高いが，口腔領域での発生は比較的まれ．
好発部位	全身の皮膚や皮下に発生しやすく，口腔では舌，口腔前庭部，頰粘膜に多い．まれに顎骨内に発生し，下顎骨に多い．
好発年齢	10～20歳代．
性　差	なし．
臨床症状	発育が緩慢で，境界が不明瞭な限局性腫瘤として認められることが多い．一般に被膜はない．顎骨に発生したものは顎骨の膨隆をきたし，時に疼痛，知覚麻痺が出現する．
X線所見	顎骨内に発生した場合は骨透過像としてみられる．
治　療	被膜が存在しないことが多いため切除する．
予　後	良好．
鑑別診断	軟組織の隆起性病変全般．

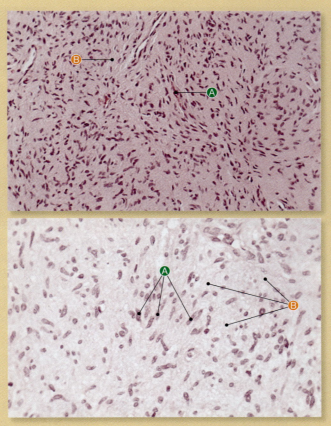

Ⓐ：紡錘形細胞の増殖
Ⓑ：線維の増生

病理組織所見

〔神経線維腫〕

1. 紡錘形細胞と線維性成分の増殖からなる．
2. 一部には粘液腫様の変性部がある．
3. 腫瘍内に有髄や無髄の神経線維束を認めることがある．
4. von Recklinghausen 病の一症状のこともある．

C&P
CLINICAL and PATHOLOGY

＜1型神経線維腫症（von Recklinghausen病）に伴う皮膚多発神経線維腫＞

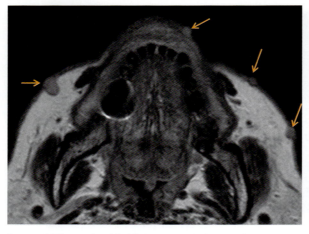

【MRI所見】T2強調横断像にて顔面皮膚および皮下に淡い高信号を示す境界明瞭・辺縁平滑な複数の小結節性病変（矢印）を認める

＜2型神経線維腫症に伴う神経鞘腫＞

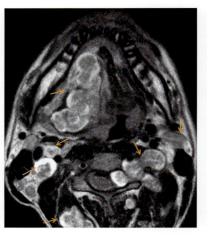

【MRI所見】T2強調横断像にて右口腔底，両側頸部，後頸筋群筋間内に境界明瞭・辺縁平滑な複数の腫瘤性病変（矢印）を認め，左傍椎体病変は開大した椎間孔に進入する．内部は高信号を示し，中心部に淡い低信号を伴う

関連疾患 RELATED DISEASE
神経線維腫症 neurofibromatosis—von Recklinghausen病

神経線維腫が多発するもので，遺伝形式は常染色体優性遺伝を示す．このうちⅠ型はvon Recklinghausen病で，その遺伝子はNF1遺伝子である．また，Ⅱ型は両側聴神経腫瘍を形成するものでNF2遺伝子が関与している．von Recklinghausen病では全身皮膚に神経線維腫が多発し，皮膚の褐色斑（café au lait spots），中枢神経系腫瘍などを伴う．これらの部分症状として小児期より口腔内の舌，口底，歯肉，口唇，時に顎骨内などにも神経線維腫が発生することがあり，まれに悪性化することがある．

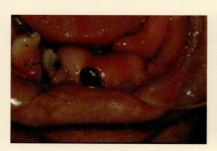
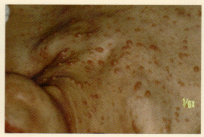

病理組織学的分化度分類*

病理組織学的分化度分類を表す G の定義は，甲状腺および粘膜悪性黒色腫を除くすべての頭頸部の部位に適用する．

G-病理組織学的分化度分類
GX　分化度の評価が不可能
G1　高分化
G2　中分化
G3　低分化
G4　未分化

　通常，癌の分化度評価は HE 染色で行われ，悪性度の指標として捉えられることが多く，腫瘍の進展，予後に多大な影響を及ぼす．しかし，高，中，低の区分は必ずしも同一な基準によって評価されているわけではなく，病理医の主観的判断に負うところが大きい．また，同一腫瘍内でも部位によって分化度の違う場合もある．一応，発生母地の組織にきわめて類似した組織構築を示すものを高分化，ほとんど類似しないが一部に発生母地と類似した構造をもつものを低分化とし，その中間を中分化としている．

　口腔領域で頻度の高い扁平上皮癌の分化度評価は以下のとおりである．

一般的な扁平上皮癌の分化度評価項目は，分化勾配の有無，癌真珠の有無，角化傾向の程度，細胞間橋の有無，核細胞質比などである．

高分化癌：癌真珠が明瞭で細胞の配列には一定の分化勾配や角化傾向がみられ，癌細胞の核細胞質比は小さく，細胞間橋が認められる（Ⓐ）．

低分化癌：核細胞質比の大きな角化傾向の乏しい細胞が主体で分化勾配のみられない胞巣や散在性の増殖が認められる．癌真珠や細胞間橋はみられない（Ⓑ）．

中分化癌：2 者の中間で，分化勾配，角化傾向，細胞間橋は認められるが，癌真珠を伴った胞巣の形成はみられない（Ⓒ）．

未分化；扁平上皮，腺上皮への分化がみられない癌で，充実性増殖を示し，大細胞型，小細胞型などに分けられる．

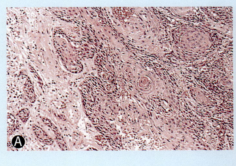
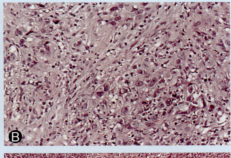
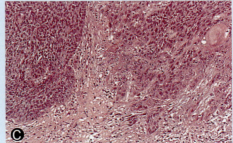

*UICC : TNM Classification of Malignant Tumours, Edited by Sobin LH, Gospodarowicz MK and Wittekind CH, 7th Ed, Wiley-Blackwell, New York, 2009.
（UICC 日本委員会 TNM 委員会訳：TNM 悪性腫瘍の分類．第 7 版，金原出版，2010，p.21）

口腔がんの病期分類（Stage 分類）*

病期分類は TNM 分類を組み合わせて，0 期からⅣ期までの段階で表示する．

0 期	Tis	N0	M0
Ⅰ期	T1	N0	M0
Ⅱ期	T2	N0	M0
Ⅲ期	T3	N0	M0
	T1，T2，T3	N1	M0
ⅣA 期	T1，T2，T3	N2	M0
	T4a	N0，N1，N2	M0
ⅣB 期	T に関係なく	N3	M0
	T4b	N に関係なく	M0
ⅣC 期	T に関係なく	N に関係なく	M1

*UICC：TNM Classification of Malignant Tumours, Edited by Sobin LH, Gospodarowicz MK and Wittekind CH, 7th Ed, Wiley-Blackwell, New York, 2009.
（UICC 日本委員会 TNM 委員会訳：TNM 悪性腫瘍の分類．第 7 版，金原出版，2010, p.22-24）

pTNM 病理学的分類*

pT, pN の各カテゴリーは T, N の各カテゴリーに準ずる．pM1 は，遠隔転移を顕微鏡的に確認した場合である．

選択的頸部郭清術により得られた手術標本を組織学的に検査すると，通常は 6 個以上のリンパ節が含まれる．根治的あるいは保存的頸部郭清術により得られた手術標本からは通常は 10 個以上のリンパ節が含まれる．通常の検索個数を満たしていなくても，すべてが転移陰性の場合は，pN0 に分類する．また，pN 分類におけるリンパ節転移の大きさとは，リンパ節内における転移病巣のみの大きさであって，そのリンパ節全体の大きさではない．

*UICC：TNM Classification of Malignant Tumours, Edited by Sobin LH, Gospodarowicz MK and Wittekind CH, 7th Ed, Wiley-Blackwell, New York, 2009.
（UICC 日本委員会 TNM 委員会訳：TNM 悪性腫瘍の分類．第 7 版，金原出版，2009, p.25）

各論 | 2. 非歯原性腫瘍　2）悪性腫瘍　(1) 癌腫

上皮内癌 carcinoma in-situ

定義 上皮の全層にわたって著しい異型性がみられるが，固有層への浸潤は認められない状態．浸潤癌と併存することもある．また，全例が浸潤癌に進展するわけではない．

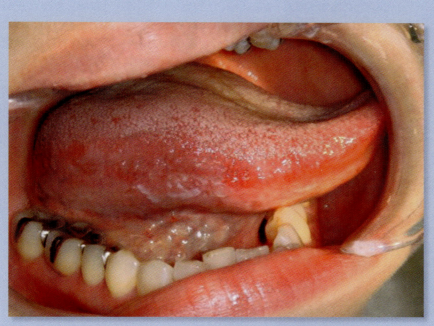

舌縁に白斑と紅斑の混在がみられる．接触痛，硬結などはない

臨床所見

- **発生頻度** Shafer によれば 45,702 例の生検中 77 例．
- **好発部位** 口底，舌，口唇．
- **好発年齢** 浸潤癌に同じ．40〜70 歳．
- **性　差** 浸潤癌に同じ．男性に多い．
- **臨床症状** 粘膜の白斑または鮮紅色からあまり鮮やかでない紅斑を示す．境界は明瞭なものが多いが，不明瞭なものもある．表面も平滑なものが多いが，一部にびらんや潰瘍を伴うこともある．
- **治　療** 外科的切除．病変部が小さい場合でも十分に余裕をもって切除する．手術標本は詳細に検索し，切除範囲の確認をする．手術後の再発，転移について経過観察を十分行う．
- **予　後** ほとんど転移がないので，初回に根治的切除を行えば良好．
- **鑑別診断** 白板症，紅板症，上皮異形成，初期浸潤癌．

上皮異形成

前がん状態やがんの周辺には種々の程度の細胞異型を伴った病変を認めることが多い．通常はその程度により軽度，中等度，高度に分類するが，生検材料ではがんとの鑑別が問題となる．特に，口腔がんには高分化扁平上皮癌や疣贅癌などが多く，高度の上皮異形成では上皮内癌との鑑別が困難で，臨床所見を十分考慮した組織学的診断が要求される．また，確定診断が得られない場合は，臨床家は病理医と綿密な連絡をとって経過観察あるいは全摘生検などの処置を施す必要がある．

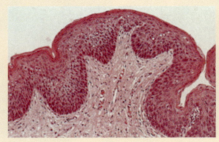
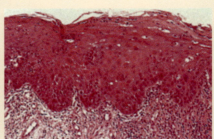

各論

2. 非歯原性腫瘍　2）悪性腫瘍　（1）癌腫

扁平上皮内腫瘍性病変 squamous intraepithelial neoplasia（SIN）

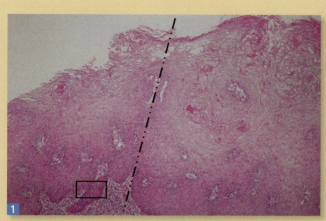
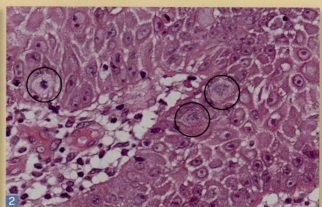
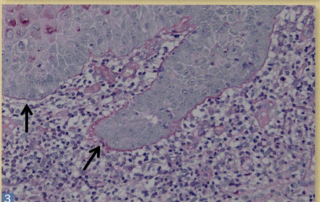

1 弱拡大像
　点線から左部分がSIN，右部分は上皮過形成squamous hyperplasiaで，境界線はやや不明瞭である．□部位を拡大
2 強拡大像
　○内は分裂像
3 PAS染色強拡大像
　PAS陽性の基底膜（矢印）は明瞭で，浸潤像はない．上皮下には炎症性細胞浸潤が認められる

病理組織所見

1. 表層分化が認められる（分化勾配が確認できる **1**）が，基底側には核腫大など種々の大きさの核をもった細胞の重層化が認められる（**2**）．
2. 異常核分裂像を含めた分裂像も散見される（**2**の○部分）．
3. 基底膜は保持されており（PAS陽性，**2**の矢印），炎症性細胞浸潤がある場合でも明らかな浸潤像は確認されない（**3**）．
4. 領域性も明確ではなく，明らかな間質反応は認められない（**1**）．

　WHO 2005ではdysplasiaとSINが併記され，従来の上部消化呼吸器官での上皮異形成dysplasiaに扁平上皮内腫瘍性病変の考え方が加えられた形になっている．わが国では初期の腫瘍と考える病理医が多くなったが，その解釈は現在まだ一定していない．臨床的には異型を伴った白板症，紅斑症などが該当する．ほとんど転移はなく，初回の余裕をもった安全域を確保した根治的切除で予後は良好である．腫瘍の根治的治療でないレーザー蒸散は勧められない．また，切除材料の病理組織学的な詳細な検討や術後の周囲や他の部位を含めた注意深い経過観察が必要である．

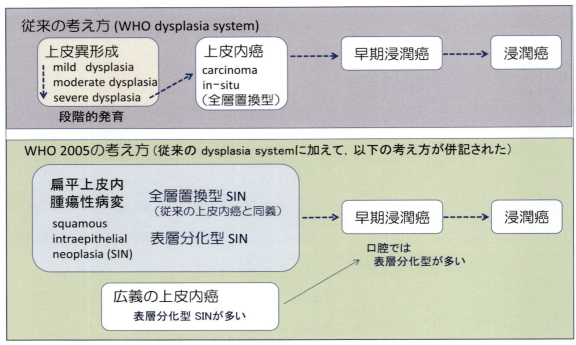

上皮異形成～浸潤がんの位置づけ（従来とWHO 2005の考え方）

　従来の考え方（dysplasia system）は，浸潤癌の前駆状態である上皮異形成が段階的発育を経て，全層置換型の上皮内癌に移行するというもので，子宮頸部の扁平上皮癌の発育形態を模倣している．

　口腔では全層置換型上皮内癌も存在するが，多くは，表層には角化がみられるものの深部に高度の異型がみられる表層分化型が優位を占める．広い意味で，上皮内癌には全層置換型と表層分化型が存在することになる．口腔早期浸潤癌では表層分化型が一般的である．この点を考慮してWHO 2005ではdysplasiaに「扁平上皮内腫瘍性病変」が併記されたと思われる．なおWHO 2005ではdysplasiaはintraepithelial neoplasiaあるいはatypical epithelial hyperplasiaと同義とし，潜在性的悪性病変として明記されている．このことからもdysplasiaと診断された場合は，従来のような単純な経過観察のみで対応すべきではない．

WHO 2005では

WHO 2005では，付図として全層を3分割して，従来どおり下から1/3の異型ではmild，2/3ではmoderate，全層に近いものをsevereとしている．またmildとmoderateをlow grade（低異型度），severeとcarcinoma in-situを合わせてhigh grade（高異型度）とする表現方法もある．mild dysplasiaおよびlow grade dysplasiaをSINとする考え方の根底には，従来，上皮異形成とされてきた病変を放置，あるいは長期間経過観察してきたことへの反省があると思われる．今後，これらの診断を基に，口腔がんの早期発見がなされるであろう．

各論　2. 非歯原性腫瘍　2）悪性腫瘍　（1）癌腫
上皮内癌 carcinoma in-situ（全層置換型）

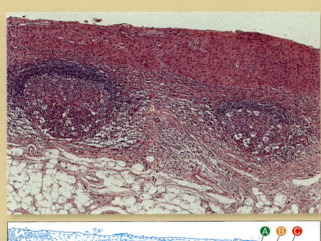
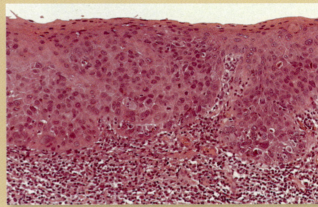
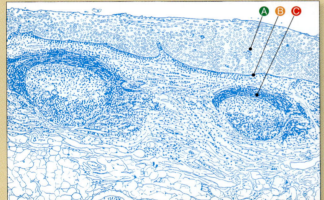
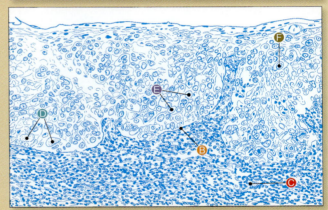

1 弱拡大像
- Ⓐ：上皮全層にみられる異型上皮
- Ⓑ：基底膜は保持されている
- Ⓒ：間質のリンパ球浸潤（リンパ濾胞）

2 強拡大像
- Ⓓ：大型の核を有する高度異型細胞
- Ⓔ：核クロマチンが増加した高度異型細胞
- Ⓕ：核分裂像

病理組織所見

1. 上皮の全層に高度異型細胞の増殖が認められる．大型核をもった細胞も散見され，分裂像も認められる．
2. 基底膜は保持されており，上皮下への浸潤はない．
3. 上皮下にはリンパ球浸潤が顕著なことが多く，腫大したリンパ濾胞も観察される．

　上皮内癌には，わが国の考え方では現在 2 つの type がある．1 つは WHO の，全層にわたり異型細胞が増殖する type（**全層置換型**：WHO では carcinoma in-situ はこの type のみ）で，臨床的には紅斑症や白板症で白斑と赤色点が混在した肉眼像を呈することが多い．もう 1 つは高度の dysplasia との鑑別が困難な，表層分化をみるが基底側での異型度が高い type（**表層分化型**）である．両 type の共通事項は，上皮内に限局（in-situ），浸潤のないということである．
　また側方に進展する場合は，領域性すなわち front（oblique line）が明確となる．

各論　2．非歯原性腫瘍　2）悪性腫瘍　(1)癌腫

上皮内癌 carcinoma in-situ（表層分化型）

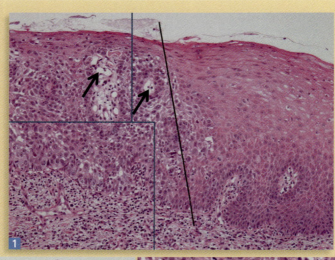

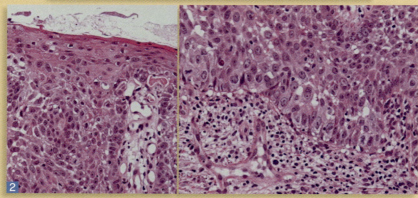

1 弱拡大像．上□：表層分化部分，下□：深部異型部分
2 中拡大．**1**の□部分の拡大．左：表層分化部分，右：深部異型部分

病理組織所見

1 表層に角化を含む層状の分化が確認できる（**1**）．
2 基底側では高度異型細胞（**2**右：深層異型部分）や角質球様構造，単一細胞角化（異角化）が認められる．
3 基底膜は保持されており，上皮下への浸潤はない（**2**右：深層異型部分）．
4 正常部と異常部の境界は明瞭で，斜めのfront（**1**）が確認される．斜めの線の左が腫瘍部分，右が正常部．この境界はCK13とCK17免疫染色で区別されることが多い．またヨード不染帯やPAS陰性域で認識される．
5 結合組織突起の延長（上皮突起の延長）によって，一見，上皮内に血管がみえるような像（intraepithelial papillary capillary loop：IPCL，**1**の矢印）が認められる．

各論 | 2. 非歯原性腫瘍　2）悪性腫瘍　(1) 癌腫

初期浸潤癌

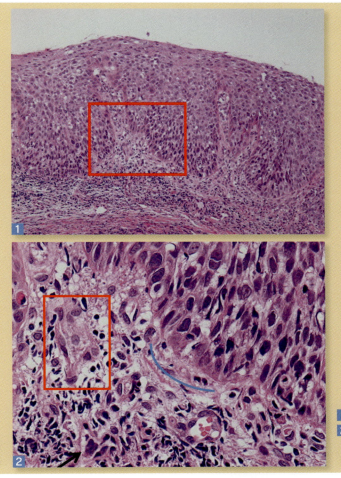

1 弱拡大像．□は初期浸潤部
2 強拡大像．□は初期浸潤部，青の曲線部は基底膜の不明瞭な部位，矢印は血管侵襲

病理組織所見

1. 上皮上部は表層分化型扁平上皮癌と同様でも，深部では浸潤した大小の胞巣が認められる（2の□）．基底膜が不明瞭な部位（2の青曲線部）には分裂像や単一角化細胞も認められる．
2. 浸潤胞巣周囲には，線維増生（間質反応）がみられ，まれに血管侵襲（2の矢印）も認められる．
3. 上皮直下や胞巣周囲にはリンパ球浸潤が認められることも多い（1）．

　表層分化型上皮内癌の一部に，わずかの浸潤像が確認される場合が多い．浸潤か否かの鑑別は困難なことが多く，特にリンパ球浸潤が顕著な場合は判定が難しい．多数の標本で確認する必要がある．浸潤した胞巣の周囲にはいわゆる間質反応（線維増生）が認められることが多い．

各論

2．非歯原性腫瘍　2）悪性腫瘍　(1) 癌腫

浸潤癌（高分化型扁平上皮癌）

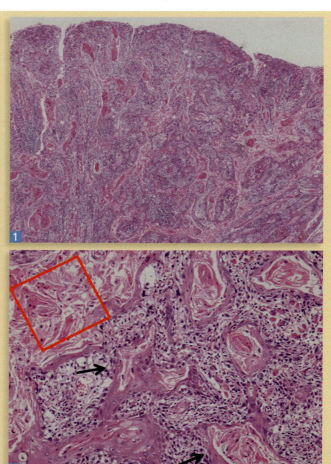

1 弱拡大像
2 強拡大像

病理組織所見

① 多数の角質球（癌真珠）のみられる角化の明瞭な層構造が示唆される大小の胞巣が認められる（①）．

② 層状の角化物質（②の□）や重層扁平上皮の層状分化が認められる（②の矢印）．

　口腔では，角化の目立つ高分化型扁平上皮癌が多くを占める．筋層や周囲組織への浸潤および脈管侵襲や神経周囲浸潤もみられることが多い（「がんの転移の主な経路」，p.218参照）．一般に角化の明らかでない低分化型では，小型の胞巣や個在性の腫瘍細胞が認められる（「浸潤様式」，p.221参照）．浸潤先端部の確認には上皮性マーカーを用いた免疫組織化学染色も有効である．

各論　2．非歯原性腫瘍　2）悪性腫瘍　(1) 癌腫

浸潤癌（低分化型扁平上皮癌）

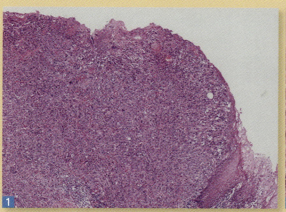
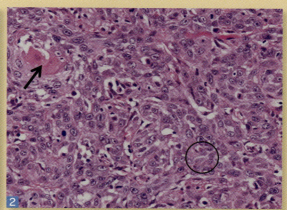
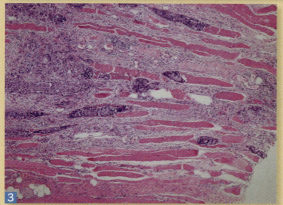

1 弱拡大像
2 強拡大像
3 強拡大像

病理組織所見

1. 角化や層構造の不明瞭な充実性の腫瘍細胞の胞巣が認められる（1）．数個の腫瘍細胞集団（3）や個在性の腫瘍細胞が認められる場合もある．腫瘍細胞は上皮マーカー陽性である．
2. 角化（2の矢印）がまれにみられる場合もあるが，多くは明らかでない．胞巣内には細胞間橋（2の○）がみられることがある．
3. 胞巣辺縁では，筋束内にくさび状に浸潤している場合も多い（3）．

各論 2. 非歯原性腫瘍　2）悪性腫瘍　（1）癌腫

口唇がん　carcinoma of the lip

定義 上下口唇の赤唇部と口角部に発生する癌腫．

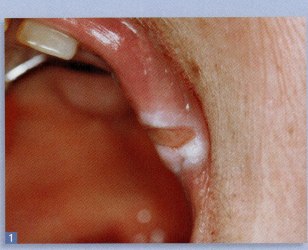
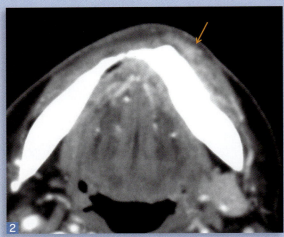

1 左側上唇部に周囲に白斑を伴う潰瘍を認める．硬結はない
2 別症例：【CT所見】造影後CT横断像にて下口唇左側に淡い増強効果を伴う腫瘤性病変（矢印）を認める

臨床所見

- **発生頻度**：わが国では口腔領域あるいは頸部腫瘍中，最も頻度は低い．一般に口腔がんの0.7～4％．欧米諸国ではやや高く，口腔領域がんの20～30％．
- **好発部位**：下唇に多く，85～90％（特に赤唇縁の正中と口角との中間部）．
- **好発年齢**：50～70歳．
- **性差**：圧倒的に男性に多い．
- **臨床症状**：
  (1) 初期には粘膜の亀裂，びらん，痂皮形成，無痛性の硬結として触れる．
  (2) 次第に白板症様，疣状，乳頭状発育あるいは潰瘍形成を示す．
  (3) オトガイ神経分布領域の知覚麻痺．
  (4) 転移は口腔がんのなかで最も少ない．
  (5) 上唇がんのほうが下唇がんよりも転移率が高い．
- **治療**：外科的切除，放射線照射，化学療法．
- **予後**：比較的良好．
- **鑑別診断**：白板症．

MEMO

基底細胞癌

基底細胞に類似した細胞の増殖からなる腫瘍で，転移が少なく経過の長い予後のよい扁平上皮癌の特殊型．口腔粘膜に原発するか否か議論があった．周辺性エナメル上皮腫，基底細胞型エナメル上皮腫，高分化型扁平上皮癌，腺系腫瘍との鑑別が重要である．

各論　2．非歯原性腫瘍　2）悪性腫瘍　（1）癌腫

頬粘膜がん　carcinoma of the buccal mucosa

定義 固有の頬粘膜，上下の口唇粘膜面（赤唇は除く），
臼後部の粘膜，上下の歯肉頬移行部の癌腫．

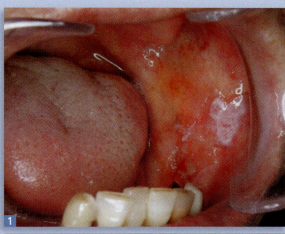

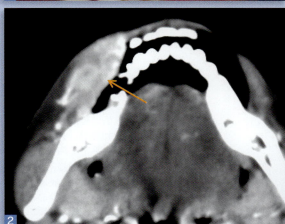

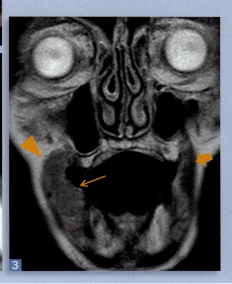

1 左側頬粘膜に白斑と紅斑を呈するびらんを認める．接触痛はあるが，硬結は認めない

2 3 別症例：【CT，MRI 所見】造影後 CT 横断像（**2**）にて右頬粘膜に沿って淡い増強効果を伴う浸潤性腫瘤（矢印）を認める．頬部皮膚への浸潤はみられない．T2 強調像の冠状断像（**3**）にて淡い高信号域（矢印）としてみられる．隣接する低信号帯（頬筋）は正常の対側頬筋（太矢印）と比較すると一部やや不明瞭（矢頭）であり頬筋浸潤が示唆される

臨床所見

- **発生頻度** わが国では全口腔がんの 5～10％程度．東南アジアにきわめて多い．
- **好発部位** 臼歯部相当の頬粘膜．
- **好発年齢** 50 歳以上，高齢者に多い．
- **性　差** 男性にやや多い．
- **臨床症状**
  - （1）表在性に膨隆し，硬結を伴うもの．
  - （2）疣状に発育するもの（「疣贅癌」，p.326 参照）．
    - ①浅い潰瘍と白斑を基盤とする肥厚性腫瘤．
    - ②乳頭状あるいは玉砂利を積み重ねた外観．
  - （3）初期から潰瘍を形成して深部に浸潤するもの．
  - （4）白斑を伴うもの．
  - 臨床像は以上のように分けられる．
  - （5）深部の筋層，歯槽部粘膜へ浸潤し，顎骨の吸収破壊をきたす．
  - （6）疣贅癌は浸潤性の発育傾向は少なく転移も少ない．
  - （7）浸潤癌では顎下リンパ節への転移が多い．
- **治療** 外科的切除，放射線照射，化学療法．
- **予後** 早期がんでは比較的良好な成績だが，進展例では予後不良．
- **鑑別診断** 乳頭腫，線維腫，白板症，唾液腺腫瘍．

各論　2．非歯原性腫瘍　2）悪性腫瘍　(1) 癌腫

歯肉がん　carcinoma of the gingiva

定義 上下の有歯顎，無歯顎の歯肉および歯槽粘膜に原発した癌腫．上顎には上顎歯肉がんのほか，硬口蓋がん，軟口蓋がん，上顎洞がんが発生するので，原発部の確認が重要である．

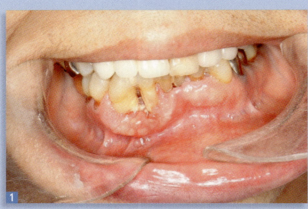
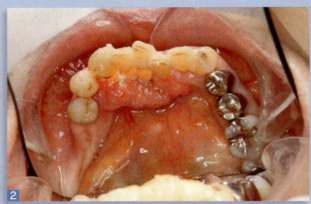
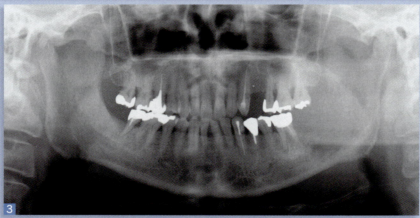

1 2 左側下顎歯肉に凹凸不正の腫瘤を認める．頰側から舌側にかけてみられ，当該歯は動揺している．表層は粗糙で易出血性．細胞診でClass Ⅴ，生検で扁平上皮癌の診断を得た
3 別症例：左側下顎臼歯部から下顎枝部にかけて下顎骨上縁より下方にわたり境界不明瞭な骨の破壊像を認める．パノラマX線写真

臨床所見

- **発生頻度** 全口腔がんの約14％．しかし，口腔外科での報告資料では20〜30％と高くなり，歯肉がんを口腔外科で扱う場合が多いことを示唆している．
- **好発部位** 下顎臼歯部に好発．付着歯肉部のほうが遊離歯肉部よりも多い．有歯顎歯肉よりも歯槽粘膜のほうが多い．
- **好発年齢** 50〜60歳代以上．
- **性　差** 男性に多い．
- **臨床症状**
  - (1) 早期では一般に無症状に経過．
  - (2) 早期では重度の歯周疾患の症状と類似するため，動揺歯の抜歯が行われる場合があり，抜歯を機に浸潤増殖が急速に進む．
  - (3) いろいろな臨床視診型がみられるが，潰瘍型，肉芽型が多い．
  - (4) 義歯や食事の刺激も加わり，潰瘍を形成しやすい．
  - (5) 骨膜に沿って進展し，腫瘍直下の顎骨を浸潤し吸収破壊をきたしやすい．
  - (6) 顎骨の吸収破壊のため，関連歯の弛緩動揺をきたす．
  - (7) 進展して下歯槽神経に浸潤すると，その分布領域の神経麻痺または神経痛様の激痛を生じる．
- **X線所見** 比較的早期から歯槽骨や顎骨に骨吸収がみられることが多い．その像は境界

C&P
CLINICAL and PATHOLOGY

不明瞭な破壊性骨吸収像から，境界が比較的明瞭な舟底型，皿型の骨吸収像などいろいろみられる．特に，早期には慢性歯周疾患にみられる水平性・垂直性骨吸収像と類似しているので鑑別に注意が必要である．

歯肉がんのX線所見については，次に述べる以外にも種々の分類がある．

（1）permeated type：著明な骨質破壊はないが，びまん性または斑点状の吸収像を示す．

（2）moth-eaten type：腫瘍が骨内へ浸潤していくと，境界が不明瞭で不規則な骨質の破壊と，その中に骨の小片を認める虫食い状吸収を示すことが多い．

（3）pressure type：健康な骨組織に境界明瞭でその辺縁は平滑な骨欠損像を示す．

治療（1）外科的切除と化学療法．放射線照射は顎骨の壊死を生じるので，初回治療に用いられないことが一般的である．

（2）手術法

〔下顎〕

①局所切除 local excision：早期の小さいがんに適応．

②辺縁切除 marginal resection：Stage I～IIのがんでX線所見で骨吸収が下顎管に及んでいない場合で，下顎骨下縁に十分な surgical margin が設定できる場合である．本法は下顎骨下縁を残せるため，手術後の変形が少ない．

③区域切除 block resection：腫瘍のある部位の前後に surgical margin を設定し，下顎骨を前後で切断する（下顎骨連続離断手術）．

④下顎半切除 hemi-mandiblectomy：Stage III～IVの進展がんに適応．

〔上顎〕

①局所切除 local excision：早期の小さいがんに適応．

②部分切除 partial excision：口内法での腫瘍切除が可能な症例．

③半側全部切除 total hemi-maxiloectomy：上顎洞内に大きく進展した症例．

（3）頸部郭清術 radical neck dissection：頸部リンパ節転移の制御を目的とする．

①基本的頸部郭清術：頸動脈，迷走神経，横隔膜神経以外は，深頸筋膜浅層と深層の間に存在する頸部の軟組織を全部切除する．

②機能的頸部郭清術：頸動脈，迷走神経，横隔膜神経のほかに，副神経，内頸静脈，胸鎖乳突筋の3者を保存する．

（4）頸部郭清術と原病巣を一塊として切除する方法（en block operation）が，根治的手術としてよく用いられる．

予後根治的手術が可能で，遠隔転移がなければ比較的よい．

鑑別診断白板症，乳頭腫，褥瘡性潰瘍．

2．非歯原性腫瘍　2）悪性腫瘍

C&P
CLINICAL and PATHOLOGY

＜下顎歯肉がん＞

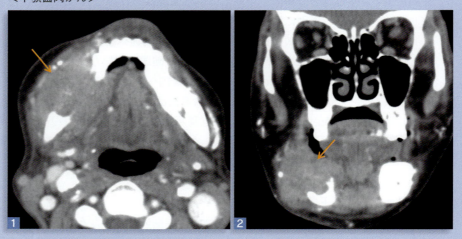

1 2 【CT所見】 造影後CT横断像（**1**），冠状断像（**2**）にて右側下顎歯肉に浸潤性腫瘤性病変（矢印）を認める．頰粘膜側では歯肉頰粘膜溝に膨隆する．下顎骨の破壊性変化を伴い下顎管レベルに達する

＜上顎歯肉がん＞

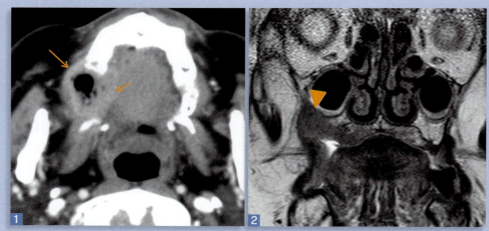

1 2 【CT，MRI所見】 造影後CT横断像（**1**）にて右側上顎歯肉に浸潤性腫瘤（矢印）を認める．T2強調冠状断（**2**）にて頭側では上顎骨歯槽突起への浸潤，上顎洞粘膜下への進展（矢頭）を伴う．頰粘膜側では歯肉頰粘膜溝を介して頰粘膜進展を認める

各論 2．非歯原性腫瘍　2）悪性腫瘍　(1) 癌腫

硬口蓋がん　carcinoma of the hard palate

定義 硬口蓋部粘膜に原発した癌腫．

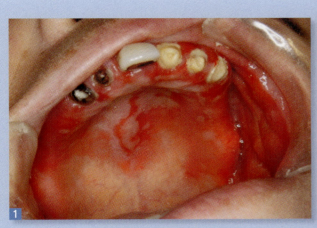
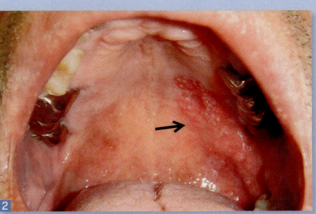
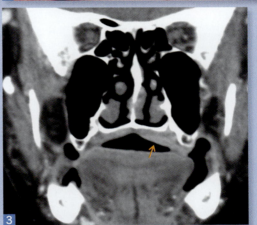

1 2 硬口蓋の広範囲に発赤を呈する．易出血性で，接触痛もある．細胞診で Class V，生検で高分化型の扁平上皮癌の診断を得る

3 別症例：【CT所見】造影後CT冠状断像にて硬口蓋左側に軟部濃度腫瘤（矢印）を認める．硬口蓋に明らかな破壊性変化を認めない

臨床所見

発生頻度 比較的まれ．

好発部位 歯肉に近い部位．

好発年齢 50歳以上．

性　差 男性に多い．

臨床症状
(1) 扁平上皮癌ではびらん型，潰瘍型としてみられる．
(2) 唾液腺腫瘍では腫瘤型で，粘膜下腫瘍の型をとることが多く，粘膜表面には目だった変化がない．
(3) 歯肉，硬口蓋に進展すると骨口蓋の吸収をきたし，鼻腔や上顎洞に穿孔する．

X線所見
(1) 唾液腺腫瘍では腫瘤に一致した圧迫性の骨吸収像を示す．
(2) 一部浸潤性の骨破壊像をみることがある．

治　療 外科的切除，化学療法．

予　後 腺様囊胞癌の場合は腫瘍の境界が不明瞭なため，扁平上皮癌に比較して悪い．

鑑別診断 良性唾液腺腫瘍．

各論

2．非歯原性腫瘍　2）悪性腫瘍　（1）癌腫

舌がん carcinoma of the tongue

定義 舌の前方可動部の粘膜に原発した癌腫．舌根部がんは口峡部咽頭がんとなる．

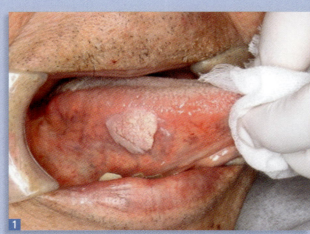
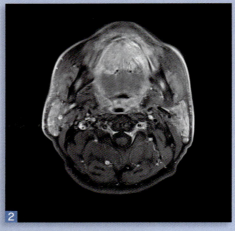
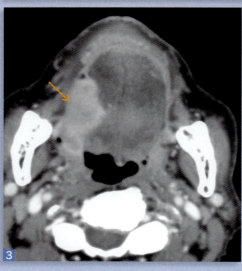
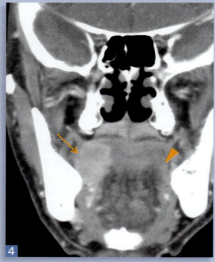

1. 右側舌に白斑を伴う，無痛性の膨隆を認める．母床との移行部に硬結がある．細胞診では Class IV，切除物の病理検査から扁平上皮癌の診断を得た
2. 別症例：舌前方より後方にわたり高信号を示す浸潤性腫瘤を認める．T2強調MR画像（横断像，脂肪抑制）
3. 4 別症例：【CT所見】造影後CT横断像（3），冠状断像（4）にて右舌縁に浸潤性腫瘤（矢印）を認める．内側では茎突舌筋・舌骨舌筋（外舌筋）への浸潤を伴う．対側の茎突舌筋・舌骨舌筋（矢頭）は正常にみられる

臨床所見

- **発生頻度** 全口腔がんの約60％．
- **好発部位** 舌縁部に多い．
- **好発年齢** 50～60歳．
- **性　差** 男性に多い（2：1）．
- **臨床症状** （1）早期にはびらん，浅い潰瘍，硬結を伴う白斑，紅斑など多彩．主に白斑型，乳頭型，肉芽型がみられる．
  （2）早期では無痛性のことが多い．
  （3）進展すると深い潰瘍を形成，肉芽型，腫瘤硬結型もみられる．
  （4）深部への進展にて舌運動障害による，発音・摂食嚥下障害を生じる．
  （5）リンパ節転移の頻度が高い．初診時にすでに30％にみられるとされる．
- **治　療** 外科的切除，放射線治療（組織内照射は早期例，外照射），化学療法．
- **予　後** 早期では予後良好．進行期では予後不良，転移が多い．
- **鑑別診断** 上皮内癌，褥瘡性潰瘍，上皮異形成．

各論　2. 非歯原性腫瘍　2）悪性腫瘍　（1）癌腫

口底がん　carcinoma of the floor of mouth

定義 口底（舌側歯肉歯槽粘膜境界線と舌口底境界線との間で囲まれた部分）に原発した癌腫．周囲にリスク臓器が多く，容易に下顎骨浸潤，舌浸潤，頸部リンパ節転移をきたす．

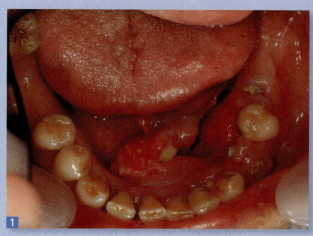
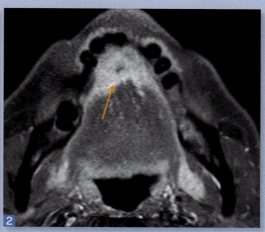

1 口底正中部に潰瘍を伴う有痛性の腫瘤を認める．細胞診で Class V，生検から低分化型の扁平上皮癌と診断した
2 別症例：【MRI 所見】造影後脂肪抑制 T1 強調横断像にて前口腔底に増強効果を伴う浸潤性腫瘤（矢印）を認める

臨床所見

- **発生頻度**：全口腔がんの約 10％．
- **好発部位**：臼歯部側方．口底の前方 1/2 の舌小帯付近．
- **好発年齢**：30〜60 歳．
- **性差**：男性に多い（4：1）．
- **臨床症状**：
  (1) 早期には無症状．発見しにくい．
  (2) 紅斑または白斑，および混在．
  (3) 表面顆粒状，肉芽様の表在性腫瘤．
  (4) 進展により周囲粘膜に硬結，広く深い潰瘍形成．
  (5) 下顎骨へ浸潤により，骨吸収がみられる．
  (6) 舌運動障害による発音・摂食嚥下障害を生じる．
  (7) リンパ節転移は 50〜60％と高頻度に起きる．
- **治療**：外科的切除，放射線療法，化学療法．
  手術療法は頸部郭清術と原発巣を一塊として切除する方法（en block）が根治的方法として用いられることが多い．
- **予後**：浸潤度が高い場合では予後不良．
- **鑑別診断**：白板症，紅板症．

各論

2. 非歯原性腫瘍　2）悪性腫瘍　(1) 癌腫

口峡咽頭がん　carcinoma of the oropharynx

定義 軟口蓋の自由縁から舌骨の高さまで（後壁），扁桃，扁桃ヒダおよび舌扁桃溝（側壁），舌の有郭乳頭の線から喉頭蓋の谷を含む自由縁まで（前壁）および軟口蓋の下面と口蓋垂（上壁）の4部からなる．

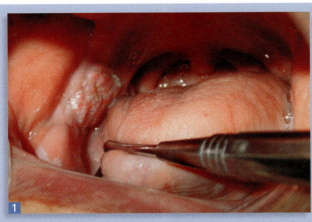
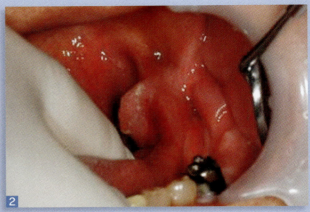

＜中咽頭がん＞

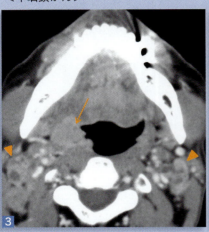
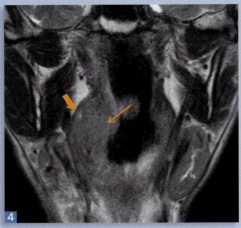

[1] 嚥下痛を主訴に来院した．口蓋舌弓下方に一部潰瘍を伴う腫瘤を認める．細胞診 Class V，生検から高分化型の扁平上皮癌と診断した

[3][4] 別症例：【CT，MRI所見】造影CT横断像（3）にて右口蓋扁桃に浸潤性腫瘤（細矢印）を認める．両側の上内深頸領域（レベルⅡ）の内部に増強不良を伴うリンパ節腫大（矢頭）を認め，リンパ節転移を示す．T2強調像冠状断像（4）にて病変は均一な淡い高信号を示す．深部で咽頭収縮筋に相当する低信号帯は保たれてみられる（太矢印）

臨床所見

- **発生頻度** きわめてまれ．
- **好発部位** 口蓋舌弓，舌根．
- **好発年齢** 40〜60歳代以上．
- **性　差** 男性に多い（3〜5：1）．
- **臨床症状**
  (1) 初期には無症状．
  (2) 潰瘍形成を伴い，浸潤が多い．
  (3) 嚥下痛，咀嚼時痛，開口障害．
  (4) 咽頭部の狭窄感．舌運動障害．
  (5) 脳神経浸潤に伴う種々の症状，耳鳴，耳痛．
  (6) 頸部リンパ節転移が多く，両側頸部リンパ節転移も有する．
- **治　療** 外科的切除，化学療法，放射線療法．
- **予　後** 浸潤度が高い場合は不良．ヒトパピローマウイルス（HPV）陽性例のほうが進行例が多いが，予後は良好．
- **鑑別診断** 唾液腺腫瘍．

各論 　2. 非歯原性腫瘍　2）悪性腫瘍　(1) 癌腫

多発性がん multiple primary carcinoma

定　義 重複がんとも呼ばれ，複数発生したがんを多重がんあるいは多中心性がんと呼ぶ．
また同一臓器に複数のがんが発生したものを多発がん，異なった臓器に発生したものを重複がんと呼び，
これらは発生時期により同時性あるいは異時性に分けられる．近年，発生頻度が増加している．
隣接領域に第2がんが発生することが多い．頭頸部がんでは治療後に第2がんが発生することが多い．

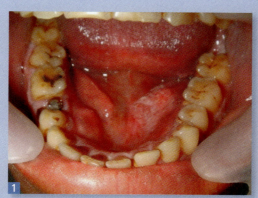
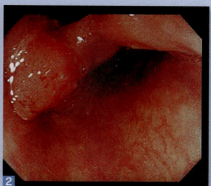

＜顎骨中心性がん＞

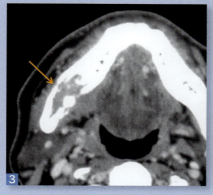
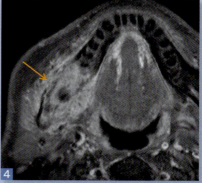

1 2 上部消化管検査にて，下咽頭に隆起性腫瘍を認め，生検にて扁平上皮癌の診断を得た．全身CTでは明らかな頸部・全身転移は認めなかった
3 4 別症例：顎骨中心性がん．【CT, MRI所見】造影後CT横断像（**3**），造影後脂肪抑制T1強調横断像（**4**）にて右下顎骨体部を中心とした辺縁不整・境界不明瞭，増強効果を伴う破壊性腫瘤（矢印）を認める．皮質途絶，骨外性進展を伴う

臨床所見

- **発生頻度**　通常1〜2％，口腔がんの11.0〜16.2％とされる．
- **好発部位**　口腔と重複するがんとしては，上部消化管（60〜70％），肺．
- **好発年齢**　50歳代．
- **性　差**　男性に多い．
- **臨床症状**　舌や口唇では同部位に生じやすく，多中心性である．
狭義の多重がんは胃がんなどの消化器がんとの重複がんが多い．
- **治　療**　優先順位を考慮する．通常進行例を先行させる．
外科的切除，化学療法，放射線療法．
- **予　後**　予後不良．

MEMO　多重がんの登録システム

多重がんの定義として，国際がん研究機関（IARC：International Agency for Research on Cancer）/国際がん登録学会（IACR：International Association of Cancer Registries）の判定規則と米国国立がん研究所の監視疫学遠隔成績プログラム（SEER：Surveillance, Epidemiology, and End Results Program）の判定規則がよく知られている．多発がんと多重がん，同時性がんと異時性がんなどの点で相違がある．

各論　2. 非歯原性腫瘍　2）悪性腫瘍　（1）癌腫

上顎洞がん　carcinoma of the maxillary sinus

定義 上顎洞粘膜に原発した癌腫．

CLINICAL

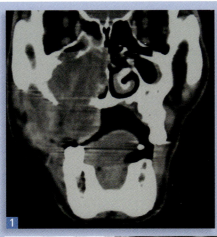
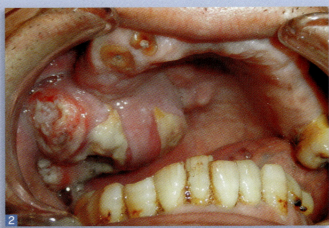
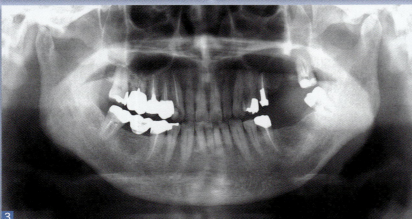
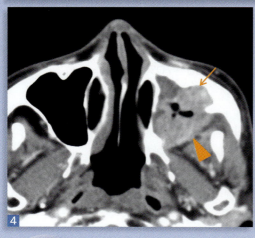
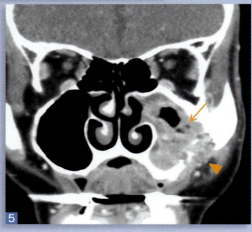

1 2 右上顎洞がん．歯槽部，歯肉頬移行部，軟硬口蓋部に凹凸不正，易出血性の腫瘤を認める．眼窩下神経の感覚麻痺，鼻閉，鼻汁，嗅覚低下がみられる

3 別症例：上顎左側の臼歯部洞底部から上顎結節，上顎洞後壁にかけて広範囲な骨の破壊像を認める．パノラマX線写真

4 5 別症例：【CT所見】造影後CT横断像（4），冠状断像（5）にて左上顎洞に増強効果を伴う浸潤性軟部濃度腫瘤（矢印）を認める．後方では上顎洞後壁の破壊・頬間隙への浸潤（矢頭）を伴う

臨床所見

発生頻度 頭頸部領域全体としてみれば非常に高い．鼻・副鼻腔がんのなかでは90％を占める．
好発部位 洞の下半部．
好発年齢 40〜60歳代．
性　差 男性に多い．

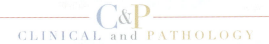

臨床症状 初期症状は自覚・他覚症状ともほとんどないが，腫瘍の進展方向により，いろいろな症状が発現する．
(1) 下方（洞底部）へ進展すると，口腔症状が発現．
　①歯痛．
　②歯の動揺．
　③臼歯部歯槽粘膜や口蓋粘膜の腫脹．
　④歯の不適合．そのため褥瘡性潰瘍形成．
　⑤抜歯を契機として抜歯窩よりの腫瘍組織の増殖．洞口腔瘻．
　⑥さらに進展すると口腔内へ腫瘍組織そのものが露出する．
　⑦咀嚼・発音障害．
(2) 前方（洞前壁部）へ進展すると，顔面に症状発現．
　①患側の上頬部（眼窩下部，犬歯窩）の無痛性膨隆．
　②眼窩下神経分布領域の知覚異常（異常疼痛・鈍麻・脱失）．
　③さらに進展すると顔面皮膚を浸潤し，皮膚に潰瘍を形成．
(3) 上方（眼窩底部）へ進展すると眼窩内へ浸潤し，眼症状が発現．
　①眼球運動障害，視力・視野障害．
　②篩骨洞，側頭窩へ浸潤し，さらに進行すると，脳症状（頭痛，脳炎・脳浮腫に伴う痙攣，意識障害）が発現．
(4) 鼻腔側へ進展すると，鼻症状が発現．
　①鼻閉．
　②鼻出血．
　③嗅覚障害．
　④中・下鼻道の膨隆．
(5) 外側へ進展すると次の症状が発現．
　①頬骨窩部の腫脹．
　②開口障害．
(6) 後方（洞後壁，翼口蓋窩）へ進展すると，臨床症状の発現は遅れる．
　①頬部，口蓋部の知覚異常（異常疼痛・鈍麻・脱失）が発現．
　②翼口蓋窩，中頭蓋底へ進展し，頭痛，幻覚，意識障害などの脳神経症状発現．
リンパ節転移の頻度は高くない．

治　療 外科的切除（上顎切除術，開洞手術），放射線治療，化学療法の集学的治療が行われる．超選択的動注化学療法併用など QOL 向上の治療が選択される場合もある．

予　後 浸潤度が高い場合では予後不良．

鑑別診断 副鼻腔炎，術後性上顎洞炎．

各論　2．非歯原性腫瘍　2）悪性腫瘍　(1)癌腫

疣贅癌　verrucous carcinoma

定義 深部浸潤が少なく，疣贅性（いぼ状），乳頭状の外向性発育をきたす扁平上皮癌の亜型．口腔に多い．

CLINICAL

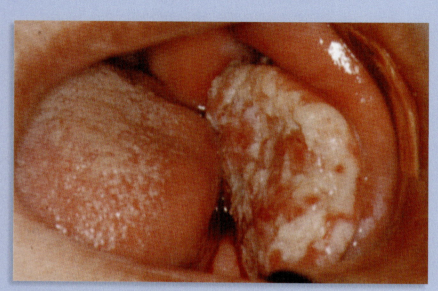

左頰部にヒダ状の凹凸の隆起がみられる

臨床所見

- **発生頻度** 口腔扁平上皮癌の2.2％．
- **好発部位** 頰粘膜，歯肉，歯槽堤粘膜．
- **臨床症状** ヒダ状の凹凸を示す隆起としてみられ，近接粘膜に白斑を呈す場合もある．発育は緩徐．
- **治　療** 外科的切除，放射線治療，化学療法．
- **予　後** 浸潤が少なく，比較的予後良好．

　深部への浸潤がないか，あってもごくわずかな疣贅状の外築性を示す亜型．頭頸部，特に口腔に多く，扁平上皮癌の2.2％といわれている．頰粘膜，歯肉，歯槽堤粘膜が好発部位．病理像では，有棘層の肥厚が目立つが異型は乏しい．表層が採取される細胞診や生検では診断は容易ではない．病変境界は明瞭で，正角化が顕著である．腫瘍底面では延長した上皮突起が密に配列する像が特徴的である．

C&P
CLINICAL and PATHOLOGY

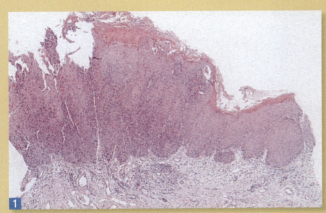
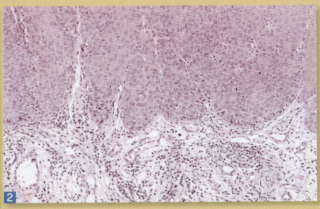

1 弱拡大像
2 強拡大像

病理組織所見

1. 高度の正角化を伴う重層扁平上皮で乳頭状発育が認められる．腫瘍境界は明瞭である（1）．
2. 延長肥厚した上皮突起が密に増殖する．上皮下には軽度の炎症性細胞浸潤を伴う（2）．

メモ：扁平上皮癌組織型の亜分類

扁平上皮癌組織型の亜分類は領域によって若干異なるが，口腔では WHO 2005 のように，疣贅癌 verrucous carcinoma，類基底細胞癌 basaloid squamous carcinoma，乳頭状扁平上皮癌 papillary squamous carcinoma，紡錘形細胞癌 spindle cell carcioma，棘融解性扁平上皮癌（腺様扁平上皮癌）acantholytic squamous cell carcinoma (adenoid squamous cell carcinoma)，腺扁平上皮癌 adenosquamous carcinoma，孔道上皮癌（腫）carcinoma cuniculatum (epithelioma cuniculatum) をあげることが多い．

2．非歯原性腫瘍　2）悪性腫瘍

各論　2．非歯原性腫瘍　2）悪性腫瘍　（1）癌腫

紡錘形細胞癌 spindle cell carcinoma

定義 紡錘形細胞の増殖からなり，肉腫様の扁平上皮癌のまれな特殊型として扱われている．肉腫，癌肉腫，あるいは癌腫と肉腫の衝突腫瘍と考える場合もある．

CLINICAL

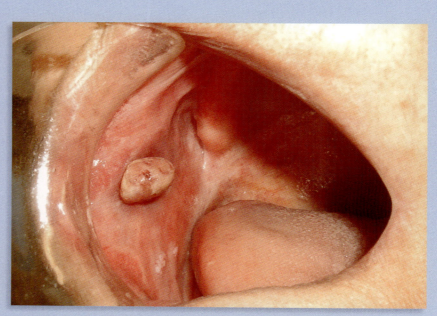

右頰部にポリープ状の腫瘤がみられる

臨床所見

- **発生頻度** 上部食道，気道に多く，口腔内はまれ．
- **好発部位** 特になし．扁平上皮癌の放射線治療または化学療法後，そして外傷後に継発して発症することが多い．
- **臨床症状** ポリープ状の腫瘤を形成することが多い．
- **治療** 外科的切除，放射線治療，化学療法．

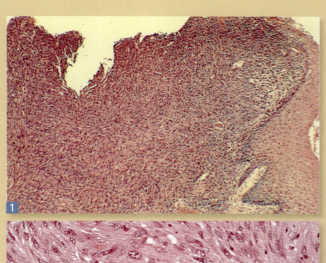
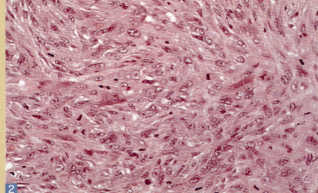
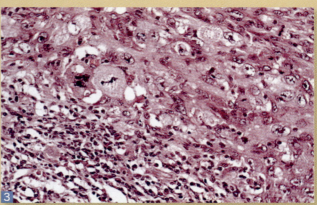

1 弱拡大像
2 3 強拡大像

病理組織所見

1 紡錘形細胞の密な増殖が認められ，紡錘形細胞は異型が高度で，上皮様配列は乏しく，肉腫様を呈する（**1**，**2**）．

2 分裂像も多く，周囲にはリンパ球浸潤も認められる（**3**）．

3 被覆する上皮との境界部を慎重に検鏡すると，移行像がみられることがある．

　一見，肉腫様の紡錘形細胞の増殖が主体であるが，腫瘍の一部には通常の扁平上皮癌あるいは上皮異形成の像が観察され，両者が移行した像がみられる．多数の標本で確認するする必要がある．臨床的にはポリープ状が多く，紡錘形細胞は間葉系と上皮系の両者のマーカーに反応することもある．

各論 2．非歯原性腫瘍　2）悪性腫瘍（組織亜型）
棘融解性扁平上皮癌

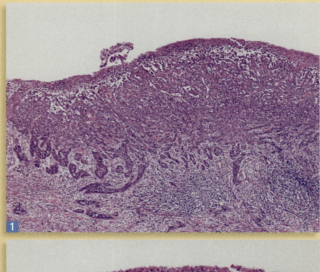

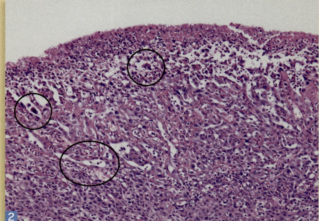

1 弱拡大像
2 強拡大像

病理組織所見

1. 弱拡大像では，管腔構造が目立たず，通常の扁平上皮癌との区別がつきにくい場合もある（**1**）．
2. 強拡大では棘融解によって細胞間結合が壊れ，管腔様の空隙が目立つ．腔内に脱離した細胞も散見される（**2**の○囲み）．

　腺様扁平上皮癌とも呼ばれるように，腫瘍胞巣の中心部が高度の棘融解によって空隙を形成し，腺管様にみられる組織像が特徴である．腺と扁平上皮の両成分を有する腺扁平上皮癌 adenosquamous carcinoma とは上皮性粘液の有無で区別する．すなわち，空隙内には PAS やムチカルミン陽性物質は証明されない．まれな腫瘍で，日光にさらされた皮膚にみられ，口腔の報告は口唇赤唇部で約半数を占める．口唇部の腫瘍の予後はよいとされているが，口腔粘膜発症例のなかには予後不良の報告例もあり，注意が必要である．

各論

2．非歯原性腫瘍　2）悪性腫瘍（組織亜型）
孔道上皮癌

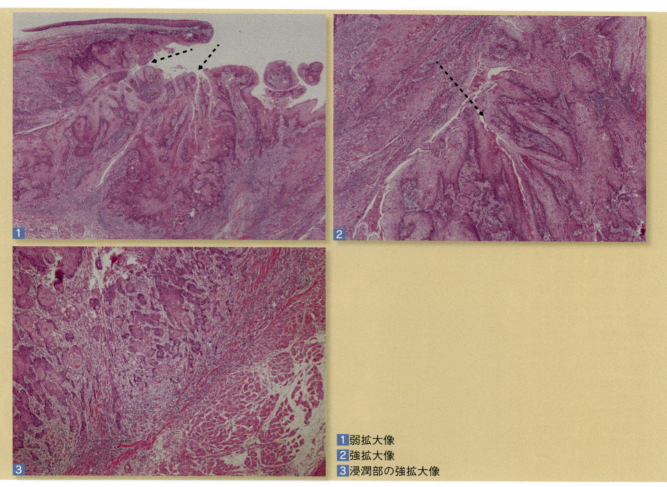

1 弱拡大像
2 強拡大像
3 浸潤部の強拡大像

病理組織所見

1. 内腔に顕著な角化物がみられる小窩の密な配列が認められる（**1**の破線矢印）．角化物の充満した孔道様の構造が特徴である（**2**の破線矢印）．
2. 細胞異型は弱いが，一部で浸潤する場合がある（**3**）．

　WHO 2005 に記載された，わが国ではあまりなじみのない亜型．従来，扁平上皮癌と組織学的類似性が高い高齢者の顔面に好発する，偽がんといわれる棘細胞腫に類似した角化の著しい高分化がん．陥入した角化上皮が，角化物を入れた孔道様の構造をとることから命名されている．転移はまれであるが，浸潤，特に顎骨内へ及ぶこともあり注意が必要である．

各論　2. 非歯原性腫瘍　2）悪性腫瘍　(2) 肉腫

骨肉腫 osteosarcoma

定義 腫瘍細胞が直接，類骨ないしは骨を形成するものを骨肉腫という．骨原発性の悪性の腫瘍では最も多い．
①骨形成症 osteoblastic type と，②骨破壊性 osteolytic type がある．

CLINICAL

1 硬口蓋部に無痛性の肉芽様腫瘤を認める．画像検査で当該部骨の圧迫性吸収像を認める

2 別症例：左上顎洞内に筋肉と同程度の濃度を示す腫瘤を認め，上顎洞外にも浸潤している．上顎洞壁の破壊像とその周囲や内部に骨を示唆する石灰化像を認める．造影後 CT 像（横断像，軟組織条件）

3 4 別症例：【CT，MRI 所見】T2 強調横断像（**3**）にて下顎骨左上行枝基部から前方に骨外性の膨隆を示す腫瘍性病変（矢印）を認める．内部は不均一なやや淡い高信号を示す．骨条件の CT 横断像にて腫瘍内部には不規則な石灰化濃度（矢頭）を伴っている

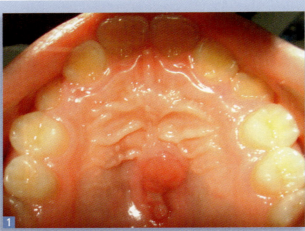
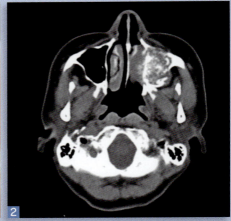
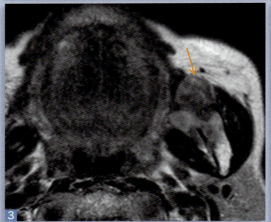
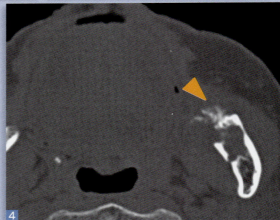

臨床所見

発生頻度	悪性の骨腫瘍の 45～50% を占める．長管骨に多発するが，顎骨には比較的少なく，骨肉腫全体の 7～13%．顎骨に発生する悪性の腫瘍の約 8% を占める．
好発部位	下顎に好発するという報告が多い．上下顎とも臼歯部の歯槽部，骨体部に好発する．
好発年齢	顎骨以外は 10～19 歳に多いが，顎骨では 20 歳代以降に多い．40 歳以上にもみられる．
性　差	男性にやや多い．
臨床症状	(1) 初期には顎骨の無痛性膨隆． (2) 歯列不正，歯の動揺． (3) 知覚異常．下顎ではオトガイ神経分布領域の知覚鈍麻，麻痺の発現． (4) 歯や補綴装置，そして食事の際の局所刺激で腫瘍表面に潰瘍形成．
X線所見	(1) 境界不明瞭な骨破壊像 osteolytic type． (2) 骨膜性の放射状に走る骨新生像 sun-ray effet または sun-ray appearance が特徴的である．これは約 25% の症例にみられる． (3) 骨破壊像と骨新生像の混在したものもある．
治　療	外科的切除，放射線照射，アドリアマイシン(ADR)，メトトレキサート(MTX)，

ビンクリスチン（VCR），シスプラチン（CDDP）などの化学療法．

予　後 発見時期が早く，転移が認められず，解剖学的に根治的手術が可能な部位である症例以外は，きわめて悪い．骨膜性骨肉腫，傍骨骨性骨肉腫は一般の骨肉腫よりも良好．

鑑別診断 化骨性筋炎，骨芽細胞腫，類骨骨腫，骨形成線維腫，セメント芽細胞腫，骨巨細胞腫，線維性骨異形成，軟骨肉腫，悪性線維性組織球腫，ユーイング腫瘍（肉腫）．

骨肉腫の分類

　骨肉腫は WHO の分類（2013）で，組織学的に①骨内低悪性度骨肉腫 low-grade central osteosarcoma，②骨内通常型骨肉腫 conventional central osteosarcoma，③血管拡張性骨肉腫 telangiectatic osteosarcoma，④小細胞型骨肉腫 small cell osteosarcoma，⑤二次性骨肉腫 secondary osteosarcoma，⑥傍骨性骨肉腫 parosteal osteosarcoma，⑦骨膜性骨肉腫 periosteal osteosarcoma，および⑧高悪性型表層骨肉腫 high-grade surface osteosarcoma に分類されるが，顎骨では骨内通常型骨肉腫や骨内低悪性度骨肉腫が多く，傍骨性骨肉腫や骨膜性骨肉腫はきわめてまれである．

骨肉腫の亜型：骨内通常型骨肉腫には，さらに軟骨形成型，線維形成型，骨形成型の亜型が存在する．

2．非歯原性腫瘍　2）悪性腫瘍　333

C&P
CLINICAL and PATHOLOGY

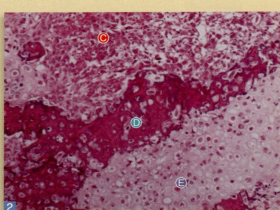
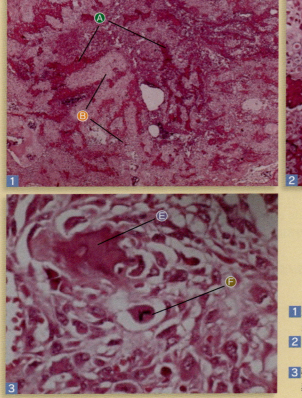

1 弱拡大像．不規則な梁状の類骨（Ⓐ）や軟骨様構造（Ⓑ）
2 1の一部拡大像　中拡大像．異型を示す腫瘍細胞（Ⓒ），類骨構造（Ⓓ），軟骨様構造（Ⓔ）
3 強拡大像．異型を示す腫瘍細胞（3極性の異型核分裂像）（Ⓕ）

病理組織所見

1. 同一の腫瘍でも部位によって組織像が異なることが多く，軟骨への分化が著明なものや巨細胞が混在するものなど多彩な病理組織像を示す．
2. 多角形で異型の強い骨芽細胞様の紡錘型の腫瘍細胞が束状の密な増殖を示す．
3. 未熟な紡錘形細胞は基質の産生とともに粘液腫様構造を示すこともあり，類骨や軟骨様構造を示すものが多い．
4. 鑑別診断では，腫瘍細胞が類骨あるいは骨組織の形成が決め手となる．

確定診断 免疫染色で MDM2 や CDK4 陽性が他の良性病変との鑑別に有効．

各論　2．非歯原性腫瘍　2）悪性腫瘍　(2) 肉腫

軟骨肉腫 chondrosarcoma

定義 腫瘍細胞が軟骨組織を形成する悪性の腫瘍で，経過から，①続発性軟骨肉腫（骨軟骨腫や内軟骨腫から生じる），②原発性軟骨肉腫（初めから悪性病変として生じる）とに分類される．また，発生部位により，①中心性軟骨肉腫（骨内から発生する），②周辺性軟骨肉腫（骨の表面から発生する）とに分類されることもある．

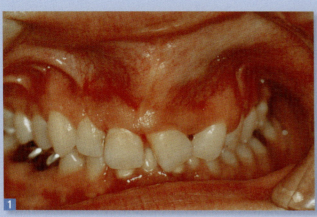
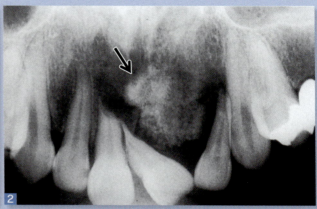
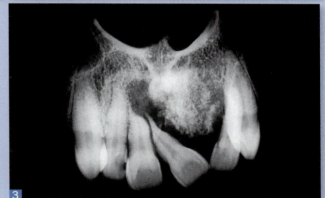

1 2+3 部唇側に境界不明瞭な膨隆がみられる．表面は健常粘膜
2 同症例のX線写真．1と2の間に不定形の不透過像よりなる腫瘍塊がみられる（矢印）．1と2はそれぞれ根が開離しており，歯軸が変位
3 手術標本の軟X線写真

CLINICAL

臨床所見

発生頻度 骨原発性悪性腫瘍の12%，顎骨ではきわめて少ない．

好発部位 上顎前歯歯槽部，下顎臼歯部骨体．

好発年齢 成年期以降．

性差 男性にやや多い．

臨床症状
(1) 初期は緩慢な無痛性膨隆，特に，分化型では無痛性膨隆の発育速度は遅い．
(2) 未分化型では疼痛を伴うことが多い．
(3) 進展例では骨破壊が著明．
(4) 歯の動揺，脱落．

X線所見 〔中心性軟骨肉腫〕
(1) 比較的境界明瞭な大小の骨吸収像．
(2) 浸潤に従い骨皮質の破壊があり，骨破壊像の内部に斑状の不透過像を認める．
〔周辺性軟骨肉腫〕
(1) 骨皮質が不明瞭となり，線毛状骨硬化像を示す．
(2) 浸潤が進むと中心性軟骨肉腫と同様な骨皮質の破壊と，骨破壊像の内部に斑状の不透過像を認める．

治療 外科的切除のみが根治的治療の可能性がある．放射線照射や化学療法は補助的療法．

予　後 （1）発育速度が遅く，姑息的手術と再発を繰り返しているうちに転移を起こす．

（2）発生部位や腫瘍の大きさ，患者の年齢，そして手術方法などにより予後は大きく左右される．時には，早期に根治的治療を行ったとしても，手術後，肺転移を起こし，予後不良となる場合がある．

鑑別診断 良性軟骨性腫瘍，軟骨形成性骨肉腫．

軟骨肉腫の分類

　　WHO（2013）では，①局所侵襲性にとどまる異型軟骨性腫瘍/軟骨肉腫グレード1（atypical cartilaginous tumor/chondrosarcoma grade Ⅰ），②悪性の軟骨肉腫グレード2（chondrosarcoma grade Ⅱ）および③軟骨肉腫グレード3（chondrosarcoma grade Ⅲ）に分類されている．

紡錘形細胞による腫瘍の鑑別と分子遺伝学的特徴

紡錘形を示す腫瘍細胞は，種類も多く，鑑別がしばしば困難になる場合も多い．そのため，最近，特に顎骨腫瘍や軟部組織腫瘍においては融合遺伝子による確定診断が行われる場合が多く，以下に示すものがあげられる．

紡錘形を示す腫瘍の鑑別（小田義直：病理と臨，30：p.168-178，2012．より一部抜粋）

疾患名	組織学的特徴	免疫組織化学・分子遺伝学的特徴（融合遺伝子）
結節性筋膜炎	feathery pattern，出血，粘液基質	SMA，*MYH-USP6*
デスモイド型線維腫症	辺縁の既存の骨格筋，スリット状血管	SMA，β-catenin 核内発現
孤立性線維性腫瘍	patternless pattern，血管周皮腫様血管	CD34，bcl-2，CD99
炎症性筋線維芽細胞性腫瘍	ganglion-like cell，高度慢性炎症細胞浸潤	SMA，ALK 関連キメラ遺伝子
乳児型線維肉腫	血管周皮腫様血管，慢性炎症細胞浸潤	*ETV6-NTRK3*
成人型線維肉腫	herring bone pattern	
良性線維性組織球腫	境界明瞭，striform pattern	factor13a
隆起性皮膚線維肉腫	皮下，付属器の取り込み，striform pattern	CD34，*COL1A1-PDGFBR*
平滑筋肉腫	両切りタバコ状核，好酸性細線維状細胞質	SMA，MSA，h-caldesmon，calponin
紡錘形細胞横紋筋肉腫	横紋筋芽細胞	SMA，myogenin
悪性末梢神経鞘腫瘍	神経幹との連続，疎密構造	NF1，S-100 タンパク
Kaposi 肉腫	血管腔構造	CD31，HHV8

SMA：smooth muscle actin, MSA：muscle specific actin, 斜体字はキメラ遺伝子（融合遺伝子）を示す．

C&P
CLINICAL and PATHOLOGY

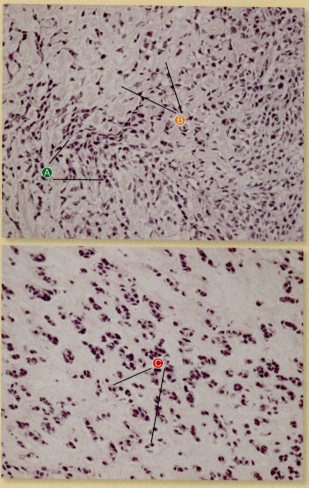

中拡大像
- Ⓐ：紡錘形〜多形を示す腫瘍細胞
- Ⓑ：産生された軟骨基質成分
- Ⓒ：中拡大像：膨大した2核を有する腫瘍細胞

病理組織所見

1. 良性の軟骨腫と鑑別を要する分化度の高いものから他の肉腫との区別が困難な未分化型までの組織型を示す．
2. Grade Ⅰでは分葉状に増殖する軟骨性組織を認める．
3. 軟骨細胞の核腫大，異型の2核細胞が目立ち，多くの核分裂像，多核巨細胞が観察されるが，組織像のみでは良悪性の判断が困難なこともある．
4. 腫瘍の組織所見と悪制度が一致しないことがあり，年齢，発生部位，X線像などを参考にする必要がある．

確定診断 免疫染色ではS-100タンパクが陽性を示す．骨肉腫では軟骨性腫瘍にみられるIDH1/2の点突然変異がみられないことから，軟骨形成性の骨肉腫との鑑別が可能である．

2．非歯原性腫瘍 2）悪性腫瘍

各論　2．非歯原性腫瘍　2）悪性腫瘍　(2) 肉腫

線維肉腫 fibrosarcoma

定義 線維芽細胞に由来する肉腫で，症例により臨床病理像にかなりの差異がある．分化型と未分化型に分けられる．放射線治療後に生じる場合もある．

CLINICAL

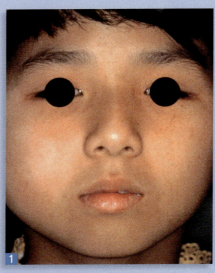
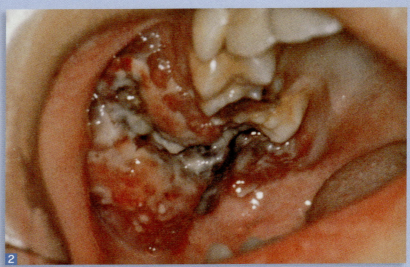

1 右上頬部にびまん性腫脹がみられる
2 同症例の口腔内写真．765|部に腫瘤がみられ，潰瘍が形成されている

臨床所見

- **発生頻度**：比較的まれ．頭頸部の線維肉腫は全軟部肉腫の 7.7％を占める．
- **好発部位**：骨膜，顎骨では上顎の臼歯部，粘膜下結合組織（軟部）では頬部，舌，口唇．
- **好発年齢**：20～40 歳代．
- **性差**：なし．
- **臨床症状**：
  (1) 顎骨中心性のものでは，初期は無痛性の骨膨隆だが，次第に疼痛が発現．
  (2) 歯の動揺，疼痛．
  (3) 知覚鈍麻（鈍麻，麻痺）．
  (4) 軟部組織に発生したものでは，局所侵襲性の弾性軟の腫瘤としてみられるが，その発育速度はまちまちである．
  (5) 浸潤すると骨の破壊がみられる．
- **治療**：外科的切除，未分化型の場合は放射線照射，化学療法の補助的治療．
- **予後**：組織所見や発生部位，腫瘍の大きさ，患者の年齢，そして手術方法などにより予後は大きく左右される．血行性に肺転移を起こすことがあるが，比較的少ないので根治的治療が成功すれば肉腫のなかでは比較的予後はよい．
- **鑑別診断**：線維腫症，悪性線維性組織球腫，平滑筋肉腫，神経肉腫，悪性未分化多形肉腫，その他の紡錘形を示す肉腫（孤立性線維性腫瘍 solitary fibrous tumor：SFT）．

C&P
CLINICAL and PATHOLOGY

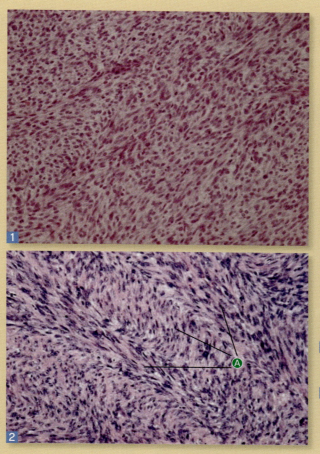

1 中拡大像：紡錘形で比較的大型の核を有する腫瘍細胞の束状増殖
2 中拡大像：大型の異型細胞による束状増殖と杉綾模様 herring bone pattern（A）

PATHOLOGY

病理組織所見

1. 核の異型性，分裂像などにより通常型（成人型）と乳幼児型に分ける．
2. 異型を示す先細りした核を有する紡錘形の腫瘍細胞の束状増殖がみられ，種々の程度の膠原線維の形成を伴う．
3. 細胞の錯綜する構造はしばしば，杉綾模様 herring bone pattern と呼ばれる．
4. 腫瘍細胞が短紡錘形や卵円形を示す場合は，分化型線維肉腫と診断される場合もあるが，類似したものには，未分化（高悪性度）多形肉腫/悪性線維性組織球腫があり，融合遺伝子などの分子遺伝学的特徴から確定する場合が多い．

確定診断 免疫染色で smooth muscle actin が陽性の場合は筋線維芽細胞への分化を示すもので，CD34 は陰性（SFT では陽性を示す）．

関連疾患

滑膜肉腫 synovial sarcoma
滑膜肉腫は関節，関節包，腱鞘から生じる悪性腫瘍で，全身的には比較的発生頻度の高い腫瘍であるが，頭頸部ではきわめてまれ．発生部位は顎関節，後咽頭，前頸部，舌根部の報告がある．臨床症状は通常，限局性の充実性腫瘍で，囊胞，出血壊死を伴うことが多い．発育は緩徐であるが，予後は不良．病理所見は滑膜上皮様成分と線維肉腫様成分を認める二相型と，どちらか一方がきわめて優位を占める単相型に分けられる．その他，低分化型，石灰化型を加えることもある．

2. 非歯原性腫瘍　2）悪性腫瘍

各論　2．非歯原性腫瘍　2）悪性腫瘍　(2) 肉腫

悪性線維性組織球腫　malignant fibrous histiocytoma（MFH）

定義 線維芽細胞様細胞と組織球様細胞が種々の割合で混在する低分化な肉腫で，軟部組織の悪性の腫瘍中，最も頻度が高い．従来の多形型横紋筋肉腫，多形型脂肪肉腫，粘液型脂肪肉腫，分類不能肉腫の一部は本腫瘍に分類されると思われる．初めは軟組織発生の悪性の腫瘍として報告されたが，その後，骨組織にも同様の組織像をもつ腫瘍が報告された．本疾患は未分化（高悪性度）多形肉腫 undifferentiated (high-grade) pleomorphic sarcoma，UPS/MFH と同義であり，線維芽様細胞や筋線維芽細胞以外への分化を示さない多形性を示す肉腫と定義されている．線維芽細胞と多形細胞からなり，特徴的な花むしろ状配列 striform pattern を伴う．

CLINICAL

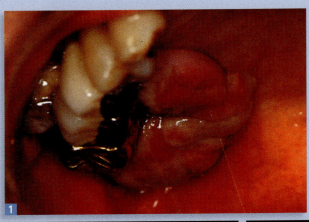

1 上顎右側歯槽部に凹凸不正，易出血性，無痛性の腫瘤を認める

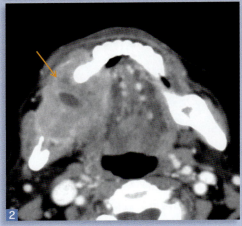 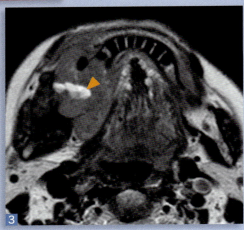

2 3 別症例：【CT，MRI 所見】造影後 CT 横断像（**2**）にて右下顎骨体部を中心とした浸潤性腫瘤性病変（矢印）を認め，内部は不均一な濃度を呈する．T2 強調横断像（**3**）にて内部に変性を示唆する高信号域を伴う（矢頭）

臨床所見

発生頻度	全軟部組織の悪性の腫瘍の 1/4 を占める．
好発部位	上顎の軟組織および骨組織．
好発年齢	中高年者．
性差	なし（男性にやや多い）．
臨床症状	(1) 初期には線維腫症に似た症状で，再発とともに悪性像を呈することが多い． (2) 顎骨に原発した場合は，境界が不明瞭な骨膨隆が比較的緩徐に発現する． (3) 分葉状あるいは多結節性の腫瘤． (4) 発生部位により知覚異常（鈍麻，麻痺）がみられる． (5) 圧迫性に，また，浸潤性に周囲の骨を吸収破壊する． (6) 転移の多くは血行性であるが，リンパ節転移も起こることがある．
X 線所見	(1) 腫瘍の大きさに一致した不透過像としてみられる． (2) 腫瘍の周囲骨に境界の比較的明瞭な吸収破壊像がみられる．
治療	外科的切除，放射線照射，化学療法も試みられているが，効果的なものは少ない．

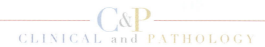

予　後	早期に根治的手術ができれば予後は比較的よいが，軟組織内に腫瘍が浸潤した場合は境界が不明瞭となり，切除範囲が難しい．発生部位，腫瘍の大きさ，患者の年齢，そして手術方法などにより予後は大きく左右される．
鑑別診断	線維腫症，化骨性筋炎，骨形成線維腫，セメント芽細胞腫，骨芽細胞腫，類骨骨腫，骨巨細胞腫，線維性異形成症，軟骨肉腫．未分化な線維肉腫，脂肪肉腫，横紋筋肉腫．
確定診断	免疫染色では smooth muscle actin に半数が陽性，CD68 や keratin が陽性になることもある． 線維芽細胞あるいは筋線維芽細胞以外への組織分化を示さないことがこの腫瘍を定義づけている．以前は組織球への分化を指標としていたが，現在では組織球への分化がないことが明らかとなっている．

＜未分化（高悪性度）多形肉腫 undifferentiated high-grade pleomorphic sarcoma＞

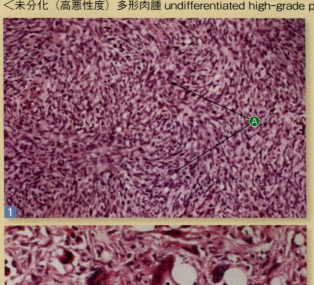

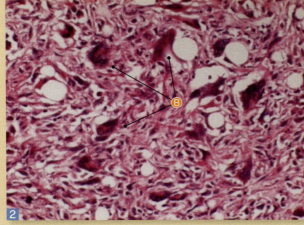

1 中拡大像．紡錘形の腫瘍細胞が渦を巻くように配列する（Ⓐ）（花むしろ状配列 striform pattern）
2 強拡大像．奇異な腫瘍性異型巨細胞（Ⓑ）

病理組織所見

1. 線維芽細胞様の紡錘形細胞や組織球様の細胞，さらには巨細胞がみられる．
2. 花むしろ状の細胞配列 striform pattern をしばしば認める．
3. 大型の多形性細胞の増殖が目立つ場合もある．
4. 核分裂像が多く，異型核分裂像がみられることもあり，出血や壊死を伴う．

各論 2. 非歯原性腫瘍　2）悪性腫瘍　(2) 肉腫

脂肪肉腫　liposarcoma

定義 広範囲にわたって分布する脂肪組織由来の悪性腫瘍．組織の亜型分類（分化型，粘液型，円形細胞型，多形型，混合型など）と予後に関連が認められる．

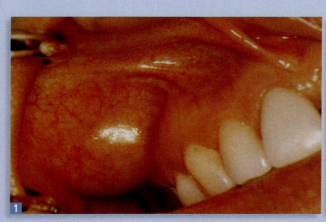

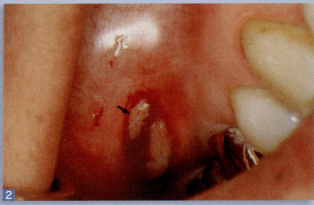

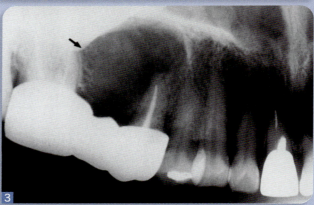

1 654̲部頬粘膜に境界不明瞭な膨隆がみられる
2 同症例の術前生検時の写真で，切開した部分に黄色の内容物がみられる（矢印）
3 同症例のＸ線写真（矢印）

臨床所見

- **発生頻度** 悪性の軟部腫瘍の23.3％といわれるが，頭頸部口腔領域ではきわめてまれ．
- **好発部位** 頰部，口底部．
- **好発年齢** 壮年期以降．
- **性　差** 男性に多い．
- **臨床症状**
  (1) 無症状に経過し，かなりの大きさに達してから気づくことが多い．
  (2) 脂肪腫類似型では，表面が帯黄色の腫瘤としてみられる．
  (3) 境界は比較的明瞭な場合もある．
- **治　療** 外科的切除，粘液型には放射線照射も有効といわれている．化学療法は効果が低い．
- **予　後** 早期に根治的手術ができれば予後は比較的よいが，軟組織内に腫瘍が浸潤した場合は，境界が不明瞭となり，切除範囲が難しい．発生部位，腫瘍の大きさ，患者の年齢などにより根治的切除手術が不可能な場合もあり，予後は悪くなる．
- **鑑別診断** 悪性線維性組織球腫（通常型，粘液型），多形型横紋筋肉腫，悪性未分化多形肉腫，多形型横紋筋肉腫．

C&P
CLINICAL and PATHOLOGY

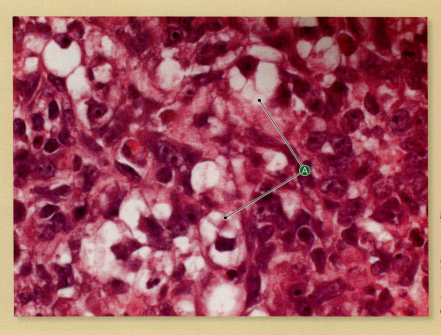

強拡大像．細胞質に単空胞性あるいは多空胞性の脂肪空隙を有する脂肪芽細胞（蜘蛛の巣状細胞 spider web cell）（Ⓐ）

病理組織所見

1. 分化型 atypical lipomatous tumor，脱分化型 dedifferentiated liposarcoma のほか，粘液型 myxoid，多形型 pleomorphic に分かれる．
2. 分化型ではさらに，脂肪腫類似型，硬化型，炎症型の亜型に分類される．
3. 大型の多形性細胞の増殖が目立つ場合もある．
4. 腫瘍細胞は単空胞性や多空胞性の脂肪空隙を示す脂肪芽細胞を特徴とし，核は脂肪空隙に圧排されてホタテ貝状を示す場合が多い．

確定診断 脂肪染色（Sudan Ⅲ など）や S-100 タンパク免疫染色で脂肪細胞が陽性を示すが，脂肪芽細胞では陰性化することもある．CDK4 や MDM2 は脱分化型脂肪肉腫でのマーカーとなる．

各論　2．非歯原性腫瘍　2）悪性腫瘍　（2）肉腫

血管肉腫 angiosarcoma

定義 血管芽細胞に由来する悪性の腫瘍で，悪性血管内皮腫と悪性血管周皮腫に分類されるが，両者の区別は困難なこともある．特殊な腫瘍として悪性血管内乳頭状血管内皮腫，カポジ肉腫 Kaposi sarcoma がある．

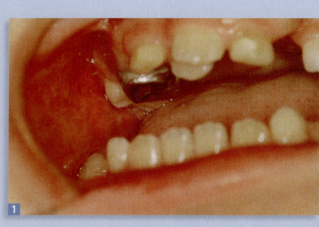
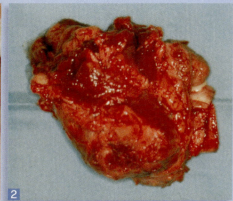
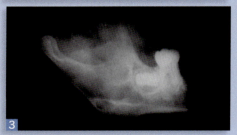

1 下顎右側臼後部から下顎枝前縁に境界不明瞭な腫脹がみられる．6┘部遠心の粘膜には┌6による圧痕がみられる．開口量 14mm
2 手術標本
3 下顎右側半側切除標本の軟 X 線写真．多房性の骨吸収像がみられる

臨床所見

発生頻度	口腔領域ではきわめてまれ．
好発部位	下顎骨内，上顎洞．
好発年齢	特になし．
性差	男性にやや多い．
臨床症状	顎骨内のものは骨膨隆として認められるが，粘膜部の腫瘍は膿原性肉芽腫に類似した腫瘤を形成する．
治療	外科的切除．
予後	予後は悪い．
鑑別診断	血管腫，癌腫，悪性血管周皮腫では平滑筋肉腫，悪性線維性組織球腫，滑膜肉腫．

C&P
CLINICAL and PATHOLOGY

2. 非歯原性腫瘍　2）悪性腫瘍

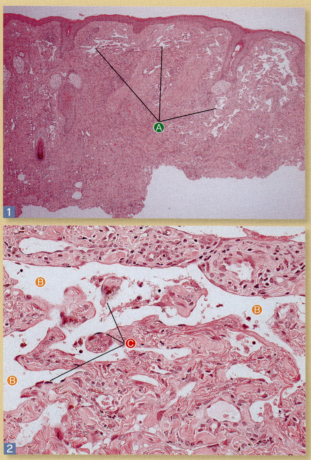

1 弱拡大像
2 強拡大像
Ⓐ：入り組んだような（吻合状）血管
Ⓑ：吻合状血管腔形成
Ⓒ：異型細胞が血管腔内腔を裏装する

病理組織所見

1. 血管形成がみられる場合は，それぞれが入り組んだようにみられる．
2. 腫瘍細胞の富む場合は上皮様塊にみえるが，血管形成がみられる．
3. 細胞異型は分裂像で，背景に壊死を伴う場合が多い．

確定診断 CD34，CD31，ERG，FLI1 は種々の程度に形成された管腔の内皮細胞マーカーとして有用．HHV8 は陰性．

平滑筋肉腫 leiomyosarcoma

平滑筋組織由来の肉腫で，主に子宮，消化管壁，血管壁など平滑筋の発達した部位に発生するが，筋組織のない部位にも発生することがある．

口腔領域ではきわめてまれ．臨床症状は限局した弾力性のある腫瘤形成が特徴であるが，進行例ではびまん性に増殖する．治療は外科的切除で，放射線照射や化学療法はあまり有効でない．病理所見は好酸性の細胞質をもった紡錘形細胞の索状配列が基本パターンで，症例によっては多形性の目立つ巨細胞がみられ，他の紡錘形細胞腫瘍との鑑別を要する．免疫染色では，smooth muscle actin が陽性．

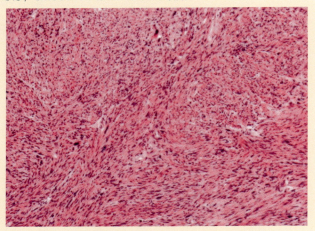

弱拡大像．両切り葉巻きタバコ状 blunt end の両端が平らな形態を示す核と好酸性の細線維状の細胞質を有する紡錘形腫瘍細胞が束状に交錯する．通常の平滑筋肉腫の像に未分化（高悪性度）多形性肉腫／悪性線維性組織球腫様の成分が広範囲に認められるものは多形型平滑筋肉腫と呼ばれる

横紋筋肉腫 rhabdomyosarcoma

横紋筋組織由来の肉腫で種々の分化を示す．小児に好発するが，10歳以上では予後の悪い症例が多い．臨床症状は腫瘤形成が主体で，病理所見の胎児型ではブドウ状肉腫の形をとる．増大とともに浸潤性となる．治療は集学的治療が行われる．手術治療は体表や手足のように拡大手術が可能な部位には根治が望めるので有効であるが，形態温存と機能温存からみれば問題がある．術後も再発予防が重要で化学療法，放射線療法が行われる．患者年齢が若いこともあり，いずれの療法も難しい．標準的化学療法は，ビンクリスチン，アクチノマイシン D，シクロホスファミドの3剤を併用する繰り返し療法（VAC療法）が従来より行われている．しかし，治療成績の改善がない胞巣型群や初診時から遠隔転移のある，いわゆる高リスク群では，新規抗がん薬を取り入れた新しい治療法が採用され，既存の VAC 療法との比較検討試験が行われている．また，日本では自己末梢血幹細胞移植を併用した超大量療法の効果も検討されている．放射線療法は，最初の手術で病理組織学的にも完全に腫瘍が取りきれた胎児型例を除いて，ほぼ全例に，腫瘍原発部位に照射するのが標準的考え方となっている．

病理所見は胎児型，胞巣型，多形型，混合型に分けられるが，胞巣型，多形型は頭頸部領域には少ない．

各論　　2. 非歯原性腫瘍　　2）悪性腫瘍　　（2）肉腫

多発性骨髄腫（形質細胞腫）　multiple myeloma（plasmacytoma）

定義 形質細胞が腫瘍性増殖を示す悪性の腫瘍で，多くは多発性に骨を侵す．
まれには髄外性にもみられ，比較的口腔に多い．特有な免疫グロブリンを産生するため，
高γグロブリン血症，アミロイドーシスや Bence Jones タンパクを伴うことが多い．

臨床所見

発生頻度 骨原発性腫瘍の 2.4％を占めるが，骨原発性の悪性の腫瘍のほぼ半数を占める．単発（骨）性と多発（骨）性があり，単発性は多発性の約 17％である．

好発部位 下顎臼歯部骨体，下顎角部，下顎枝，関節突起部，頭蓋冠．

好発年齢 40〜60 歳代．

性　差 男性に多い（2：1）．

臨床症状 （1）疼痛を伴った局所の骨膨隆として初発する．（2）骨破壊が生じると病的骨折や潰瘍形成が頻発する．（3）広範囲に骨が破壊されると，血清カルシウム値が上昇する．（4）血清タンパクが増量し，免疫電気泳動で，骨髄腫に独特な抗原をもったグロブリンを証明できる．（5）高グロブリン血症（γグロブリン）．（6）数十％の症例の尿中に Bence Jones タンパクを認める．（7）アミロイドーシスを伴うことがある．

X線所見 頭蓋骨に多発性円形骨吸収像（抜き打ち像 punched out lesion）がみられる．

治　療 限局性病変は外科的切除，多発性では根治は困難であるあるが化学療法．

予　後 不良．

鑑別診断 悪性リンパ腫，ユーイング腫瘍，形質細胞性肉芽腫．孤立性骨髄腫は単一の骨にのみ発生したもので，高グロブリン血症はみられない．孤立性骨髄腫も多発性骨髄腫に移行する．

C&P
CLINICAL and PATHOLOGY

<骨髄腫（形質細胞腫）multiple myeloma, plasma cell myeloma>

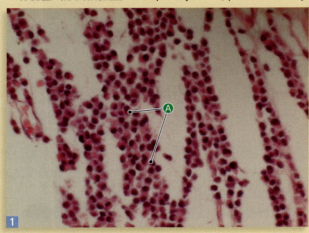

<ユーイング肉腫 ES/PNET, ESFT>

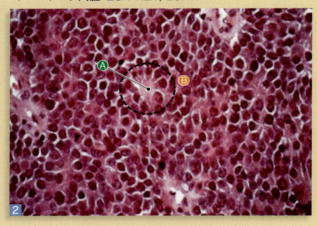

1 強拡大像．類円形の異型（核や細胞の大小不同）を示す腫瘍細胞では，核が細胞辺縁部に偏在し，豊富な好酸性の細胞質を有するⒶ

2 強拡大像．均一な小円形の腫瘍細胞の密な増殖と一部に好酸性成分Ⓐを囲む腫瘍細胞からなる花冠状構造（Flexner-Wintersteiner rosette）（点線Ⓑ）を認める

病理組織所見

1 腫瘍細胞は形質細胞（車軸状の偏在核を有する）に類似しているが，成熟度によって異なる．

確定診断 シンデカン 1（CD138）は細胞膜に陽性．MUM1 が核内に陽性．

C&P
CLINICAL and PATHOLOGY

関連疾患 RELATED DISEASE

ユーイング肉腫 Ewing sarcoma（Ewing ファミリー腫瘍，ESFT）

　若年者に好発する代表的な小円形細胞肉腫であり，小児においては骨肉腫に次いで頻度の高い悪性腫瘍で，骨幹端に発症する．一方，軟部組織（骨外性）ユーイング肉腫や神経分化を伴う末梢性原始神経外胚葉腫瘍 peripheral primitive neuroectodermal tumor（PNET）もあるがまれである．発症には染色体相互転座 t（11；22）（q24；q12）が関係し，これに基づいた EWSR1-FLI1 融合遺伝子が FISH 法や RT-PCR 法で検出されたり，免疫染色で CD99 が陽性となるのがユーイング肉腫に特徴的である．

各論　2. 非歯原性腫瘍　2）悪性腫瘍　(2) 肉腫

悪性リンパ腫　malignant lymphoma

定義 悪性リンパ腫はリンパ組織由来のリンパ球の腫瘍で，B細胞性リンパ腫，TおよびNK細胞性リンパ腫およびHodgkinリンパ腫に大別される．前者2つはリンパ球系の形質を保持しており，腫瘍細胞の形態学的所見と免疫染色による態度から詳細に分類されている．

CLINICAL

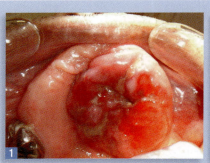
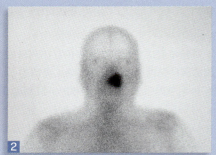
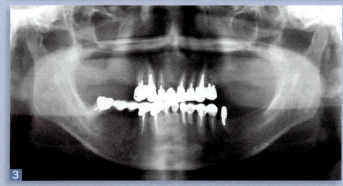
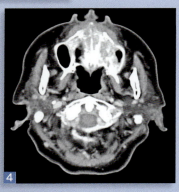
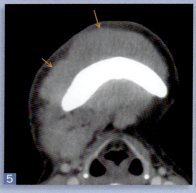
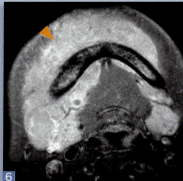

1 口蓋部に凹凸不正，易出血性の腫瘤を認める
2 軟組織シンチグラフィーで当該部に沿った集積像を認める
3 別症例：両側上顎の前歯部，臼歯部に骨破壊像を認める．パノラマX線写真
4 別症例：鼻腔，上顎洞，上顎骨複合体およびその周囲に骨破壊を伴い軟部濃度を示す腫瘤性病変を認める．造影後CT像（横断像，軟組織条件）
5 6 別症例：【CT, MRI所見】軟部濃度条件のCT横断像（5）にて下顎骨体部周囲に内部が比較的均一な軟部濃度を示す腫瘤性病変（矢印）を認める．造影後脂肪抑制T1強調横断像（6）にて腫瘤は比較的均一な増強効果（矢頭）を示す．CT, MRIともに下顎骨への浸潤はみられない

臨床所見

発生頻度	比較的まれ．
好発部位	頸部，顎下リンパ節．節外性の場合には歯肉などに浸潤する．
好発年齢	40〜60歳代．B細胞性リンパ腫のBurkittリンパ腫では小児に多い（10〜15歳）．
性　差	男性に多い．
臨床症状	（1）顎下部や頸部のリンパ節の腫脹として初発する．（2）口腔粘膜には腫瘍を形成する．（3）上顎では洞破壊などを起こし，破壊性に増殖する．（4）無痛性の頸部リンパ節腫大で来院する患者も多い．
治　療	化学療法．
予　後	不良．
鑑別診断	その他の悪性リンパ腫，骨髄腫（形質細胞腫）．

C&P
CLINICAL and PATHOLOGY

<Hodgkin リンパ腫>

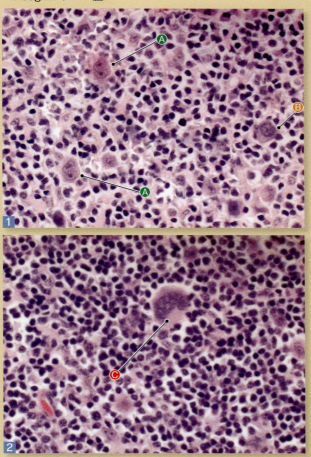

1 強拡大像．単核の Hodgkin 細胞（Ⓐ）と 2 核の Reed-Sternberg 細胞（Ⓑ）
2 強拡大像．多核の Reed-Sternberg 細胞（Ⓒ）

病理組織所見

1. 現在では WHO（2017）分類によって整理されている．
2. Hodgkin リンパ腫は，腫瘍細胞の形態，免疫形質，遺伝子異常や EBV 関与の有無から古典的 Hodgkin リンパ腫と結節性リンパ球優位型 Hodgkin リンパ腫に大別される．さらに古典的 Hodgkin リンパ腫は結節硬化型，混合細胞型，リンパ球豊富型およびリンパ球減少型に分類され，多彩な炎症性背景に，単核の Hodgkin 細胞や 2 核以上（多核）の Reed-Sternberg 細胞がみられる．免疫染色で CD30 と CD15 は陽性．CD20 の陽性率は低い．
3. 濾胞性リンパ腫では，特徴的な胚中心を模倣するような大小さまざまな結節状濾胞構造をとるが，正常のリンパ節でみられる暗帯と明帯の極性がみられず，単一な像を示す．結節の境界は，不明瞭でマントル帯は非薄化するかもしくは消失する．免疫染色で bcl-2，CD10，CD20，CD19，CD79a が陽性．
4. B 細胞性 Burkitt リンパ腫では，腫瘍細胞の核片を組織球が貪食するため，特徴的な星空様像 starry-sky appearance を示す．免疫染色で CD79a，CD20，CD10，BCL6 が陽性で，bcl-2 が陰性．Ki-67（MIB-1）はほとんどの細胞に陽性．
5. 成人 T 細胞白血病/リンパ腫では，中等大の核をもつものから大型のものが混じり合ってみられることが多いが，小型細胞も介在する．これら細胞の大きさには関係なく，腫瘍細胞の核異型は強く，不規則で深い切れ込みのある核や強い分葉状核を示す場合や，Reed-Sternberg 様の形態を示す巨細胞もみられることがある．

確定診断 形態的な特徴と免疫染色の態度に加え，染色体異常（転座）等から確定できる場合が多い．

2. 非歯原性腫瘍 2) 悪性腫瘍

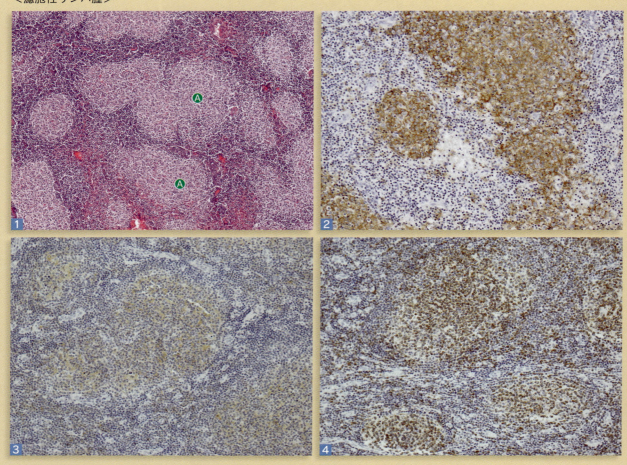

<濾胞性リンパ腫>

1 弱拡大像．リンパ節の基本構築は失われ，多数の胚中心（明中心）様の腫瘍性濾胞（Ⓐ）がみられる
2 中拡大像．濾胞を形成する B 細胞に CD20 陽性を示す
3 中拡大像．中心 B 細胞に CD10 が陽性を示す
4 中拡大像．bcl-2 タンパクが高発現を示す

<Burkitt リンパ腫>

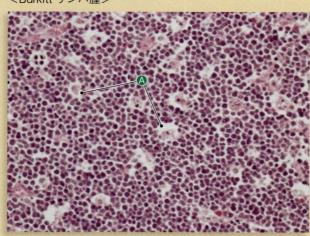

強拡大像．中型核を有する腫瘍細胞が増殖するなか，組織球（Ⓐ）が特徴的な夜空の星 starry sky 像を示す

<成人T細胞リンパ腫/白血病>

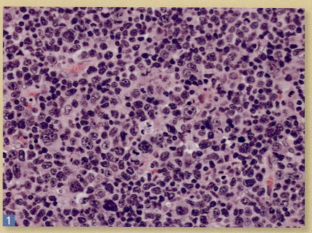

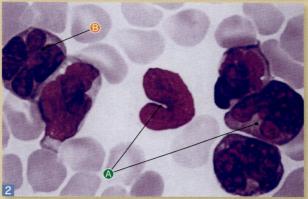

1 中拡大像．大小さまざまな異型を示す腫瘍細胞の浸潤を認める
2 細胞診像（May-Giemsa染色）．細胞診では，深く切れ込みを示し（Ⓐ），分葉化あるいは花型化した異型核（Ⓑ）を示す腫瘍細胞を認める

悪性リンパ腫の分類（WHO 2017）

詳細については次の文献を参照.
Swerdlow SH, Campo E, Harris NL, et al. WHO Classification of Tumours of Haematopoietic & Lymphoid Tissues, 4th ed. WHO, 2017.

1）成熟 B 細胞腫瘍（低悪性度 B 細胞リンパ腫）
　・慢性リンパ性白血病/小リンパ球性リンパ腫
　・B 細胞前リンパ球性白血病
　・脾辺縁帯リンパ腫
　・有毛細胞白血病
　・脾 B 細胞リンパ腫/白血病・分類不能型
　・リンパ形質細胞性リンパ腫
　・IgM 型意義不明の単クローン性ガンマグロブリン血症
　・形質細胞腫瘍
　・粘膜関連リンパ組織型節外性辺縁帯リンパ腫（MALT リンパ腫）
　・節性辺縁帯リンパ腫
　・濾胞性リンパ腫
　・小児型濾胞性リンパ腫
　・IRF4 再構成を伴う大細胞型 B 細胞リンパ腫
　・原発性皮膚濾胞中心リンパ腫
　・マントル細胞リンパ腫
　・（高悪性度 B 細胞リンパ腫）
　・びまん性大細胞型 B 細胞リンパ腫・非特定型
　・T 細胞/組織球豊富型大細胞型 B 細胞リンパ腫
　・原発性中枢神経系びまん性大細胞型 B 細胞リンパ腫
　・原発性皮膚びまん性大細胞型 B 細胞リンパ腫・下肢型
　・EBV 陽性びまん性大細胞型 B 細胞リンパ腫・非特定型
　・EBV 陽性粘膜皮膚潰瘍
　・慢性炎症関連びまん性大細胞型 B 細胞リンパ腫
　・リンパ腫様肉芽腫症
　・原発性縦隔（胸腺）大細胞型 B 細胞リンパ腫
　・血管内大細胞型 B 細胞リンパ腫
　・ALK 陽性大細胞型 B 細胞リンパ腫
　・形質芽球性リンパ腫
　・原発性体腔液リンパ腫
　・HHV8 関連リンパ増殖異常症
　・バーキットリンパ腫
　・11q 異常を伴うバーキット様リンパ腫
　・高悪性度 B 細胞リンパ腫
　・びまん性大細胞型 B 細胞リンパ腫と古典的ホジキンリンパ腫の中間的特徴を伴う B 細胞リンパ腫・分類不能型
2）成熟 T 細胞および NK 細胞腫瘍
　・T 細胞前リンパ球性白血病
　・T 細胞大型顆粒リンパ球性白血病
　・慢性 NK 細胞リンパ増殖異常症
　・急速進行性 NK 細胞白血病
　・小児 EBV 陽性 T 細胞リンパ腫
　・成人 T 細胞白血病/リンパ腫
　・節外性 NK/T 細胞リンパ腫・鼻型
　・腸 T 細胞リンパ腫
　・皮下脂肪組織炎様 T 細胞リンパ腫
　・菌状息肉症/セザリー症候群
　・原発性皮膚 CD30 陽性 T 細胞リンパ増殖異常症
　・原発性皮膚未分化大細胞リンパ腫・希少病型
　・末梢性 T 細胞リンパ腫・非特定型
　・血管免疫芽球性 T 細胞リンパ腫および他の T 濾胞ヘルパー細胞起源節性リンパ腫
　・濾胞ヘルパー T 細胞形質を伴う節性末梢性 T 細胞リンパ腫
　・未分化大細胞型リンパ腫・ALK 陽性型
　・未分化大細胞型リンパ腫・ALK 陰性型
　・乳房インプラント関連未分化大細胞リンパ腫
3）ホジキンリンパ腫
　・結節性リンパ球優位型ホジキンリンパ腫
　・古典的ホジキンリンパ腫

各論 2. 非歯原性腫瘍 3) 腫瘍類似疾患

肉芽腫性エプーリス epulis granulomatosa

定義 炎症性肉芽組織からなるエプーリス．

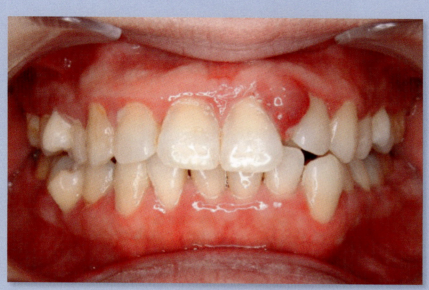

27歳女性．上顎歯肉に限局した無痛性の有茎性腫瘤がみられる

臨床所見

- **発生頻度** エプーリスの約1/4を占める．
- **好発部位** 歯間部歯肉，特に歯間乳頭部．
- **好発年齢** 20～30歳代．
- **性差** 女性に多い．男：女＝1：2.2．
- **臨床症状** 比較的小さな有茎性の腫瘤で，弾性軟，易出血性，鮮紅色，表面光沢を有する．
- **X線所見** 特別な所見を認めないが，歯槽骨の骨吸収を示す場合もある．
- **治療** 外科的切除．発生母地を含めて腫瘤を切除．必要であれば抜歯．
- **予後** 良好だが，歯を保存した場合は再発することがある．
- **鑑別診断** エプーリスとしての臨床診断は容易であるが，臨床経過と病理組織診断で他のエプーリスと鑑別する．
- **成り立ち** 不適合な補綴装置や歯石などによって機械的・外傷的な刺激が歯槽突起部に加えられたり，これらに感染が加わることにより生じる．

C&P
CLINICAL and PATHOLOGY

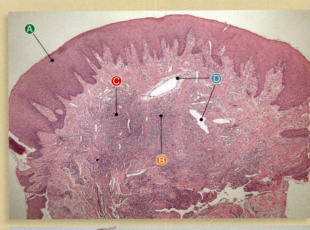
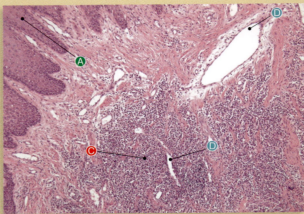
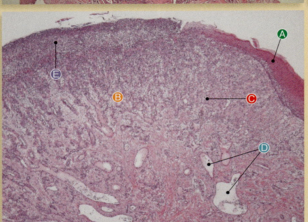

Ⓐ：被覆上皮
Ⓑ：肉芽組織
Ⓒ：慢性炎症細胞浸潤
Ⓓ：毛細血管
Ⓔ：潰瘍部

×40　上皮下結合組織内に毛細血管に富む肉芽組織の増生がみられる．組織学的には妊娠性エプーリスも同様の像を呈す

病理組織所見

1. 炎症性細胞浸潤が著明な肉芽組織からなり，新しいものでは毛細血管を多数認める．
2. 炎症反応の少ない深部や，あるいは古くなるに従って，毛細血管や炎症細胞浸潤が少なくなり，線維成分が多くなる．
3. 著しい毛細血管の拡張，増生を特徴とするものは，毛細血管拡張性エプーリスないしは血管腫性エプーリス，妊娠時のものは妊娠性エプーリスといわれる．
4. 肉芽組織が陳旧化し，炎症細胞浸潤が減少と線維化が進むに従い線維性エプーリスへ移行していく．

各論

2．非歯原性腫瘍　3）腫瘍類似疾患

線維性エプーリス　epulis fibrosa

定義 線維組織の増生からなるエプーリス．

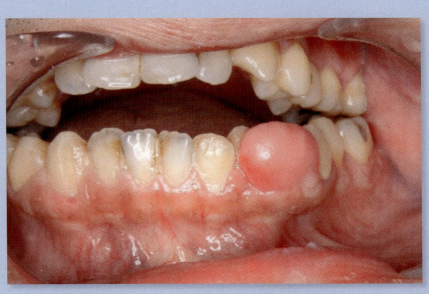

43歳男性．下顎歯肉に限局した無痛性の有茎性腫瘤がみられる

臨床所見

- **発生頻度** エプーリスの約40％を占める．
- **好発部位** 歯間部歯肉，特に歯間乳頭部．
- **好発年齢** 20～30歳代．10歳以下にはみられない．
- **性　差** 女性に多く，男性の4倍．
- **臨床症状** 表面正常色あるいは白色を帯びている．弾性硬の腫瘤である．
- **X線所見** 特別な所見を認めないが，歯槽骨の骨吸収を示す場合もある．
- **治　療** 外科的切除．発生母地を含めて腫瘤を切除．必要であれば抜歯．
- **予　後** 良好だが，歯を保存した場合は再発することがある．
- **鑑別診断** エプーリスとしての臨床診断は容易であるが，臨床経過と病理組織診断で他のエプーリスと鑑別する．
- **成り立ち** 不適合な補綴装置や歯石などによって機械的・外傷的な刺激が歯槽突起部に加えられたり，これらに感染が加わることにより生じる．

C&P
CLINICAL and PATHOLOGY

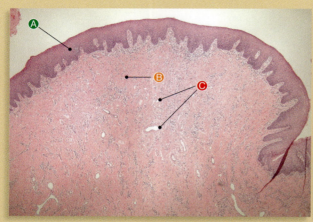
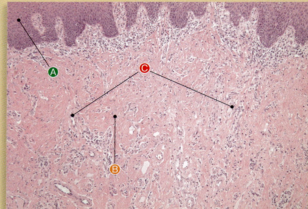
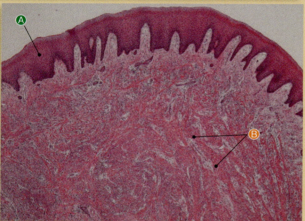

Ⓐ：被覆上皮
Ⓑ：線維性結合組織
Ⓒ：毛細血管周囲性の軽度の炎症細胞浸潤

×40　上皮下結合組織内に膠原線維に富む線維性結合組織の不規則な増生がみられる．肉芽組織が陳旧化したものであり，線維芽細胞や毛細血管は比較的少ない

病理組織所見

1. 線維性結合組織の増生を特徴とする．
2. 肉芽組織の線維化により不規則に走行するコラーゲン線維の増生がみられる．
3. リンパ球，形質細胞などの炎症細胞浸潤は軽度で毛細血管も少ない．

一般的所見

　肉芽腫性エプーリスが古くなるにつれ，線維性エプーリスへと移行する．炎症細胞浸潤が少なく，線維性結合組織の増生を主体としているが，全体が瘢痕化していることは少なく，肉芽組織が多少なりとも存在する．
　歯肉以外の口腔粘膜に生じるもので，反応性の線維性結合組織の増生を認めるものとして，外傷性線維腫や不適合な義歯の刺激により生じる義歯性線維腫もほぼ同様の組織像を呈する．

各論　2. 非歯原性腫瘍　3）腫瘍類似疾患

血管腫性エプーリス　epulis hemangiomatosa

定義 毛細血管の増生および拡張が著明で血管腫と類似の構造を示す.

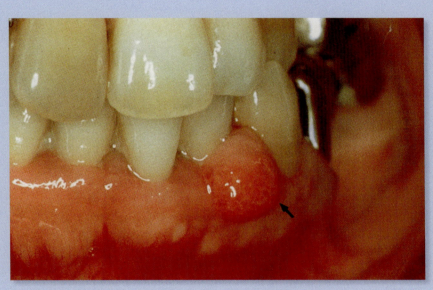

2̄部に暗赤色を呈する有茎性腫瘤がみられる（矢印）

臨床所見

- **発生頻度** エプーリスの約5％を占める.
- **好発部位** 特になし.
- **好発年齢** 20～30歳代.
- **性差** なし.
- **臨床症状** 暗赤色を呈する弾性軟の腫瘤で易出血性である.
- **X線所見** 特別な所見を認めないが，歯槽骨の骨吸収を示す場合もある.
- **治療** 外科的切除．発生母地を含めて腫瘤を切除．必要であれば抜歯．
- **予後** 良好だが，歯を保存した場合は再発することがある．
- **鑑別診断** エプーリスとしての臨床診断は容易であるが，臨床経過と病理組織診断で他のエプーリスと鑑別する．
- **成り立ち** 炎症によって発症した腫瘤の炎症性の変化は消退し，血管増生のみが残存したものである．

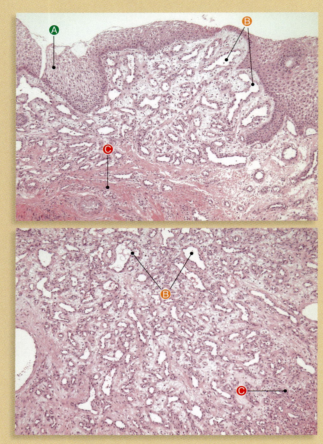

Ⓐ：被覆上皮
Ⓑ：拡張した毛細血管
Ⓒ：炎症細胞浸潤を伴う結合組織

病理組織所見

1. 炎症性細胞浸潤を伴う線維性結合組織内に多数の毛細血管が存在する．
2. 多くの血管では拡張や充血がみられる．
3. 肉眼的に赤くて軟らかいのは，組織学的に毛細血管が増生し，多数存在しているためである．

一般的所見

　多数の毛細血管の増生を特徴とするエプーリスで，毛細血管腫様の組織像を呈し，血管の拡張充血など呈することが多い．炎症性細胞浸潤は軽度～高度と程度は状態によりさまざまである．妊娠性エプーリス（妊娠腫）は，妊娠時の女性に生じ，血管腫性エプーリスの像を呈することが多い．

各論

2. 非歯原性腫瘍　3）腫瘍類似疾患
線維腫性エプーリス　epulis fibromatosa

定義 線維腫性の組織からなるエプーリス．

臨床所見

- **発生頻度** エプーリスの約9％を占める．
- **好発部位** 特になし．
- **好発年齢** 20〜30歳代．
- **性　差** なし．
- **臨床症状** 線維性エプーリスに類似している．表面平滑，卵円形を呈し正常粘膜と同様な色調を示す．
- **X線所見** 特別な所見を認めないが，歯槽骨の骨吸収を示す場合もある．
- **治　療** 外科的切除．発生母地を含めて腫瘤を切除．必要であれば抜歯．
- **予　後** 良好だが，歯を保存した場合は再発することがある．
- **鑑別診断** 臨床経過と病理組織診断で他のエプーリスと鑑別する．
- **成り立ち** 腫瘍性の性格を有する．

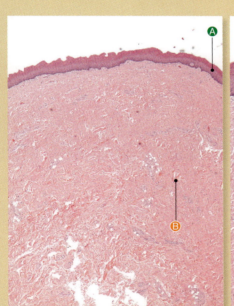
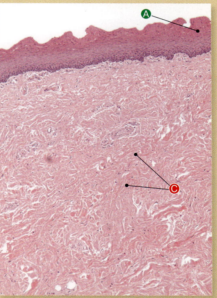

Ⓐ：圧扁された被覆上皮
Ⓑ：線維腫
Ⓒ：膠原線維

病理組織所見

1. 線維腫と同様の組織像を呈する．膠原線維の太さや配列はほぼ一定で，炎症性変化を伴わないことより，線維性エプーリスと区別できる．
2. 被覆上皮は，一般的に線維組織の増生により圧扁され平坦あるいは薄くなっていることが多い．
3. 二次的に炎症性反応を伴う場合は，線維性エプーリスとの区別は難しい．

各論　2．非歯原性腫瘍　3）腫瘍類似疾患

骨形成性エプーリス　epulis osteoplastica

定義 線維性組織の中に硬組織が形成されているエプーリス．

CLINICAL

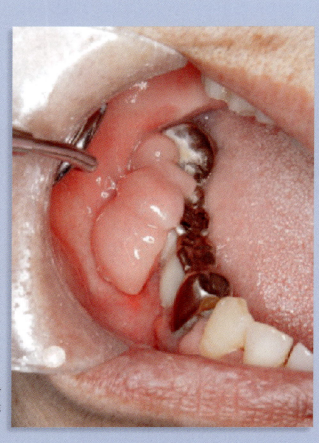

53歳女性．下顎歯肉に分葉状の有茎性腫瘤がみられる

臨床所見

発生頻度	エプーリスの約8〜9％．
好発部位	特になし．
好発年齢	20〜30歳代．
性　差	なし．
臨床症状	線維性エプーリスに類似している．
X線所見	硬組織形成は，著明なものはX線不透過像を示す．
治　療	外科的切除．発生母地を含めて腫瘤を切除．必要であれば抜歯．
予　後	良好だが，歯を保存した場合は再発することがある．
鑑別診断	臨床経過と病理組織診断で他のエプーリスと鑑別する．
成り立ち	硬組織の形成が明らかな腫瘍性エプーリス．

C&P
CLINICAL and PATHOLOGY

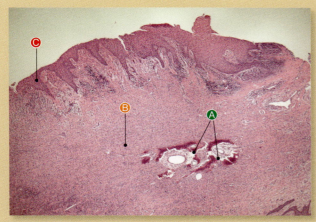
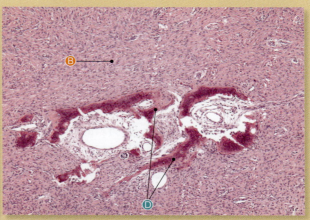
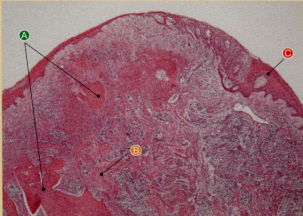

Ⓐ：骨組織
Ⓑ：線維性結合組織
Ⓒ：被覆上皮
Ⓓ：骨小腔をもつ類骨様組織

×40　線維性エプーリスの中に骨様の硬組織形成を伴う．セメント質様の硬組織を伴う場合にはセメント質形成性エプーリスと呼ぶ

病理組織所見

1. 塊状ないしは梁状の骨様硬組織の形成を伴う線維性組織の増生を認める．
2. 硬組織がセメント質に類似している場合は，セメント質形成性エプーリスという．
3. 硬組織の形成程度は種々であるが，石灰変性と異なり硬組織形成には細胞が関与している．
4. 線維骨の形成が著明なものを線維骨腫性エプーリス，大量に骨形成がみられるものを骨腫性エプーリスという．

各論 2. 非歯原性腫瘍 3）腫瘍類似疾患

巨細胞性エプーリス　epulis gigantocellularis, giant cell epulis

定義 多数の巨細胞の出現を特徴とし，周辺性巨細胞（修復性）肉芽腫とも呼ばれている．

臨床所見

- **発生頻度** 日本ではきわめてまれで約 0.2～0.6％だが，欧米では多い（エプーリスの約 44％）．
- **好発部位** 特になし．
- **好発年齢** 20～30 歳代．6～15 歳が 28％．
- **性差** 女性にやや多い．
- **臨床症状** 肉芽腫性エプーリスに類似している．表面は暗紫色で弾性軟の腫瘤．
- **X線所見** 特別な所見を認めないが，歯槽骨の骨吸収を示す場合もある．
- **治療** 外科的切除．発生母地を含めて腫瘍を切除．必要であれば抜歯．
- **予後** 良好だが，歯を保存した場合は再発することがある．
- **鑑別診断** エプーリスとしての臨床診断は容易であるが，臨床経過と病理組織診断で他のエプーリスと鑑別する．
- **成り立ち** 局所の外傷や出血に対する反応性および増殖性の病変である．

PATHOLOGY

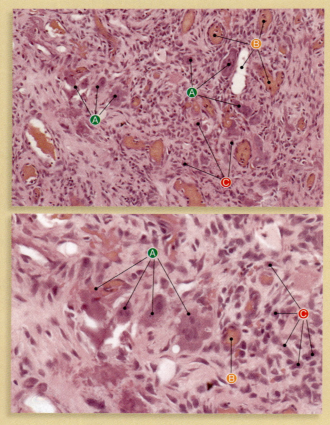

Ⓐ：巨細胞
Ⓑ：充血を伴った血管
Ⓒ：間葉性細胞

病理組織所見

1. 多数の多核巨細胞の出現を認め，新しいものでは毛細血管や細胞成分が多く，古いものでは線維成分が多く，骨の形成をみることがある．
2. 巨細胞は破骨細胞に似ている．

確定診断 巨細胞は CD68 陽性．

各論 2. 非歯原性腫瘍　3）腫瘍類似疾患

妊娠性エプーリス　epulis gravidarum

定　義　妊婦にみられるエプーリス．

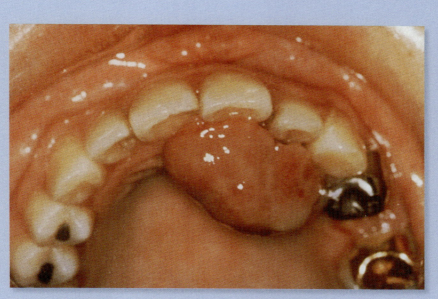

１２３部口蓋側歯頸部に有茎性腫瘤がみられる．表面の赤みは強い

臨床所見

発生頻度　エプーリスの0.7％．妊婦の0.1〜5％にみられる．
好発部位　特になし．
好発年齢　20〜30歳代．
性　差　女性のみ．
臨床症状　有茎性，弾性軟，易出血性の腫瘤で直径2cm以上になることはまれ．妊娠3〜6か月に多くみられ，出産後に消失する．
X線所見　特別な所見を認めないが，歯，槽骨の骨吸収を示す場合もある．
治　療　出産後に縮小または消失することがあるので，特に自覚症状がなければ刺激を除去し，口腔内清掃に留意し経過観察をする．しかし場合によっては外科的切除を行う．
予　後　良好．
鑑別診断　臨床経過と病理組織診断で他のエプーリスと鑑別する．
成り立ち　局所的刺激および妊娠期のホルモン因子によって生じる．

C&P
CLINICAL and PATHOLOGY

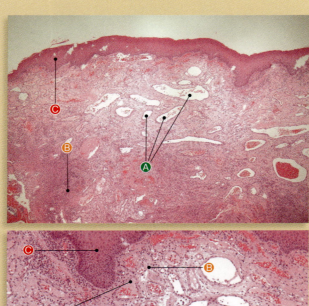

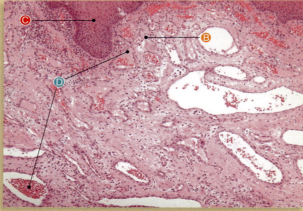

Ⓐ：拡張した毛細血管
Ⓑ：炎症細胞浸潤
Ⓒ：被覆上皮
Ⓓ：赤血球を入れた拡張血管

病理組織所見

1. 毛細血管の増生による血管腫様の像を呈し，肉芽組織が分葉状に増殖し，周囲には炎症細胞浸潤を伴う．生じる時期により，肉芽腫様エプーリス，血管腫性エプーリス，線維性エプーリスに類似した像を示す．
2. 特徴的で肉芽組織が分葉状に増殖して毛細血管性血管腫様組織を呈することが多い．
3. 炎症性細胞の浸潤を伴う．
4. 生じた時期により組織像が異なる．

各論　2. 非歯原性腫瘍　3）腫瘍類似疾患

先天性エプーリス　epulis congenital, congenital epulis

定義 新生児および乳児にみられるエプーリス．

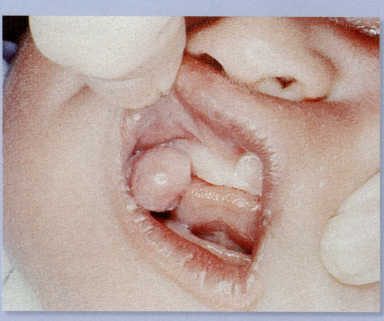

上顎右側歯槽部に有茎性腫瘤がみられる

臨床所見

発生頻度	きわめてまれで，エプーリスの約0.3％．
好発部位	前歯部歯槽堤，上顎に多い．
好発年齢	新生児および乳児．
性差	女児に多い．
臨床症状	表面は正常粘膜色，大きさは0.5〜2.5 cmの卵円形または球形の腫瘤．
X線所見	特別な所見を認めないが，歯槽骨の骨吸収を示す場合もある．
治療	外科的切除．
予後	良好．
鑑別診断	臨床経過と病理組織診断で，他のエプーリスと鑑別する．
成り立ち	顆粒細胞はシュワン細胞から変化した線維芽細胞と考えられている．

2. 非歯原性腫瘍　3）腫瘍類似疾患　367

C&P
CLINICAL and PATHOLOGY

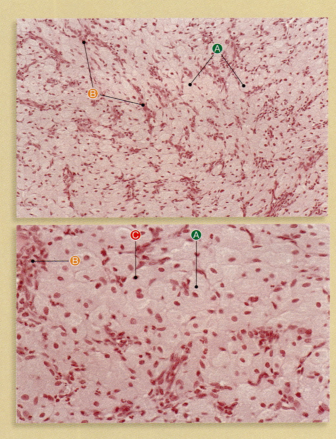

Ⓐ：顆粒細胞（右：好酸性微細顆粒を有する）
Ⓑ：血管結合組織
Ⓒ：濃縮した小さな核

病理組織所見

1. 好酸性の細顆粒を有する大型の細胞が増殖している．
2. 核は小さく，濃縮している．
3. 時に肉芽腫性や線維性のこともある．
4. 細胞内の顆粒はリポタンパクおよび糖タンパク陽性である．顆粒細胞が明らかでなく，線維性の構造や平滑筋組織からなるものもある．

確定診断 先天性エプーリスの顆粒状細胞は，S-100 タンパク陰性，vimentin 陽性．

2．非歯原性腫瘍　3）腫瘍類似疾患

義歯性線維腫 denture fibroma（denture fibrosis）

定義 不適合な義歯床の刺激により床縁・床下の粘膜に生じた線維性増殖物で，弁状または分葉状の腫瘤を形成する．

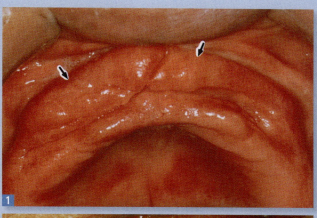

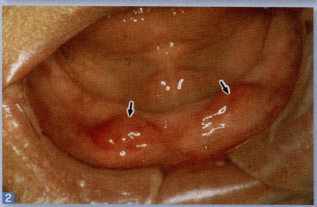

1 2 義歯床縁に相当する歯槽粘膜に，ヒダ状の腫瘤がみられる．表面は健常粘膜で被覆されている

臨床所見

- **発生頻度** 比較的多い．
- **好発部位** 前歯部歯槽堤から歯肉唇側移行部．上顎にやや多い．
- **好発年齢** 50〜60歳代．
- **性　差** 女性に多い．
- **臨床症状** 境界明瞭な限局性の腫瘤で，表面は健常粘膜で被覆され，弾性やや硬，弾力性あり．義歯の床縁に一致してみられ，刺激により潰瘍形成することがある．
- **X線所見** 特別な所見を認めないが，歯槽骨の骨吸収を示す場合もある．
- **治　療** 外科的切除．切除後，義歯の安定が得られる歯槽形態に形成する．
- **予　後** 良好．
- **鑑別診断** 線維腫などの腫瘍性病変．
- **成り立ち** 義歯床の機械的刺激に対する炎症性の結合組織増殖で，真の線維腫とは異なる．

C&P
CLINICAL and PATHOLOGY

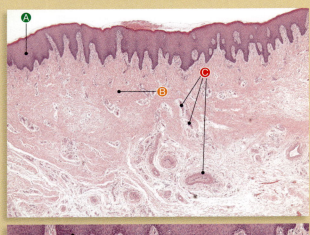

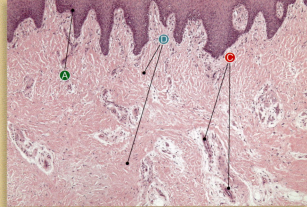

Ⓐ：被覆上皮
Ⓑ：線維性結合組織
Ⓒ：毛細血管
Ⓓ：膠原線維

病理組織所見

1. 真の腫瘍は非常にまれ．
2. 口腔内粘膜上皮下には著明な線維性結合組織の増生がみられる．
3. 腫瘍増大に伴い，被覆上皮は菲薄化されている場合や，刺激の程度により軽度に肥厚していることもある．
4. 炎症性細胞浸潤を伴うことがある．

各論　2. 非歯原性腫瘍　3) 腫瘍類似疾患

フェニトイン性歯肉増殖症 phenytoin-induced gingival hyperplasia

定義 抗痙攣薬および免疫抑制薬の服用により起こる歯肉の増殖症．

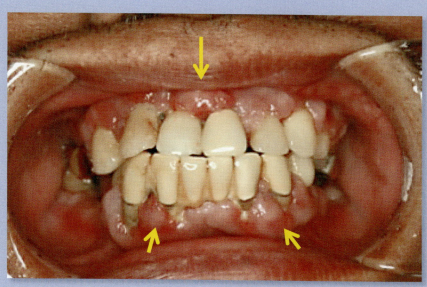

脳出血の術後に抗痙攣の目的でフェニトインが投与されている患者に発生した歯肉増殖．清掃性の低下により歯頸部に発赤も伴っている

臨床所見

- **発生頻度** 服薬者の50〜60%．
- **好発部位** 前歯部に発症し臼歯部に及ぶ場合がある．歯のない部位には発症しない．
- **好発年齢** 10歳代．
- **性差** なし．
- **臨床症状** 服薬後から歯肉の圧痛と歯肉辺縁，歯間乳頭部を中心に肉芽が増大する．増殖が著明な場合には歯冠の大部分を被覆する．歯肉は健常色を呈する．
- **X線所見** 歯槽骨の吸収を認める場合もある．
- **治療** 内服薬の変更．外科的歯肉切除および口腔清掃．
- **予後** 再発する場合もある．
- **鑑別診断** 臨床経過で歯肉線維腫症と鑑別する．
- **成り立ち** 薬物の連用が誘因となって歯肉増殖を起こす．

PATHOLOGY

C&P
CLINICAL and PATHOLOGY

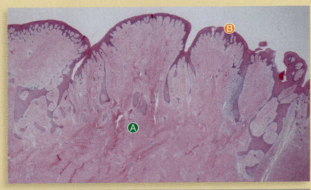

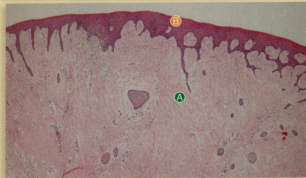

Ⓐ：線維性結合組織の増生
Ⓑ：菲薄な上皮

病理組織所見

口腔粘膜上皮下の線維性結合組織が増生し，線維化傾向を示す．上皮は圧扁されていることが多い．

関連疾患 RELATED DISEASE

ニフェジピン服用による歯肉増殖症

ニフェジピン（Ca 拮抗薬）は降圧薬としても多く使用されているが，口腔清掃不良患者では長期服用により歯肉増殖症がみられることがある．薬剤を変えるだけでなく，専門的な歯周管理で歯肉増殖症が治癒する場合がある．抗てんかん薬のフェニトインと同様に薬物性歯肉増殖症である．

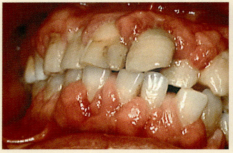
初診時

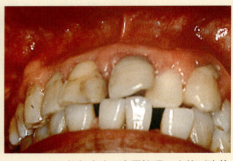
ニフェジピン投与中止と歯周管理で症状が改善

CHAPTER IX — 唾液腺疾患

総論

1 唾液腺のしくみとはたらき

唾液とは

　唾液は，咀嚼を円滑にし消化液として食物を分解しやすくするだけでなく，抗菌作用により細菌の増殖を抑制・排除し，緩衝作用によって酸から歯を守り，エナメル質の再石灰化の促進，口腔内の創傷治癒過程などにも積極的に関与している．唾液は，口腔の保護機能だけではなく，からだ全体の生体防御機構と恒常性の維持にとって，重要な役割を果たしているのである．このため，唾液分泌が加齢やホルモンの変化，薬物など，さまざまな原因で抑制されると，口腔内環境が悪化し，う蝕や歯周疾患が進行して，歯性病巣感染から糖尿病や慢性腎炎などの全身疾患を引き起こすことにつながる．

　唾液は1日に1～1.5Lほども分泌されており，唾液の99.5％は水で，周囲の毛細血管から濾出した血漿に由来する．小さな唾液腺を通して大量の唾液が産生されて口腔内に分泌されている．唾液には，食事などによって分泌される刺激唾液と，持続的に分泌される安静時唾液とがある．唾液の産生量は，昼と夜とでも異なり，夜間就寝時に分泌される安静時の唾液はごく少ない．

唾液腺の位置と開口部

　耳下腺：耳介の前方部から下方にかけて存在する最大の腺で，アミラーゼを分泌する純漿液腺．顔面神経によって，外側の浅葉と内側の深葉とに分けられ，唾液の約25～35％を分泌する（図1）．

　主導管はステノン管 Stensen's duct で，咬筋を通って，上顎第二大臼歯部の頬粘膜にある耳下腺乳頭に開口する（図2）．

　顎下腺：下顎骨内面の顎下三角部にあり，唾液の約60～70％を分泌する，漿液性優位の混合腺（図1）．

　主導管はワルトン管 Warton's duct で，腺の前方から口腔底に沿って走行し，舌下小丘に開口する（図3）．

　舌下腺：大唾液腺のなかでは最も小さく，唾液の約5％を分泌する，粘液性優位の混合腺（図1）．

　主導管は何本もあり，ワルトン管とともに舌下小丘に開口する大舌下腺管であるバルトリン管 Bartholin's duct（図3）と，舌下ヒダに沿って何本も開口する小舌下腺管であるリヴィヌス管 Rivinus's duct がある．

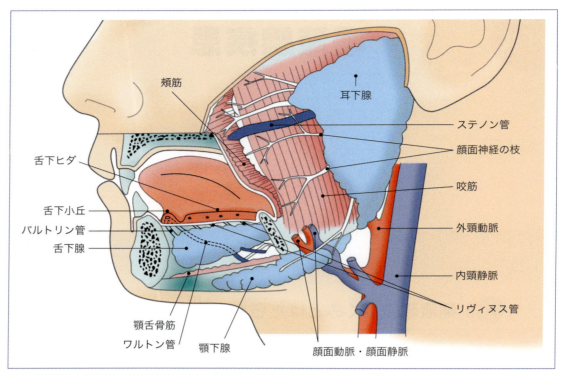

図1　耳下腺・顎下腺・舌下腺の位置と主導管を示すシェーマ

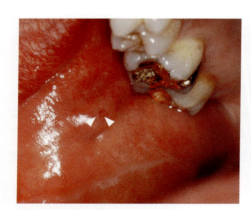

図2　頬粘膜に開口する耳下腺乳頭（矢頭）

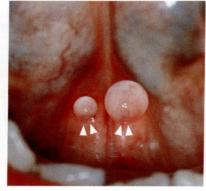

図3　舌下小丘（矢頭）から排出する顎下腺唾液と舌下腺唾液

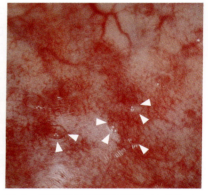

図4　口唇腺の唾液の排出（矢頭）と周囲の毛細血管の拡張

　小唾液腺：口腔粘膜上皮直下の結合組織中に，線維性の被膜をもたない600～1,000個ほどの小さな集塊をつくっており，唾液の約5％を分泌する．

1）口蓋腺：硬口蓋から軟口蓋までの，口蓋の後方2/3に存在する粘液腺．付着歯肉部や横口蓋ヒダのある口蓋前方部には，唾液腺は存在しない．

2）舌腺

(1) 前舌腺（ブランダン-ヌーン Blandin-Nuhn 腺）：舌尖部の舌下面にある混合腺．

(2) エブネル腺（von Ebner's腺）：舌の有郭乳頭部と葉状乳頭部の深部にある純漿液腺で，アミラーゼを分泌する．有郭乳頭周囲の溝の底部や葉状乳頭のヒダに開口し，溝の壁に配列する味蕾の表面を洗い流す働きをする（図5, 6）．

(3) 後舌腺：舌根部の舌扁桃部にある．粘液腺がほとんどを占める．

3）口唇腺：多数の導管が口唇粘膜に開口する混合腺（図4）．

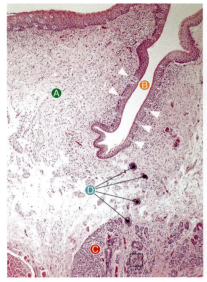
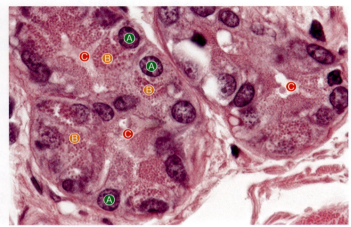

図5 有郭乳頭と深部のエブネル腺
多数の味蕾（矢頭）が並ぶ有郭乳頭の溝（Ⓑ）に開口する漿液腺〔エブネル腺（Ⓒ）〕がみられる．Ⓓ：エブネル腺の導管．

図6 図5の強拡大像
エブネル腺の腺房細胞（Ⓐ）．細胞内には多数の漿液腺の分泌顆粒（Ⓑ）がみられる．Ⓒ腺腔．

表1 唾液の性質と唾液腺の大きさ，分泌量の割合，主導管

漿液腺（アミラーゼを含む）	：耳下腺（15〜30 g・25〜30%，ステノン管），エブネル腺
粘液腺（ムチンを含む）	：口蓋腺，舌口蓋腺，後舌腺
混合腺	：顎下腺（7〜15 g・60〜70%，ワルトン管．漿液成分優位） 舌下腺（2〜3 g・5%，バルトリン管（大）とリヴィヌス管（小）．粘液成分優位） 口唇腺，頬腺，臼後腺， 前舌腺（ブランダン-ヌーン腺）

4）頬腺：頬粘膜に存在する混合腺．
5）舌口蓋腺：口蓋舌弓にみられる粘液腺．
6）臼後腺・後臼歯腺：大臼歯の後方，臼後三角部の後臼歯豊隆部にみられる混合腺．

唾液腺の性状

唾液は，大唾液腺の耳下腺，顎下腺，舌下腺と，付着歯肉部および硬口蓋前方部を除く口唇・口腔粘膜部や直下の筋層内に存在する小唾液腺で産生されて，口腔内に分泌される．漿液腺はアミラーゼを含んで粘性が低く，粘液腺はムチンを多量に含み粘性が高い（表1）．

唾液の機能

唾液の働き
1）消化作用：咀嚼＋消化酵素
2）潤滑作用：咀嚼
3）保護作用：粘膜＋歯の保護，創傷治癒
4）緩衝作用：細菌や食物の酸を中和
5）清掃作用：口腔内を清潔に保つ
6）抗菌作用：細菌の増殖抑制
7）抗溶解作用：歯の再石灰化の促進
8）触媒作用：反応促進

唾液の成分

＜唾液の消化作用＞

（1） αアミラーゼ：でんぷん，グリコーゲン，グルコースに作用する加水分解酵素．

＜潤滑・保護作用＞

（2） ムチン：顎下腺と舌下腺唾液に含まれ，エナメル質のハイドロキシアパタイトと強く結合し，高い潤滑能をもつ．

＜緩衝作用＞

（3） 炭酸・重炭酸塩緩衝系：$H_2CO_3 \leftrightarrows HCO_3^- + H^+$
酸性に傾くと，重炭酸塩が炭酸となって水と二酸化炭素に分解される．

＜抗溶解（再石灰化）作用＞

（4） プロリンリッチ糖タンパク：耳下腺と顎下腺に含まれ，潤滑能とともに，唾液中のリン酸カルシウムの高い過飽和状態を安定，維持させることにより，エナメル質の保護と再石灰化を促進する．唾液腺内や口腔内，歯の表面で唾液中のリン酸カルシウムが沈殿するのを阻害する．

（5） スタセリン：耳下腺と顎下腺にあり，リン酸カルシウムが沈殿するのを阻害する．歯垢内で産生される細菌性プロテアーゼにより，スタセリンやプロリンリッチ糖タンパクが分解されると，リン酸カルシウム沈殿の阻害作用がなくなり，歯垢の中でリン酸カルシウムの沈殿が起こって，歯石が形成される．

＜抗菌作用＞

（6） 分泌型IgA（s-IgA）：粘膜からの分泌物に含まれる主な免疫グロブリンで，形質細胞で産生されたのち，2量体となり，腺上皮細胞の細胞膜にある糖タンパクの分泌成分/secretory componentと結合し，腺房細胞に取り込まれてから唾液中に分泌される．細菌の粘膜表面への付着の抑制，抗菌作用の増強，抗ウイルス作用により粘膜を感染から防御する．

（7） リゾチーム：唾液や歯肉溝滲出液に含まれ，細菌の細胞壁を構成するムラミン酸を分解することで，細菌を破壊する．

（8） ヒスタチン：う蝕病原菌や歯周病原菌，カンジダなどに，非特異的な抗菌作用を示す．

（9） シスタチン：細菌のシステインプロテアーゼを阻害することで，抗菌作用や抗ウイルス作用を示す．

（10） ラクトフェリン：唾液中に含まれる鉄結合性の糖タンパクで，細菌の増殖に必須の鉄イオンを奪うことで，抗菌作用を示す．

（11） 唾液ペルオキシダーゼ：唾液腺で産生される酵素で，細菌が産生する過酸化水素（H_2O_2）を分解するとともに，これと反応して抗菌因子を産生する．

（12） ディフェンシン：好中球や上皮細胞，唾液腺から分泌される塩基性抗菌ペプチド．

（13） SLPI：唾液中に含まれる，分泌型白血球タンパク分解酵素インヒビター．抗HIV活性を示す．

唾液腺の構成要素

唾液腺は，原唾液を産生する腺房部（分泌終末部）と，原唾液から種々のイオンを再吸収あるいは添加するとともに，完成した唾液を口腔内へと導く，導管部に分けられる（図7）．

腺房部：漿液腺房細胞，粘液腺房細胞，筋上皮細胞，細胞間分泌細管（図8-1）
導管部：介在部導管，線条部導管，小葉内/小葉間導管，排出導管・主導管

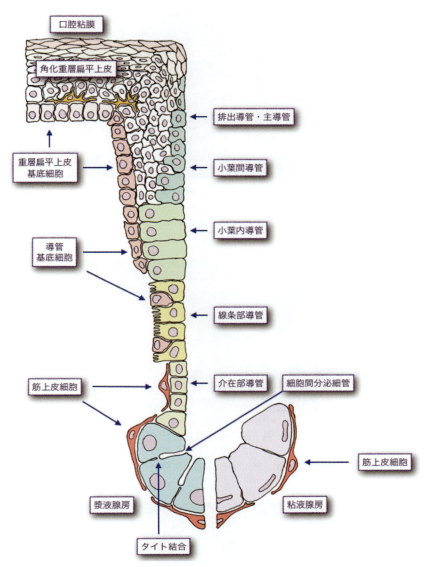

図7　唾液腺の構造

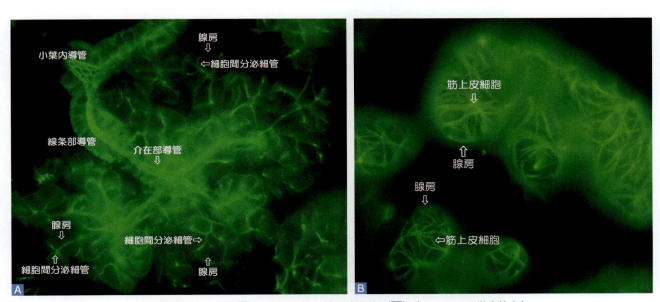

図8-1　耳下腺（ラット）の導管系と腺房（A），腺房を包む筋上皮細胞（B）（アクチンの蛍光染色）
A 腺房の細胞間分泌細管や，導管の腺腔側細胞間結合部のF-アクチンが明るく染まる．
B アクチンの豊富な筋上皮細胞が，腺房周囲を包むように突起を伸ばしている．

総論　377

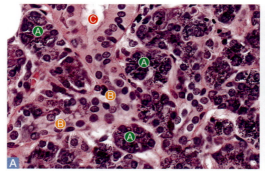
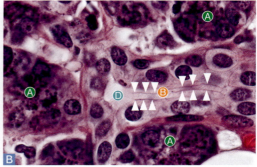

図 8-2 A，B　顎下腺の漿液腺房と，介在部導管および線条部導管
漿液腺房（A）につながる介在部導管（B）と線条部導管（C）が区別できる．図BのDは介在部の腺腔で，タイト結合のある細胞境界（矢頭）に囲まれた腺腔面が区別できる．

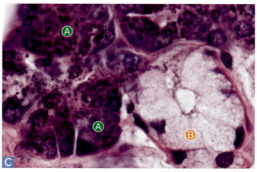
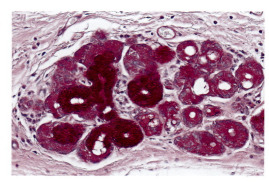

図 8-2 C　顎下腺の漿液腺房と粘液腺房の強拡大
ヘマトキシリンに濃染する分泌顆粒をもつ漿液腺房細胞（A）と，明るい粘液腺房細胞（B）がみられる．

図 8-3　小唾液腺の粘液腺房（PAS 染色）
上皮性粘液が赤紫に強く染まる．

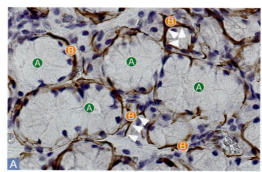
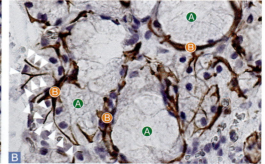

図 8-4 A，B　粘液腺（口底粘膜）の筋上皮細胞（平滑筋アクチンの免疫組織化学染色）
明るい胞体をもち核が基底側に偏在した粘液腺（A）の周囲を，茶色に染まるアクチン陽性を示す筋上皮細胞（B）が細長い細胞突起（矢頭）を伸ばして腺房を包んでいる．

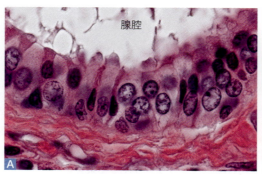
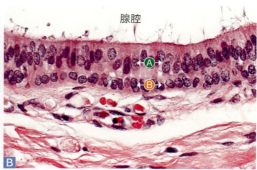

図 8-5　顎下腺の小葉内導管（A）と小葉間導管（B）
Bの小葉間導管では，腺腔側の細胞（A）と基底側の細胞（B）の2層性がみられる．

1）腺房細胞：唾液の主成分である唾液タンパクを合成し，直径 1 μm 前後の分泌顆粒に蓄える細胞で，アミラーゼを主に分泌する漿液腺房細胞（図8-2 A〜C）と，ムチンなどを主に分泌する粘液腺房細胞（図8-2 C，図8-3）があるが，種々の割合で粘漿液性の性格をもつ．

腺房細胞の間には，数個の腺房細胞の境界に，タイト結合 tight junction により区画された細い細胞間分泌細管があり，この腺腔膜に分泌顆粒が癒合して分泌が起こる．

2）筋上皮細胞：腺房部と介在部にみられる星状の細胞（篭細胞）で，細胞突起を伸ばして腺房全体を包み込むような形態をとっている．アクチン線維が豊富で，交感神経系と副交感神経系の両者の刺激により，平滑筋細胞のように収縮すると考えられることから，唾液分泌を促進するといわれている（図8-4）．

3）介在部導管細胞：腺房部と線条部導管との間をつなぐ細く短い導管で，介在部導管細胞は，細胞分裂ができる増殖能と，腺房細胞にも導管細胞にも分化できる分化能をもった，組織幹細胞の性格をもつと考えられている．

4）線条部導管細胞：介在部導管に連続した導管で，基底線条と呼ばれる基底側細胞膜の襞状の密な陥入が特徴的で，陥入した細胞襞には，細長いミトコンドリアが豊富に存在する．線条部導管では，ミトコンドリアが産生した ATP のエネルギーを使い，原唾液から Na^+ や Cl^- などの必要なイオンを再吸収するとともに，HCO_3^- や K^+ を分泌する．

このため，唾液の分泌速度が速くなると，Na^+ と Cl^- の再吸収が追いつかず，唾液中の濃度は上昇する．

5）小葉内・小葉間導管と排出導管・主導管の細胞：線条部導管からは，小葉内導管，小葉間導管，排出導管と互いに合流しながら唾液を集め，主導管へとつながっていく（図8-5）．

線条部近傍は，散在性に基底細胞をもつ単層の円柱上皮からなるが，太くなるに従って多列上皮から，杯細胞を含む重層円柱上皮となって多層化し，主導管は口腔粘膜の重層扁平上皮へと移行することで口腔内へと開口する．

腺房細胞からの唾液タンパクと水の分泌機序

唾液タンパクの分泌は，神経からの分泌刺激（β-アドレナリン作動性受容体）を受けて細胞内の cAMP が増加することで，分泌顆粒が隣接する腺房細胞間に形成された細長い細胞間分泌細管部の細胞膜（腺腔膜）と癒合し，これによって唾液タンパクが腺腔側へと分泌（開口放出）される．腺腔膜には多数の微絨毛があるが，開口放出時には微絨毛が消失して平坦な膜となり，そこに分泌顆粒が癒合する（図9）．

唾液の大半を占める水は，ムスカリン受容体の刺激が，IP_3 を経由して細胞内 Ca^{2+} の上昇を引き起こし，これにより，腺房細胞内の Cl^- が腺腔膜のチャンネルから腺腔側へと移行する．これに伴って，腺房細胞の細胞間隙からタイト結合を通って腺腔側への Na^+ の移動を引き起こし，腺腔内の NaCl によって浸透圧が上昇する．同時に，腺房細胞内の水が，腺腔膜にある水チャンネルのアクアポリン 5（aquaporin 5）を通って分泌（経細胞分泌経路）されるとともに，腺房周囲の水が，腺房細胞の細胞間隙のタイト結合のゲート（選択的透過性関門）を通過して腺腔側へと移行（傍細胞分泌経路）して，等張性の原唾液が形成される．

唾液腺の細胞間結合

唾液腺の腺房細胞では，隣接する腺房細胞同士が，腺腔側に局在する幅の狭い網目状となったタイト結合によって腺腔側を縫い合わされるようにして，細胞間分泌細管と呼ばれる細い管状構造をつくっている．このタイト結合によって外界（外部環境）と

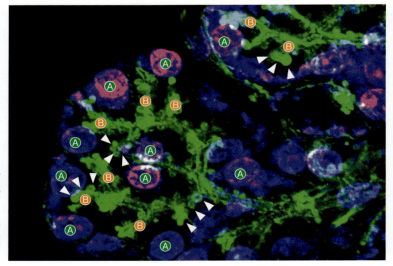

図9 分泌刺激後の耳下腺腺房（ラット・β刺激薬/イソプロテレノール刺激後のアクチンの蛍光染色）
腺房細胞（Ⓐ）の細胞間分泌細管（Ⓑ）に接する分泌顆粒（矢頭）が，アクチンに包まれて腺腔膜と癒合することで顆粒内の唾液タンパクが分泌される．

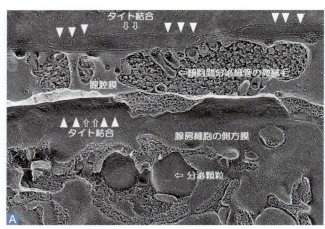
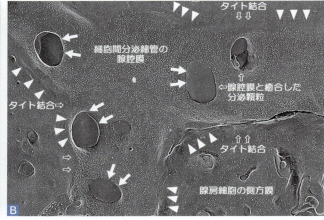

図10 顎下腺（ラット）の急速凍結割断レプリカ電子顕微鏡像（新鮮組織を液体ヘリウムで急速凍結・割断し，プラチナを蒸着して超微細構造を観察する方法）
Ⓐ 非刺激時の顎下腺腺房細胞：細胞間分泌細管には微絨毛があり，タイト結合（⇨）によって側方の細胞膜とは明瞭に境界されている．細胞膜直下の細胞質内には分泌顆粒がみられる．
Ⓑ β刺激後（イソプロテレノール）の細胞間分泌細管：微絨毛が消失し，腺腔膜（白矢印）には分泌顆粒が癒合した多数の凹み（矢頭）がみえる．周囲のタイト結合を通って結合組織側から腺腔側へ水が移動し，分泌タンパクとともに唾液を生成する．

つながる腺腔面の細胞膜と，からだの内側（内部環境）にある側方・基底面の細胞膜とがきっちりと境界されている（図10 Ⓐ）．

細胞間分泌細管は介在部導管から線条部導管へとつながっており，分泌顆粒の顆粒膜が細胞間分泌細管の腺腔膜に癒合することで，分泌顆粒内に濃縮された唾液タンパクなどの分泌成分が口腔内へと排出される．

唾液腺の由来

唾液腺は，口腔の重層扁平上皮に由来し，耳下腺は外胚葉性の上皮から胎生6～7週に，顎下腺と舌下腺は内胚葉性の上皮から胎生7週および胎生8週にそれぞれ発生する．

口腔上皮と上皮下の神経堤由来の結合組織（神経外胚葉性間葉）との間の上皮-間葉相互作用によって，上皮組織（上皮芽）が結合組織の中へと枝分かれしながら伸びていき，この上皮索の中央部に隙間ができることで腺腔が形成され，枝分かれした先端部（分泌終末部）は高度に分化して分泌顆粒をもつ腺房細胞になることで，構造と機能が異なる腺房と導管組織が口腔粘膜の重層扁平上皮につながる．

口腔乾燥症
（ドライマウス dry
mouth・ゼロストミア
xerostomia）

唾液の分泌量が低下し，口腔内が乾燥する．症状は多岐にわたる．

1）潤滑作用の低下による，咀嚼・嚥下困難，摂食障害や構音障害．

2）味覚異常．

3）口腔の自浄作用や抗菌作用の低下および，緩衝能の低下と再石灰化が減少に伴う，う蝕と辺縁性歯周疾患の増加．

② 唾液分泌量低下の原因

1）加齢に伴う唾液腺の萎縮と脂肪細胞の増加

2）自己免疫疾患による腺房細胞の破壊・消失：シェーグレン Sjögren 症候群

3）炎症や腫瘍，外傷などによる腺房細胞の破壊・消失

4）糖尿病などの全身疾患

5）薬物の副作用による唾液分泌の抑制

6）放射線治療

7）ストレスなどの神経性の要因

8）口呼吸　など

③ 唾液分泌を抑制する薬剤

1）受容体遮断薬：抗ヒスタミン薬など

2）向精神薬：抗うつ薬，抗不安薬

3）利尿薬

4）高血圧治療薬：カルシウム拮抗薬など

ドライマウスに対する臨床的な対応としては，唾液分泌促進剤や人工唾液のほか，舌や口腔周囲筋を運動させる筋機能療法などを行う．

ドライマウスへの
対応・人工唾液と
唾液分泌促進薬

ドライマウスへの対応には，原因となる全身疾患がある場合には病気の治療や常用薬の変更，あるいはストレスに対するこころのケアなどが必要となるが，症状を改善するためには投薬を含めた多様なアプローチが必要となる．

1）人工唾液：塩化ナトリウム，塩化カリウム，塩化カルシウムなどを含む，唾液成分に近い溶液．噴霧式エアゾール（サリベート® エアゾール：帝人ファーマ）

2）口腔粘膜保湿剤：グリセリンなどの湿潤剤を含み，粘膜を保湿・保護する．洗口剤，スプレー，ジェル状口腔湿潤剤（バイオティーン® オーラルバランス® ジェル：グラクソ・スミスクライン）

3）唾液分泌促進薬

（1）ムスカリン受容体刺激薬：セビメリン塩酸塩（サリグレン®：日本化薬），ピロカルピン塩酸塩（サラジェン®：キッセイ薬品工業）

（2）その他：漢方薬など

4）唾液腺刺激：咀嚼運動や舌の運動，味覚による唾液分泌促進などのほか，大唾液腺をマッサージすることで，安静時唾液が増加するとの研究報告があり，実践されている．

各論

唾石症 sialolithiasis

定義 何らかのものが核となり唾液腺の導管内や腺体内に，唾液に含まれるミネラル成分の沈着による唾石が生じ，それにより唾腫や唾疝痛，唾液腺炎などの症状が引き起こされる．

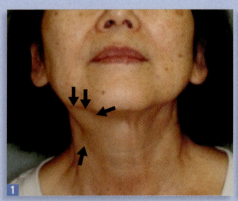
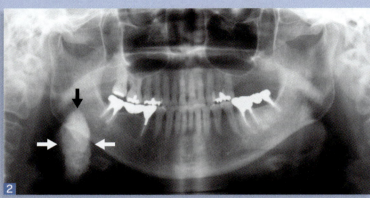
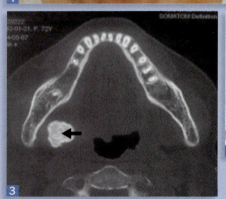
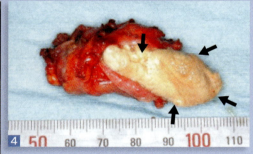

1. 右側顎下部に腫脹がみられた
2. 3 右側顎下腺に一致して大きなX線不透過像がみられた
4. 顎下腺摘出術を行った．顎下腺体内に大きな唾石がみられた

臨床所見

- **発生頻度** 剖検例中の1.15％．
- **好発部位** 顎下腺が90％，耳下腺約5％，舌下腺および小唾液腺約2％といわれている．小唾液腺では上唇，頰粘膜に多い．顎下腺に発症する場合は腺管移行部に多い．
- **好発年齢** 20〜40歳代．
- **性　差** 明らかでない．
- **臨床症状** 唾石が大きくなり腺管が閉塞されると唾液の流出が障害され，唾腫（腺体部の腫脹）や唾疝痛（食事摂取時の鋭い痛み）が出現する．また，腺管や腺体の化膿性炎をきたしやすく，排泄管膿漏（管口から排膿）がみられるようになる．腺管内唾石は双手診により硬固物として触知できる．
- **X線所見** 唾石が不透過像として確認できる．
- **治　療** 腺管内唾石の場合は，唾石の摘出，腺体内唾石の場合は腺体摘出を行う．
- **予　後** 良好．
- **鑑別診断** 結核性リンパ節炎（石灰化），唾液腺腫瘍．

C&P
CLINICAL and PATHOLOGY

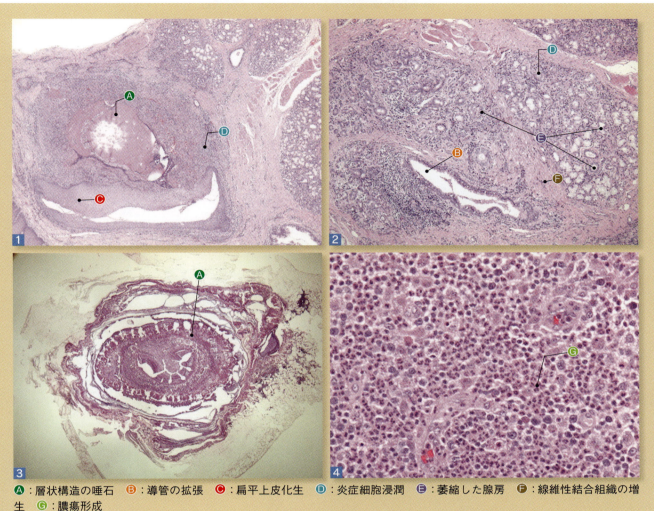

Ⓐ：層状構造の唾石　Ⓑ：導管の拡張　Ⓒ：扁平上皮化生　Ⓓ：炎症細胞浸潤　Ⓔ：萎縮した腺房　Ⓕ：線維性結合組織の増生　Ⓖ：膿瘍形成

病理組織所見

1. 唾石は，1〜数個の核を中心とした同心円状の層状構造としてみられる（1，3）．
2. 唾石周囲の導管は一般的に拡張し，扁平上皮化生に伴う肥厚がみられる．
3. 導管周囲では，びらん，潰瘍，肉芽組織の増殖など種々の炎症性変化や腺房の萎縮，変性などの退行性変化がみられる．
4. 間質結合組織の線維性結合組織の増生が認められる（2）．
5. 膿瘍形成（好中球の限局性浸潤）がみられる（4）．

各論

1. 炎症性変化

急性唾液腺炎 acute sialoadenitis

定義 外傷, 伝染性疾患, 代謝障害, 悪性腫瘍, 開腹手術後など, 全身的に抵抗力・免疫力が低下した場合に生じる唾液腺の急性炎症.

CLINICAL

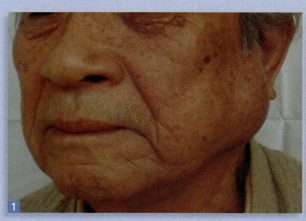
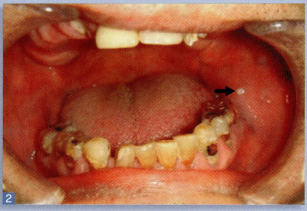
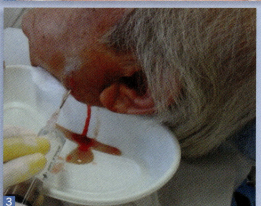

1 左側耳下腺部の腫脹, 疼痛を訴えて受診した. 老人で過労状態であった
2 左側耳下腺乳頭部から排膿がみられた
3 耳下腺部に膿瘍の形成を認めた. 排膿処置を行った

臨床所見

発生頻度	比較的まれ.
好発部位	耳下腺.
好発年齢	高齢者, 幼児.
性　差	なし.
臨床症状	全身的には発熱を認め, 倦怠感を訴える. 耳下腺部は腫脹・疼痛・熱感を示し, 腺管開口部に発赤や排膿などがみられる. 基礎疾患をもつ患者が多い.
治　療	全身の安静と抗菌薬の投与, 口腔清掃の徹底, 膿瘍形成を認めれば切開排膿処置を行う. 急性症状緩解後に開口部からの洗浄を行うことがある. 基礎疾患を治療し, 全身状態の改善に努めることが重要である
予　後	全身状態や唾液腺自体の障害の改善程度による.
鑑別診断	唾石症, 唾液腺腫瘍.

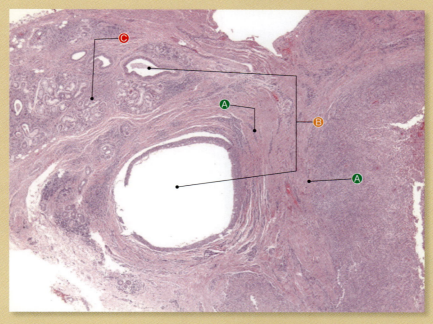

Ⓐ：炎症細胞浸潤
Ⓑ：導管
Ⓒ：腺組織の破壊消失

病理組織所見

1. 導管周囲に化膿性炎や膿瘍形成がみられる．
2. 炎症の著明な場合は，腺組織の破壊消失がみられる．

各論

1. 炎症性変化
流行性耳下腺炎 mumps

定義 唾液腺の腫脹を特徴とするウイルス感染症で，ムンプスウイルスの感染により発症する．

CLINICAL

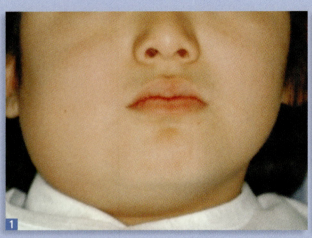 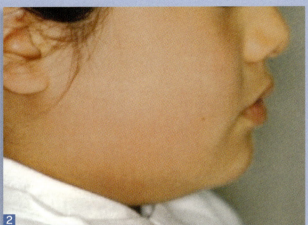

1 2 右側耳下腺部にびまん性腫脹を認めた．学校で本症の流行がみられた

臨床所見

- **発生頻度** 地域の流行性あり．
- **好発部位** 片側あるいは両側の耳下腺に好発するが，顎下腺にも症状を現すことがある．
- **好発年齢** 小児（6～8歳）．
- **性差** なし．
- **臨床症状** ウイルス感染症にみられる感冒様症状（頭痛・発熱など）と，片側あるいは両側性に現れる耳下腺部の有痛性腫脹が特徴である．唾液を媒体として飛沫感染し，強い感染力がある．感染から症状発現までの潜伏期間は2～3週程度で，腫脹は1週間程度持続する．一度感染することによりムンプス抗体価の上昇がみられ，終生免疫を獲得するといわれている．成人では精巣炎，膵炎，髄膜炎，神経症状などを合併することがある．
- **治療** 安静，水分および栄養の補給，解熱鎮痛剤の投与，二次感染予防などの対症療法．
- **予後** 重篤な合併症がなければ良好．
- **鑑別診断** 化膿性耳下腺炎，再発性耳下腺炎，唾石症，唾液腺腫瘍．

病理組織所見

1. 細胞質に封入体を伴う腺房細胞の変性，壊死．
2. 間質には充血，浮腫および炎症性細胞浸潤．

各論　1. 炎症性変化　慢性唾液腺炎

慢性再発性耳下腺炎 chronic recurrent parotitis

定義 耳下腺の慢性炎症性疾患で反復性の腫脹をきたす病変．
小児に起こるものと成人に起こるものとがある．

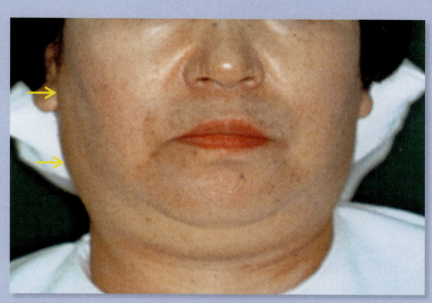

右耳下腺にびまん性腫脹がみられる（矢印）

臨床所見

- **好発部位** 耳下腺．
- **好発年齢** 小児では6～8歳，成人では中年期．
- **性差** 小児では男児にやや多く，成人では女性に好発する．
- **臨床症状** 片側性または両側性に耳下腺の腫脹を繰り返す．
- **X線所見** 唾液腺造影法により末梢導管に点状や斑状の拡張がみられる．
- **治療** 対症療法，唾液腺洗浄．
- **鑑別診断** シェーグレン症候群．

PATHOLOGY

C&P
CLINICAL and PATHOLOGY

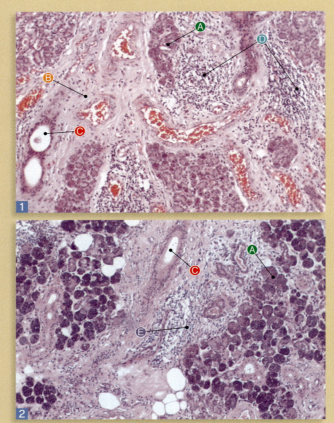

Ⓐ：萎縮腺房（1）と腺房（2）
Ⓑ：線維性結組織
Ⓒ：拡張導管（1）と導管（2）
Ⓓ：炎症細胞浸潤
Ⓔ：リンパ球浸潤

病理組織所見

1. 小葉内導管の拡張と導管周囲の著明なリンパ球浸潤．
2. 導管上皮の化生と過形成および腺房の萎縮．

コラム：義歯と唾液

　義歯の維持と安定には唾液の性状が関連しており，特に口腔粘膜と義歯の間に介在する唾液体層の厚さが薄く，かつ唾液の粘性が高いほど良好な維持と安定が得られる．また，口腔乾燥症や加齢により唾液分泌が低下すると義歯の維持不良や粘膜の炎症，潰瘍などの症状が生じやすい．唾液に含まれる粘液ムチンや分泌型 IgA には粘膜保護作用や，感染防御機能があり機械的刺激や細菌感染など各種刺激から粘膜を保護している．しかし，加齢など口腔乾燥症が生じると著しく唾液分泌量が低下するため，それらの機能が低下し疼痛や感染症（カンジダ症など）の原因となることがある．義歯性口内炎はプラークの付着など不衛生な義歯によるものだが，その発症には *Candida albicans* の感染によるものが多い．

各論

1. 炎症性変化　慢性唾液腺炎

慢性硬化性唾液腺炎（Küttner 腫瘍） chronic sclerosing sialoadenitis, Küttner tumor

定義 唾液腺の無痛性腫脹や著明な線維化傾向を示す慢性炎症性疾患である．キュットネル腫瘍とも呼ばれているが，本態は腫瘍ではなく，線維性組織の増生を伴う慢性炎症である．

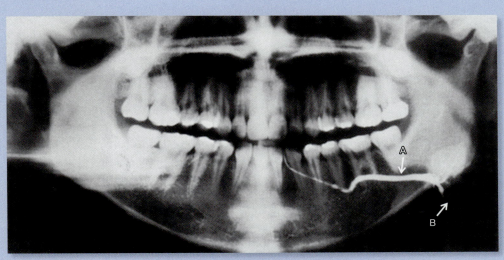

顎下腺の造影 X 線写真．導管の拡張（矢印 A）と腺房の消失（矢印 B）がみられる

臨床所見

- **発生頻度** 比較的まれ．
- **好発部位** 顎下腺に好発する．耳下腺，舌下腺はまれ．
- **好発年齢** 成人．
- **性　差** 男性に多い．
- **臨床症状** 無痛性の腫脹あるいは硬化性の腫瘤が片側の顎下腺にみられることが多い．硬化性の腫瘤として触知できるものは可動性の場合と癒着している場合とがある．経過は年単位に及ぶ．原因は不明で，口腔からの上行性感染，異物や唾石による唾液排出障害などが原因とされてきたが，最近では IgG4 および自己免疫の関与が示唆されている．
- **X 線所見** 唾液腺造影法にて導管の拡張および腺房の消失が観察される．
- **治　療** 経過観察，症状により顎下腺摘出．
- **予　後** 全身状態や唾液腺自体の障害の改善程度による．
- **鑑別診断** 唾液腺腫瘍，唾石症，シェーグレン症候群，結核性リンパ節炎．

C&P
CLINICAL and PATHOLOGY

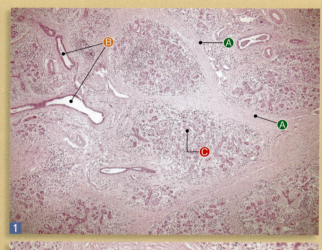

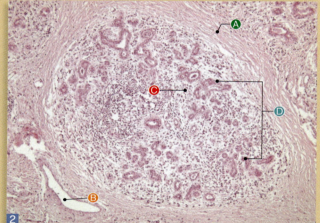

Ⓐ：小葉間結合組織の増生
Ⓑ：拡張した導管
Ⓒ：慢性炎症細胞浸潤
Ⓓ：腺房の萎縮・消失

病理組織所見

1. 小葉間結合組織および導管周囲の著明な線維性結合組織の増生（1，2）．
2. 腺房の萎縮・消失，導管の拡張および扁平上皮化生．
3. 間質へのリンパ球，形質細胞（IgG4 産生型）の浸潤．

確定診断 免疫染色による IgG4 陽性形質細胞を病変内に認める．血中の IgG4 の上昇．

コラム

粘液嚢胞 mucous cyst（p.205 参照）

唾液成分の停滞，貯留によって生じる嚢胞状病変で，多くは唾液の流出障害によって生じる．口腔領域ではよくみられる病変である．導管内に唾液成分が貯留し導管が拡張した停滞型と，導管の損傷により唾液成分が周囲組織に溢れ貯留した溢出型がある．好発部位は，下唇で誤咬しやすい部位に一致している．また舌尖部下面の前舌腺に生じたものをブランダン-ヌーン嚢胞 Blandin-Nuhn cyst といい，舌下腺，顎下腺の唾液流出障害により口腔底に生じた溢出型の嚢胞をラヌーラ（ガマ腫）ranula と呼ぶ．粘液嚢胞の摘出手術において，原因となった唾液腺組織が摘出されていない場合はしばしば再発する．

各論

1. 炎症性変化　慢性唾液腺炎
シェーグレン症候群　Sjögren syndrome

定義 慢性唾液腺炎および乾燥性角結膜炎を主徴とする原因不明の自己免疫疾患で，関節リウマチやSLE（全身性エリテマトーデス）などの系統的自己免疫疾患を伴うことが多い．

1. 口唇粘膜は著明に乾燥しており，口角炎もみられた
2. 乾燥が著明で舌乳頭が萎縮し，舌炎をきたしていた
3. 乾燥性角結膜炎をきたしていた
4. 別症例：両側耳下腺は軽度腫大し，内部に多数の点状を示す高信号領域を認める．T2強調MR画像（冠状断像，脂肪抑制）

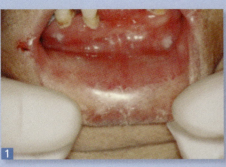
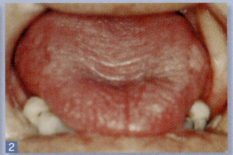
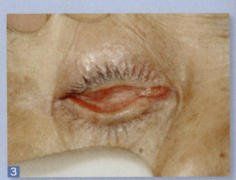
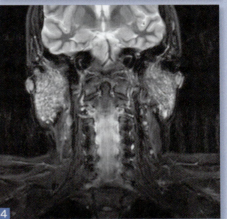

臨床所見

- **発生頻度** 10万人超（日本）．
- **好発部位** 耳下腺，涙腺．
- **好発年齢** 40～60歳代．
- **性　差** 男女比は1：13.7で，ほとんど女性．
- **臨床症状** 慢性唾液腺炎による，（1）唾液分泌量の減少，（2）口腔乾燥（ドライマウス），（3）口腔粘膜・舌乳頭の萎縮，（4）口腔内の灼熱感や疼痛がみられる．また，涙分泌減少による眼乾燥（ドライアイ）に起因する乾燥性角結膜炎が認められる．
- **治　療** 眼や口腔の乾燥に対してムスカリン3型受容体作動薬，保湿剤，人工唾液など局所の対症療法が行われる．全身的にはステロイド薬，漢方薬などが用いられる．
- **予　後** 治療に対して難治性で，症状は徐々に重症化に向かう．また，悪性リンパ腫を発症することがある．
- **鑑別診断** IgG4関連疾患（ミクリッツ病），加齢変化．

C&P CLINICAL and PATHOLOGY

PATHOLOGY

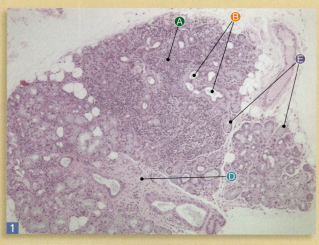

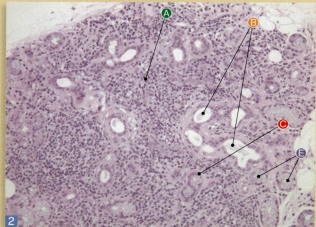

Ⓐ：著明なリンパ球浸潤
Ⓑ：導管
Ⓒ：腺房の萎縮・消失
Ⓓ：間質の線維化
Ⓔ：腺房

病理組織所見

1 導管周囲にリンパ球を主体とした炎症細胞浸潤．
2 唾液腺組織の破壊による腺房細胞の萎縮・消失や筋上皮島の形成．
3 導管の拡張と間質の線維化や脂肪組織の増生．

確定診断 血清学的検査（抗核抗体，リウマトイド因子，抗 SS-A 抗体，抗 SS-B 抗体などの自己抗体が出現，高 γ グロブリン血症），眼科的検査，唾液腺造影や口唇の小唾液腺生検などが行われ，総合的判断でなされる（**1**，**2**）．

コラム：ミクリッツ病 Mikulicz disease

両側の耳下腺，顎下腺，涙腺に無痛性の軟らかい腫脹をきたし，唾液の分泌障害とそれによる口腔乾燥症が特徴で，中年女性に多い疾患である．悪性リンパ腫，サルコイドーシス，白血病などを有するミクリッツ症候群とは異なり，原因不明な場合に呼称されてきた．これまでシェーグレン症候群と鑑別困難であったが，抗核抗体，抗 SS-A 抗体などが陰性であることが多く，また，シェーグレン症候群にみられない高 IgG4 血症を呈し，さらに小葉内に IgG4 陽性の形質細胞浸潤がみられることから，新たな免疫系の疾患として再検討されている．

C&P
CLINICAL and PATHOLOGY

関連疾患 RELATED DISEASE

口腔乾燥（症）xerostomia, dry mouth

口腔乾燥は次のように分けられる．

（1）全身の脱水による口渇：発熱，発汗，下痢，糖尿病，飲水不足など．

（2）唾液分泌量の減少：シェーグレン症候群，頭頸部への放射線照射での唾液腺障害．がん化学療法や向神経薬，降圧利尿薬などの副作用，精神的緊張など．

（3）鼻疾患や開咬，睡眠時無呼吸症候群などによる口呼吸での口腔からの水分蒸散．

（4）口腔（歯科）心身症など心因性．唾液分泌量は正常なのに乾燥感を訴える．

症状は，

（1）口腔粘膜の乾燥，粘膜剥離，灼熱感（舌痛），刺激で疼痛，出血．

（2）食事（摂食・咀嚼・嚥下）と会話が困難．

（3）味覚障害．

（4）唾液の粘稠化と減少で口腔の清掃状態が悪化し，食物残渣の停滞と粘膜へ付着．

（5）口腔カンジダ症の合併．

（6）口気悪臭．

検査は，

（1）唾液分泌能検査として安静時唾液分泌量測定（ロール綿吸湿法，吐唾法，カニューレ法，エルサリボ法®，口腔水分計ムーカス法®）と刺激時唾液分泌量測定（ガムテスト，サクソンテスト）がある．

（2）MRI や唾液腺シンチグラフィー，唾液腺造影 X 線検査．

治療は，

（1）原因疾患があればそれらの治療．

（2）対症療法（口腔湿潤剤，塩酸セビメリン水和薬および塩酸ピロカルピン投与）．

（3）生活指導（食事，部屋の加湿，マスク使用，口腔衛生管理）．

メモ MEMO

人工唾液（口腔粘膜湿潤剤）

口腔の乾燥状態（上記「口腔乾燥（症）」参照）に対して，不足した唾液を補充する目的で開発されたものである．1986 年に，無機電解質成分と物理的性質がヒトの唾液とほぼ同じになるように配合されたエアゾール式の人工唾液サリベートSaliveht® が発売された．これは薬価収載された薬剤であり，シェーグレン症候群と頭頸部領域への放射線照射患者の口腔乾燥症に適用となっていた．そのため，上記疾患以外には使用が難しく，がん化学療法に伴う口腔乾燥や口腔粘膜炎，高齢者や要介護者の開口に伴う口腔乾燥対応や口腔清掃時の補助，種々の原因による口腔乾燥を訴える患者などへの使用は制限があった．その後，口腔化粧品扱いとなった多くの口腔湿潤剤が販売され，味や粘稠度，使用方法もいろいろ工夫され，選択の幅が広がっている．

現在，多く使用されている口腔粘膜湿潤剤は保湿剤ともいい，唾液成分の配合に忠実というより，口腔保湿と口腔管理の目的に適合した成分となっている．ペプチサル（Perti・Sal)® を例にとれば，種々の保湿成分に加えて，キシリトール，抗菌作用のあるペプチドやラクトフェリンを配合している．pH も中性域にあり，アルコールや発泡洗浄剤は含まれていない．剤形もリンス，エアゾール，スプレー，ゼリーなど多種類あり，使用目的に応じて選択される．このように多くの口腔湿潤剤は，口腔粘膜の湿潤を維持して外来刺激を軽減し，味にも工夫をして，使用方法も簡便化されている．口腔乾燥に悩んでいる患者の口腔衛生管理に欠かせないものになっている．

1．炎症性変化 慢性唾液腺炎

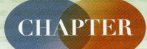

CHAPTER X ― 唾液腺腫瘍

総　論

唾液腺腫瘍と構成細胞

　唾液腺は，口腔粘膜に開口する排出管導管と線条部導管，介在部導管，腺房の分化と機能の異なる4つの構造からなり，さらに，介在部導管や腺房の周囲を，アクチン線維に富み収縮性をもつ筋上皮細胞が包み込んでいる．

　腺管構造は，腺腔側にあり分泌や再吸収を行う腺房細胞や導管上皮細胞と，外側から腺管を取り巻き，基底膜によって結合組織と接する基底細胞あるいは筋上皮細胞とからなる2層性の構造を示す．このような2層性の構造は唾液腺腫瘍においても模倣され，診断の一助となる．

　このような複雑な唾液腺組織から発生する唾液腺腫瘍は，重層扁平上皮の基底細胞や角質層の細胞，介在部や線条部の導管上皮細胞，漿液性・粘液性・粘漿液性の腺房細胞，さらに腺房部や介在部導管にみられる筋上皮細胞と，さまざまな種類の唾液腺細胞の性格を模倣することになる．

　特に，上皮細胞であるのにもかかわらず平滑筋細胞や線維芽細胞にも似た性格をもつ筋上皮細胞は，腫瘍化によって結合組織性粘液や軟骨様の組織を形成して，きわめて多彩な形態を生み出す要因となっている．

唾液腺腫瘍における組織生検

　唾液腺腫瘍は粘液に富んでいることから，生検や手術によって周囲に拡散しやすく，手術中に誤って腫瘍を包んでいる被膜を破って腫瘍組織が術野に付着することで，腫瘍細胞が人為的に播種され，多発性の再発を引き起こす可能性がある．さらに不適切な手術操作によって腫瘍細胞が脈管に入り込み，肺などに遠隔転移を起こすこともある．そのため，唾液腺腫瘍の術前診断では，メスによる通常の組織生検 open biopsy は，一般的には行わないことも多い．

唾液腺腫瘍における穿刺吸引細胞診

　唾液腺腫瘍の診断では，生検に代わって，より侵襲の少ない穿刺吸引細胞診が行われる．これは，腫瘍部に太めの注射針を刺入して陰圧により少量の組織を採取するもので，腫瘍本体の切除時には，刺入点を含めた正常組織とともに摘出することが必要となる．

唾液腺腫瘍における術中迅速診断

　術前の穿刺吸引細胞診などの診断結果を確認するために，手術中，摘出した腫瘍をただちに急速凍結し，そのまま凍結切片を作製して染色し，その場で顕微鏡下で診断

する．腫瘍の組織像から，病変の組織型や良性か悪性かを判断するとともに，周囲との境界や皮膜の有無，浸潤の程度，切除断端への腫瘍組織の露出などを確認し，必要ならばその場で手術範囲を拡大することができるというメリットがある．最終的な確定診断は，術後の通常のホルマリン固定パラフィン切片により行うのが原則である．

唾液腺腫瘍における免疫組織化学染色

唾液腺腫瘍の診断では，化学的な発色反応を用いた組織化学染色や，特異抗体の抗原抗体反応を用いた免疫組織化学染色が用いられる．

粘表皮癌などにみられる粘液腺房細胞由来の腫瘍細胞はムチカルミン染色で赤く染まり，PAS染色では赤紫色に染まる．腺房細胞癌を構成する漿液腺房由来の腫瘍細胞は，PAS染色とともにアミラーゼ抗体に陽性を示す．淡明細胞clear cellの胞体がPAS染色で陽性になる場合には，αアミラーゼによる消化（PAS消化）を切片上で行う．赤く染色が残る部分は上皮性粘液で，消化されて染色性が消える部分にはグリコーゲンが蓄積されている．筋上皮腫や粘表皮癌などにみられる淡明細胞にグリコーゲンが証明できれば，腫瘍性筋上皮由来の細胞の可能性が高くなる．

上皮性腫瘍の鑑別には，種々のサイトケラチンを認識するAE1/AE3（I型の酸性ケラチンとII型の塩基性ケラチンのモノクローナル抗体カクテル）が有用で，すべての上皮細胞とがん細胞に反応し，重層扁平上皮の基底層，導管，腺癌，扁平上皮癌などに強陽性を示して，低分化がんや未分化がんで上皮由来を証明できる．

腺管上皮には，サイトケラチン，CEA（carcinoembryonic antigen），EMA（epithelial membrane antigen），ラクトフェリンlactoferrin，secretory componentなどが陽性となる．一方，筋上皮細胞は上皮細胞マーカーのサイトケラチン（低分子量）と，非上皮性細胞マーカーのビメンチンvimentinとともに，平滑筋アクチンα-SMA，S-100タンパク，カルポニンcalponin，p63などの抗体に陽性を示す．線条部導管に由来するオンコサイトはミトコンドリア抗体に陽性となる．

さらに，唾液腺腫瘍では，細胞の異型性が乏しくても癌腫に分類されるものがあり，良性腫瘍と悪性腫瘍の鑑別が難しい場合もあることから，周囲組織への浸潤性とともに，Ki-67やPCNAなどの細胞増殖マーカーの陽性細胞率が判断の参考となる．

唾液腺腫瘍の好発部位と悪性腫瘍の割合

唾液腺腫瘍好発部位：耳下腺 ≫ 小唾液腺 ＞ 顎下腺 ＞ 舌下腺

医学部を含む唾液腺腫瘍の全体では，耳下腺は6割以上を占めるが，歯科口腔外科領域では耳下腺の症例は少なくなる．

悪性唾液腺腫瘍の好発部位：舌下腺 ＞ 小唾液腺 ＞ 顎下腺 ＞ 耳下腺

唾液腺の悪性腫瘍は21〜46％で，耳下腺腫瘍の15〜32％，顎下腺腫瘍の41〜45％，舌下腺腫瘍の70〜90％，小唾液腺腫瘍の50％を占めており，特に舌，口腔底，臼後部に発生した唾液腺腫瘍の80〜90％は悪性腫瘍で，注意する必要がある．

唾液腺腫瘍の分化度と悪性度

唾液腺は，口腔の重層扁平上皮から発生し，導管，腺胞へと分化して分泌機能を獲得することから，粘液腺房などの分泌細胞が多いものは分化度が高く，反対に重層扁平上皮に近いものは分化が低いものとなる．

一般的に，悪性腫瘍においては，高分化のものに比べて，低分化のものは脱分化に

よって悪性度が強い傾向がある．すなわち，次のようになる．

低分化型　⇔　高悪性

高分化型　⇔　低悪性

唾液腺腫瘍を構成する3つの要素

唾液腺腫瘍の腺管構造は，内側の腺腔を構成する好酸性の導管上皮細胞と，基底膜によって結合組織と接する，外側の腫瘍性筋上皮細胞あるいは基底細胞からなる，2層構造を基本とする．

唾液腺腫瘍は構成細胞により，①管腔を形成する腺上皮細胞，②管腔を形成しない腫瘍性筋上皮細胞，③腺上皮細胞と腫瘍性筋上皮細胞の両方からなる，3つの形に分類される．

①上皮細胞（管腔を形成する細胞）

構成要素：腺房細胞および導管細胞

〔良性腫瘍〕

1）オンコサイトーマ

2）導管乳頭腫

3）囊胞腺腫

4）細管状腺腫

〔悪性腫瘍〕

1）腺房細胞癌

2）オンコサイト癌

3）唾液腺導管癌

4）腺癌 NOS

②腫瘍性筋上皮細胞（管腔を形成しない細胞）

構成要素：筋上皮細胞および基底細胞　＋　基底膜物質と粘液性間質

〔良性腫瘍〕

1）筋上皮腫

〔悪性腫瘍〕

1）筋上皮癌

③腺上皮細胞（管腔を形成する細胞）　＋　腫瘍性筋上皮細胞（管腔を形成しない細胞）

構成要素：腺房細胞および導管細胞　＋

　　　　　筋上皮細胞および 基底細胞　＋　基底膜物質と粘液性間質

〔良性腫瘍〕

1）多形腺腫

2）基底細胞腺腫

3）ワルチン腫瘍

〔悪性腫瘍〕

1）腺様囊胞癌

2）基底細胞腺癌

3）上皮筋上皮癌

4）多型腺癌

5）多形腺腫由来癌

6）粘表皮癌

2017 年版 WHO 唾液腺腫瘍の組織型分類

（WHO Classification of Head and Neck Tumours, 4th edition, Chapter 7, Eds：El-Naggar A.K., Chan J.K.C., Grandis J.R., Takata T., Slootweg P.J., IARC：Lyon 2017）
（日本唾液腺学会：唾液腺腫瘍 2017WHO 分類日本語訳・参照）

1. 良性腫瘍 Benign tumours
    多形腺腫 Pleomorphic adenoma
    筋上皮腫 Myoepithelioma
    基底細胞腺腫 Basal cell adenoma
    ワルチン腫瘍 Warthin tumour
    オンコサイトーマ Oncocytoma
    リンパ腺腫 Lymphadenoma
    囊胞腺腫 Cystadenoma
    乳頭状唾液腺腺腫 Sialadenoma papilliferum
    導管乳頭腫 Ductal papillomas
    脂腺腺腫 Sebaceous adenoma
    細管状腺腫とその他の導管腺腫 Canalicular adenoma and other ductal adenomas
2. 悪性腫瘍 Malignant tumours
    粘表皮癌 Mucoepidermoid carcinoma
    腺様囊胞癌 Adenoid cystic carcinoma
    腺房細胞癌 Acinic cell carcinoma
    多型腺癌 Polymorphous adenocarcinoma
    明細胞癌 Clear cell carcinoma
    基底細胞腺癌 Basal cell adenocarcinoma
    導管内癌 Intraductal carcinoma
    腺癌 NOS Adenocarcinoma, NOS（囊胞腺癌 Cystadenocarcinoma を含む）
    唾液腺導管癌 Salivary duct carcinoma
    筋上皮癌 Myoepithelial carcinoma
    上皮筋上皮癌 Epithelial-myoepithelial carcinoma
    多形腺腫由来癌 Carcinoma ex pleomorphic adenoma
    分泌癌 Secretory carcinoma
    脂腺腺癌 Sebaceous adenocarcinoma
    癌肉腫 Carcinosarcoma
    低分化癌 Poorly differentiated carcinoma
        未分化癌 Undifferentiated carcinoma
        大細胞神経内分泌癌 Large cell neuroendocrine carcinoma
        小細胞神経内分泌 Small cell neuroendocrine carcinoma 癌
    リンパ上皮癌 Lymphoepithelial carcinoma
    扁平上皮癌 Squamous cell carcinoma
    オンコサイト癌 Oncocytic carcinoma
    境界悪性腫瘍 Uncertain malignant potential
    唾液腺芽腫 Sialoblastoma
3. 非腫瘍性上皮病変 Non-neoplastic epithelial lesions
    硬化性多囊胞腺症 Sclerosing polycystic adenosis
    結節性オンコサイト過形成 Nodular oncocytic hyperplasia
    リンパ上皮性唾液腺炎 Lymphoepithelial sialadenitis
    介在部導管過形成 Intercalated duct hyperplasia
4. 良性軟部病変 Benign soft tissue lesions
    血管腫 Haemagioma
    脂肪腫/唾液腺脂肪腫 Lipoma/sialolipoma
    結節性筋膜炎 Nodular fasciitis
5. 血液リンパ球系腫瘍 Haematolymphoid tumours
    MALT リンパ腫 Extranodal marginal zone lymphoma of MALT（MALT lymphoma）

注：
2017 年版の WHO 分類による主な変更点：
　悪性腫瘍では，多型低悪性度腺癌が多型腺癌に名称変更されると共に，従来，腺房細胞癌として分類されていたものの中から，腫瘍特異的な融合遺伝子（ETV6-NTRK3）の解析によって分泌癌（乳腺相似分泌癌）が分けられた．また，従来は独立した疾患となっていた囊胞腺癌などが，腺癌 NOS に包含されると共に，導管内癌や低分化癌，境界悪性腫瘍が新な分類として加わっている．良性腫瘍では，導管乳頭腫や囊胞腺腫がまとめられ，導管乳頭腫から乳頭状唾液腺腺腫が独立した分類となっている．

各論

1. 良性腫瘍
多形腺腫 pleomorphic adenoma

定義 腺管構造を示す腺上皮と腫瘍性筋上皮，粘液腫様あるいは軟骨腫様の間質成分が混在する腫瘍．このため，かつて混合腫瘍という名称が用いられていたが，本腫瘍は真の混合腫瘍ではなく，上皮性起源の腫瘍であり，腫瘍内の間葉成分は，腫瘍性筋上皮に由来する．

CLINICAL

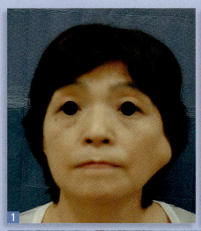
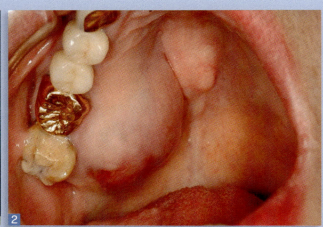
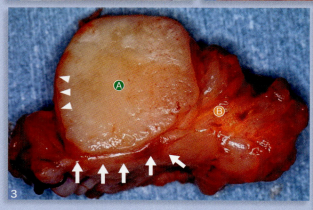
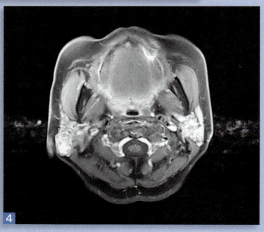

1 耳下腺の多形腺腫．左側耳下腺部に膨隆がみられる．表面は健常皮膚
2 別症例：口蓋の多形腺腫．右側口蓋部に半球状の腫瘤がみられる
3 口蓋部の多形腺腫の迅速診断時の割断面．菲薄な被膜に覆われた境界明瞭な腫瘍で，割面は透明感のある白色〜帯黄色の弾性硬，充実性腫瘤．メスで切開を入れると皮膜がめくれて中から腫瘍が露出する． Ⓐ：被膜（矢頭）に包まれた腫瘍本体，Ⓑ：口蓋腺組織，矢印：口腔粘膜
4 別症例：右側耳下腺相当部に耳下腺と同程度かやや高い信号を伴った腫瘤を認める．内部に低信号の領域を認める．T2強調MR画像（横断像，脂肪抑制）

臨床所見

発生頻度	唾液腺腫瘍のなかで最も多い．全唾液腺腫瘍の60〜65％，耳下腺腫瘍の41〜77％，顎下腺腫瘍の43〜60％，小唾液腺腫瘍（特に口蓋腺）の約60％．
好発部位	全多形腺腫中，耳下腺に発生するものが約84％，顎下腺に約8％，小唾液腺に約6.5％，舌下腺に約0.5％の順であるが，口腔外科を受診する患者では小唾液腺，特に口蓋腺に多い．
好発年齢	20〜50歳代．小児から高齢者まで幅広い年齢層にみられる．
性差	女性にやや多い（約60％）．
臨床症状	本腫瘍は比較的ゆっくりと発育し，無痛性である．そのため，時には腫瘍が非常に大きくなってから受診することがある．義歯の不適合，義歯による褥瘡性潰瘍を主訴とすることが多い．肉眼的には線維性被膜を有する分葉状の腫瘤

として認められる．時に線維性被膜が明瞭でない部分もある．一般的に義歯などの刺激がなければ潰瘍形成はみられない．

X線所見 腫瘍に一致した圧迫性の骨吸収像．

治　療 外科的切除．一見，腫瘍の境界は明瞭であるが，被膜の不完全な部分があり，再発する恐れがあるので，周囲の骨または健常組織を1層削去する．

予　後 一般に良好であるが，再発したり，悪性化するものがある．

鑑別診断 類皮嚢胞，類表皮嚢胞，筋上皮腫，基底細胞腺腫，多形腺腫由来癌などの唾液腺腫瘍．

病理組織所見

1. 2層性の腺管構造と，多角形や紡錘形の腫瘍性筋上皮細胞とともに，粘液腫様あるいは軟骨腫様の間質成分が混在する．
2. 腺管構造は，内側にある好酸性の導管上皮細胞と，外側の多角形で敷石状の配列などの形態を示す腫瘍性筋上皮細胞の2層構造からなる．
3. 腺管構造の内腔には，PAS染色陽性の上皮性分泌物をいれる．
4. 敷石状の腫瘍胞巣部では，扁平上皮化生による角質球の形成がみられる．
5. 腺管構造の周囲にある腫瘍性筋上皮細胞・基底細胞は，多角形で互いに細胞間橋で結合して敷石状に配列するとともに，紡錘形に変化して，周囲の粘液腫様あるいは軟骨腫様の間質へと移行する．
6. 粘液腫様部は星芒状の細胞と粘液性の鬆疎な間質からなる．軟骨腫様部は好塩基性の基質に，小腔内に細胞を封入した軟骨様の構造をとっている．
7. 腫瘍性筋上皮からなる紡錘形細胞の充実性増殖部や，著明な間質の硝子化（線維化）がみられる．
8. 多形腺腫と筋上皮腫では，好酸性で硝子様の豊富な細胞質と，片側に寄った偏在核をもつ円形の形質細胞様細胞 plasma cytoid cell が特徴的にみられる．
9. 形質細胞様細胞は腫瘍性筋上皮細胞に由来し，細胞質は細胞骨格のアクチンとサイトケラチンで占められている．
10. 良性腫瘍ではあるが，被膜内に腫瘍組織が入り込む被膜内浸潤がみられ，不完全な摘出によって再発をきたすことがあるため，被膜を含め，外科的に一塊として完全に摘出する必要がある．被膜の取り残しによる再発では，連続性のない多発性の腫瘍がみられる．
11. 粘液性の間質が豊富なため，手術中に術野で皮膜を破ると腫瘍が播種されて再発したり，まれには，術中に血管，特に静脈内に腫瘍の細片が混入することで転移性に再発することもある（転移性多形腺腫 metastasizing pleomorphic adenoma）．

    悪性型：長期の経過の後にがん化する確率が高く，多形腺腫内に種々の癌腫が発生し，多形腺腫由来癌 carcinoma ex pleomorphic adenoma となる．

確定診断 組織化学染色や免疫組織化学染色が診断の助けとなる．

2層構造内側の腺管成分：全サイトケラチン pan-keratin AE1/AE3，サイトケラチン-19，EMA（epithelial membrane antigen）に陽性．

2層構造外側および間質部の腫瘍性筋上皮細胞（敷石状細胞，紡錘形細胞，軟骨腫様部，粘液腫様部，形質細胞様細胞）：ビメンチン，S-100タンパク，カルポニン，p63，全サイトケラチンAE1/AE3，α平滑筋アクチン（α-SMA），GFAP（grial fibrillary acidic protein）に陽性．GFAPは，多形腺腫と筋上皮腫に陽性となる．

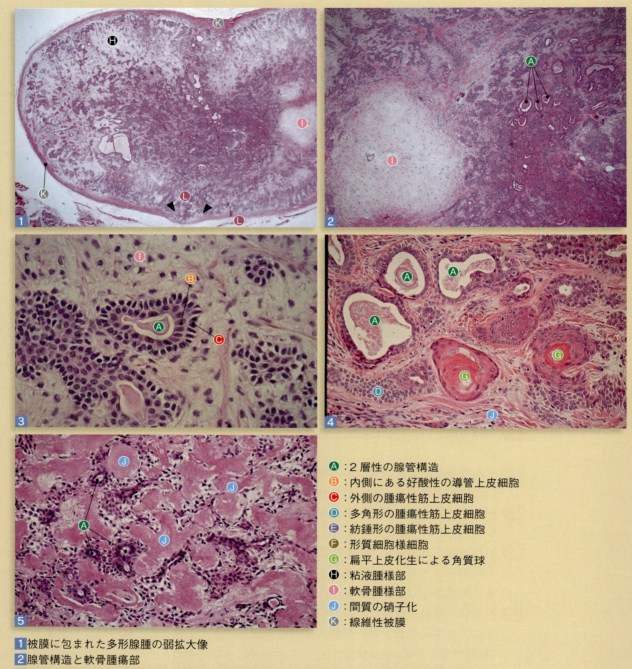

Ⓐ：2層性の腺管構造
Ⓑ：内側にある好酸性の導管上皮細胞
Ⓒ：外側の腫瘍性筋上皮細胞
Ⓓ：多角形の腫瘍性筋上皮細胞
Ⓔ：紡錘形の腫瘍性筋上皮細胞
Ⓕ：形質細胞様細胞
Ⓖ：扁平上皮化生による角質球
Ⓗ：粘液腫様部
Ⓘ：軟骨腫様部
Ⓙ：間質の硝子化
Ⓚ：線維性被膜

1 被膜に包まれた多形腺腫の弱拡大像
2 腺管構造と軟骨腫瘍部
3 内側にある好酸性の導管上皮細胞と外側の腫瘍性筋上皮細胞からなる2層性の腺管構造
4 扁平上皮化生による角質球形成と2層性の腺管構造
5 間質の強い硝子化

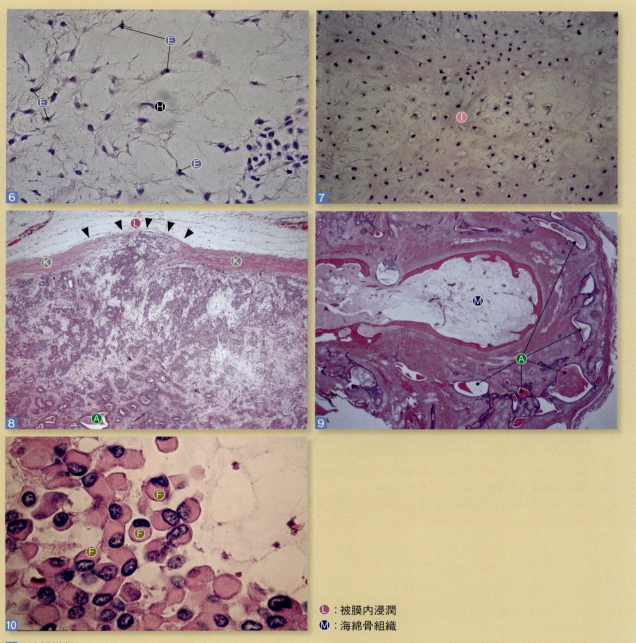

Ⓛ：被膜内浸潤
Ⓜ：海綿骨組織

6 粘液腫様部
7 軟骨腫様部
8 被膜内浸潤部（矢頭）
9 多形腺腫の中に形成された海綿骨組織
10 形質細胞様細胞

1．良性腫瘍

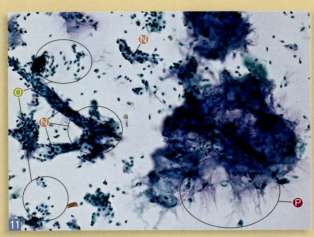
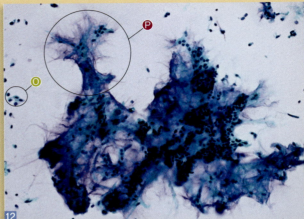
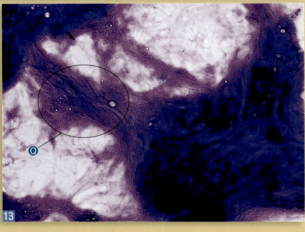

Ⓝ：樹枝状となった腺管構造
Ⓞ：散在する腫瘍性筋上皮細胞
Ⓟ：刷毛で掃いたような粘液
Ⓠ：ギムザ染色で赤紫の異染性を示す間質の粘液

11 多形腺腫の穿刺吸引細胞診．腺管構造と粘液腫様部
12 多形腺腫の穿刺吸引細胞診．粘液腫様部
13 多形腺腫の穿刺吸引細胞診．ギムザ染色で異染性を示す間質の粘液

各論

1. 良性腫瘍
筋上皮腫 myoepithelioma

定義 多形性腺腫の亜型で，腺管構造がほとんどみられず，多角形や紡錘形の腫瘍性筋上皮細胞の増殖からなる．局所侵襲性の発育を示すことが多く，増殖傾向が強く，悪性化率が高い．

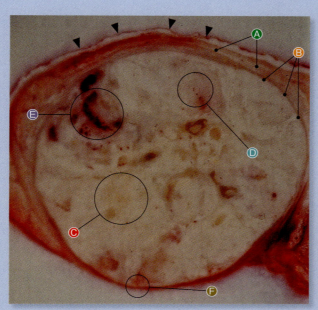

矢頭：口腔粘膜
- Ⓐ：口腔粘膜下組織
- Ⓑ：腫瘍の線維性被膜
- Ⓒ：硝子化の強い部分
- Ⓓ：間質性粘液の多い部分
- Ⓔ：出血巣
- Ⓕ：深部断端には1層の被膜がみられる

筋上皮腫の迅速診断における凍結切片作製時の組織ブロック断面．口腔粘膜下の結合組織中に，皮膜に覆われた境界明瞭な腫瘤がみられる．摘出直後の組織では，弾性硬の，割面に白色で透明感のある粘液性の部分がみられる

臨床所見

発生頻度	全唾液腺腫瘍中 1～1.5%.
好発部位	耳下腺が最も多く，次いで口蓋腺 21%，そして顎下腺と続く．
好発年齢	20～60歳代とされているが，小児から高齢まで幅広い年齢でみられる．
性差	なし．
臨床症状	緩徐な発育を示す無症候性腫瘤として自覚される．
X線所見	増大によって隣接する骨の圧迫吸収像を呈することがある．
治療	放射線治療や化学療法の有効性について確立されていないため，外科的切除が第一選択となる．
予後	30～40%に再発がみられることがある．
鑑別診断	多形腺腫，他の唾液腺疾患．紡錘形細胞の束状増殖が主体の場合には，平滑筋腫や神経鞘腫などを否定する必要がある．
肉眼所見	皮膜に覆われた境界明瞭な弾性硬の腫瘤で，割面は白色で透明感のある粘液性の部分がみられる．

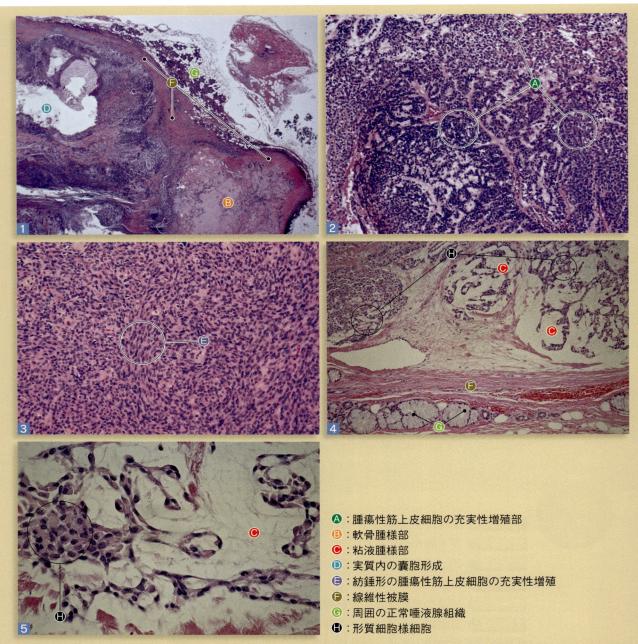

- Ⓐ：腫瘍性筋上皮細胞の充実性増殖部
- Ⓑ：軟骨腫様部
- Ⓒ：粘液腫様部
- Ⓓ：実質内の囊胞形成
- Ⓔ：紡錘形の腫瘍性筋上皮細胞の充実性増殖
- Ⓕ：線維性被膜
- Ⓖ：周囲の正常唾液腺組織
- Ⓗ：形質細胞様細胞

1 筋上皮腫の弱拡大像．唾液腺組織に接して，不完全な被膜に包まれて，筋上皮の充実性増殖と囊胞形成，軟骨腫様部がみられる
2 腫瘍性筋上皮細胞の充実性増殖部．腺管構造がほとんどみられず，多角形や紡錘形の腫瘍性筋上皮細胞の増殖からなる
3 紡錘形の腫瘍性筋上皮細胞の充実性増殖部．腺管構造はみられない
4 粘液腫様部からなる腫瘍実質と周囲の粘液腺組織とは，不完全な線維性被膜により境界される
5 粘液腫様部と形質細胞様細胞

404　CHAPTER X　唾液腺腫瘍

C&P
CLINICAL and PATHOLOGY

病理組織所見

1 腫瘍実質には，腺管構造はほとんどみられず，多形腺腫でみられるのと同様の腫瘍性筋上皮が，多角形の細胞からなる敷石状配列や，紡錘形細胞の密な増殖（富細胞型），形質細胞様細胞など，多彩な形態を示して増殖する．

2 扁平上皮化生による角質球の形成や，オンコサイト様の細胞 oncocytic myoepithelial cell がみられることもある．

3 腫瘍間質には，多形腺腫と同様に，粘液腫様部や軟骨腫様部，硝子様部が種々の割合でみられる．

4 腫瘍を詳細に検討すると，一部に腺管構造がみられるものも多く，5～10％程度の腺管構造があるものも，筋上皮腫として分類される．

5 被膜は不完全で被膜内浸潤を示すものがある．

6 筋上皮腫の悪性転化に伴い，細胞内が明るく抜けたようにみえるグリコーゲに富んだ細胞質をもつもの（淡明細胞型）がみられるようになる．

悪性型：長い期間にわたって存在するものでは，まれではあるが悪性転化を起こして，筋上皮癌 myoepithelial carcinoma（悪性筋上皮腫 malignant myoepithelioma）となる．

確定診断 上皮性マーカーのサイトケラチン（CK-7 や CK-14）と，平滑筋のマーカーである α-SMA，calponin のほか，S-100 タンパクや GFAP に陽性を示すことで，他の非上皮性の腫瘍と鑑別される．

1．良性腫瘍

1. 良性腫瘍
基底細胞腺腫 basal cell adenoma

定義 基底細胞様細胞の増殖を主体とし，内腔側に好酸性の腺上皮からなる腺管構造を種々の割合で含む．腫瘍胞巣は，基底膜によって間質と明瞭に区別される．

CLINICAL

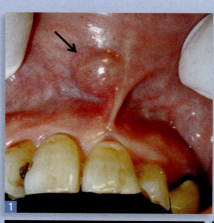
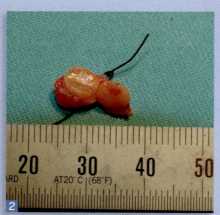
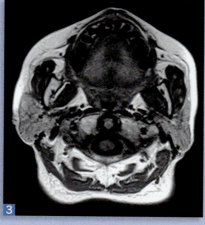
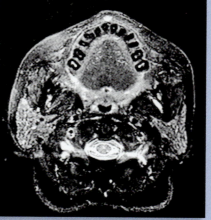

1. 上唇正中部の被覆粘膜下に境界明瞭な腫瘤がみられる
2. 摘出物の割面．充実性で均一な黄白色を呈する
3. MR画像．上唇正中部にT1強調像で低信号，T2強調像で高信号の病変がみられる

臨床所見

発生頻度	全唾液腺腫瘍の1.8%〜7.5%で，多形腺腫，Warthin腫瘍に次いで多い．
好発部位	耳下腺が最も多く70％以上．上唇の口唇腺，頰腺，口蓋腺にもみられる．
好発年齢	60歳代に多い．
性差	やや女性に多い．
臨床症状	腫瘍の発育は緩徐で，境界明瞭な結節を形成する．
治療	外科的切除．
予後	一般的に良好．
鑑別診断	多形腺腫，腺様囊胞癌，基底細胞腺癌．基底細胞腺腫の悪性型は基底細胞腺癌となるが，基底細胞腺癌は，異型性や多形性に乏しく，基底細胞腺腫と類似していることから，浸潤性の発育を示す部分があるかどうかが，鑑別点となる．
肉眼所見	厚い線維性被膜をもつ境界明瞭な腫瘍で，割面は白色〜黄白色で均一．

C&P
CLINICAL and PATHOLOGY

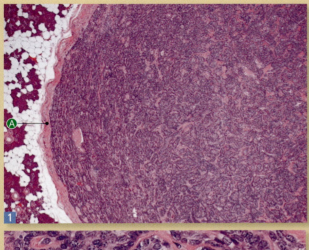
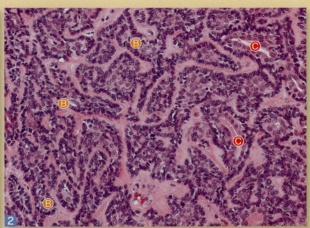
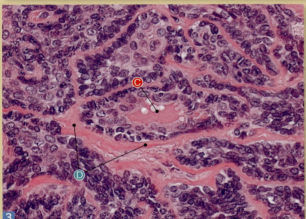

- Ⓐ：厚い被膜
- Ⓑ：柵状配列
- Ⓒ：腺管
- Ⓓ：硝子化

1 基底細胞腺腫の弱拡大像．唾液腺組織に接して，明瞭な厚い被膜に包まれた，基底細胞様細胞の充実性増殖がみられる

2 索状型の腫瘍胞巣．基底細胞様の腫瘍細胞が結合組織に面して柵状に2列に配列する

3 管状型の腫瘍胞巣の強拡大像．狭小な腺管とともに，胞巣周囲には基底膜様の硝子化がみられる

病理組織所見

1. 基底細胞様細胞の増殖からなる大小の胞巣を形成し，胞巣周囲には明瞭な基底膜構造を認める．
2. 充実型，索状型，管状型，膜性型の4型に分けられる．
3. 充実型や索状型の腫瘍胞巣では，胞巣の基底側（最外層）の細胞が，やや高円柱状となって一列にきれいに並んだ，柵状配列・観兵式様配列（palisading）を特徴とする．
4. 索状型では，細く伸びる胞巣は，基底細胞様の腫瘍細胞が結合組織に面して柵状に配列するため，2列に並んでみえる．
5. 胞巣内部には，扁平上皮化生がみられ，角質球の形成を伴うことがある．
6. 管状型では，周囲の基底細胞と，PAS陽性の上皮性粘液をいれた内側の真の腺管からなる2層性の腺管構造を示す．
7. 膜性型では，胞巣周囲への基底膜様の硝子様物質が沈着する．
8. 腺様嚢胞癌に特徴的な篩状構造に類似した構造をとり，アルシアンブルー alcian blue 染色陽性の結合組織性粘液を入れた偽腺腔を認めることがあるため，注意を要する．

悪性型：基底細胞腺癌．

確定診断 免疫組織化学染色では，多形腺腫などでは，腺管構造の外側にある腫瘍性筋上皮細胞を染める S-100 タンパクが，基底細胞腺腫では内腔側の腺管形成細胞に染色される．

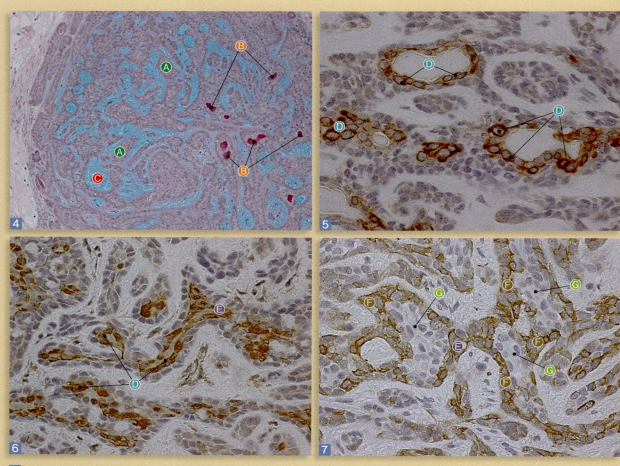

4 PAS-アルシアンブルー染色．腫瘍間質がアルシアンブルーに明るい青に染まるとともに，腺管の分泌物がPASで赤紫に染色される
5 CK19（低分子サイトケラチン）免疫組織化学染色
6 S-100タンパク免疫組織化学染色
7 α-SMA（α平滑筋アクチン）免疫組織化学染色
Ⓐ：索状の腫瘍胞巣
Ⓑ：PAS染色で赤紫に染色される腺管
Ⓒ：アルシアンブルー染色で青く染まる腫瘍間質
Ⓓ：CK19に陽性を示す内腔側の腺管形成細胞
Ⓔ：S-100タンパクに陽性を示す内腔側の腺管形成細胞
Ⓕ：α-SMAに陽性を示す腺管構造外側の腫瘍性筋上皮細胞
Ⓖ：腺管

基底細胞腺腫の電子顕微鏡写真（EM写真）

導管細胞（D）と筋上皮細胞（My）からなる．導管細胞は明らかな管腔（Lu）を形成している．筋上皮細胞は高電子密度を示す細胞としてみられる．結合組織との間には基底板（BL）が観察される．
N：核，G：グリコーゲン

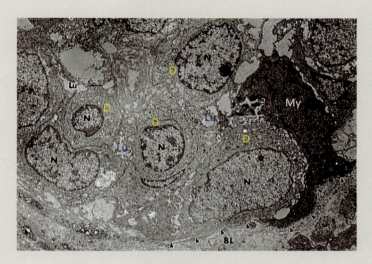

明細胞腺腫の電子顕微鏡写真（EM写真）

細胞質内に豊富なグリコーゲン（Gly）が認められる．N：核

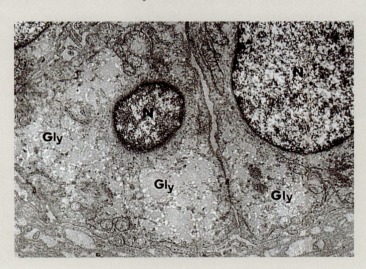

各論

1. 良性腫瘍
ワルチン腫瘍 Warthin tumor

定義 上皮組織（囊胞状の腺腔構造）とリンパ組織からなる腫瘍．上皮組織はオンコサイト oncocyte と呼ばれる好酸性の上皮細胞が腺管状または囊胞状に増殖したもので，リンパ組織は非腫瘍性の間質である．以前は，腺リンパ腫 adenolymphoma とも呼ばれたが，悪性のリンパ腫 lymphoma とはまったく異なることから，現在はワルチン腫瘍の名称が用いられる．臨床的には ^{99m}Tc 骨シンチグラムで集積がみられる．

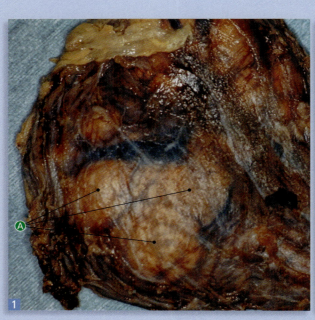 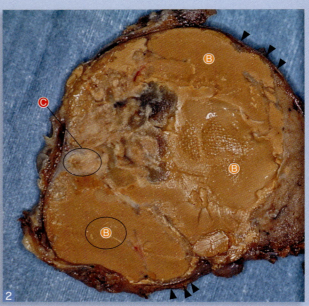

1 ワルチン腫瘍のホルマリン固定標本．被膜に包まれた多結節性の腫瘍がみられる
2 ワルチン腫瘍の断面のルーペ像．腫瘍の割面は褐色泥状で，囊胞と充実性の部分が混在する
Ⓐ：被膜に包まれた多結節性の腫瘍　Ⓑ：褐色泥状を示す囊胞内容部　Ⓒ：腫瘍の充実性部　矢頭：線維性被膜

臨床所見

発生頻度	唾液腺腫瘍の 2〜15％．耳下腺腫瘍のなかでは 20.7〜28.4％で，多形腺腫に次いで多い．
好発部位	耳下腺（96〜100％）に特異的に多い．他の唾液腺にはほとんどみられない．
好発年齢	50〜60 歳（平均 59.3 歳）．
性　差	ほとんどが男性（80〜90％）．特に喫煙者．
臨床症状	比較的ゆっくりと発育する．無痛性の境界明瞭な腫瘤である．皮膚や皮下組織とは癒合しておらず，比較的硬いが弾力性があり，時に波動を触知する．
治　療	外科的切除．一見，腫瘍の境界は明瞭であるが，被膜の不完全な部分があり，再発する恐れがあるので，周囲の骨または健常組織を 1 層削去する．
予　後	一般に良好で，再発はまれ．
鑑別診断	非腫瘍性病変では，側頸囊胞・鰓囊胞．腫瘍性病変では，乳頭状囊胞腺腫，オンコサイトーマ．
肉眼所見	発育緩慢で，境界明瞭な，波動性がある球状の無痛性腫瘤で，肉眼的には皮膜に包まれた多結節性あるいは多房性の腫瘍．腫瘍の割面は褐色泥状で，囊胞と充実性の部分が混在する．

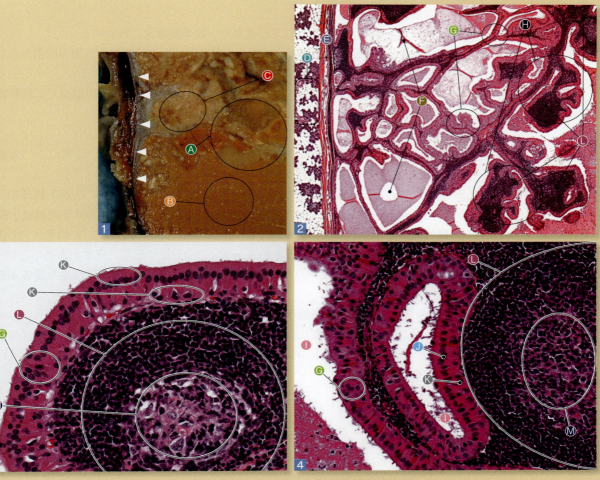

1 ワルチン腫瘍の断面の拡大ルーペ像．褐色泥状の嚢胞部，充実性の腺腫部分が被膜下にみられる
2 ワルチン腫瘍のHE染色弱拡大像．正常耳下腺に接して，明瞭な被膜を介して拡張性に発育する，好酸性の腫瘍実質がみられる
3 エオジンで染色される好酸性の細胞質をもつオンコサイト様の腫瘍細胞が，2層性となり腺管状あるいは嚢胞状に増殖する．間質には明瞭な胚中心をもつ非腫瘍性のリンパ組織がみられる．HE染色中拡大像
4 腺管状の増殖と，胚中心をもつ非腫瘍性のリンパ組織

矢頭：線維性被膜
Ⓐ：多房性の嚢胞部
Ⓑ：褐色泥状の嚢胞内容部
Ⓒ：腫瘍の充実性増殖部
Ⓓ：正常耳下腺組織
Ⓔ：線維性被膜
Ⓕ：多房性の嚢胞形成と嚢胞腔
Ⓖ：2層性のオンコサイト様腫瘍細胞の増殖
Ⓗ：腫瘍細胞の乳頭状増殖
Ⓘ：腺管様構造
Ⓙ：管腔に面する内層の腫瘍細胞
Ⓚ：リンパ組織側の外層の腫瘍細胞
Ⓛ：明瞭な胚中心をもつ非腫瘍性のリンパ組織
Ⓜ：胚中心

病理組織所見

1. エオジンで染色される好酸性の細胞質をもつ腫大したオンコサイトが，腺管状あるいは囊胞状に増殖する．
2. オンコサイトはミトコンドリアが豊富で，線条部導管に類似する．
3. 腺上皮が，管腔に面する内層の細胞と，間質のリンパ組織側の外層の細胞からなる2層性構造を示しながら，囊胞腔に向かって乳頭状に増殖する．
4. 2層性構造が明瞭な部では，好酸性細胞の小型円形核が，内層の細胞では腺腔側に，外層の細胞では基底側に片寄り，きれいにそろって配列する．
5. 線毛上皮や重層扁平上皮への化生がみられることもある．
6. 周囲のリンパ組織からなる間質には腫瘍性の増殖傾向はなく，正常リンパ組織と同様のリンパ濾胞の形成を伴う．
7. 腫瘍発生としては，非腫瘍性のリンパ組織がみられることから，①耳下腺部のリンパ節内に迷入した異所性の耳下腺導管上皮が腫瘍化したもの，②耳下腺導管上皮の腫瘍性増殖に伴ってリンパ組織が二次的な反応性に増殖したもの，との考え方がある．
8. 増殖するオンコサイトには，ミトコンドリアの形態や機能に異常があることから，喫煙によるミトコンドリアのDNAの異常と，それに伴う代償性の増生が関係するとの指摘がある．

確定診断 腫瘍を構成する好酸性細胞は，PTAH染色（リンタングステン酸ヘマトキシリン染色）で細胞質に充満するミトコンドリアが染色されるとともに，免疫組織化学染色で抗ミトコンドリア抗体に陽性となる．

各論

1. 良性腫瘍
オンコサイトーマ oncocytoma（好酸性腺腫）

定義 オンコサイト oncocyte の増殖からなるまれな腫瘍．エオジンに濃染する好酸性で顆粒状の明るい豊富な細胞質をもつ類円形の腫瘍細胞からなる．

臨床所見

- **発生頻度** 全唾液腺腫瘍の1〜3％．
- **好発部位** ほとんどが耳下腺に発生する．顎下腺にみられることもある．
- **好発年齢** 50〜70歳代．高齢者に多い．
- **性　差** 女性にやや多い．
- **臨床症状** 腫瘍の発育は緩徐で，無痛性，限局性，類円形の充実性結節を形成する．
- **治　療** 外科的切除．再発の恐れがあるので，周囲の健常組織を1層含めて切除する．
- **予　後** 一般に良好であるが，まれに悪性型のものもある．
- **鑑別診断** Warthin腫瘍．導管上皮の化生．導管上皮の化生として，オンコサイトは正常な唾液腺や他の唾液腺腫瘍でもみられる．したがって，好酸性細胞化生や好酸性細胞腺腫様過形成（オンコサイトが非腫瘍性に増殖したもの）との鑑別が問題となる．好酸性細胞化生や過形成では，被膜はみられないことがポイント．
- **肉眼所見** 肉眼的には，境界明瞭な被膜で包まれた腫瘤．割面は褐色で均一．

好酸性細胞（オンコサイト）の電子顕微鏡写真（EM写真）
細胞内に多数のミトコンドリアが存在している．
N：核，M：ミトコンドリア

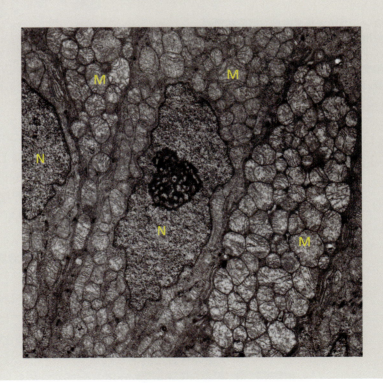

C&P CLINICAL and PATHOLOGY

PATHOLOGY

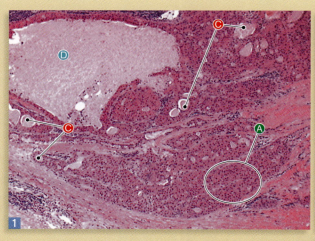
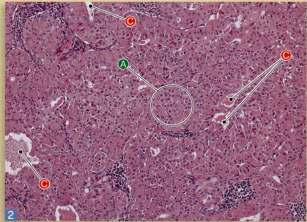
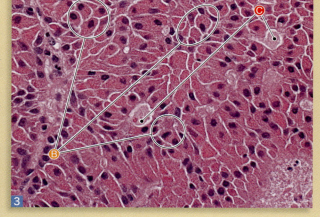

1 オンコサイトーマのHE染色弱拡大像．囊胞形成を伴い充実性に増殖する好酸性の腫瘍実質がみられる
2 充実性に増殖する好酸性の腫瘍組織には，小腺管構造がみられる
3 好酸性で顆粒状の明るい豊富な細胞質をもつ，オンコサイト様腫瘍細胞からなる，索状あるいは腺管状の構造がみられる
Ⓐ：オンコサイト様腫瘍細胞の索状増殖
Ⓑ：好酸性で顆粒状の明るい豊富な細胞質をもつオンコサイト様腫瘍細胞
Ⓒ：腺管構造
Ⓓ：囊胞腔

病理組織所見

1. 好酸性で顆粒状の明るい豊富な細胞質をもつオンコサイトの索状配列からなり，腺管構造や腺房様の構造もみられる．腫瘍性筋上皮の成分は含まれない．
2. オンコサイトの顆粒状細胞質には，大型のミトコンドリアが豊富に含まれており，1個の明瞭な核小体をもつ異型のない円形核が細胞の中央にある．
3. 腫瘍の大半は好酸性の明細胞で占められるが，その中に，濃縮性の核をもつ好酸性の強い暗細胞が少数みられる．
4. グリコーゲンを豊富に含む大型の明るい細胞質をもつものは，明細胞性好酸性腺腫と呼ばれる．

悪性型：オンコサイト癌．オンコサイト癌では被膜がみられず，浸潤性増殖を示す．

確定診断 細胞質が抜けた明細胞性好酸性腺腫では，PAS染色で細胞質のグリコーゲン顆粒が赤く染色され，αアミラーゼ消化後に染色性が消えることで，グリコーゲンの存在が証明される．

免疫組織化学染色による鑑別 サイトケラチンとミトコンドリア抗体が陽性となる．PTAH染色（リンタングステン酸ヘマトキシリン染色）で，ミトコンドリアを証明．

C&P
CLINICAL and PATHOLOGY

細管状腺腫とその他の導管腺腫 canalicular adenoma and other ductal adenomas

円柱上皮細胞の吻合状，小腺管状配列からなり，浮腫状で血管に富む基質を伴う腫瘍．2017年版WHO分類では，その他の導管腺腫も含んだものになっている．

＜臨床所見＞
発生頻度：全小唾液腺腫瘍のうち，約5％．
好発部位：小唾液腺，特に上唇に好発．頬腺や口蓋腺にもまれにみられる．
好発年齢：60歳以上．高齢者に多くみられる．
性　　差：女性に多い．
臨床症状：臨床的には硬くわずかに波動を伴う無痛性で緩徐に進行する粘膜下腫瘤を形成する．
治　　療：外科的切除．
予　　後：一般的に良好であるが，まれに潰瘍形成や骨破壊を示すことがあり，悪性腫瘍にみられるような臨床像を呈することがある．
鑑別診断：基底細胞腺腫，腺様嚢胞癌，多形低悪性腺癌．

＜病理組織所見＞
❶境界明瞭な腫瘤を形成する．
❷異型性のない1層から2層の円柱上皮が，索状あるいは小腺管を形成しながら吻合し，ビーズ状に連なる．
❸腫瘍の間質は浮腫性で毛細血管に富んでいる．
確定診断：導管上皮の性質のみを示し，腫瘍性筋上皮の成分はみられない．

脂腺腺腫 sebaceous adenoma

脂腺への分化を示す，異型性のない腫瘍細胞の充実性増殖からなる良性腫瘍．

＜臨床所見＞
発生頻度：まれである．
好発部位：耳下腺に50％が発生する．
好発年齢：中高年（65歳前後）．
性　　差：やや女性に多い．
臨床症状：黄色調を帯びた5 mm程度の小結節および腫瘤．成熟した脂腺が脂腺管を介することなく表皮表面に直接露出する．多発する場合はMuir-Torre syndromeを考慮する．
治　　療：外科的切除．
予　　後：再発は少なく予後はよい．
鑑別疾患：粘表皮癌．脂腺増殖症，脂腺腫，脂腺癌，脂腺分化を伴う基底細胞癌（脂腺腺腫の悪性型は脂腺癌で，浸潤性増殖増や細胞の異型性によって鑑別する）．

＜病理組織所見＞
❶脂腺に分化した，異型性のない泡沫状の淡明な腫瘍細胞が，大小の充実性胞巣をつくり増殖する．
❷脂腺細胞のみからなり，腫瘍性筋上皮細胞はみられない．
❸腫瘍胞巣では，扁平上皮化生や導管様の構造，小囊胞の形成がみられる．
❹扁平上皮化生と淡明細胞がみられるものの粘液産生はなく，中間細胞はみられず，浸潤増殖や異型性もないことから，粘表皮癌とは鑑別される．
確定診断：淡明細胞はPAS染色に染まらず，粘液は保有しない．

各論　1. 良性腫瘍
リンパ腺腫　lymphadenoma

定義　異型性のない脂腺性細胞の増殖を主体とし，非腫瘍性のリンパ性組織が間質を形成する病変で，脂腺型と非脂腺型とに分類される．

CLINICAL

1. 耳下腺部に大きな膨隆がみられる．表面皮膚は健常色で，境界はあまり明瞭ではない（矢印）
2. 手術標本．表面滑沢で，被膜がみられる
3. 4 別症例：右側顎下腺下部から頸部において，境界明瞭な筋肉と同程度の濃度を示す腫瘤性病変を認める．CT像（横断像，軟組織条件）（3）では，腫瘤は，高信号領域と低信号領域が混在する．T2強調MR画像（横断像，脂肪抑制）（4）

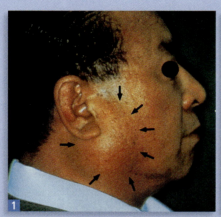
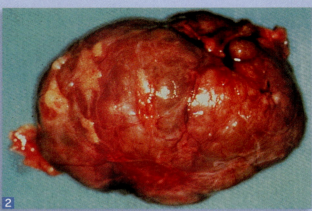
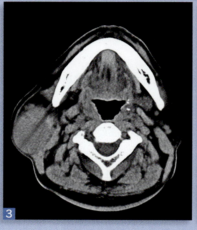
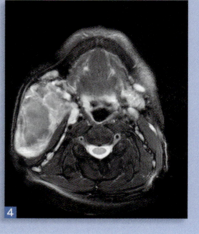

臨床所見

発生頻度	全唾液腺腫瘍の1%以下で非常にまれ．
好発部位	ほとんど耳下腺のみ．
好発年齢	幅広い年齢層に出現．
性差	なし．
臨床症状	境界明瞭な無痛性腫瘤．
X線所見	特徴的な所見を得にくい．
治療	正常組織を含む全摘出．
予後	再発は少なく予後はよい．
鑑別診断	Warthin腫瘍（^{99m}Tc骨シンチグラム，本症例は取り込みが低い）．脂腺型のリンパ腺腫では，粘表皮癌との鑑別を要する．非脂腺型のリンパ腺腫ではリンパ上皮性唾液腺炎との鑑別を要する．リンパ上皮性唾液腺炎では，周囲との境界が明瞭な腫瘤はつくらず，上皮細胞間へのリンパ球の浸潤が目立つ．

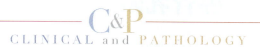

病理組織所見

1. 線維性の被膜をもつ，周囲との境界が明瞭な腫瘍．
2. 不規則な島状の異型性のみられない多数の上皮細胞の胞巣が，非腫瘍性でリンパ濾胞の形成を伴うリンパ球性の間質の中に散在する．
3. 上皮細胞からなる腫瘍胞巣は，扁平上皮や，円柱上皮からなる腺管構造，粘液細胞，あるいはい脂腺細胞など，多彩な像を示す．
4. 皮脂腺への分化がある脂腺型 sebaceous lymphadenoma と，皮脂腺への分化のない非脂腺型 lymphadenoma とに分けられる．
5. 基底細胞や導管上皮への分化がみられるが，腫瘍性筋上皮の成分はみられない．

各論

1. 良性腫瘍
導管乳頭腫 ductal papilloma

定義 小唾液腺の排泄管導管内で乳頭状に発育する腫瘍．
1) 内反性導管乳頭腫 inverted ductal papilloma，
2) 導管内乳頭腫 intraductal papilloma，
3) 乳頭状唾液腺腫 sialadenoma papilliferum，の3つの類型に分けられる．

臨床所見

発生頻度	全唾液腺腫瘍中0.13％．
好発部位	口唇，頬粘膜．約80％が小唾液腺に発生．
好発年齢	50～60歳代．
性　差	なし．
臨床症状	発生部位の腫脹．
X線所見	MRI：T2強調像で高信号，T1強調像で低信号，境界明瞭で単房性の像．
治　療	切除．
予　後	良好であり，切除後の再発はほとんど認めないとされている．
鑑別診断	その他の唾液腺腫瘍．

PATHOLOGY

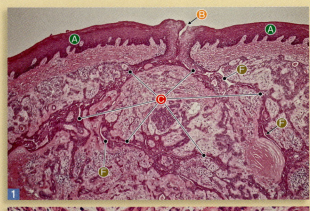

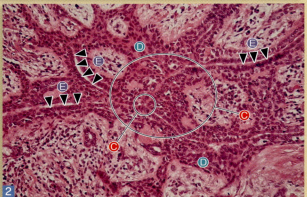

1 内反性導管乳頭腫の弱拡大像．唾液腺導管の口腔粘膜の開口部と連続して，重層扁平上皮様の腫瘍細胞が，導管に沿って内向性に陥入しながら増殖する

2 腫瘍細胞は，数層の基底細胞様あるいは有棘細胞様の細胞からなり，内腔面には円柱上皮への分化がみられる

- Ⓐ：口腔粘膜上皮
- Ⓑ：唾液腺導管の開口部
- Ⓒ：重層扁平上皮様腫瘍細胞の導管に沿った深部への内向性増殖
- Ⓓ：基底細胞様あるいは有棘細胞様の腫瘍細胞
- Ⓔ：内腔面の円柱上皮への分化
- Ⓕ：狭小な腺腔

病理組織所見

1 内反性導管乳頭腫：臨床的に，口腔粘膜下の腫瘤としてみられ，唾液腺導管の口腔粘膜の開口部と連続する．数層の基底細胞および扁平上皮細胞が，導管に沿って内向性に陥入しながら増殖する．内腔面には円柱上皮への分化がみられる．

2 導管内乳頭腫：臨床的に，口腔粘膜下の腫瘤としてみられ，境界明瞭な囊胞を形成する．囊胞状に拡張した導管内に，円柱上皮あるいは立方上皮が，少量の線維性結合組織の軸をもって，乳頭状に増殖する．

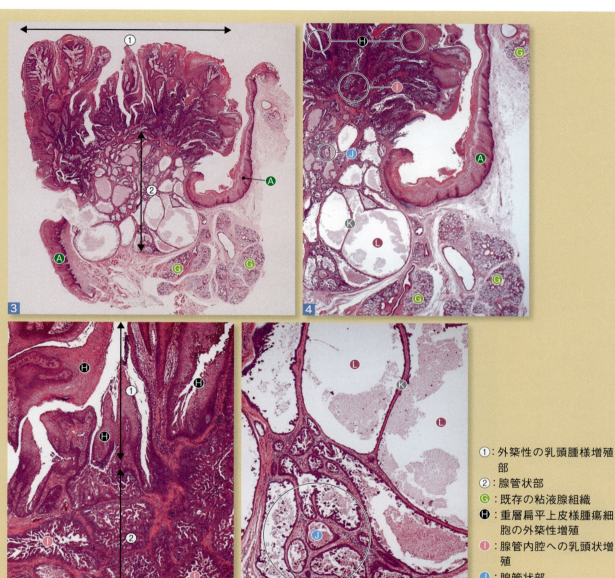

①：外築性の乳頭腫様増殖部
②：腺管状部
Ⓖ：既存の粘液腺組織
Ⓗ：重層扁平上皮様腫瘍細胞の外築性増殖
Ⓘ：腺管内腔への乳頭状増殖
Ⓙ：腺管状部
Ⓚ：小囊胞部
Ⓛ：囊胞腔

3 乳頭状唾液腺腫のHE染色ルーペ像．口腔粘膜から外築性に乳頭腫様の増殖を示す腫瘍がみられる
4 唾液腺導管の開口部から，口腔内に向かって重層扁平上皮様の腫瘍細胞が外築性に増殖するとともに，深部へ向かって腺管状の構造をとりながら増殖している
5 口腔側では，重層扁平上皮様の腫瘍細胞が外築性に増殖しており，直下の腺管様あるいは腺管内腔へ乳頭状に増殖する腫瘍細胞がみられる
6 既存の唾液腺組織に近接して，腺管状あるいは小囊胞状となって深部へ増殖している

3 乳頭状唾液腺腫：主として口蓋腺にみられ，臨床的に，口腔粘膜から乳頭腫状の外築性に増殖を示す腫瘤としてみられる．唾液腺導管の開口部から，口腔内に向って扁平上皮細胞が外築性に増殖するとともに，深部の結合組織側へと，立方上皮からなる腺管状の構造となって深部に増殖する．

1．良性腫瘍 419

各論

1. 良性腫瘍
嚢胞腺腫 cystadenoma

定義 大小の嚢胞形成からなる，多嚢胞性の境界明瞭な腫瘍で，嚢胞内腔への乳頭状増殖を伴う．貯留する内容物の性状により粘液性・漿液性嚢胞腺腫がある．悪性化の率は漿液性嚢胞腺腫が高い．

CLINICAL

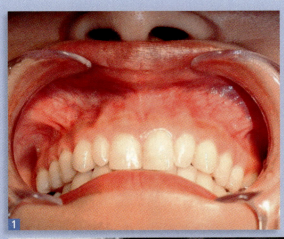

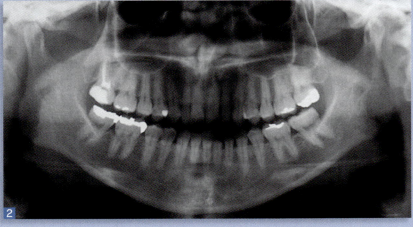

1 上唇正中からやや左側にかけて小豆大の腫瘍がみられる．弾性硬で可動性を有する
2 顎骨内に明らかな異常所見はみられない

臨床所見

発生頻度	非常にまれ．全唾液腺腫瘍の1％以下．小唾液腺良性腫瘍における発生頻度は7％.
好発部位	小唾液腺．口唇（30％）・頬粘膜（23％）・口蓋（20％）.
好発年齢	50歳代.
性差	女性に多い.
臨床症状	緩慢な発育と無痛性の腫瘤.
治療	切除.
予後	再発や悪性転化はまれ.
鑑別診断	Warthin腫瘍，嚢胞腺癌，粘表皮癌，停滞型粘液囊胞，導管内乳頭腫．嚢胞腺癌．悪性型は嚢胞腺癌で，浸潤性の発育を示すことで鑑別される.

C&P
CLINICAL and PATHOLOGY

1. 囊胞腺腫の弱拡大像．大小の囊胞形成からなる多囊胞性の境界明瞭な腫瘍がみられる
2. 囊胞内腔への乳頭状増殖像
3. 1層から2層の異型性に乏しい，好酸性でオンコサイト様の円柱～立方上皮によって裏装された，大小の囊胞構造がみられる

- Ⓐ：多数の囊胞形成部
- Ⓑ：囊胞腔
- Ⓒ：腔内への乳頭状増殖部
- Ⓓ：線維性被膜
- Ⓔ：オンコサイト様の立方上皮

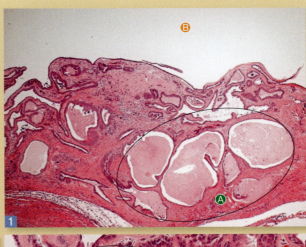
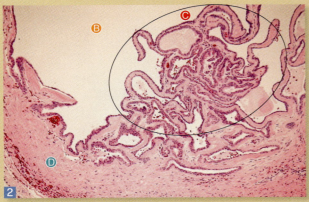
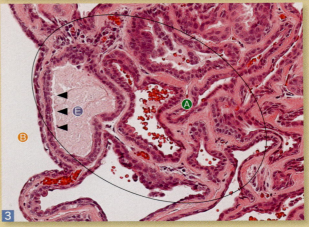

病理組織所見

1. 境界明瞭な多囊胞性の腫瘍で，1層から2層の異型性に乏しい，円柱～立方上皮やオンコサイト，あるいは重層扁平上皮によって裏装された大小多数の囊胞構造を示す．
2. 囊胞腔内に向って乳頭状に増殖する傾向が強いもの（乳頭状囊胞腺腫 papillary cystadenoma）や，粘液細胞からなるもの（粘液性囊胞腺腫 mucinous cystadenoma）がある．
3. 導管内乳頭腫との鑑別では，導管内乳頭腫は単囊胞性なのに対して，囊胞腺腫では，囊胞腔内で乳頭状の著明で複雑な増殖を示す．

1．良性腫瘍

各論

2. 悪性腫瘍
腺房細胞癌 acinic cell carcinoma

定義 漿液腺房細胞に類似した細胞の増殖を特徴とする腫瘍．定型例では漿液性腺房細胞に類似した腫瘍細胞が，細いわずかな線維性結合組織を軸として充実性に増殖する．しかしながら，介在部導管披への分化をみられることから，さまざまな細胞形態と組織構造をとる腫瘍細胞が，多彩で複雑な像を示す．

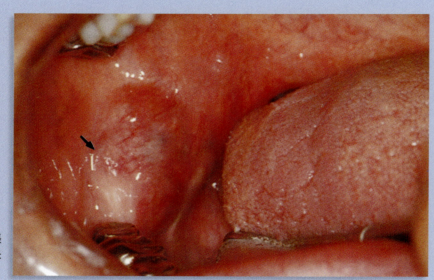

右側臼後部に膨張隆起がみられる（矢印）

臨床所見

発生頻度	全唾液腺腫瘍の約1%．唾液腺悪性腫瘍の7〜17.5%．
好発部位	耳下腺（約90%）．耳下腺に最も多く80%が発生する．小唾液腺では，頬腺や上口唇の口唇腺，口蓋腺にみられる．
好発年齢	40〜50歳代．他の唾液腺悪性腫瘍より若年者にみられる．20歳以下にもみられ，粘表皮癌と同じく，小児の悪性唾液腺腫瘍のなかで，高い割合を示す．
性差	女性に多い（女性：男性＝2：1）．
臨床症状	発育の緩やかな無痛性の腫瘤で，線維性被膜による周囲との境界は一般に明瞭であるが，不明なこともある．割面は充実性で，単一または多発性の結節を形成する．
画像所見	造影CTにて造影効果を伴う内部不均一な腫瘍．造影MRIにてT2強調像で高信号，T1強調像で低信号の強い造影効果を有する腫瘍．
治療	外科的切除（周囲健康組織を含めた拡大切除）．頸部郭清術を必要とする場合もある．
予後	予後は他の悪性腫瘍よりはよく，5年生存率が約80%，15年生存率が約55%であるとされている．
鑑別診断	その他の唾液腺腫瘍．正常耳下腺．多形低悪性度腺癌．甲状腺がんの転移像．

C&P
CLINICAL and PATHOLOGY

1 腺房細胞癌の弱拡大像．典型例の充実性腺房細胞型では，漿液腺房細胞に類似した腫瘍細胞が，細いわずかな線維性結合組織を軸として充実性に増殖する
2 索状に増殖する腫瘍細胞の細胞質は好塩基性で青く染まる．細胞核は基底側に偏在し，細い線維性結合組織の軸に沿って並ぶ
3 強拡大像では，細胞質内に好塩基性の漿液性の分泌顆粒がみられる
- Ⓐ：漿液腺房細胞に類似した腫瘍細胞の充実性増殖
- Ⓑ：基底側に偏在する腫瘍細胞の細胞核
- Ⓒ：細い線維性結合組織の間質
- Ⓓ：介在部導管に類似する腺管構造
- Ⓔ：好塩基性で顆粒状の細胞質
- Ⓕ：腫瘍細胞の細胞質にみられる漿液性分泌顆粒

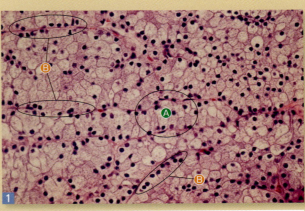

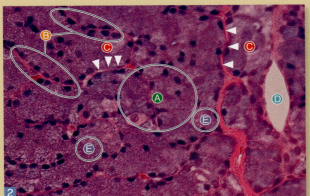

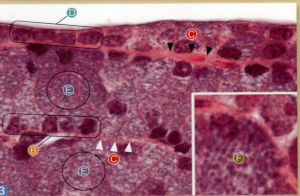

病理組織所見

1 低悪性度の癌腫で，発育の緩やかな無痛性腫瘤．
2 定型例の充実性増殖を示す腺房細胞型では，漿液腺房細胞に類似した腫瘍細胞が，細いわずかな線維性結合組織を軸として，シート状に増殖する．
3 腫瘍細胞の細胞質は好塩基性で青く染まり，電子顕微鏡観察では，アミラーゼamylase を含む多数の漿液性分泌顆粒が細胞質内に充満しているのが認められる．
4 異型性は乏しいものの浸潤性発育を示す．
5 腺房細胞癌の組織パターンは多彩で，細胞型として，漿液腺房細胞からなる腺房細胞型のほか，介在部導管型，空胞化細胞型，淡明細胞型，非特異的腺細胞型がある．
6 さらにこれらの腫瘍細胞が，充実性 solid pattern，小囊胞性 microcystic pattern，乳頭嚢胞性 papillary-cystic pattern，濾胞性 follicular pattern，腺腫様性 adenomatous pattern などのパターンをとって増殖する．近年，このなかに唾液腺乳腺相似分泌癌に分類されるものが含まれることが明らかとなってきている．

確定診断 定型例の腺房細胞型では，腫瘍細胞の細胞質は，PAS 染色に陽性を示し，免疫組織化学染色で細胞内にアミラーゼが証明される．アミラーゼの陽性率は高いとは限らない．

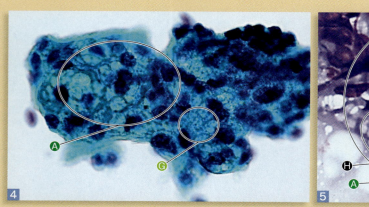
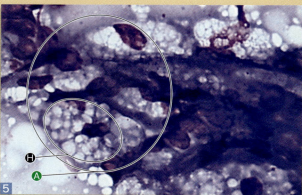

4 腺房細胞癌の穿刺吸引細胞診のパパニコロウ染色像．粗顆粒状の細胞質がみられる
5 腺房細胞癌の穿刺吸引細胞診のギムザ染色像．顆粒状あるいは大小の空胞を含む細胞質がみられる
Ⓖ：粗顆粒状の細胞質
Ⓗ：空胞状の細胞質

腺房細胞癌の電子顕微鏡写真（EM 写真）

漿液性腺房細胞に類似した腫瘍細胞（＊）が増殖している．細胞内に多数の分泌顆粒（Sg）を入れている．N：核

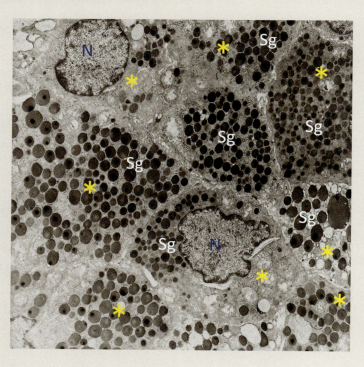

C&P
CLINICAL and PATHOLOGY

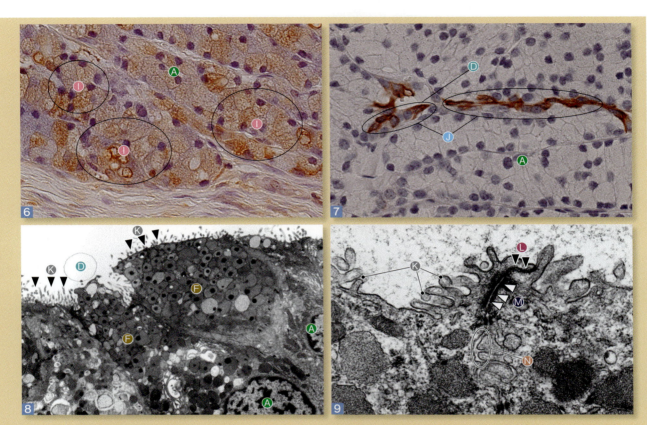

6 アミラーゼの免疫組織化学染色像．細胞質内にアミラーゼ陽性を示す茶色のペルオキシダーゼ反応がみられる
7 低分子サイトケラチン/CK19の免疫組織化学染色像．漿液腺房細胞様の腫瘍細胞の間に，狭小な腺腔側に面する細胞が陽性を示し，導管の存在が証明される
8 腺房細胞癌の透過電子顕微鏡像．腫瘍細胞の細胞質内には漿液性の分泌顆粒が充満している．狭小な腺腔面には，多数の微絨毛が配列する
9 腺房細胞の頂端側にタイト結合とデスモゾームがみられる

Ⓘ：アミラーゼ陽性細胞
Ⓙ：CK19陽性の介在部導管漿細胞
Ⓚ：微絨毛
Ⓛ：タイト結合
Ⓜ：デスモゾーム
Ⓝ：細胞間隙

コメント
フライ症候群 Frey syndrome（耳介側頭神経症候群）

耳下腺手術の後遺症として発生する場合がある．術後数か月経過してから食事の際に耳下腺部皮膚に発汗と発赤がみられる現象．耳下腺の分泌神経線維である耳介側頭神経が手術後に再発し，皮膚の汗腺に分布するために発生するといわれている．耳下腺浅葉の全摘出後に発生し，浅葉の一部が残っていれば発生しない．

半球形の無痛性腫瘤．充実性で圧痛などはない．口蓋部では口蓋骨の吸収を伴うことがある．治療は外科的に被覆粘膜を含み切除する．近接の骨組織は削去する．

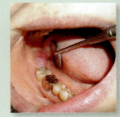
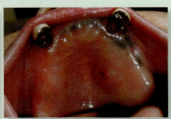

2．悪性腫瘍

各論

2. 悪性腫瘍

粘表皮癌 mucoepidermoid carcinoma

定義 粘液産生細胞，扁平上皮細胞（類表皮細胞），および中間細胞（未分化な導管上皮様細胞）の3種類の細胞からなる腫瘍．腫瘍細胞の分化度によって組織学的に悪性度が評価される．

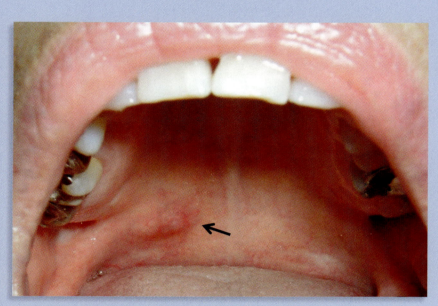

右側口蓋に不明瞭な腫瘤がみられる．弾性硬で結節状を呈す

臨床所見

発生頻度 全唾液腺腫瘍の3〜15%，小唾液腺腫瘍の10〜20%を占める．唾液腺悪性腫瘍のなかで最も多い．

好発部位 70%は大唾液腺に発生し，そのうち90%は耳下腺に発生．小唾液腺では40%は口蓋から発生する．粘表皮癌の4%は顎骨中心性に発生する．

好発年齢 30〜60歳代．小児や若年者にもみられ，小児の悪性唾液腺腫瘍のなかで高い割合を示す．

性差 女性にやや多い．

臨床症状 結節状を呈する充実性の腫瘤で，周囲との境界は比較的明瞭であるが，被膜は部分的に欠如することがある．低分化なものでは明らかな周囲組織への浸潤を示し，高分化なものでは粘液を含む囊胞腔を認めることがある．

治療 外科的切除（周囲組織を含めた拡大手術）．

予後 5年生存率は80%で，腫瘍の分化が高いほど予後がよい．

鑑別診断 扁平上皮癌，腺扁平上皮癌，粘液性囊胞腺腫，壊死性唾液腺化生，その他の唾液腺腫瘍．

C&P
CLINICAL and PATHOLOGY

1. 高分化型粘表皮癌の強拡大像．明るく大きな胞体の粘液産生細胞が主体となって嚢胞腔内に増殖する
2. 粘液産生性の強い高分化型粘表皮癌．腫瘍胞巣の周囲は産生した粘液で満たされている
3. 高分化型粘表皮癌のムチカルミン染色像．粘液産生細胞の胞体や分泌物がムチカルミン染色陽性となり，明るい赤紫色に染まっている

- Ⓐ：粘液産生細胞
- Ⓑ：中間細胞
- Ⓒ：扁平上皮様細胞
- Ⓓ：分泌された粘液
- Ⓔ：腫瘍間質

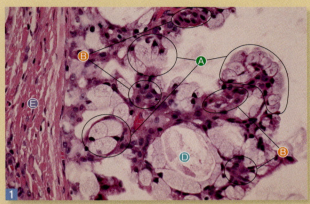
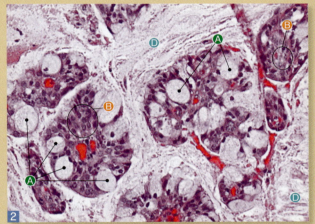
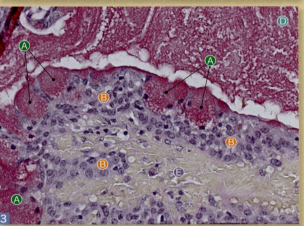

病理組織所見

1. 無痛性腫脹，時に潰瘍形成や骨破壊．
2. 腫瘍を構成する，粘液産生細胞，扁平上皮様細胞（類表皮細胞），未分化な導管上皮様細胞からなる中間細胞の3種類の細胞が，種々の割合で混在し，腺管状，嚢胞状，あるいは充実性の腫瘍胞巣を形成する．
3. 唾液腺の粘液腺房細胞は，発生学的に，口腔粘膜から導管，腺胞へと分化して形成されることから，粘液産生細胞が多いものは分化度が高く，反対に重層扁平上皮に近いものは分化が低いものとなる．
4. 一般的に，悪性腫瘍においては，高分化のものよりも低分化のもののほうが，脱分化によって悪性度が強い傾向がある．そのため，高分化型は低悪性であるのに対して，低分化型は高悪性となる．

〔高分化型〕
高分化型は，低悪性度粘表皮癌で，粘液産生細胞が主体となり，嚢胞形成を特徴とする．

〔低分化型〕
a. 低分化型は，高悪性度粘表皮癌で，粘液産生細胞や嚢胞形成はほとんどみられず，中間細胞と扁平上皮細胞が充実性に増殖する．
b. 細胞異型性が強く，浸潤性に増殖し，扁平上皮癌に類似する．

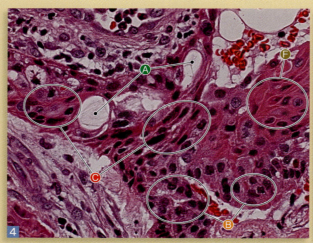
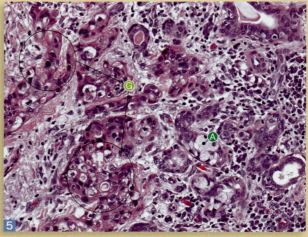
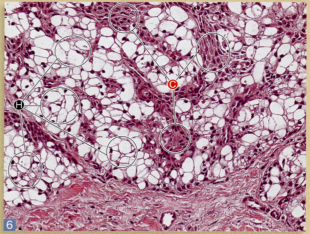

4 低分化型粘表皮癌の強拡大像．粘液産生細胞はほとんどみられず，中間細胞と異型性を示す扁平上皮様細胞が充実性に増殖する
5 高悪性度の低分化型粘表皮癌．細胞の異型性が強く，胞巣形成が不明瞭な腫瘍細胞が浸潤性に増殖する
6 中等度悪性の明細胞型粘表皮癌．淡明細胞への分化を示す腫瘍細胞がみられる
Ⓕ：角化傾向を示す扁平上皮様細胞
Ⓖ：胞巣形成が不明瞭で強い異型性を示す，低分化の扁平上皮癌に類似した腫瘍細胞
Ⓗ：細胞質が明るく抜けた淡明細胞

　　c．クロマチンが凝集した核と，細胞質内にPAS陽性でジアスターゼ消化性のグリコーゲンを多量に含む明細胞の充実性増殖からなる明細胞型clear cell variantのものがあり，他の明細胞性腫瘍との鑑別が問題となるが，粘液産生細胞がみられることにより診断される．
　　d．顎骨中心性に発生する粘表皮癌の腫瘍発生については，唾液腺の迷入，あるいは歯原性上皮の粘液産生細胞への化生に由来する可能性が考えられている．

確定診断 扁平上皮癌との鑑別では，ムチカルミン染色で赤紅色に染まる粘液産生細胞を証明する．
　　PAS染色にも陽性を示すが，PAS染色はグリコーゲンや基底膜などの糖タンパクも染まることから，上皮性粘液のみを染色するムチカルミン染色が，鑑別診断に用いられる．
　　壊死性唾液腺化生 necrotizing sialometaplasia は，主として口蓋腺にみられ，腺組織の壊死を伴う非腫瘍性病変であるが，粘膜の潰瘍形成とともに粘液細胞を伴う著明な扁平上皮化生を起こすことから，一見，粘表皮癌や扁平上皮癌と類似した組織像を示すことがあり，注意を要する．

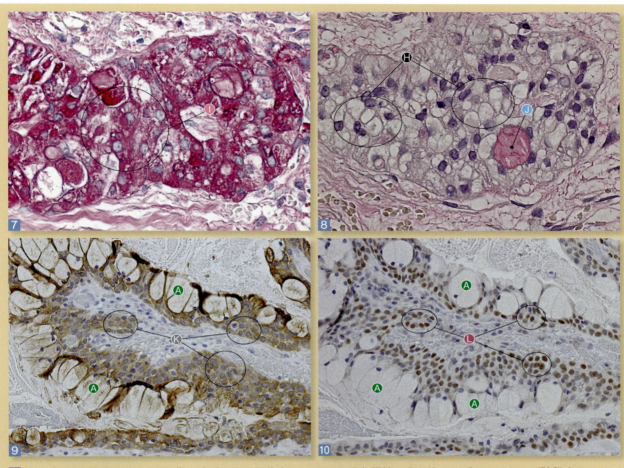

7 明細胞型粘表皮癌の PAS 染色像．淡明細胞の胞体内には，PAS 染色陽性で赤く染まるグリコーゲンが貯留する

8 明細胞型粘表皮癌のムチカルミン染色像．連続切片で観察すると，淡明細胞で占められた胞巣内に，ムチカルミン染色陽性を示す粘液産生細胞がごくわずかに認められる

9 高分化型粘表皮癌の連続切片観察．全サイトケラチン AE1/AE3 の免疫組織化学染色像．腫瘍細胞はサイトケラチンに陽性を示す

10 p63 の免疫組織化学染色像．p63 の陽性反応が中間細胞の細胞核に認められる

Ⅰ：グリコーゲンを保有する淡明細胞
J：ムチカルミン染色陽性の粘液産生細胞
K：サイトケラチン陽性の中間細胞
L：p63 陽性の中間細胞の細胞核

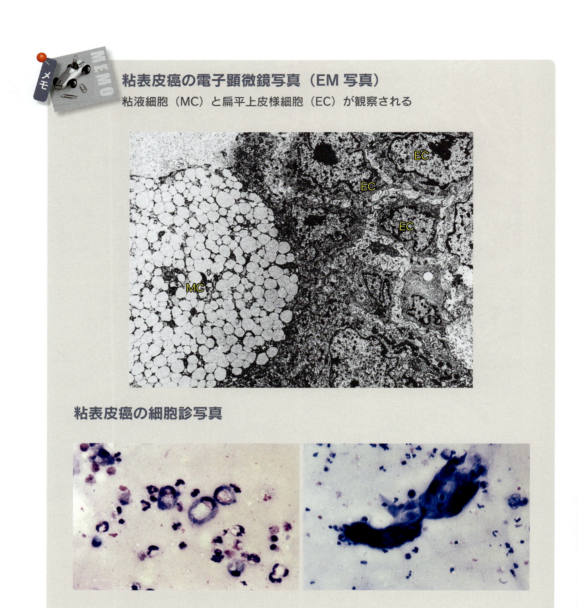

粘表皮癌の電子顕微鏡写真（EM写真）
粘液細胞（MC）と扁平上皮様細胞（EC）が観察される

粘表皮癌の細胞診写真

各論

2. 悪性腫瘍
腺様嚢胞癌 adenoid cystic carcinoma

定義 篩状の特異な組織像を示す腫瘍で，局所浸潤性が強く，神経周囲に沿って浸潤する予後不良の悪性腫瘍．腫瘍実質が特徴的なスイスチーズ様の篩状構造（クリブリフォーム・パターン cribriform pattern）を示す．

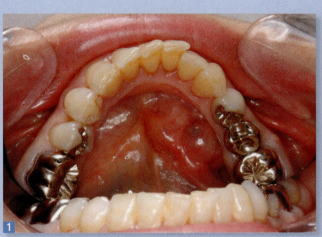 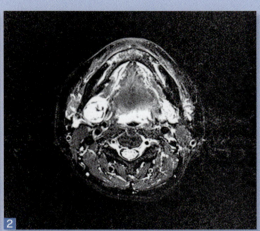

1 口底に発生した腺様嚢胞癌．可動性の硬結を伴う腫瘤を触知する．画像所見から舌下腺が原発．
2 別症例．右側顎下腺相当部に，境界明瞭で内部不均一な高信号を示す腫瘤性病変を認める．T2強調MR画像（横断像，脂肪抑制）

臨床所見

- **発生頻度**：唾液腺腫瘍の4.7〜10％を占める．小唾液腺腫瘍のなかでは多形腺腫の次に多い．悪性唾液腺腫瘍のなかでは最も多い．
- **好発部位**：顎下腺（15〜38％）や舌下腺では比較的多いが，耳下腺では少ない（2.3〜3.0％）．小唾液腺腫瘍の16〜35％を占め，その半数が口蓋に発生し，舌，口底の順に多い．
- **好発年齢**：40〜70歳代．
- **性差**：女性に多い（女性：男性＝2：1）．
- **臨床症状**：発育は緩やかで経過は長いが，局所浸潤性が強く被膜が不明瞭で，神経周囲へ浸潤し，疼痛・神経麻痺を起こす．5年生存率は50％，15年生存率は20％．
- **X線所見**：腫瘍と一致するやや不透過像と，それに接する骨の吸収像．
- **治療**：切除．
- **予後**：不良．再発を繰り返し，最終的には全身のリンパ節や骨，肺に転移を起こす．
- **鑑別診断**：基底細胞腺癌，上皮筋上皮癌，多形腺腫，多形低悪性腺癌，唾液腺導管癌などの唾液腺腫瘍．

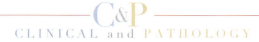

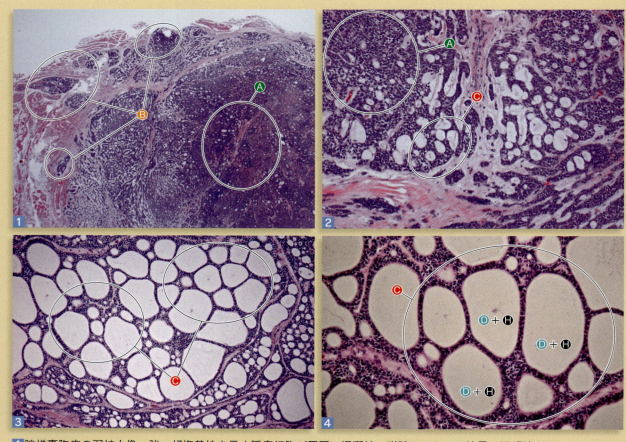

1. 腺様嚢胞癌の弱拡大像．強い好塩基性を示す腫瘍細胞が周囲に浸潤性に増殖しており，境界は不明瞭となっている
2. 充実型と篩状型の腺様嚢胞癌．分化度の低い腫瘍細胞が充実性に増殖している．索状増殖部や篩状構造もみられる
3. 篩状型の腺様嚢胞癌．特徴的な篩状構造（スイスチーズ様）を示す部．腺管ではない間質性の偽嚢胞からなる小嚢胞状構造が集まってみられる
4. 篩状構造の強拡大像．腫瘍細胞の分化度は低く，核はヘマトキシリンに濃染する
   - Ⓐ：好塩基性を示し，ヘマトキシリンに濃染する分化度の低い腫瘍細胞の充実性増殖
   - Ⓑ：周囲組織への浸潤像
   - Ⓒ：篩状構造
   - Ⓓ：偽嚢胞

病理組織所見

1. 介在部導管から発生すると考えられており，管腔形成する腺上皮細胞と，腫瘍性筋上皮・基底細胞の両方の細胞からなる．
2. 腫瘍性筋上皮細胞は，分化度は低く，核は好塩基性でヘマトキシリンに濃染する．
3. 篩状構造は，球状の結合組織性粘膜を入れた間質性の偽嚢胞からなる小嚢胞状構造が集まった胞巣で，腺の分泌物を入れた真の腺管もわずかにみられる．

   ［篩状型 cribriform type］
   a. 腫瘍実質がクリブリフォーム cribriform〔特徴的な篩状構造（スイスチーズ様）〕を示す好塩基性の腫瘍性筋上皮細胞の増殖が主体となるが，腺管を形成する導管上皮様細胞も一部にみられ，これらの2種類の腫瘍細胞で構成される．
   b. 篩状構造は真の腺管ではなく，腫瘍性筋上皮細胞がつくる基底膜成分（ラミニン

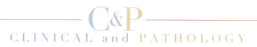

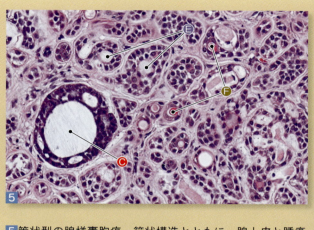
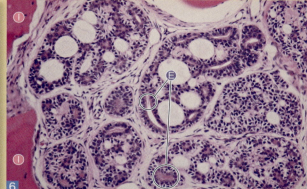

5 管状型の腺様嚢胞癌．篩状構造とともに，腺上皮と腫瘍性筋上皮からなる二層性の管状構造がみられる
6 顎骨内への浸潤像
7 神経周囲への強い浸潤像．
8 周囲の正常唾液腺組織への浸潤像
9 PAS-アルシアンブルー染色．真の腺管の上皮性分泌物はPAS染色に陽性に染まるのに対して，間質性の偽嚢胞からなる小嚢胞状構造は，PAS染色には陰性で結合組織性粘液を染めるアルシアンブルーで青く染まる

- E：二層性の管状構造
- F：真の腺管
- G：上皮性粘液
- H：結合組織性粘液
- I：顎骨
- J：末梢神経線維
- K：神経浸潤
- L：正常粘液腺

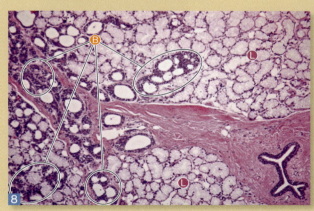
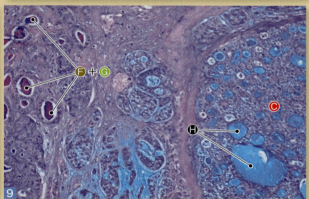

laminin やIV型コラーゲン type IV collagen）などの酸性ムコ多糖類球状となったものを入れた偽嚢胞である．

c．胞巣周囲の間質は結合組織性の粘液で，酸性ムコ多糖類に富んでいる．篩状構造の偽嚢胞との移行像もしばしばみられる．強い硝子化を示す部位もある．

d．腫瘍胞巣内には，腔内に上皮性のムチンの分泌物をいれた，導管上皮からなる小型の真の腺管もわずかにみられる．

e．被膜が不明瞭で，索状に増殖を示し，周囲組織への強い浸潤性を示す．

[管状型 tubular type]

a．管腔形成を示す腺上皮と腫瘍性筋上皮からなる2層性の管状構造を示す．

b．通常は，篩状型と管状型が種々の割合で混在してみられる．

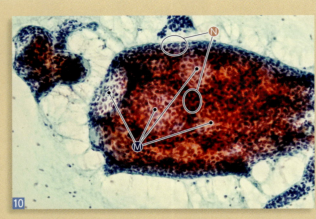
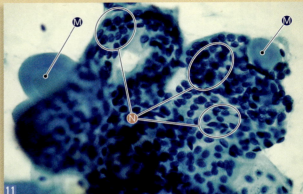
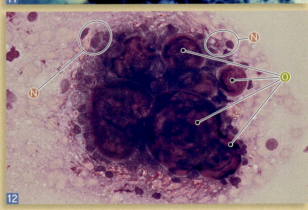

10 **11** 腺様嚢胞癌の穿刺吸引細胞診，パパニコロー染色像
12 腺様嚢胞癌の穿刺吸引細胞診，ギムザ染色像
Ⓜ：球状の結合組織性粘液
Ⓝ：分化度の低い腫瘍細胞
Ⓞ：ギムザ染色でメタクロマジー陽性を示す球状の結合組織性粘液

［充実型 solid type］
a．篩状構造や2層性の管状構造に乏しく，分化度の低い，腫瘍性筋上皮細胞の充実性増殖からなるもの．

確定診断 穿刺吸引細胞診では，篩状構造部は特徴的な粘液球として観察され，ギムザ染色では異染性（メタクロマジー：青色の色素で赤く染まる）を示し，鮮やかな紅色の球に染色される．腺様嚢胞癌は末梢神経を包んでいる神経周膜への浸潤を特徴とし，神経周膜の内側を満たすリンパ液の中を末梢神経線維に沿って，中枢側へと浸潤する．このため，腫瘍の摘出に際しては，腫瘍本体につながる末梢神経の迅速診断を行い，神経を介した中枢側への伸展がないことを確認する必要がある．

各論

2. 悪性腫瘍
腺癌 NOS adenocarcinoma, not otherwise specified（非特異的腺癌）

定義 腺管形成を伴う唾液腺原発の腺癌で，他の腫瘍型の唾液腺腫瘍の特徴的な組織像を欠き，他のどの分類にも入らないもの．周囲組織への不規則な浸潤増殖を示す．

臨床所見

- **発生頻度** 唾液腺悪性腫瘍の8〜17％．粘表皮癌に次いで多い．
- **好発部位** 多くが耳下腺に発生する．次いで硬口蓋，頬粘膜，口唇に発生する．
- **好発年齢** 平均年齢は58歳．
- **性差** 女性のほうがわずかに多い．
- **臨床症状** 大唾液腺に発生するものの多くは無症候性である．しかし，20％は疼痛を自覚し，顎下腺腫瘍と関連することが多い．小唾液腺に発生したものは潰瘍化することがある．
- **予後** 15年生存率は低悪性度で54％，中悪性度で31％，高悪性度で3％である．
- **鑑別診断** 腺房細胞癌，多形低悪性度腺癌などの唾液腺癌．

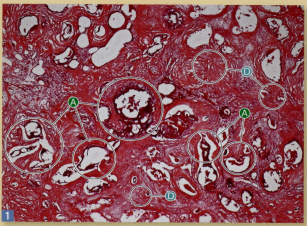
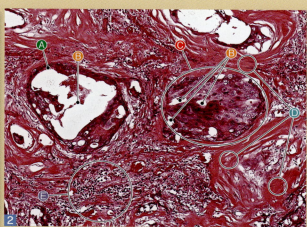
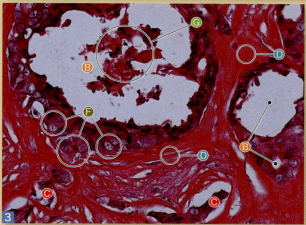

PATHOLOGY

1. 腺癌 NOS の弱拡大像．硝子化した間質に，不規則な大小の管腔を形成する腫瘍細胞の胞巣がみられる
2. 不規則な腺腔を形成する腫瘍胞巣
3. 強拡大像では，腫瘍細胞の核は大型で核小体が目立ち，強い異型性を示している

- Ⓐ：腺管形成を示す腫瘍胞巣
- Ⓑ：不規則な腺管
- Ⓒ：腺管の乏しい充実性の腫瘍胞巣
- Ⓓ：硝子化を示す腫瘍間質
- Ⓔ：リンパ球浸潤
- Ⓕ：強い異型性を示す腫瘍細胞
- Ⓖ：腺腔内の壊死細胞

病理組織所見

1. 腺管を形成するが，他の唾液腺癌に分類することのできないものを包含したもので，低悪性度から高悪性度まで多彩な組織像の症例が混在する分類項目．
2. 低悪性度：腫瘍細胞が比較的均一で，管腔形成が明瞭で多いもの．
3. 中悪性度：核が大型不規則で，分裂像が散見されるが，管腔形成が多いもの．
4. 高悪性度：出血壊死が目立ち，腫瘍細胞の細胞核の好塩基性の増加や腫大などの異型が強く，腺管形成は一部のみにみられるもの．

各論　2. 悪性腫瘍
多形腺腫由来癌 carcinoma ex pleomorphic adenoma （多形腺腫内癌腫 carcinoma in pleomorphic adenoma）

定義 多形腺腫の長期の経過の後に，一部ががん化したもので，既存の多形腺腫に種々の組織型の癌腫が混在する．多形腺腫と癌腫が混在するか，多形腺腫の術後に癌腫が発生したもの．

CLINICAL

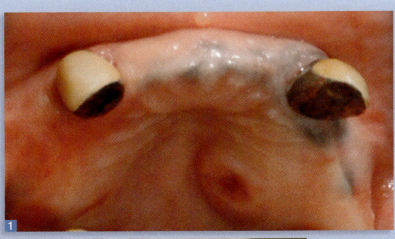

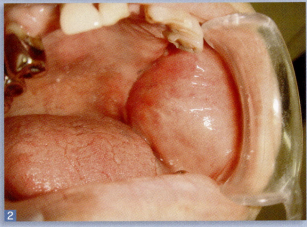

1 左側口蓋部に発生した多形腺腫由来癌．頂上部分には潰瘍を認める
2 左側頬粘膜に発生した多形腺腫由来癌．比較的境界明瞭な半球状の腫瘍がみられる

臨床所見

発生頻度	全唾液腺腫瘍の 3.6％，全唾液腺悪性腫瘍の 11.6％．
好発部位	耳下腺：67％，小唾液腺，特に口蓋腺：18％，顎下腺：15％．
好発年齢	50～70 歳代．良性多形腺腫よりも平均して 10～20 歳年長である．
性差	女性にやや多い．
臨床症状	経過の長かった良性腫瘍が急激に増大したり，局所の疼痛，顔面神経麻痺，潰瘍形成がみられるときは悪性が疑われる．
治療	外科的切除．頸部郭清術が必要な場合もある．
予後	一般的に不良で，局所再発は約 40％で転移も多く，5 年生存率は 40～55％，15 年生存率は約 20％といわれている．
鑑別診断	その他の唾液腺腫瘍．

C&P
CLINICAL and PATHOLOGY

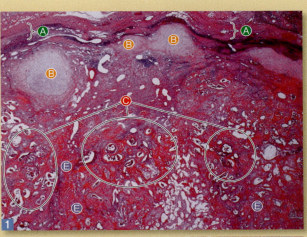
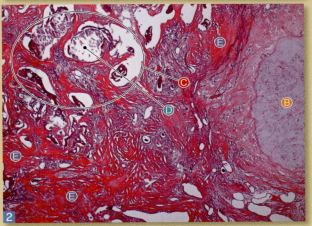

1. 多形腺腫由来癌の弱拡大像．既存の多形腺腫の被膜内に，大小不同の不規則な腺管を形成する，癌腫成分の浸潤性増殖がみられる．被膜下には良性の多形腺腫の軟骨腫様部のみが取り残されているが，多形腺腫の組織は悪性腫瘍の細胞にすべて置換されている
2. 既存の多形腺腫の軟骨腫様部と，不規則な腺管を形成しながら増殖する癌腫成分の腫瘍胞巣

- Ⓐ：既存の多形腺腫の被膜
- Ⓑ：残存する既存の多形腺腫の軟骨腫様部
- Ⓒ：腺管を形成して増殖する癌腫成分の腫瘍胞巣
- Ⓓ：癌腫成分の不規則な腺管
- Ⓔ：硝子化を示す腫瘍間質

病理組織所見

1. 多形腺腫の長期の経過の後に，急速に増大して，周囲との癒着や潰瘍形成，疼痛や神経麻痺などの症状を示すようになることが，悪性転化の臨床的な特徴となる．
2. 既存の多形腺腫に種々の組織型の癌腫が混在し，癌腫の成分では，低分化腺癌，未分化癌，唾液腺導管癌のほか，扁平上皮癌や粘表皮癌，腺様嚢胞癌など，多彩な種類がある．
3. 良性の多形腺腫と癌腫が共存しているが，癌腫の成分が大半を占める場合にも，既存の多形腺腫を軟骨腫様組織の存在などで確認することが必要となる．
4. 間質の強い硝子化や石灰化，出血や壊死は，悪性転化を疑う指標となる．
5. リンパ節転移や遠隔転移とともに，再発率が40〜50％と高く，癌腫の種類と浸潤の程度によって予後が異なる．多形腺腫の被膜内にとどまる被膜内癌では，転移はみられない．
6. 非浸潤型 non-invasive carcinoma，微小浸潤型 minimally invasive carcinoma，浸潤型 invasive carcinoma の3つの形に分けられる．

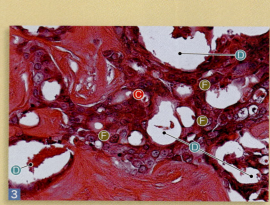
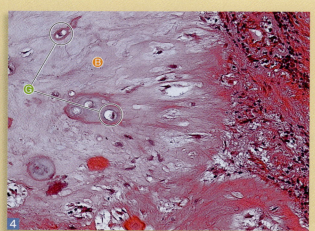
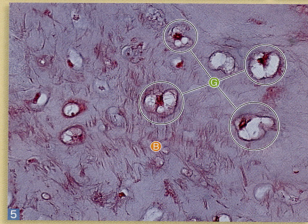

3 腺管構造を示す癌腫成分の腫瘍胞巣の強拡大像．強い異型性を示す腫瘍細胞が不規則な管腔を形成する
4 癌腫組織内に残存する多形腺腫の軟骨腫様部
5 多形腺腫の軟骨腫様部の強拡大像．軟骨小腔内に細胞を封入した軟骨腫様組織は，腺癌組織の浸潤に抵抗し，破壊されずに残っている
F：強い異型性を示す腫瘍細胞
G：小腔内に細胞を封入した軟骨細胞様細胞

各論

2. 悪性腫瘍
多型腺癌 polymorphous adenocarcinoma

定義 旧名は多形低悪性度腺癌 polymorphous low-grade adenocarcinoma．転移の可能性が低く悪性度の低い腺癌．均一で異型性に乏しい立方形または円柱形の腫瘍細胞が多様な組織構造（充実性，腺管状，篩状，索状，乳頭状，嚢胞状）などを示す．

臨床所見

- **発生頻度**：口腔内に発生する唾液腺悪性腫瘍の26％を占める．日本ではまれ．欧米では小唾液腺にみられる悪性腫瘍の25％を占める．
- **好発部位**：口蓋腺に好発する（60％）．その他は頬粘膜，臼後部，上唇，舌と続く．
- **好発年齢**：50〜70歳．
- **性差**：女性のほうが多い．男性の約2倍．
- **臨床症状**：痛みがないことが最も一般的な特徴．口腔粘膜からの出血や潰瘍ができることがある．
- **治療**：外科的切除．頸部リンパ節転移が疑われる場合には頸部郭清術も加えて行う．
- **予後**：一般的に予後はよい．
- **鑑別診断**：多形腺腫，腺様嚢胞癌．

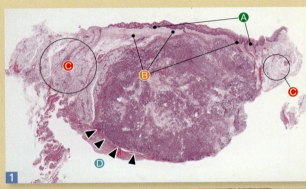
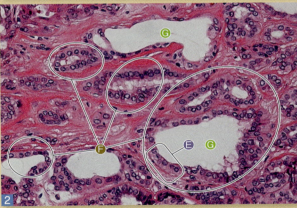
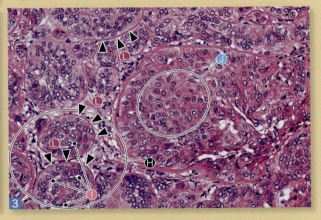

1. 多型低悪性度腺癌のルーペ像．口腔粘膜下の粘液腺組織に接して，マクロ像では比較的境界明瞭な限局性の腫瘍がみられる
2. 腺管状構造を示す部の強拡大像．異型性に乏しい立方形から円柱形の腫瘍細胞が腺管を形成して増殖する．この腺管は2層性ではなく，単層性を特徴とする
3. 充実性に増殖する部と，圧扁された狭小な腺腔を認める部

Ⓐ：口腔粘膜上皮　Ⓑ：上皮下の線維性結合組織　Ⓒ：正常粘液腺組織　Ⓓ：不完全な被膜（矢頭）　Ⓔ：異型性に乏しい立方形の腫瘍細胞　Ⓕ：単層性の腺管構造　Ⓖ：上皮性粘液を入れた腺腔　Ⓗ：狭小な腺腔を形成する腫瘍胞巣　Ⓘ：圧扁された狭小な腺腔　Ⓙ：充実性増殖を示す腫瘍胞巣　Ⓚ：索状増殖を示す腫瘍胞巣　Ⓛ：胞巣周囲の基底膜（矢頭）

病理組織所見

1. 再発やリンパ節への転移は少なく，予後はよい．
2. 比較的境界明瞭な限局性腫瘍であるが，周囲組織への浸潤性増殖や神経周囲への浸潤がみられる．
3. 腫瘍細胞は均一で，異型性に乏しい立方形から円柱形の腫瘍細胞が，充実性，腺管状，篩状，索状，乳頭状，嚢胞状など，多様な組織構造を示すのを特徴とする．
4. 腺管状構造は，腺様嚢胞癌などでみられるような2層性ではなく，単層性で腔内には上皮性のムチンをいれている．

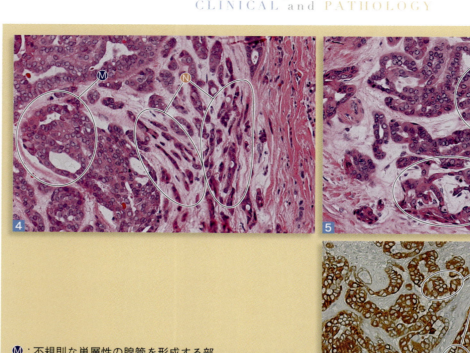

Ⓜ：不規則な単層性の腺管を形成する部
Ⓝ：腫瘍細胞が索状に1列に並んだインデアンファイル状・single-file 様配列
Ⓞ：全サイトケラチン AE1/E3 陽性の腫瘍細胞
Ⓟ：S-100 タンパク陽性の腫瘍細胞
Ⓠ：ビメンチン陽性の腫瘍細胞

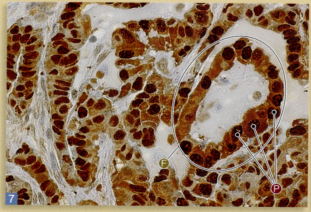
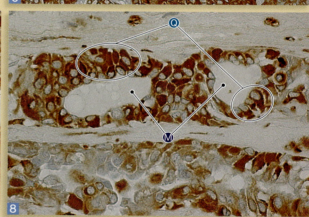

4 腫瘍細胞が1列に並ぶ，インデアンファイル状・single-file 様配列
5 腺管状構造と索状の増殖像
6 全サイトケラチン AE1/E3 の免疫組織化学染色像
7 S-100 タンパクの免疫組織化学染色像
8 ビメンチンの免疫組織化学染色像

5 腫瘍辺縁部には，腫瘍細胞が索状に1列に並ぶ，特徴的なインデアンファイル状配列・single-file 様配列がみられる．
6 脈管や神経線維へ浸潤する部では，神経や血管の周りを同心円状に取り巻く．
7 間質は粘液様あるいは硝子化を示す．

確定診断 ▶ ほとんどの腫瘍細胞が，サイトケラチン，ビメンチン，S-100 タンパクのすべてに陽性を示す．多彩な腫瘍構造を示すにもかかわらず，腺管上皮と腫瘍性筋上皮のマーカーが共に陽性を示す．

各論

2. 悪性腫瘍
上皮筋上皮癌 epithelial-myoepithelial carcinoma

定義 好酸性の円柱状細胞からなる腺管構造と，その外層の主に淡明細胞からなる筋上皮成分の2層性増殖を特徴とする唾液腺腫瘍．組織学的に，内側の腺管上皮と，外側の明細胞性の腫瘍性筋上皮細胞からなる．

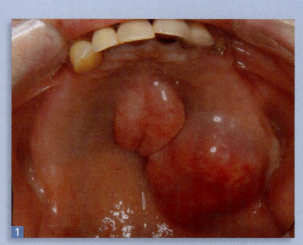

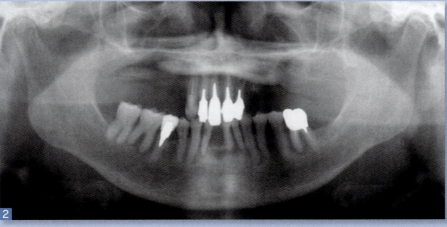

1 左側口蓋部から上顎左側臼歯部にかけて，凹凸不整，充実性の腫瘤がみられる
2 上顎左側臼歯部にX線透過像がみられる

臨床所見

- 発生頻度：唾液腺腫瘍の1％未満．
- 好発部位：耳下腺に好発する．次いで顎下腺．まれには小唾液腺にもみられる．
- 好発年齢：60歳代に多い．
- 性　差：やや女性に多い．
- 臨床症状：緩徐な発育であり，顔面神経麻痺や疼痛，リンパ節腫脹は比較的乏しい．
- 治　療：外科的切除．
- 予　後：再発率は高いが，一般的に良好である．
- 鑑別診断：多形腺腫，筋上皮腫，腺様嚢胞癌，多形低悪性度腺癌，筋上皮癌．

C&P CLINICAL and PATHOLOGY

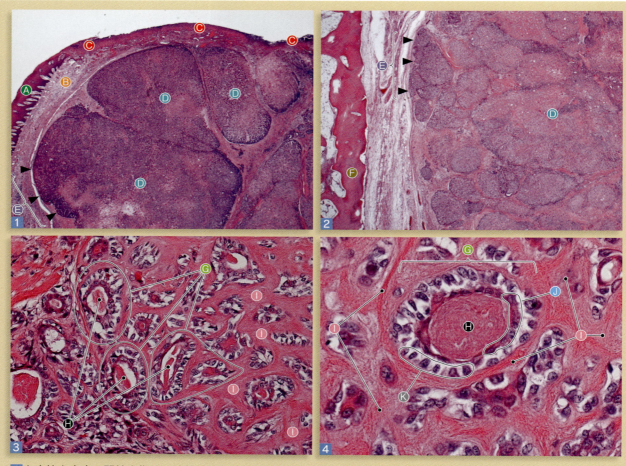

1. 上皮筋上皮癌の弱拡大像．口腔粘膜下に多結節性に発育する腫瘍がみられる．腫瘍表層の粘膜は広い範囲で潰瘍を形成している
2. 腫瘍の境界は比較的明瞭で，この部での顎骨への浸潤はみられないが，被膜形成は乏しい
3. 腫瘍胞巣は，好酸性の胞体をもつ内側の腺管上皮と，外側の明細胞性の明るい胞体をもつ腫瘍性筋上皮細胞からなる，特徴的な2層性構造を示す
4. 上皮筋上皮癌の特徴的な2層性構造の強拡大像．腺管上皮の腺腔内には分泌物が貯留し，周囲の明るい腫瘍性筋上皮細胞は多形性を示す．周囲の腫瘍間質には基底膜様物質の沈着や線維化がみられる

Ⓐ：口腔粘膜上皮　Ⓑ：上皮下の線維性結合組織　Ⓒ：口腔粘膜の欠損と潰瘍形成　Ⓓ：多結節性に発育する充実性の腫瘍実質　Ⓔ：被膜形成の欠如　Ⓕ：顎骨　Ⓖ：特徴的な2層性構造の胞巣　Ⓗ：上皮性粘液を入れた腺腔　Ⓘ：線維化や硝子化を示す腫瘍間質　Ⓙ：好酸性の胞体をもつ内側の腺管上皮　Ⓚ：外側の明細胞性の明るい胞体をもつ腫瘍性筋上皮細胞

病理組織所見

1. 多結節性で浸潤性増殖を示し，小唾液腺では，境界不明瞭で被膜を欠く．
2. しばしば潰瘍形成がみられ，再発や遠隔転移を起こすことがある．
3. 腺腔を形成する内側の好酸性の腺管上皮と，外側の周囲を取り囲む，大型多角形〜紡錘形を示す腫瘍性筋上皮性の明細胞からなる．
4. 外側の明細胞の胞体は，PAS染色に陽性のグリコーゲンに富んでいる．

確定診断 グリコーゲン顆粒は，PAS染色に陽性で，αアミラーゼにより消化されて染色性がなくなることで証明される．内側の腺管上皮は，サイトケラチンとEMAやCEAに陽性となる．外側の明細胞性の腫瘍性筋上皮は，S-100タンパク，カルポニン，α-SMAなどの腫瘍性筋上皮のマーカーに陽性となる．

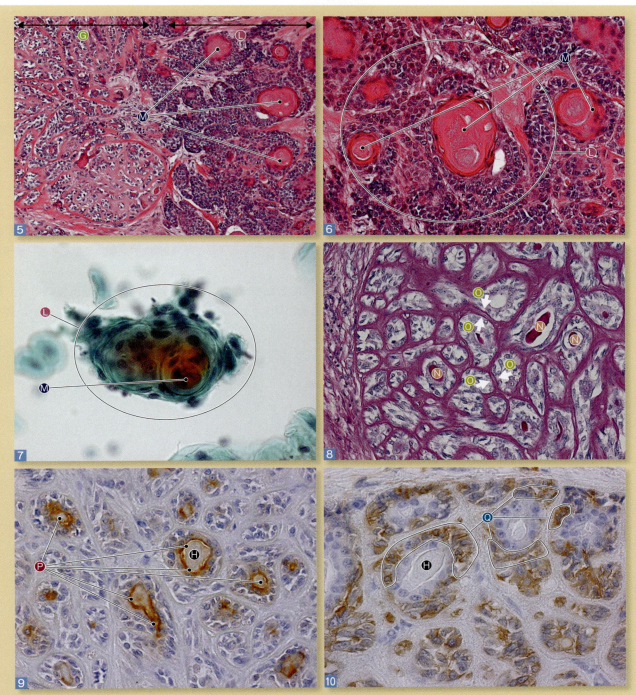

5 2層性の腺管構造部と角化を示す充実性胞巣部
6 角化を示す充実性胞巣部
7 穿刺吸引細胞診のパパニコロウ染色像．オレンジG陽性のタマネギ状の角質球と，胞体の乏しい腫瘍細胞の充実性増殖がみられる
8 PAS染色標本．腺管腔の分泌物と，腫瘍胞巣周囲間質の基底膜様物質が赤く染め出される
9 EMAの免疫組織化学染色像．EMAの陽性反応が内側の腺管上皮細胞の細胞質に認められる
10 α-SMAの免疫組織化学染色像．α-SMAの陽性像が外側の腫瘍性筋上皮細胞の細胞質に認められる
Ⓛ：角化を示す充実性胞巣部　Ⓜ：角質球　Ⓝ：PAS染色陽性の腺腔内の分泌物　Ⓞ：PSA陽性の基底膜様物質の沈着
Ⓟ：EMA陽性の内側の腺管上皮細胞　Ⓠ：α-SMA陽性の外側の腫瘍性筋上皮細胞

2. 悪性腫瘍

唾液腺導管癌 salivary duct carcinoma

定義 1968 年に Kleinsasser らが初めて報告した疾患概念で，浸潤性乳管癌に類似した特徴的な組織型を呈する．高齢男性にみられる悪性度のきわめて高い腫瘍で，神経浸潤や遠隔転移の傾向が強く死亡率が高い．組織学的には腫瘍胞巣の中心部に壊死物質を入れ嚢胞状となった中心壊死を特徴とする．

臨床所見

発生頻度 唾液腺悪性腫瘍の約 9%を占める．

好発部位 耳下腺に多く，顎下腺を含めた大唾液腺症例が 9 割以上を占める．小唾液腺原発例は非常にまれである．

好発年齢 50 歳以上に発生し，平均年齢は 59〜68 歳．

性 差 圧倒的に男性に多い．男：女は 3：1〜8：1 である．

臨床症状 短期間での耳下腺部腫脹のほか，顔面神経麻痺や疼痛が認められる．

予 後 約 30%で局所再発，約 60%で所属リンパ節転移，30〜60%で遠隔転移（肺，骨，脳，肝）がみられ，死亡率も 33〜77%と唾液腺悪性腫瘍のなかでも著しく予後不良．

鑑別診断 腺様嚢胞癌，高悪性度の粘表皮癌，オンコサイト癌，嚢胞腺癌のほか，腺癌 NOS や low-grade cribriform cystadenocarcinoma などとの鑑別が必要．

C&P
CLINICAL and PATHOLOGY

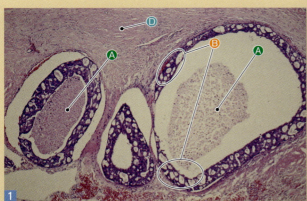
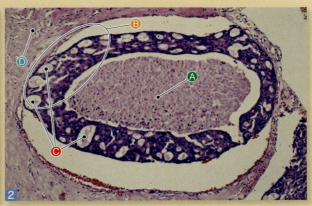
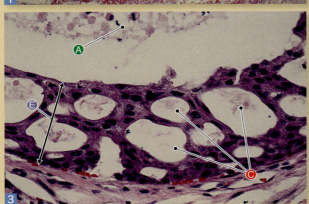

1 唾液腺導管癌の弱拡大像．境界の明瞭な大きな腫瘍胞巣には，中心部に壊死物質をいれ囊胞状をとなった中心壊死がみられる

2 腫瘍胞巣と中心壊死．胞巣周囲の間質は硝子化を示しており，腫瘍胞巣は中心壊死の周囲を取り囲んで篩状構造がみられる

3 腫瘍細胞は強い好塩基性で，微小囊胞が連なったRoman-bridge様の構造を示す

- Ⓐ：中心壊死
- Ⓑ：篩状の構造を示す腫瘍細胞
- Ⓒ：微小囊胞
- Ⓓ：硝子化を示す腫瘍間質
- Ⓔ：微小囊胞が連なったRoman-bridge様の篩状構造部

病理組織所見

1. 60％にリンパ節転移や遠隔臓器転移がみられ，死亡率が高く，著しく予後が不良の腫瘍．
2. 周囲との境界は不明瞭なことが多く，充実性増殖の中に出血性の壊死を伴った囊胞形成をみる．
3. 腫瘍胞巣は大きく境界の明瞭で，管状や篩状の構造を示し，腫瘍胞巣の中心部に壊死物質をいれて囊胞状を伴った中心壊死 comedo necrosis がみられ，乳腺の面疱癌に類似する．
4. 中心壊死の周囲を取り囲む篩状構造部では，微小囊胞が連なった Roman-bridge 様と呼ばれる特徴的な組織構造がみられる．
5. 浸潤性増殖が著明で，脈管侵襲像や神経周膜浸潤像が多く，硝子化した間質に，索状あるいは小塊状の腫瘍細胞がびまん性に浸潤したスキルス癌 scirrhous carcinoma に類似した像がみられる．

確定診断 サイトケラチンやEMAなどの上皮系マーカーとともに，アンドロゲンレセプター androgen receptor（AR）に陽性を示す．

各論

2. 悪性腫瘍
オンコサイト癌 oncocytic carcinoma

定義 細胞異型性と多形性を伴うオンコサイトが，充実性や索状に増殖し，周囲組織に浸潤する．

臨床所見

- 発生頻度：まれ．
- 好発部位：主として耳下腺に発生する．
- 好発年齢：60歳代．報告によりばらつく．
- 性差：報告によりばらつく．
- 鑑別診断：オンコサイトーマ．

PATHOLOGY

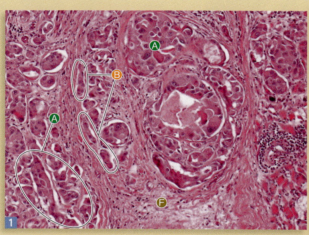
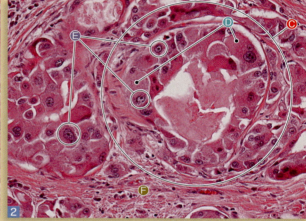
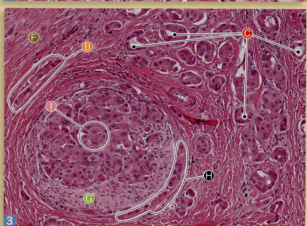

1 オンコサイト癌の弱拡大像．異型オンコサイトの浸潤性増殖からなる
2 強拡大像．腫瘍細胞はオンコサイトに類似し，好酸性で円形や多角形の多形性を示す．細胞異型を伴う腫瘍細胞が，充実性や索状に増殖する
3 神経浸潤を示す腫瘍胞巣
- Ⓐ：異型オンコサイトの充実性増殖
- Ⓑ：索状の腫瘍胞巣
- Ⓒ：管状の腫瘍胞巣
- Ⓓ：好酸性で多形性を示すオンコサイトに類似の腫瘍細胞
- Ⓔ：明瞭な核小体をもつ異型核
- Ⓕ：線維化を示す腫瘍間質
- Ⓖ：末梢神経線維
- Ⓗ：神経周膜への浸潤
- Ⓘ：神経線維内への浸潤

病理組織所見

1 耳下腺の有痛性腫瘤で，顔面神経麻痺を伴う．
2 オンコサイトーマから悪性転化する．
3 ミトコンドリアが異常に増加したエオジンに好染する顆粒状の胞体をもつ，異型オンコサイトの浸潤性増殖からなる．
4 類円形や多角形で細胞異型性と多形性を伴うオンコサイトが，充実性や索状に増殖し，周囲組織に浸潤する．
5 神経周囲や血管周囲への強い浸潤傾向を示す．

確定診断 サイトケラチンとミトコンドリア抗体に陽性を示す．PTAH染色（リンタングステン酸ヘマトキシリン染色）で，ミトコンドリアを証明．筋上皮細胞への分化はみられない．

各論

2. 悪性腫瘍

筋上皮癌 myoepithelial carcinoma（悪性筋上皮腫 malignant myoepithelioma）

定義 筋上皮腫の悪性型で，多形性や細胞異型を示す，束状の紡錘形細胞や形質細胞様細胞の増殖からなる．多形腺腫や筋上皮腫の悪性転化が多い．

臨床所見

- 発生頻度：まれ．
- 好発部位：耳下腺が最も多く60%．小唾液腺は30%で，口蓋腺に多い．
- 好発年齢：50歳代．
- 性　差：なし．
- 鑑別診断：紡錘形細胞からなるさまざまな腫瘍．

関連疾患

基底細胞腺癌 basal cell adenocarcinoma

基底細胞腺腫の悪性型で低悪性度腺癌．

＜臨床所見＞
発生頻度：全唾液腺腫瘍の1%程度．まれ．
好発部位：耳下腺，顎下腺にみられる．小唾液腺ではごくまれ．
好発年齢：60歳代．高齢者．若年者にはみられない．
性　　差：特になし．
鑑別診断：基底細胞腺腫．

＜病理組織所見＞
❶遠隔転移することはまれ．
❷細胞質に乏しい基底細胞に類似した腫瘍性筋上皮からなり，基底細胞腺腫と類似しており，出血・壊死と周囲への浸潤性増殖像が悪性の指標となる．
❸細胞異型に乏しく，良性の基底細胞腺腫と区別することが難しい場合が多く，被膜の有無や，周囲組織や神経周囲への浸潤像によって基底細胞腺癌と診断される．
❹外側の柵状に配列する基底細胞様の細胞と内側の管腔形成を示す細胞からなる2層性の腫瘍胞巣が，充実性，索状，管状に増殖し，周囲には線維性間質を伴う．
確定診断：免疫組織化学染色の傾向は，良性の基底細胞腺腫と変わらない．

C&P
CLINICAL and PATHOLOGY

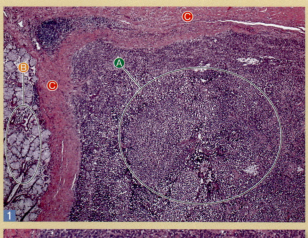

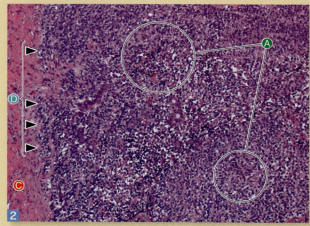

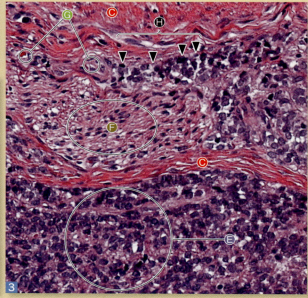

1 筋上皮癌の弱拡大像．正常な粘液腺組織とは線維性結合組織の不規則な被膜を介して，特徴的な構造を示さない充実性の腫瘍細胞の増殖がみられる
2 多角形の上皮細胞の密な増殖からなる類上皮細胞型の組織像で，異型性を示す小型の核をもつ上皮細胞が密なシート状に増殖している
3 神経周囲への浸潤像．被膜形成はみられず，周囲の末梢神経の周囲や血管に沿って，腫瘍細胞が索状となって浸潤している

Ⓐ：腫瘍細胞のシート状の充実性増殖　Ⓑ：既存の粘液腺組織　Ⓒ：線維性結合組織　Ⓓ：腫瘍の浸潤性増殖（矢頭）
Ⓔ：異型核をもつ多角形の上皮細胞の密な増殖（類上皮細胞型）　Ⓕ：末梢神経線維　Ⓖ：毛細血管　Ⓗ：索状となって神経線維の周囲に浸潤する腫瘍細胞（矢頭）

病理組織所見

1. 遠隔転移や再発をし，分化度は低く悪性度は高い．
2. 筋上皮腫にみられるような，多角形の上皮細胞の密在性増殖（類上皮細胞型）や紡錘形細胞の束状増殖（紡錘細胞型），形質細胞様細胞（類形質細胞型），グリコーゲンをもつ明細胞（明細胞型）などからなる．
3. 種々の程度の多形性や細胞異型，異型核分裂像を示す．
4. 粘液様あるいは硝子様の間質を伴い，壊死巣がみられることもある．
5. 筋上皮腫の悪性転化に伴い，グリコーゲンに富む明細胞に移行することから，明細胞型の筋上皮腫は，悪性として扱われる．

確定診断 サイトケラチンとともに，平滑筋マーカーや，S-100タンパク，GFAPに陽性を示す．

各論

2. 悪性腫瘍
嚢胞腺癌 cystadenocarcinoma

定義 嚢胞状 cystic あるいは乳頭嚢胞状 papillary-cystic な増殖を示す腺癌で，他の腫瘍型の唾液腺腫瘍の特徴的な組織像を欠き，他のどの分類に入らないもの．2017年版のWHO分類では嚢胞腺癌 cystadenocarcinoma は乳頭状嚢胞腺癌 papillary cystadenocarcinoma などと共に腺癌 NOS のカテゴリーにまとめられている．

臨床所見
- **発生頻度** まれな腫瘍．
- **好発部位** 耳下腺が60％，小唾液腺が35％．
- **好発年齢** 50歳以上．
- **性差** なし．
- **鑑別診断** 腺房細胞癌，粘液腺癌．

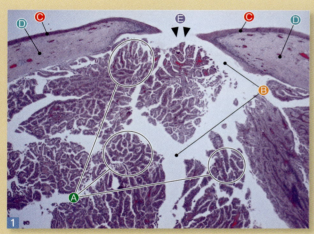
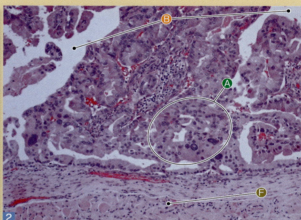
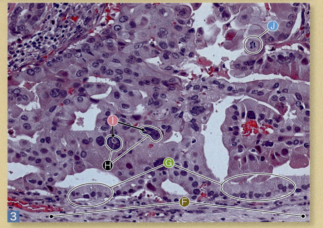

- Ⓐ：乳頭状増殖を示す腫瘍細胞
- Ⓑ：嚢胞腔
- Ⓒ：口腔粘膜上皮
- Ⓓ：上皮下結合組織
- Ⓔ：口腔との交通部（矢頭）
- Ⓕ：嚢胞壁
- Ⓖ：豊富な胞体をもつ単層円柱上皮様の腫瘍細胞
- Ⓗ：強い異型性を示す腫瘍細胞の巨大な細胞核
- Ⓘ：腫瘍細胞の腫大した核小体
- Ⓙ：異型核分裂像

1 乳頭状嚢胞腺癌の弱拡大像．口腔粘膜下に嚢胞形成がみられ，嚢胞腔内は乳頭状に増殖する腫瘍で満たされている
2 嚢胞腔内に向って乳頭状増殖を示す腫瘍細胞
3 腫瘍は豊富な胞体をもつ単層性の円柱上皮細胞からなり，多形性と強い異型性を示し乳頭状に増殖する．巨大な細胞核と核小体をもつものも観察される．部位により異型性が異なる

病理組織所見
1. 嚢胞腺腫 cystadenoma や乳頭状嚢胞腺腫 papillary cystadenoma の悪性型．
2. 無症状で緩慢な発育を示す予後良好な腫瘍で，割面には粘液をいれた多数の嚢胞がみられる．
3. 浸潤性発育を示す多嚢胞性の腫瘍で，単層性で種々の程度の異型性を示す円柱～立方形の腫瘍細胞が，嚢胞状あるいは，嚢胞腔内に乳頭状に増殖する．
4. 嚢胞腔内に向かって乳頭状増殖が著明なものは，乳頭状嚢胞腺癌 papillary cystadenocarcinoma となる．

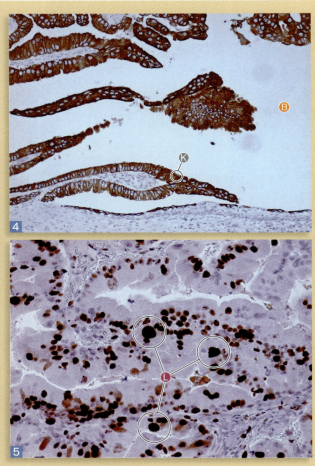

4 CK-7の免疫組織化学染色像．乳頭状に増殖する腫瘍細胞は，単層腺上皮細胞マーカーのサイトケラチンCK-7に強い陽性を示す

5 Ki-67の免疫組織化学染色像．乳頭状に増殖する大半の腫瘍細胞の異型核がKi-67に陽性で，強い細胞増殖傾向を示す

Ⓚ：サイトケラチンCK-7（単層腺上皮細胞マーカー）に強陽性の腫瘍細胞の細胞質

Ⓛ：Ki-67陽性を示す腫瘍細胞の異型核

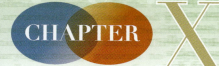

CHAPTER XI 血液疾患（全身疾患に関連し，口腔に症状が現れる病変）

総論

血液疾患は口腔内に特異的な症状を示すことが多い．
典型的な臨床症状には，
(1) 色調の変化：歯肉・舌の退色・暗紫色化
(2) 易出血：無力性出血，歯肉縁下歯石の大量付着，歯石の褐・黒色化（血液由来の歯石形成）
(3) 粘膜の形態変化：治療に抵抗性の高い増殖性歯肉炎，舌乳頭の消失，舌乳頭の消失
(4) 随伴症状：舌咽痛，嚥下時痛，頸部痛，顎関節部痛，口臭が強い
などがある．

これらの症状は，原疾患の診断に結びつくこともあるので，日常の歯科治療で注意すべき症状であり，歯科医師が注意することで，原疾患の早期発見に役立つ．

以下に，口腔に症状を現す代表的な血液疾患を示す．

❶ 赤血球系疾患

多くは貧血性疾患である．口腔症状は，舌乳頭の消失，舌炎などがある．

貧血は赤血球，血色素が減少し，ヘモグロビン，ヘマトクリット値が低値を示す状態をいう．貧血は，①赤血球，血色素の低形成，②赤血球の破壊，③失血，などにより起こる．

原因により下記に分類される．
(1) 再生不良性貧血 aplastic anemia（hypoplastic anemia）
(2) 鉄欠乏性貧血 iron deficiency anemia，ペラグラ pellagra，プランマー–ビンソン症候群 Plummer Vinson syndrome
(3) 巨赤芽球性貧血（悪性貧血）megaloblastic anemia（pernicious anemia）
(4) 溶血性貧血 hemolytic anemia

❷ 白血球系疾患

白血球数の異常が主体となる．口腔症状は歯肉出血，増殖性歯肉炎，易感染性などを示す．

血球生成組織が系統的かつ無制限に増殖する造血組織の悪性疾患である．発生母地から骨髄性，リンパ性に分かれ，それぞれ，急性と慢性に分けられる．

(1) 急性骨髄性白血病
(2) 慢性骨髄性白血病
(3) 急性リンパ性白血病
(4) 慢性リンパ性白血病

❸ 先天性凝固障害

口腔症状は歯肉出血，易感染性を示す．
凝固因子の異常により出血傾向を示す疾患である．

(1) 血友病
(2) フォン ウィルブランド病 von Willebrand disease
(3) 無フィブリノーゲン血症

❹ 出血性素因と血液凝固障害

出血性素因とは，出血傾向を示す病態と出血性疾患の総称である．

(1) 血管壁の異常
　　① オスラー病 Osler disease（先天性）
　　② ビタミンC欠乏症（後天性）
(2) 血小板の異常
　　① 血小板減少症
　　② 血小板無力症
(3) 血液凝固系の異常
　　① 内因系凝固因子の異常
　　② 外因系凝固因子の異常
　　③ 内因・外因両方の共通因子の異常
(4) 線溶系の異常
　　① 播種性血管内凝固亢進症候群（DIC）

血液凝固因子の障害による出血性素因の疾患

関連疾患

特別な原因なしに，または軽度な外傷などの原因によって容易に出血し，またこの出血が容易に止まらない状態を出血性素因という．
血液凝固因子の欠乏による出血性素因の疾患は以下のとおりである．

疾患	欠乏凝固因子	凝固因子の同意語
線維素減少症	I	フィブリノーゲン
低プロトロンビン血症	II	プロトロンビン
血友病状態 A（パラヘモフィリア）	V	プロアクセレリン，不安定因子
血友病状態 B（第VII因子欠乏症）	VII	プロコンベルチン，血清プロトロンビン転化促進因子（SPCA）
血友病（血友病 A）	VIII	抗血友病因子（AHF）
クリスマス病（血友病 B）	IX	クリスマス因子，抗血友病因子 B
第 X 因子欠乏症	X	スチュアートープラウアー因子
PTA 欠乏症（血友病 C）	XI	血漿トロンボプラスチン前駆因子（PTA）
ハーゲマン因子欠乏症	XII	ハーゲマン因子
第XIII因子欠乏症	XIII	フィブリン安定化因子（FSF）

出血性素因のスクリーニング検査

コラム

出血性素因がみられる場合には，血管壁，血小板，血液凝固因子，線溶系のいずれか，あるいはそれらが複合した異常が存在している可能性が高い．出血性素因の原因を明らかにするためには以下の検査が行われる．

(1) 毛細血管抵抗試験：Rumpel-Leede 法（陽圧法）．
(2) 血小板数．
(3) 血小板機能検査：血小板粘着能検査，血小板凝集能検査および血小板放出能検査．
(4) 活性化部分トロンボプラスチン時間 activated partial thromboplastin time（APTT）．
(5) プロトロンビン時間 prothrombin time（PT）．最近は施設間で比較可能である，プロトロンビン時間国際標準比 prothrombin time-international normalized ratio（PT-INR），または単に INR を使用している．
(6) フィブリン/フィブリノーゲン分解産物 fibrin/fibrinogen degradation products（FDP）．

総論 453

各論

1. 赤血球系疾患
再生不良性貧血 aplastic anemia（hypoplastic anemia）

定義 骨髄中の造血幹細胞が何らかの原因で障害され，赤血球，白血球，血小板のいずれもが減少する汎血球減少を主徴とする疾患である．

CLINICAL

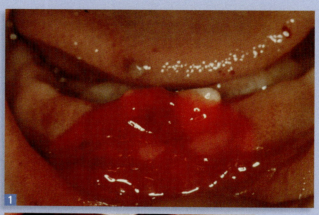
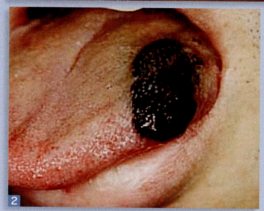

1 口腔粘膜の出血と舌尖部に小さな血腫が数か所みられる
2 舌側縁に血腫がみられる

臨床所見

発生頻度	1/200,000 人．
症状確認部位	歯肉，口腔粘膜：退色，暗紫色，出血．
好発年齢	先天性：4～6歳，後天性：20歳代と60歳代に発症が多い．
性差	女性に多い．男性の約1.5倍．
臨床症状	赤血球減少による貧血，血小板減少による出血傾向，白血球減少による易感染性を示す．その成因から，先天性（ファンコニー貧血 Fanconi anemia）は，皮膚の色素沈着，骨成育障害，四肢の奇形がみられ，後天性の場合，特発性のものと特定薬剤，放射線治療による二次性のものがある．薬物要因には抗腫瘍薬の投与量に並行して発症する場合と薬剤過敏性が関与するものがある．関連する代表的薬剤にはクロラムフェニコールがある．
検査所見	①正球性・正色素性貧血，②汎血球減少：顆粒球，血小板減少，③血清鉄は正常．
治療	先天性の場合，ホルモン療法，免疫抑制薬の投与．二次性の場合，原因の除去，対症療法．
予後	先天性の場合，男性ホルモン＋副腎皮質ホルモン療法がよく反応する．
鑑別診断	他の汎血球減少性疾患，骨髄異形成症候群，不応性貧血．

病理組織所見
1. 骨髄の造血細胞はほとんど減少しており，ほとんどが脂肪髄．
2. 一部には造血細胞がみられるが，リンパ球とごく少量の形質細胞，顆粒球が存在．

ファンコニー貧血 Fanconi anemia
常染色体劣性遺伝形式をとる．多発奇形を伴い，全血球が減少し貧血と出血傾向を示すもの．

出血性素因の診断の進め方（出血傾向のある場合）

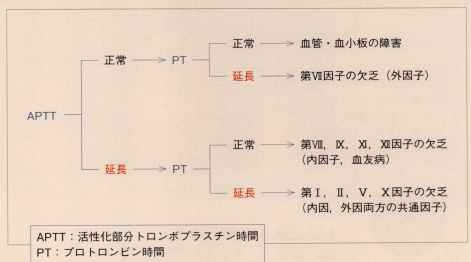

APTT：活性化部分トロンボプラスチン時間
PT：プロトロンビン時間

造血幹細胞移植と歯科とのかかわり
造血器悪性腫瘍（急性骨髄性白血病，多発性骨髄腫，悪性リンパ腫など）の長期緩解を目的に行われる治療である．この治療には口腔に関する多くの問題が下記のように発生する．そのため血液内科と協力して口腔のケアと管理を歯科・口腔外科が担当する．
1）移植前処置の強力な化学・放射線療法による移植後早期の重症口腔粘膜障害．約80％の患者に発生する．
2）好中球減少，細胞性免疫低下による二次感染．口腔に歯周病などの感染巣があると敗血症を起こす．
3）移植片対宿主病 graft versus host disease（GVHD）の予防に使用する免疫抑制薬のカルシニューリン阻害剤（シクロスポリン，タクロリムス）と葉酸代謝拮抗薬のメソトレキセート（MTX）による口腔粘膜障害の重症化．
4）慢性 GVHD は口腔乾燥，口腔粘膜痛などの口腔症状が長期間続く．
5）悪性腫瘍の二次性発現（口腔，骨，結合組織，中枢神経，肝臓，甲状腺，皮膚など）の危険．10 年の経過で発がんリスクが 8 倍になるとの報告もある．

各論

1. 赤血球系疾患
鉄欠乏性貧血 iron deficiency anemia

定義 鉄分の出納が喪失側に陥り，生体内の鉄分が長期間，高度に欠乏する貧血．ヘモグロビン産生量が減少し，小球性低色素性貧血を示す．原因に，①出血：月経過多，消化管潰瘍，悪性腫瘍，②鉄分吸収障害：胃切除後，慢性炎症，③偏食，栄養不良などが想定される．

CLINICAL

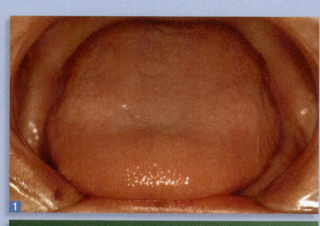

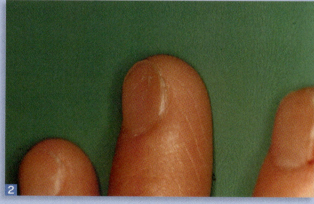

1 舌粘膜の糸状乳頭は発赤し，萎縮のため平滑にみえる
2 スプーンネイル

臨床所見

発生頻度	比較的多い．
症状確認部位	舌：乳頭消失，爪：スプーンネイル．
好発年齢	成人，乳幼児：生理的に鉄欠乏性貧血を起こしやすい．
性 差	女性に多い．
臨床症状	貧血症状で，顔面蒼白，易疲労性，倦怠感，頭痛があり，口内痛，萎縮性舌炎：舌糸状乳頭の消失，口角炎，知覚異常，治癒不全などがみられる．
検査所見	①小球性低色素性貧血，②血清鉄減少，血清フェリチン低下，③総鉄結合能（TIBC），不飽和鉄結合能（UIBC）は上昇する．
治 療	鉄剤の投与，原因の除去，食事療法．
予 後	原因の除去および対症療法により完治する．
鑑別診断	悪性貧血，地図状舌，シェーグレン症候群．

病理組織所見

1 舌に現れる組織変化としては，舌粘膜の上皮の菲薄化と舌乳頭の萎縮，角化の消失を認める．

各論

1. 赤血球系疾患
巨赤芽球性貧血 megaloblastic anemia （悪性貧血 pernicious anemia）

定義 胃内因子の分泌欠如あるいは低下によりビタミン B_{12} の腸管吸収が低下あるいは消失し，幼若造血細胞の DNA 合成阻害により発症する大球性高色素性貧血である．
先天型：胃内因子のみが先天的に欠如して発症する巨赤芽球性貧血を呈するもの．
成人型：萎縮性胃炎，胃自己免疫疾患などによりビタミン B_{12} の欠乏が起こり大球性高色素性貧血を呈するもの．胃切除後も同様の症状がみられる．

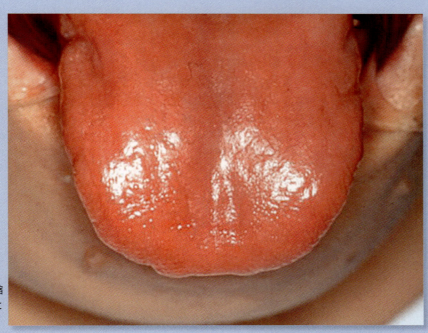

ハンター舌炎．舌乳頭が萎縮し，平滑舌となっている

CLINICAL

臨床所見

- **発生頻度** 先天性はきわめてまれである．
- **症状確認部位** 舌：赤貧舌，ハンター舌炎．
- **好発年齢** 高齢者に多い．
- **性差** なし．
- **臨床症状** 動悸，易疲労性，倦怠感，めまいなどの貧血症状に加え，しびれなど皮膚の知覚異常，腱反射の減弱，黄疸，出血，食欲不振，下痢，便秘などがみられる．口腔内では舌の灼熱感，疼痛，異常感覚，味覚異常，発赤，平滑舌・舌乳頭萎縮などを主徴とするハンター舌炎が特徴的である．
- **検査所見** MCV 高値・大球性高色素性貧血．白血球，血小板も軽度減少．血清ビタミン B_{12} の減少．
- **治療** 対症療法，ビタミン B_{12} 投与，葉酸の投与．
- **予後** ビタミン B_{12} 投与により造血状態は改善するが，胃粘膜病変は改善しない．
- **鑑別診断** 鉄欠乏性貧血，地図状舌，ペラグラ．

病理組織所見

1. 長管骨の骨髄に赤色髄が増加し，正赤芽球のほかに巨赤芽球が多数に認められる．舌では，舌乳頭の萎縮，扁平化や蒼白を呈する．

悪性貧血

巨赤芽球貧血が悪性貧血といわれていたのは，病態が理解されビタミンB_{12}が発見されるまでは治療法がなく，致死的経過をたどることが多かったためである．

胃内因子

胃体部粘膜の壁細胞から分泌される糖タンパクの一種で，ビタミンB_{12}と複合体を形成し腸管より吸収される役割をもつ．

ハンター舌炎 Hunter glossitis

巨赤芽球性貧血（悪性貧血）にみられる消化器症状の一つ．舌乳頭の萎縮，接触時の舌のしみる感じや痛みなどの舌炎を特徴とする．肉眼的には，平滑舌を呈し，舌背全体にわたる糸状乳頭の萎縮がみられ，特に舌尖部に萎縮傾向が強い．組織学的には舌粘膜上皮の表層が菲薄化し平坦となっている．胃粘膜の萎縮によるビタミンB_{12}の吸収障害が要因となる．

溶血性貧血（自己免疫性溶血性貧血）hemolytic anemia

定義：何らかの原因により，赤血球の破壊が亢進（溶血）し，貧血をきたした疾患．赤血球が生理的寿命を迎える前に破壊され減少し貧血を生じる．基本的には正色素性貧血を呈する．

＜臨床所見＞
発生頻度：1〜4/100,000人（後天性）．
症状確認部位：皮膚，尿．
好発年齢：若年成人，高齢者にピークがある．
性　　差：後天性では，女性に多い（約男性1：女性2.8）．
臨床症状：動悸，易疲労性，倦怠感，めまい，頭痛などの貧血症状に加え，軽度黄疸，ヘモグロビン尿症（濃い色の尿）．口腔内では歯肉貧血，歯肉壊死性潰瘍，舌の糸状乳頭萎縮などがみられる．
検査所見：①正球性正色素性貧血，②血清間接ビリルビン値上昇，③尿中ウロビリン体の増加．
治　　療：原因除去，輸血療法，ステロイド薬，免疫抑制薬の投与，先天性の場合は脾摘が有効．
予　　後：難治性．
鑑別診断：再生不良性貧血．

＜病理組織所見＞
赤血球形態像として球状の赤血球や赤血球凝集などがみられる．

ペラグラ pellagra

ニコチン酸の欠乏による臨床的欠乏症候群．皮膚炎，口腔粘膜の炎症（舌では平滑舌や茸状乳頭肥大），下痢，神経障害などがみられる．

プランマー–ビンソン症候群 Plummer–Vinson syndrome

①赤い平滑な舌（萎縮性舌炎），②口角炎，③嚥下困難，④スプーンネイルを呈する重症の鉄欠乏性貧血．

各論

2. 白血球系疾患
急性骨髄性白血病 acute myelogenous leukemia

定義 白血球系造血臓器の障害により白血病細胞が単クローン性に増殖する悪性腫瘍で急速に経過するもの．ミエロペルオキシダーゼ myeloperoxidase（MPO）陽陰性率により M0～M7 の 8 亜型に分類される．

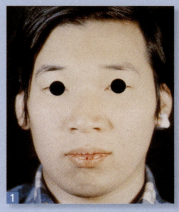
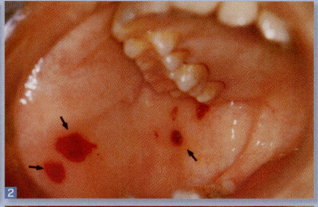
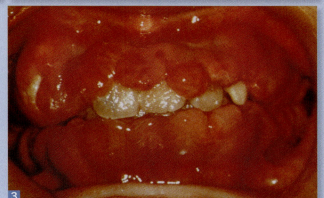

1 顔面皮膚は蒼白で，脱力感があり，表情に乏しい
2 頬粘膜に点状または斑状の出血がある（矢印）
3 歯肉の腫脹が著明で，出血がみられる

臨床所見

発生頻度	比較的まれ．
症状確認部位	関節，歯肉．
好発年齢	高齢者にピークがある．
性差	男性に多い．
臨床症状	全身的な貧血症状（心悸亢進，易疲労感，めまい），発熱（微熱，弛張性高熱），出血傾向，体重減少，脾腫などがみられ，口腔内症状として①歯肉出血（壊死性，潰瘍性出血）②粘膜蒼白，③粘膜点状出血，④粘膜下血腫形成，⑤歯肉増殖，⑥頬粘膜，口蓋，舌扁桃部に急性壊死性歯肉・口内炎，⑦カンジダ症，⑧所属リンパ節の腫脹．
検査所見	①赤血球，血小板の著明な減少，②白血球数の異常上昇（実態は白血病細胞の増殖），白血病裂孔を認める．③出血時間の延長，④毛細血管抵抗性の減弱，⑤プロトロンビン消費不良，⑦線溶亢進，播種性血管内凝固症候群，⑧MPO 陽性，骨髄性抗原を認める．
治療	化学療法，骨髄移植，免疫抑制薬の投与． 地固め療法：残存白血病細胞の駆逐．
予後	抗白血病薬の多剤併用＋補助療法，放射線治療により完治例もある．
鑑別診断	リンパ性白血病．

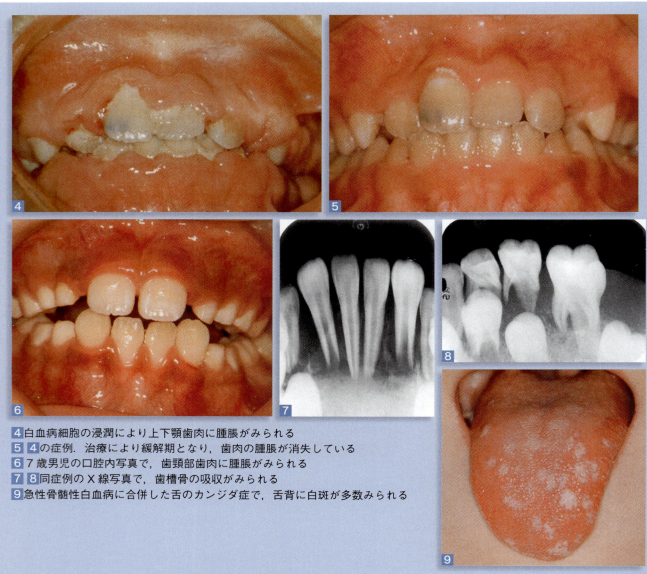

4 白血病細胞の浸潤により上下顎歯肉に腫脹がみられる
5 4の症例．治療により緩解期となり，歯肉の腫脹が消失している
6 7歳男児の口腔内写真で，歯頸部歯肉に腫脹がみられる
7 8 同症例のX線写真で，歯槽骨の吸収がみられる
9 急性骨髄性白血病に合併した舌のカンジダ症で，舌背に白斑が多数みられる

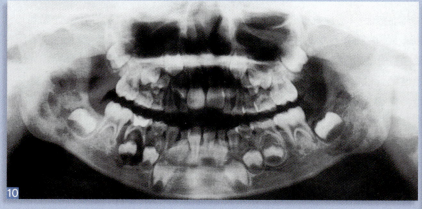
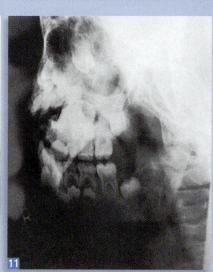

8歳男児のパントモX線写真（10）と側位X線写真（11）．急性骨髄性白血病により，萌出前の永久歯胚周囲骨および両側の下顎角部から下顎枝部に骨の吸収像がみられる

C&P
CLINICAL and PATHOLOGY

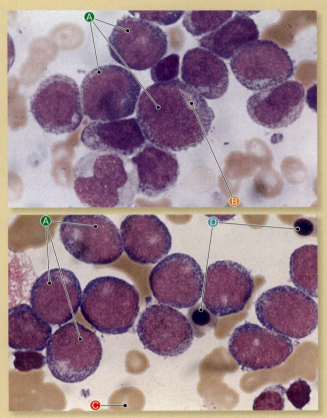

Ⓐ：白血病細胞
Ⓑ：アウエル小体
Ⓒ：赤血球
Ⓓ：多染赤芽球
（May-Giemsa染色）

病理組織所見

1. 末梢血では未熟な白血球（白血病細胞）が増加し，正常血球の減少がみられる．
2. 骨髄組織は，ほとんどが未熟な腫瘍白血球からなる．
3. 白血病細胞の細胞内に針状構造の封入体であるアウエル小体がみられる．
4. 口腔粘膜では，歯肉や口腔扁桃などに白血病細胞の浸潤が認められる．

MEMO

急性骨髄性白血病の末梢血液像

急性骨髄性白血病では，骨髄に多数の未熟白血球が増加し末梢血にも出現するため，末梢血液中では正常な成熟血球と芽球となり，成熟の中間段階の血球はみられない現象が生じる．この現象を白血病裂孔という．

慢性骨髄性白血病では，白血病細胞の成熟は障害されておらず，各分化段階の白血球が末梢血に現れるので，白血病裂孔はみられない．

	白血球の種類と出現頻度					
	骨髄芽球	前骨髄球	骨髄球	後骨髄球	桿状核球	分葉核球
急性骨髄性白血病	A		白血病裂孔			B
慢性骨髄性白血病						C

A：病的幼若白血球，B：少数の成熟細胞，C：各段階がそろって出現

各論

2. 白血球系疾患

慢性骨髄性白血病 chronic myelogenous leukemia

定 義 経過の長い骨髄性白血病．慢性期，急性転化期がある．

臨床所見

発生頻度 比較的まれ．

症状確認部位 皮膚．

好発年齢 中年以降に多い．

性 差 男性に多い．

臨床症状 急性期に比べ口腔内症状は顕著でない．①粘膜蒼白，②歯肉増殖，①急性転化期には歯肉出血（壊死性，潰瘍性出血），③急性壊死性歯肉・口内炎，壊疽性口内炎．

検査所見 ①赤血球の軽度減少，②血小板は増加することがある，③白血球数の上昇（未成熟白血球のびまん性増殖），好酸球，好塩基球，老化好中球の増加，④白血病裂孔はみられない．

治療・予後 同種骨髄移植（治癒率70％），ハイドロキシウレア＋インターフェロンα，abl チロシンキナーゼ，インヒビターが有効．

鑑別診断 急性骨髄性白血病（急性転化期）．

病理組織所見

1　白血球数が著明に増加し，末梢血では顆粒球を中心とした各成熟段階の血球がみられる．

2　好塩基球の増加はほとんどの症例でみられる．

3　白血病細胞にはフィラデルフィア染色体がみられる．染色体異常は造血幹細胞の段階で生じているため，顆粒球のみならず全骨髄系細胞とリンパ球系細胞にも認められる．

4　著明な脾腫を伴う．

コラム

白血病患者の歯科治療

急性白血病と慢性白血病患者は対応が異なる．

（1）急性白血病患者は，出血傾向があり，感染を起こしやすい．観血処置は避けるが，口腔清掃と管理には特に注意し，歯科衛生士とともに頻繁に口腔衛生管理を実施して歯周病の予防と進行を止め，疼痛が出るようなう蝕歯は応急処置を行う．

（2）慢性白血病患者で長期間の緩解状態にある場合は，術後の止血（縫合，止血プレートなど）に配慮し，感染予防に気をつければ抜歯も可能である．

メモ

フィラデルフィア染色体

慢性骨髄性白血病の患者の95％以上に Philadelphia 染色体（Ph 染色体）が確認される．この異常染色体は，9番染色体と22番染色体の相互転座により生じる．9番染色体上の ABL 遺伝子と22番染色体上の BCR 遺伝子が融合し，異常な BCR/ABL 遺伝子がつくられる．BCR/ABL 遺伝子は，造血幹細胞の増殖促進に働くチロシンキナーゼを産生し，増殖シグナルを活性化することで腫瘍増殖を起こしている．

Ph 染色体は，急性リンパ性白血病でも一部の症例にみられる．

各論

2. 白血球系疾患
急性リンパ性白血病 acute lymphoblastic leukemia

定義 リンパ球系細胞の腫瘍性増殖による白血病である．
FAB 分類（French-American-British Classification）により L1〜L3 に分かれる．
L1：芽球は小型で均一，小児に多い．L2：芽球は大型で不均一，成人に多い．
L3：芽球は大型で細胞質は広く空胞変性を認める，好塩基性，Burkitt 型：B 型細胞が主体．
小児悪性リンパ腫の 40〜50% を占める．

CLINICAL

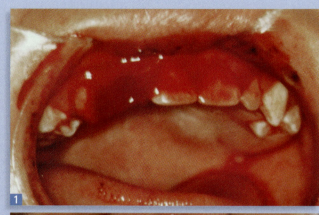
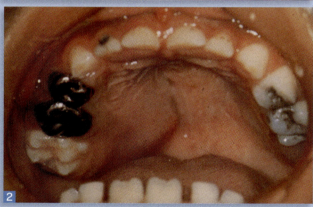

1 歯肉出血があり，凝血塊が付着している
2 白血病細胞の浸潤による右口蓋部の腫脹がみられる

臨床所見

- **発生頻度** 急性白血病のうち，小児の約 50%，成人の約 20% を占める．
- **好発部位** 全身臓器．
- **好発年齢** 幼児，小児．
- **性差** なし．
- **臨床症状** ①全身倦怠，易疲労感，めまい，②高熱，風邪様症状，③皮膚の発疹（結節，丘疹），④所属リンパ節の腫脹などがみられ，口腔内症状として①歯肉出血，②粘膜蒼白，③粘膜下出血斑がみられる．
- **検査所見** ①赤血球，血小板の減少，②白血球数の異常上昇（実態はリンパ芽球の増殖），③出血傾向，④MPO 陰性，骨髄性抗原を認めない．
- **治療** 化学療法，骨髄移植，免疫抑制薬の投与．
- **予後** 小児の化学療法は有効．
- **鑑別診断** 急性骨髄性白血病．

病理組織所見

1. 白血球数が著明に増加し，リンパ球が増加する．
2. 骨髄や末梢血中に N/C 比の増加した異型リンパ球が著明に増加．
3. 成人の急性リンパ性白血病の一部にはフィラデルフィア染色体がみられる．

慢性リンパ性白血病 chronic lymphocytic leukemia

定義：小型の B リンパ球系成熟細胞の腫瘍性増殖が主体の白血病である．経過が長く慢性的な経過をたどる．

＜臨床所見＞

発生頻度：白色人種では最も多い病型であるが，アジア人ではまれ．

症状確認部位：系統的リンパ節腫脹．

好発年齢：高齢者．

性　　差：なし．

臨床症状：自覚症状がなく，他の目的の血液検査で見つかることが多い．①脾腫，②所属リンパ節の系統的腫脹，③倦怠感，体重減少，寝汗，④口腔内症状として歯肉炎，易感染傾向がみられる．症状が進むと悪性リンパ腫様症状を呈し，自己免疫疾患，日和見感染などを併発する．

検査所見：①白血球数の異常上昇（実態は成熟小型リンパ球），②症状が進むと血小板減少，③MPO 陰性．

治　　療：Binet（病期）分類 A，B，CI，低，中，高リスクによる Rai 分類（危険度）により治療適応が異なる．化学療法は，アルキル化薬：シクロスファミド，ブスルファン多剤併用療法，免疫抑制薬の投与などが行われる．

予　　後：進行が緩徐な場合，長期生存．

鑑別診断：原発性マクログロブリン血症，リンパ球類白血病．

各論　3. 血小板異常
血小板無力症（Glanzmann 病） thrombasthenia

定義 血小板数は正常にもかかわらず，先天的に血小板凝集因子が欠損し，機能異常のために出血時間が著明に延長する疾患．常染色体劣性遺伝形式をとる．血小板膜糖タンパク GPⅡb/Ⅲa が欠損し，血小板凝集能が低下，血餅退縮が不良となる．

CLINICAL

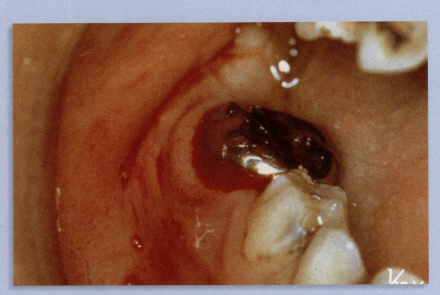

6 クラウン歯頸部からの出血

臨床所見

- **発生頻度** まれ．
- **好発部位** 抜歯などで止血困難となり見つかることが多い．
- **好発年齢** 幼児で発見されることが多い．
- **性差** なし．
- **臨床症状** 幼時期から鼻出血・歯肉出血・皮下出血（点状出血）を起こしやすい．GPⅡb/Ⅲa 複合体が欠損し，血小板が凝集不能となる．
- **臨床検査所見** 血小板数，形態・凝固系は正常なため凝固時間は延長しない．APTT，PT は正常．異常値は，出血時間延長，粘着能低下・血餅退縮能低下・ADP 凝集低下として現れる．
- **治療** 血小板輸血が唯一の治療法，ステロイド療法は無効．
- **鑑別診断** 他の機能異常に関連するものとして，①巨大血小板を呈するメイ−ヘグリン異常，②白血球の異常を伴う血小板減少性疾患であるチェディアック−東症候群，③フォン ウィルブランド病，④Bernard-Soulier 症候群：血小板膜糖タンパク GPIb/Ⅸの欠損，⑤第Ⅷ因子活性低下などがある．

病理組織所見

1 血小板の数や形態に異常はみられないが，遺伝的に血小板膜糖タンパクであるGPⅡb/Ⅲaの異常がみられる．

血小板機能異常とは
血小板の機能には，粘着能：血小板と血管壁，凝集能：血小板と血小板がある．
①粘着能：Glanzmann病など：血小板と血管壁が粘着，関連因子はGPⅡb/Ⅲa＋フィブリノーゲン＋血小板
②凝集能：Bernard-Soulier症候群など：血小板と血小板が凝集，関連因子は，GPⅠb/Ⅸ＋von Willebrand因子＋血管内組織がある．

後天性血小板機能異常症とは
薬剤，もしくは基礎疾患に関連する．薬剤ではアスピリンが有名．他に非ステロイド系消炎鎮痛薬，ペニシリン系，抗うつ薬などがある．特にアスピリンによる障害は不可逆的で，現血小板の寿命がつき正常なものと交換するまで持続する．通常は1週間程度続く．

各論

3. 血小板異常
特発性血小板減少性紫斑病 idiopatic thrombocytopenic purpura（ITP）

定義 原因不明（特発性）の血小板減少による出血性疾患である．薬剤など後天的原因や遺伝的要因がない．骨髄の低形成や器質的な異常がないのに血小板数のみが減少する病態をいう．血小板に対する自己抗体が原因と推察されるが，抗体の成立機序は不明である．病気分類により，次の2つがある．
急性型：ウイルス感染，予防接種をきっかけとして発症，通常半年程度で自然治癒する．
慢性型：慢性型に移行するものは10％程度といわれている．

CLINICAL

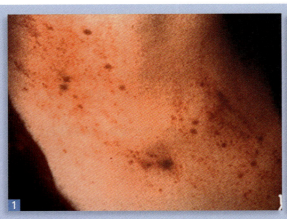
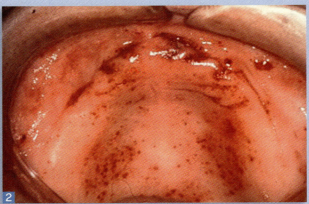
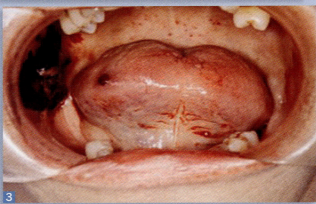

1 前頸部から胸部皮膚に紫斑が多数みられる
2 義歯床下の粘膜下出血斑（義歯使用者は義歯床圧で起こる）
3 舌と頬粘膜に血腫がみられる

臨床所見

発生頻度	1〜1.6/100万人．
好発部位	口腔内，歯肉出血（無力性）．
好発年齢	急性型2〜5歳，慢性型20〜40歳代．
性差	急性型1：1，慢性型は女性が3倍多い．高齢者では男女差はない．
臨床症状	易出血性を示す．皮膚の点状，斑状出血，鼻出血，関節胞内出血，月経過多，血便，血尿，脳出血などが起こる．口腔内では歯肉溝無力性出血，歯肉縁下歯石の多量付着などがみられる．
臨床検査所見	血小板数10万/μL未満，PT，APTT値は異常なし，フィブリノーゲンの異常（増加も減少もある）やFDP上昇．毛細血管抵抗試験（ルンペル-レーデRumpel-Leede現象）陽性．網状血小板率（感度・特異性とも80％以上），antigen capture ELISA（感度は低いが，特異度が非常に高い）が特徴である．
治療	ステロイド療法，免疫抑制療法，免疫グロブリン投与，摘脾，血小板輸血などの対症療法，近年，ピロリ菌除去により血小板数が増えることから，その関連が注目されている．
予後	急性型は2週〜6か月の経過で自然治癒することが多い．慢性型は数年〜十数年の経過で軽快および増悪を繰り返す．自然治癒は期待できない．血小板数が3万/μL以上を維持する副腎皮質ステロイド療法などが行われている．

鑑別診断 各種白血病，再生不良性貧血，骨髄異形成症候群，播種性血管内凝固，血球貪食症候群，偽性血小板減少症など．

病理組織所見

1. 末梢の血小板破壊により骨髄では巨核球細胞が多数みられるが，症状の程度による．

関連疾患：オスラー病 Osler disease（遺伝性出血性末梢血管拡張症あるいは遺伝性出血性毛細血管拡張症）

常染色体優性遺伝を示す，先天性の血管壁異常による出血性素因．皮膚および粘膜の末梢血管（毛細血管）拡張を主症状とする．発生頻度はきわめてまれで，好発部位は顔面皮膚，口腔粘膜，鼻粘膜，手指先端皮膚などである．また，好発年齢は，10歳頃までに初発症状の鼻出血をみるが，皮膚および粘膜の毛細血管拡張は30〜40歳頃に発症する．性差はない．

臨床症状は，①習慣性鼻出血（初発症状），②皮膚および粘膜に点状，丘疹状，網目状の毛細血管拡張，③毛細血管拡張部から再発性出血，④消化管出血，⑤肺動静脈瘻．

検査所見は，①出血時間延長，②毛細血管抵抗性試験陽性．

治療は，①圧迫止血や電気凝固など一般的止血処置，②拡張血管は収縮力がなく凝血が固着しにくいので止血薬は効果がない．

予後は，消化管出血や肺動静脈瘻では喀血，胸膜腔への出血，脳栓塞などを継発し死因になる．これらの内臓病変は加齢に伴い増悪する．

成因は，毛細血管周囲の結合組織の欠陥である．

鑑別疾患は，壊血病，単純性紫斑病，アレルギー性紫斑病．

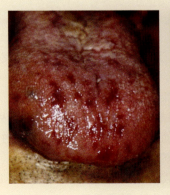
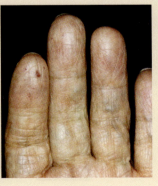

各論

4．先天性凝固因子障害

血友病 hemophilia

定義 凝固因子第Ⅷ因子，第Ⅸ因子が先天的（遺伝的）に欠乏もしくは活性が減少している出血性素因を血友病 A，血友病 B と呼ぶ．

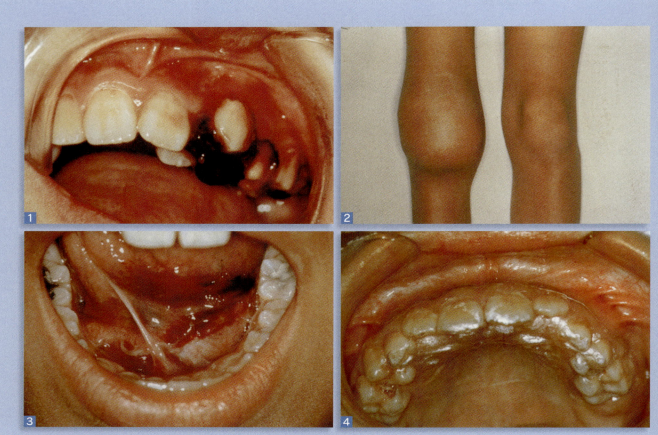

1 血友病 A．|C 自然脱落後に出血
2 血友病性関節．GradeⅢ（b）．膝関節に腫脹がみられる
3 血友病 A．舌下および口底からの出血
4 血友病 A．抜歯後，レジンプレートにて止血をはかる

臨床所見

発生頻度	1/5,000〜10,000 人（出生男児）．血友病 A は B の 5 倍強．
好発部位	関節，口腔内の異常．
好発年齢	幼児期．
性　差	X 連鎖遺伝形式をとるため，きわめてまれな例を除いて男性に発症．
臨床症状	内出血（関節内，臓器内，頭蓋内など），外出血（鼻，消化管，歯肉，皮膚）などの易出血性を示す．
臨床検査所見	全血凝固時間延長，活性化部分トロンボプラスチン時間（aPTT）延長，プロトロンビン時間正常，フィブリノーゲン量正常，血小板数正常，出血時間正常，毛細血管抵抗性試験は正常．
治　療	補充療法（血友病 A には第Ⅷ因子，血友病 B には第Ⅸ因子）．以前は血液製剤の問題により HIV の感染患者が存在した．
予　後	医学管理下にあれば良好．第Ⅷ，Ⅸ因子は肝臓で生成されるため，生体肝移植により完治例がある．
鑑別診断	他の凝固因子異常疾患．

コラム

血友病患者の歯科治療[*]

通常の歯科検診やクリーニングの際には凝固因子レベルを上昇させる必要はない．しかし，大量のプラークや歯石沈着の除去術や抜歯では出血が起こりうる．そのため，それらの治療の前後に適切な薬剤投与（すなわち，凝固因子濃縮製剤，デスモプレシン（DDAVP），抗線溶剤など）が行われていることを確認する．軽症や中等症の患者に局所浸潤麻酔を行う場合は，凝固因子の投与は必要ない．

抜歯の際には，

(1) 抜歯は近接する少数歯ごとに行う．多数歯抜歯や骨除去を伴う場合は入院管理下で行う．

(2) 局所麻酔は浸潤麻酔法で行い，伝達麻酔は使用しない．

(3) 抜歯創を縫合にて完全閉鎖する．

(4) 酸化セルロース，ゼラチンスポンジなどの局所止血剤を抜歯窩に挿入し，さらに止血プレートを装着するとよい．

(5) 抜歯前に凝固因子レベルを適切な値に上昇させるように，凝固因子濃縮製剤の投与を受けていることを確認する．血友病Aでは50％に，血友病Bで40％に凝固因子レベルを上昇させてあれば問題がない．

(6) 乳歯の脱落時での出血は，圧迫や出血部を冷やすことでほとんどが止血する．

(7) 抜歯後出血が続く場合は，凝固因子補充療法が必要になる．

(8) 抜歯や歯周外科が必要にならないように，日頃から口腔衛生管理を定期的に行い，予防に努めることが重要である．

口腔内出血の際には，

(1) 第Ⅷ因子欠乏症の患者は，アミノカプロン酸（EACA）あるいはトラネキサム酸の投与だけで止血する場合がある．長く続いたり，大量であったり，止血困難な場合に，トラネキサム酸やアミノカプロン酸を凝固因子製剤と併用する．

(2) 血液の誤飲と誤嚥に注意する．

(3) 出血による貧血を確認する．

(4) 粘膜の出血部位にトロンビン/フィブリン糊などを塗布する．

[*]血友病医療のガイドライン日本語訳（Guidelines for the Management of Hemophilia, World Federation of Hemophilia, Published by the World Federation of Hemophilia, 2005.），日本赤十字社日本語訳，http://www.pfc.jrc.or.jp

各論 4. 先天性凝固因子障害
フォン ウィルブランド病 von Willebrand disease

定義 凝固因子 von Willebrand 因子（vWF）の欠乏もしくは機能異常に起因する先天性出血性疾患で，常染色体優性（一部の病型は劣性）遺伝形式をとる．
①vWF は血管内皮で生成され，血管が傷害されると放出される．
②vWF は血小板を介して内皮下組織に粘着・凝集して一次止血栓を形成する．そして内皮下組織の組織因子などによって凝固系が活性化し，最終的にフィブリンが生成され，一次止血栓を包み込んで強固な二次止血栓となる．
von Willebrand 病では vWF の欠乏あるいは質的異常に起因する血小板粘着不全による一次止血障害をきたして出血傾向を生じる．また血中で vWF は第Ⅷ因子と複合体をつくり，第Ⅷ因子を安定化させる作用をもつため，vWF の欠乏や異常に伴って第Ⅷ因子活性も低下する．
③vWF の異常の内容により，Ⅰ型（量的減少）・Ⅱ型（質的異常）・Ⅲ型（欠如）・血小板型（血小板膜の異常による vWF の吸着）の4病型に分けられる．

CLINICAL

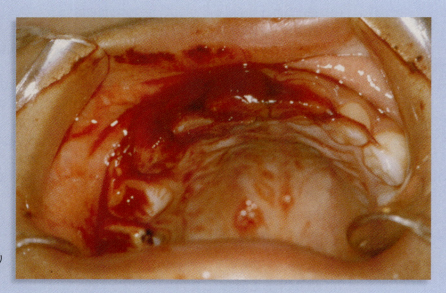

A 歯頸部歯肉よりの出血がみられる．

臨床所見

診断のポイント
①幼時期から鼻出血・歯肉出血・消化管出血などがある．⇒常染色体優性遺伝
②出血時間延長・血小板数正常・粘着能↓・リストセチン凝集↓・退縮能→でPT 正常・APTT 延長．
③確定診断は血液凝固第Ⅷ因子活性低下（60%以下）・vWF 抗原測定を確認することによる．

治療方針 vWF を含む第Ⅷ因子製剤を用いる．加齢とともに出血傾向はしばしば軽快する．
＊血小板輸血は適応にならない．

出血性素因と血液凝固障害

これには，①血管壁の異常，②血小板の異常，③血液凝固系の異常，④線溶系の異常がある．

1. 欠乏する凝固因子と関連する疾患

欠乏する凝固因子	疾　患　名
I	afibrinogenemia
II	prothrombin 欠乏症
V	parahemophilia
VII	第VII因子欠乏症
VIII	血友病 A
IX	血友病 B
X	第X因子欠乏症
XI	第XI因子欠乏病（血友病 C）
XII	Hageman 因子欠乏症
XIII	第XIII因子欠乏症

2. 血液凝固因子とスクリーニング検査

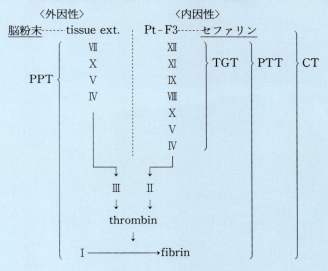

PPT：plasma prothrombin time, PTT：partial thromboplastin time,
CT：clotting time, TGT：thromboplastin generation time,

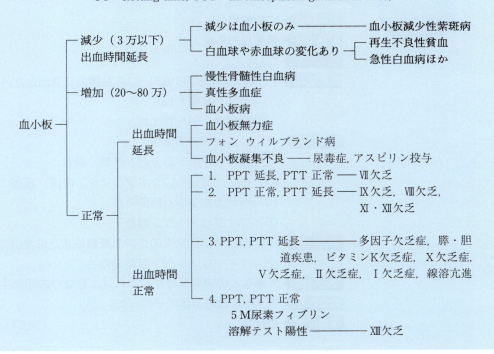

各論

4. 先天性凝固因子障害

無フィブリノーゲン血症 afibrinogenemia

定義 フィブリノーゲン合成障害による血漿中のフィブリノーゲンの欠如と血液の凝固障害．
常染色体優性遺伝（フィブリノーゲンの質的異常）と
常染色体劣性遺伝（フィブリノーゲンの量的異常）がある．

CLINICAL

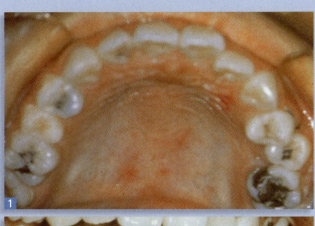

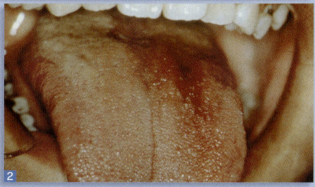

1 口蓋に斑状の出血がみられる
2 同症例で，口蓋出血のため舌背に色素沈着がみられる

臨床所見

好発部位 口腔粘膜．

好発年齢 新生児から成人．

性　差 なし．

臨床症状 (1) 乳幼児期から歯肉，口腔粘膜の斑状出血がみられ，一生涯にわたり出血しやすい状態が続く．
(2) 鼻出血，消化管出血．

検査所見 (1) 全血凝固時間延長．
(2) PPT（プロトロンビン時間）延長．
(3) PTT（部分トロンボプラスチン時間）延長．
(4) 血漿カルシウム時間延長．
(5) フィブリノーゲン値低下．

治　療 (1) 出血時に正常人の正常血漿輸注または全血輸血．
(2) フィブリノーゲン製剤の輸注．

予　後 外傷などの突発事故がなければ，かなりの期間生存可能．

成り立ち 先天的な血液凝固因子の欠如．

鑑別診断 血友病．

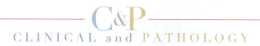

Bernard-Soulier 症候群 Bernard-Soulier syndrome

＜臨床所見＞

定義・病態：vWF の受容体である血小板膜糖タンパク GP Ib/IX/V 複合体が減少し，血管内皮下組織コラーゲンへの血小板粘着が低下することから出血時間が著明に延長する疾患．常染色体劣性遺伝．

診断のポイント：
① 通常，幼児期あるいは小児期に皮下出血斑（紫斑）や鼻出血・歯肉出血などの出血症状で発症し，強度の出血で致命的な場合がある．
② 血小板数は正常ないし減少．
③ 末梢血塗抹標本では大型血小板が多数認められ，リンパ球や赤血球大（直径 15～20 μm）の巨大血小板も出現する．
④ 骨髄巨核球数は正常．
⑤ 血小板機能検査ではリストセチン凝集が欠如または低下する．

治療方針：特異的な治療法はなく，新鮮血小板輸血が最も確実な止血法である．

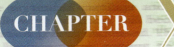

CHAPTER XII ― 先天性疾患（顎顔面奇形）

総論

　　顎顔面奇形は，多くは胎生期の発生障害に由来し，表現形として，顎顔面の発育異常，および顎変形を生じる．これにより，咬合不全，咀嚼嚥下障害，睡眠関連呼吸障害などの機能障害を発症する．これらは発生様式により，(1) 遺伝病，(2) 配偶子病，(3) 胎芽病，(4) 胎児病に分けられる

遺伝病　　遺伝子の変異により発症する．その様式から常染色体優性，常染色体劣性，X連鎖（伴性）遺伝に分けられる．

配偶子病　　配偶子すなわち，精子，卵子の有糸分裂，減数分裂の異常により発症する．染色体の不分離が原因と考えられている．

胎芽病　　妊娠初期の器官形成期に何らかの原因により器官原基の形成異常が起こり発症する．

胎児病　　器官形成後の胎児障害の総称であり，物理的外力，ウイルス・細菌などの感染，化学物質（胎児性アルコール症候群など）による胎児の発生障害をいう．

　　平成28年4月1日現在，育成医療および・更生医療において，国の定める先天疾患のうち，顎顔面部に奇形をきたすものを表1に示す．これら顎骨に発生する奇形症状について，おのおのの疾患ごとに解説する．

表 1　顎口腔領域の先天性奇形疾患で，歯の異常，顎形態異常，咬合異常などをきたすもの

1. 唇顎口蓋裂（cleft lip and palate）
2. ゴールデンハー症候群（Goldenhar syndrome）
3. 鎖骨・頭蓋骨異形成症（cleidocranial dysplasia）
4. クルーゾン症候群（Crouzon symdrome）
5. トリーチャーコリンズ症候群（Treacher Collins syndrome）
6. ピエールロビン症候群（Pierre Robin syndrome）
7. ダウン症候群（Down syndrome）
8. ラッセルシルバー症候群（Russell-Silver syndrome）
9. ターナー症候群（Turner syndrome）
10. ベックウィズ・ヴィードマン症候群（Beckwith-Wiedemann syndrome）
11. アペール症候群（尖頭合指症：Apert syndrome）
12. ロンベルグ症候群（Romberg syndrome）
13. 先天性ミオパチー（congenital myopathy）
14. 顔面半側肥大症（hemifacial hypertrophy）
15. エリス・ヴァン・クレベルド症候群：（Ellis-van Creveld syndrome）
16. 軟骨形成不全症（dyschondroplasia）
17. 外胚葉異形成症（ectodermal dysplasia）
18. 神経線維腫症（neurofibromatosis, von Recklinghausen disease）
19. 基底細胞母斑症候群（basal cell nevus syndrome, Gorlin syndrome）
20. ヌーナン症候群（Noonan syndrome）
21. マルファン症候群（Marfan syndrome）
22. プラダーウィリー症候群（Prader-Willi syndrome）
23. 顔面裂（facial cleft；prosoposchisis）
24. 筋ジストロフィー（muscular dystrophy）
25. 大理石骨病（marble bone disease, osteopertrosis）
26. 色素失調症（incontinentia pigmenti）
27. 口・顔・指症候群（oral-facial-digital syndrome）
28. メービウス症候群（Möbius syndrome）
29. 歌舞伎（メーキャップ）症候群（kabuki [make-up] syndrome）
30. クリッペル・トレノーネイ・ウェーバー症候群（Klippel-Trenaunay-Weber syndrome）
31. ウィリアムズ症候群（Williamus syndrome）
32. ビンダー症候群（Binder symdrome）
33. スティックラー症候群（Sticklar syndrome）
34. 小舌症（microglossia）
35. 頭蓋骨癒合症（acrocephaly）（クルーゾン症候群，尖頭合指症を含む）
36. 口笛顔貌症候群（Freeman-Sheldon syndrome）
37. 骨形成不全（osteogenesis imperfecta）
38. ルビンスタイン-ティビ症候群（Rubinstein Taybi syndrome）
39. 常染色体欠失症候群（deletion syndrome）
40. ラーセン症候群（Larsen syndrome）
41. 多発骨症（pycnodysostosis：dysostosis petrosans）
42. 6 歯以上の非症候性部分無歯症（anodontia）
43. チャージ症候群（CHARGE syndrome）
44. マーシャル症候群（Marshall syndrome）
45. 下垂体性小人症（hypophyseal dwarf）（成長ホルモン分泌不全性低身長症）
46. ポリエックス症候群（クラインフェルター症候群：Klinefelter's syndrome）
47. リング 18 症候群（18 ring syndrome）
48. リンパ管腫
49. 全前脳（胞）症
50. 偽性低アンドステロン症（ゴードン症候群）
51. ソトス症候群
52. グリコサミノグリカン代謝障害（ムコ多糖代謝異常症，ムコ多糖症）
53. その他，顎・口腔領域の先天異常

育成医療および更生医療で国が定めているもの

総論　477

各論

口唇裂口蓋裂 cleft of lip, alveolus and palate
（遺伝？　胎芽？　確立していない）

定義 中胚葉の発育障害に伴う，上顎突起と球状突起および左右の口蓋突起の癒合不全により発生する口唇裂，口蓋裂である．唇顎裂は口唇と顎裂を合併，唇顎裂は顎裂と口蓋裂を合併，唇顎口蓋裂は口唇裂，顎裂，口蓋裂を合併したものをいう．

CLINICAL

＜口唇裂口蓋裂＞

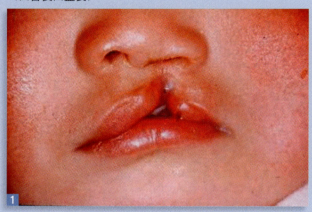

＜完全唇顎口蓋裂＞

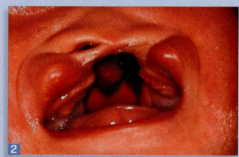
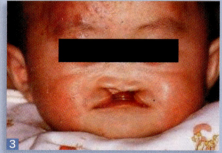

1 不完全唇裂
2 3 両側唇顎口蓋裂：通常，生後6か月で口唇閉鎖，1歳6か月で一次口蓋形成術施行が行われる

臨床所見

発生頻度　口唇裂（1）では1/500人，人種別では日本：0.82〜3.36/1,000人，中国：1.45〜4.04/1,000人，白人：1.43〜1.86/1,000人，ラテンアメリカ：1.04〜/1,000人，アフリカ：0.18〜1.67/1,000人，顎顔面の裂奇形の約50％を占める．口唇裂はSperber分類では，両側/片側，完全：鼻孔に達する裂奇形，不完全：口唇のみとされる．
唇顎口蓋裂（2，3）はKernahn-Stark分類では，切歯孔より前方に発症する一次口蓋裂，後方に発症する二次口蓋裂，およびその複合とに分けられる．

性差　口唇裂は男性に多い．

好発部位　片側性，左側に発症することが多い．

臨床症状　審美的障害，哺乳，摂食嚥下，構音障害がある．口蓋裂では鼻腔と交通しているため扁桃炎，中耳炎を併発しやすい．口唇口蓋裂では，上顎の低形成に加え，治療に伴う瘢痕により上顎の低発育をきたすことが多い．これにより顎変形症咬合不全をきたすことがある．

C&P
CLINICAL and PATHOLOGY

＜ホッツ型口蓋床の使用＞

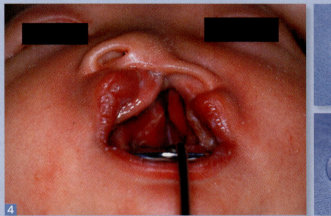
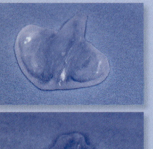
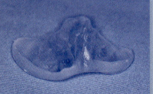

4 ホッツ型口蓋床：哺乳障害に応用する．顎裂の発育誘導を行っている

治療 新生児期は哺乳障害，健常な顎発育を促すため，ホッツ床（口蓋閉鎖床）を使用する（4）．手術は口唇裂閉鎖形成術　生後3〜6か月，体重6kg頃，口蓋裂閉鎖形成術は，正しい言語獲得のため1歳半〜2歳頃が最適といわれている．その後，成人になるにつれて顎変形に対する総合的な治療が必要となる．

各論

クルーゾン症候群 Crouzon syndrome
（遺伝病）

定義 頭蓋骨縫合の早期癒合により，頭部の発育不全を起こすもので，染色体異常による先天性疾患である．

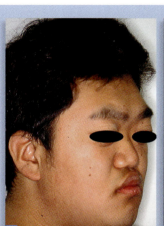
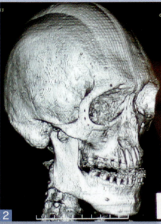
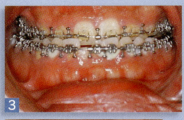
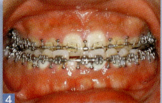
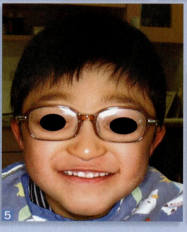
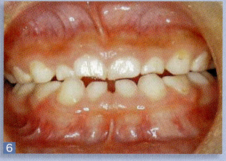

1 特異的な中顔面低形成を示す
2 3DCT画像・X線所見で環状縫合の消失，特異的なしわ様構造がみられる
3 4 口腔内では上顎後退，下顎前突，反対咬合がみられる
5 6 斜頭，眼球突出を呈し，中顔面の低形成がみられる

臨床所見

発生頻度 比較的まれ．

臨床症状 頭蓋骨縫合早期癒合症（狭頭症）により長頭，三角頭，短頭，斜頭などを呈し，水頭症の合併，頭蓋内圧の上昇を認めることがある．顔面奇形では，中顔面部の低形成が主体となり，眼窩の成長な不十分なため，眼球突出，両眼隔離を呈する．高口蓋や口蓋裂による不正咬合を生じる．上顎の低形成による気道狭窄により，いびき，睡眠関連呼吸障害を生じることが多い．

治療 外科的矯正治療，仮骨延長法．

各論 トリーチャー コリンズ症候群（下顎顔面異骨症） Treacher Collins syndrome
（遺伝病）

定義 常染色体優性遺伝疾患で，第一，二鰓弓由来の発生阻害により，両側性に頬骨の欠如，顎顔面形態の不調和が発生する．

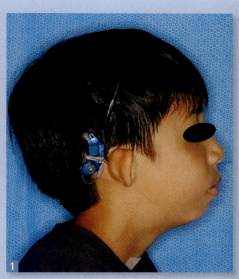
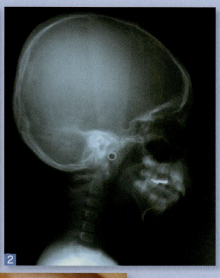
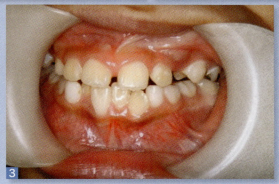

1 2 5歳6か月，顔貌所見：両眼外斜角下垂，耳介形成不全，骨伝導補聴器を使用している．下顎後退症がある
3 口腔内所見：混合歯列期（‾AB は癒合歯）．上下顎歯列とも狭窄している

臨床所見

発生頻度 1/10,000人，まれである．

臨床症状 小下顎症，頬骨の不形成，下眼瞼側面下垂，耳の奇形または不形成，伝音性難聴などがみられる．下顎の低形成による顎変形症，咬合不全，気道狭窄による睡眠呼吸障害などを継発する．

治療 対症療法，外科的矯正治療．

各論

ピエール ロバン症候群　Pierre Robin syndrome
（遺伝病/胎児病）

定義 小下顎症，舌根沈下，軟口蓋裂を3主徴とする．下顎の低形成がみられる先天性複合疾患である．発症原因は遺伝性，胎児病すなわち胎児期の体位，薬物の影響などがいわれている．

CLINICAL

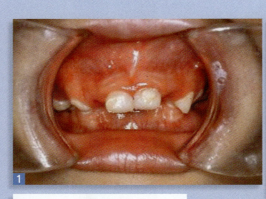
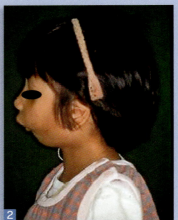
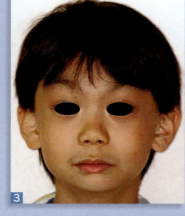
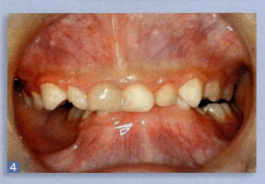

1 2 小下顎症（上顎歯列が下顎を覆い尽くす過蓋咬合がみられる），舌根沈下，軟口蓋裂が3大症状となる
3 4 小下顎，過蓋咬合を呈している

臨床所見

発生頻度	1/3,000人，まれ．
性差	なし．
臨床症状・予後	小下顎により，舌が後下方に逸脱，下垂して気道閉塞（狭窄）を起こしやすい．このため，出生直後からの呼吸困難が最大の問題となる．この出生時の危険が回避され，幼児期にも適切な顎発育が促されれば，予後は比較的良好である．多くの場合，発育に伴い，下顎が上顎に追いつく発達形式（catch-up growth）がみられ，顔貌も改善することが期待できる．近視，緑内障，心房（心室）中隔欠損，心肥大，肺動脈高血圧症，動脈管開存症，脳障害，言語障害，摂食障害などを付随することがある．
治療	外科的矯正治療．

各論

ダウン症候群（蒙古症，21トリソミー症候群） Down syndrome
（配偶子病）

定義 21番常染色体トリソミーによって発生する先天性の疾患群であり，配偶子病と考えられている．

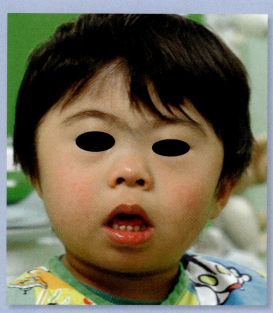
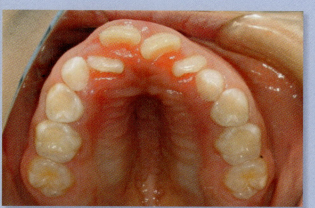

中顔面低形成を呈している．高口蓋

臨床所見

- **発生頻度** 1/1,500人，母体の加齢に伴い高率となる．
- **性差** なし．
- **臨床症状** 顎口腔領域では，歯数の異常，歯の形態異常，歯の萌出遅延，交叉咬合，相対的巨大舌，溝状舌，高口蓋などがみられる．これに加え，先天性心疾患（心室中隔欠損，心内膜床欠損症，ファロー Fallot 四徴候），消化管奇形（十二指腸狭窄，閉鎖，鎖肛）などがある．知的障害，低身長，肥満，筋力の低下，手の猿線，翼状頸を伴うことが多い．中顔面の発育不全と低位舌により，鼻呼吸障害などの呼吸関連障害が問題となる．
- **治療** 対症療法，歯性疾患に対する長期的な療養が必要である．

各論

ラッセル–シルバー症候群 Russel-Silver syndrome

（遺伝病）

定義 大泉門閉鎖遅延などがあり，広い額，相対的大頭を伴う遺伝性の疾患群である．
顎骨発育不全があり，逆三角形の顔貌，口角下垂など，頭蓋，顔面の変形が特徴的である．

臨床所見

発生頻度 1/500～1,000人．

性差 なし．

臨床症状 子宮内発育不全，出生後の成長障害があり，発育に伴いそのバランスが変化し，身体の左右非対称，低身長，性発育不全などを伴うことがある．上下顎の発育不全による顎変形，咬合不全，気道の狭窄と，それに伴う呼吸関連障害が示唆される．

治療 外科的矯正治療，咬合誘導．

各論

ターナー症候群 Turner syndrome

（胎芽病）

定義 X染色体（短腕）のモノソミーによる性腺形成異常の疾患群である．

臨床所見

発生頻度 1/2,000～3,000人．

性差 女性に発症．

臨床症状 小児様発育，低身長，性腺萎縮，無月経，先天性心疾患などがみられる．外表奇形として，外反肘，第四中手根短縮があり，側頸部から肩にかけて三角形の天膜のような皮膚のたるみがある翼状頸が特徴的である．顎口腔領域では，高口蓋，狭窄歯列弓，低位舌などがみられ，顎変形，気道狭窄による呼吸関連障害を継発しやすい．

治療 対症療法．

各論

ベックウィズ–ウィードマン症候群 Beckwith–Wiedemann syndrome
（遺伝病）

定義 巨舌症，臍帯ヘルニア，過成長を3主徴とする．新生児低血糖，臓器肥大などを呈する先天奇形症候群である．

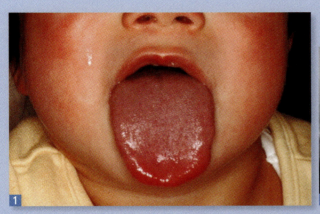
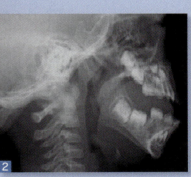

1 3歳3か月男児：舌突出時，舌が大きく，安静時でも，閉口ができない
2 セファロ側方写真：舌が口腔内に収まらないため，結果として後下方に沈下し，気道を狭めている．相対的に下顎前突を呈している．母親は夜間睡眠呼吸障害を認めている

臨床所見

- **発生頻度** 1/14,000人．
- **性差** なし．
- **臨床症状** 巨舌により，下顎前突，反対咬合をきたすことが多い．舌が大きいことにより，開口，咀嚼障害がみられ，いびき，閉塞性呼吸障害を継発する．
- **鑑別診断** ダウン症候群．
- **治療** 対症療法，舌縮小術，顎誘導．

アペール症候群 Apert syndrome, 尖頭合指症 acrocephalo syndactyly

各論

（遺伝病）

定義 頭蓋骨の早期癒合により，特異的な短尖頭，斜頭，舟状頭蓋などの変形をきたす．
指趾癒合が合併することが多い．

臨床所見

発生頻度 1/60,000～180,000 人．

性差 なし．

臨床症状 小下顎，下顔面の低形成などによる気道狭窄が睡眠呼吸障害と関連する可能性がある．これが致死的な障害となることがある．高口蓋，狭窄歯列となる．口蓋裂を伴うことがある．

鑑別診断 クルーゾン病と同一視する場合もある．

治療 外科的矯正治療．

ロンベルグ症候群 Romberg syndrome

各論

定義 片側性の顔面萎縮症で，10 歳未満児に緩徐に進行する．
神経変性の一種と考えられている．

臨床所見

発生頻度 まれ．

性差 なし．

臨床症状 顎口腔領域では，舌，歯槽骨，歯肉，軟口蓋の萎縮などが発現する．顔面部では，眼球陥入，斜視，眼瞼下垂，ぶどう膜炎，縮瞳などをきたす．反対側にジャクソン痙攣，三叉神経痛を伴う片頭痛を起こすことがある．
＊ジャクソン痙攣：片側の運動皮質からの痙攣発作が隣接する領域に伝播していくにつれて，反対側に同様の痙攣発作が起こり，これが，身体各部に広がっていくもの．初発発作部位に一過性の麻痺が生じることもある．

鑑別診断 ゴールデンハー症候群，ナジェ 症候群．

治療 対症療法．

先天性ミオパチー congenital myopathy

各論

（遺伝病）

定義 出生時，筋の緊張を欠き，ぐにゃぐにゃ乳児 floppy infant として発症，
その後，良性の経過をとって成育する一群の遺伝性疾患の総称である．

臨床所見

発生頻度 まれ．

性差 なし．

臨床症状 重症乳児型：新生児期から，呼吸・嚥下障害をきたし，気道確保，経管栄養などを必要とする．多くは 1 歳以下で死亡する．
良性先天型：体表形では華奢な体型，面長な顔貌，高口蓋，低位舌などを呈する．下顔面の低形成による気道狭窄と睡眠呼吸障害の可能性が示唆される．
成人発症型：良性先天型のきわめて進行の遅いもの，成人での急性発症などがある．

治療 対症療法．

各論

顔面半側肥大症　hemifacial hypertrophy

定義 特発性に顔面部が半側性に肥大する疾患.
舌，歯肉にもみられる原因不明の疾患群である.

臨床所見

発生頻度 まれ.

性差 女性に多い

臨床症状 顔面の半側，あるいは片側の一部，歯槽部，舌が緩徐に肥大する．原因不明である.

鑑別診断 ウィルムス腫瘍，顔面半側萎縮症.

治療 必要に応じて切除.

各論

エリス−ヴァン クレベルド症候群　Ellis−van Creveld syndrome
（軟骨外胚葉異形成症，中・外胚葉異形成症）

（遺伝病）

定義 短い不調和な四肢が特徴的な小人症である．多指，毛髪，爪などの外胚葉性形成異常，
および心奇形を主徴とする．常染色体/X連鎖遺伝性疾患である.

臨床所見

発生頻度 まれ.

性差 なし.

臨床症状 顎口腔領域では，歯の萌出遅延，歯の欠損，歯の形態異常などがあり，舌小帯短縮異常
などがある.

治療 対症療法.

各論

軟骨形成不全　dyschondroplasia

（遺伝病）

定義 軟骨を形成する遺伝子の異常により，低身長，短い手足・O脚を主徴とする
四肢短縮型小人症を呈する疾患．常染色体優性遺伝形式をとる.

臨床所見

発生頻度 1/10,000〜25,000人.

性差 なし.

臨床症状 顎顔面領域では大きな額，中顔面の陥凹，鞍鼻，小下顎を呈する．これにより睡眠関連
呼吸障害が問題となる場合が多い．水頭症，アデノイド，滲出性中耳炎などを併発する
ことがある.

治療 対症療法.

各論

外胚葉異形成症 ectodermal dysplasia
（遺伝病）

定義 外胚葉に由来する，歯，皮膚およびその付属器（汗腺，毛根），毛，爪などの組織に少なくとも2つ以上の先天性異常がある場合，外胚葉形成不全と呼び，X連鎖劣性遺伝形式をとる疾患群である．

CLINICAL

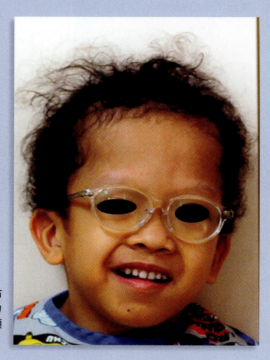

無汗腺，眼裂の左右差，目の乾燥，視力障害，聴覚障害が顕著である

臨床所見

- **発生頻度** まれ．
- **性　差** なし．症状は男性に発症することが多い．
- **臨床症状** 歯の欠如，エナメル質形成不全，小唾液腺分泌能の低下，目の乾燥，白内障，視力障害，聴覚障害などがみられる．皮膚の紅斑，色素沈着，無汗腺，易感染性などが特徴で，毛が薄い，低色素毛髪，厚い爪などを呈する．
- **治　療** 歯列矯正，歯冠修復，欠損補綴など対症療法．

各論

神経線維腫症 neurofibroma（フォン レックリングハウゼン病）
（遺伝病）

定義 皮膚の色素沈着と多発性の神経線維腫を主症状とする常染色体優性遺伝疾患である．

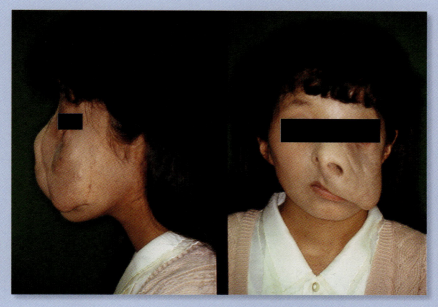

左側顔面部に淡褐色の隆起性腫瘍を認める．左側視野障害がある

臨床所見

- **発生頻度** 1/3,000 人．
- **性差** なし．
- **臨床症状** 口腔，咽頭部にメラニン沈着，神経鞘腫が発生する．体表面には淡褐色の色素斑，多発性隆起性神経線維腫症を生じる．脊椎側彎，後彎を伴うことがある．
- **治療** 対症療法．

各論

ヌーナン症候群 Noonan syndrome

（遺伝病）

定義 特異的な顔貌，先天性心疾患，低身長，鎧状胸隔，停留精巣，
精神発達遅滞などを示す常染色体遺伝性疾患群の総称である．

臨床所見

発生頻度 1/1,000～2,500 人．

性 差 なし．

臨床症状 顔面形態異常では，翼状頸，幅広い額，眼瞼下垂，内眼角開離，鞍鼻，口腔内
では高口蓋，低位舌，小下顎症などを呈する．睡眠関連呼吸障害を併発するこ
とがある．

鑑別診断 ターナー症候群．

治 療 対症療法．

各論

ゴールデンハー症候群 Goldenhar syndrome

（胎芽病）

定義 第一，二鰓弓形成障害に由来する片側性顎顔面奇形と眼球耳介椎骨形成異常症を
合併した症候群である．片側性に発症する．

臨床所見

発生頻度 1/3,500～5,600 人．

性 差 なし．

臨床症状 唇顎口蓋裂，巨舌，片側性の下顎骨関節突起，筋突起の形成不全，高口蓋を伴
い咬合不全を呈する．また，頭蓋の非対称，小耳症，外耳道閉鎖などの形態異
常，および難聴などを併発することが多い．

治 療 外科的矯正治療．

鑑別診断 ロンベルグ症候群（片側性）．なお，トリーチャー コリンズ症候群は両側性に
発症する．

490 CHAPTER XII 先天性疾患（顎顔面奇形）

各論

マルファン症候群 Marfan syndrome
（遺伝病）

定義 特徴的な中胚葉性発育不全により全身の結合組織が脆弱を示す．常染色体15番長腕の異常遺伝子により優性遺伝形式を示す疾患群の総称である．

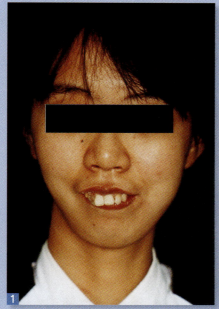
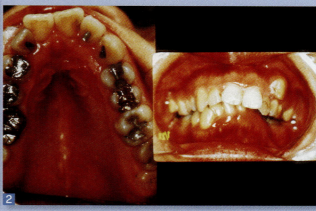

高口蓋，狭窄歯列による交叉咬合を呈している．小下顎による咬合不全が認められる

臨床所見

- **発生頻度** 1/5,000人．
- **性差** なし．
- **臨床症状** 顎口腔領域では，高口蓋，狭窄歯列，小下顎，低位舌を示す．体表面では，高身長，脊骨の側彎，胸隔の変形，自然気胸，心奇形，クモ指 arachnodactyly，水晶体偏位などを合併する．
- **治療** 対症療法，外科的矯正治療．

各論

プラダー–ウィリー症候群 Prader–Willi syndrome

（遺伝病）

定義 特異的な低身長，肥満，筋力低下などを示す疾患群である．
その身体的特徴より，睡眠呼吸障害と深く関連する疾患群である．

臨床所見

発生頻度 1/16,000 人．

臨床症状 1）乳児期の重度の筋緊張低下，2）幼児期の多食とそれに伴う肥満，3）精神発達遅滞，4）狭い前額部，アーモンド様眼裂，魚様の口などの特徴的な顔貌を示す．体表面では，小さい手足，低身長，低色素，性器低形成などがある．5）青年期の糖尿病，ピックウイック症候群 pickwickian syndrome（肥満による肺胞低換気症候群）の 5 徴候を伴う症候群である．

治療 ①食事療法，②運動療法，③成長ホルモン補充療法，④性ホルモン補充療法，⑤精神障害への対応．

各論

顔面裂 facial cleft

（胎芽病）

定義 顔面発生期の各種突起の癒合不全によって起こる顔面裂である．

臨床所見

発生頻度 まれ．

性差 なし．

臨床症状 顔面中央部の正中裂，側頭部に発症する側方裂，口角の延長線に発症する横裂などがある．

治療 対症療法，外科形成術．

各論

筋ジストロフィー muscular dystrophy
（遺伝病）

定義 筋組織の変性・壊死が主徴である．筋壊死と再生を繰り返しながら筋萎縮，筋力低下が進行していく遺伝性疾患である．その臨床経過からさまざまな病型分類がある．

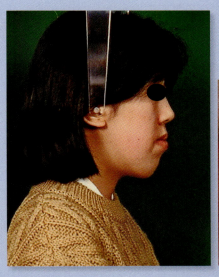
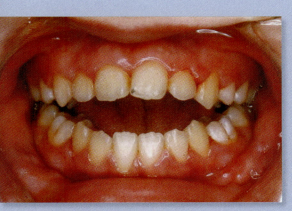

筋緊張性ジストロフィー：表情筋の弛緩があり，無意識に開口することが多い．閉口には努力がいる．開口症を呈している．歯列不正をきたしやすく，厳密な歯列矯正治療の管理下におく必要がある．外科的矯正治療は筋緊張があるため，成立しない

臨床所見

臨床症状 進行性筋ジストロフィー
X連鎖遺伝型：デュシュンヌ Duchenne 型：重症，筋力低下は対称的に起こる．
ベッカー Becker 型：緩徐に進行し関節拘縮も少ない，予後はよい．
先天性型：出生時より発現．
顔面肩甲上腕型：常染色体優性遺伝形式をとる．顔面，肩甲部，上腕を中心に障害される．閉眼低下，口輪筋障害など独特のミオパチー顔貌を呈する．
筋緊張性ジストロフィー：表情筋，舌筋，手掌筋のミオトニア（筋強直筋緊張が異常に長く続き弛緩しにくくなること）に続いて筋萎縮が生じる．
咬筋・胸鎖乳突筋，側頭筋，四肢の筋の萎縮が特徴．
顎口腔領域では，開口，下顎前突，顎変形症などが起こり，咀嚼・嚥下障害をきたす．

発生頻度 1/12,000人．

治療 対症療法．顎変形に対する手術療法は筋緊張が改善しないため成立しない．

筋ジストロフィー 493

各論

色素失調症（Bloch-Sulzberger 症候群）Bloch-Sulzberger syndrome

（遺伝病）

定義 女児にみられる X 染色体優性遺伝疾患で，素因をもつ母の子は，
男児は死産，女児の約半数が発症する．

臨床所見

発生頻度 まれ．

性　差 女児に多くみられる．

臨床症状 きわめて特異的な皮膚症状がある．
第 1 期：紅斑，膨疹，水疱形成が起こり，これが，びらん，膿疱となる．
第 2 期：疣状苔癬が列序性に多発する．
第 3 期：線状，帯状の色素沈着が渦巻き状，網状に発現．
第 4 期：色素斑の消失が起こる．顎口腔領域では歯の欠損，歯の形成不全，歯
の萌出遅延などがある．顎の低形成と睡眠呼吸障害とが関連する可能性が示
唆される．

治　療 対症療法．

各論

メービウス症候群 Möbius syndrome

（胎芽病）

定義 先天性の両側性顔面表情筋麻痺に眼球の外転運動障害を主徴とする．
原因には，先天的には，脳幹部顔面神経核，外眼筋支配核群の低形成，
後天的には，分娩時の顔面神経損傷などがあげられる．

臨床所見

発生頻度 1/50,000 人．

性　差 なし．

臨床症状 顔面神経麻痺による仮面様顔貌，閉眼障害，眼球外転障害，閉口障害，小下
顎，下顎下垂，流涎，舌低形成，部分性無歯症，口蓋裂などを伴う．乳児期の
哺乳障害，呼吸障害，筋緊張低下，言語発達遅滞，嚥下困難，不明瞭言語，協
調運動障害などがみられる．

治　療 対症療法．特に哺乳，呼吸障害には適切な対応が求められる．

各論

歌舞伎（メーキャップ）症候群 kabuki (make-up) syndrome

（胎芽病）

定義 下眼瞼外側 1/3 が外反した切れ長の眼瞼裂が特徴的である．
歌舞伎役者の化粧に似ていることから名づけられた．

臨床所見

発生頻度 1/32,000 人．

性　差 なし．

臨床症状 顔面では鼻中隔の短縮，鞍鼻，耳介聳立（大きく突出した耳），弓状の眉など
がみられる．顎口腔領域では，口蓋裂，下口唇瘻孔，小下顎，歯列不正を合併
する．心奇形（大動脈縮窄症，心室，心房中隔欠損など）が約半数に認められ
る．顎の低形成と睡眠呼吸障害とが関連する．

治　療 対症療法．

各論

口・顔・指症候群 orofacial digital syndrome
(遺伝病)

定義 水頭症，孔脳症，脳梁欠損などの顔面奇形と合指症などの外表奇形を合併する X連鎖優性遺伝形式をとる疾患である．

1 口・顔・指症候群：上顎前突，小下顎，過蓋咬合を呈している
2 3 合指症．親指の関節奇形がみられる

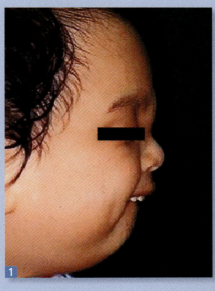

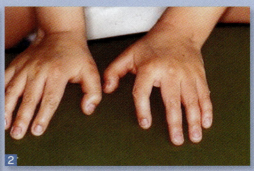

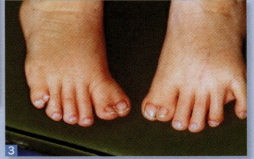

臨床所見

- **発生頻度** まれ．
- **性差** 女性に発症する．
- **臨床症状** 口蓋裂，小顎などの顎奇形がみられる．精神発達遅滞などを併発することがある．顎口腔領域の障害が顕著な場合，睡眠呼吸障害と関連する可能性が高い．
- **治療** 対症療法．

各論

クリッペル-トレノーネイ-ウェーバー症候群
Klippel-Trenaunay-Weber syndrome
（胎芽病）

定 義 ブドウ酒様色の血管腫が四肢のいずれか片側に発症する先天性の血管腫性病変である.

臨床所見

発生頻度 まれ.

性 差 なし.

臨床症状 片側性の炎症性母斑, 長管骨断端の過成長, 原発性静脈瘤を3徴とする. 顎骨に生じた場合, 顎顔面の変形をきたしやすく, 口腔領域では, 歯の萌出遅延, 歯列不正の原因となる.

治 療 浅い血管腫には, レーザー治療が効果がある.

各論

ウィリアムズ症候群 Williams syndrome
（遺伝病）

定 義 歯の形態異常（尖頭歯）, 高血圧, 後頭と頭頂皮質の発達不全を主徴とする. 神経発達障害があり, 低身長を示す疾患の総称である.

臨床所見

発生頻度 1/20,000人.

性 差 なし.

臨床症状 顔貌の特徴は, 上を向いた小さな鼻, 卵形の耳, 大きな口と厚い唇, はれぼったい眼, 小さな顎などから小妖精顔貌といわれている. これに加え, 歯の形成不全, 大動脈弁上狭窄, 末梢肺動脈狭窄, 知能低下などを合併する.

治 療 対症療法.

各論

ビンダー症候群 Binder syndrome
（胎芽病）

定 義 上顎骨前方部と鼻部を中心とした中顔面の異形成を示す疾患の総称である.

臨床所見

発生頻度 まれ.

性 差 なし.

臨床症状 1）中顔面の陥凹, 2）前鼻棘の消失, 鼻骨の位置異常, 鼻粘膜の萎縮, 3）歯列不正による過蓋咬合, 高口蓋, 4）上顎前歯歯槽骨部が薄く, 上顎後退と相対的な下顎前突を示す. 鼻部形成不全による呼吸障害がみられる.

治 療 対症療法, 外科的矯正治療, 歯冠修復.

各論

スティックラー症候群 Stickler syndrome

（遺伝病）

定義 手首，膝または足首関節が異常に太く，多様な骨端異形成症を示す．
常染色体優性遺伝形式をとる疾患群である．

臨床所見

発生頻度 まれ．

臨床症状 関節の過剰もしくは低可動性がみられ，しばしば，関節脱臼，関節痛を伴う．顎顔面部
では，特に下顎発育不全，口蓋裂および舌根沈下を伴うロビン Robin 奇形症候群様症状
を呈する．重度の進行性近視，硝子体変性，網膜剥離，進行性感音難聴を伴うことがあ
る．下顎の低形成，低位舌と睡眠呼吸障害とが関連する可能性が示唆される．

治療 対症療法，咬合誘導治療，外科的矯正治療．

各論

頭蓋骨癒合症 acro cephaly

（遺伝病）

定義 頭蓋の縫合が早期に化骨癒合して起こる狭頭症の一型である．

臨床所見

発生頻度 まれ．

性差 なし．

臨床症状 縫合部の癒合の程度によりさまざまな頭蓋の変形をきたす．これにより頭蓋の発育拡張
が制限され，顎口腔領域の発育障害を伴い，眼球突出や上気道狭窄による呼吸障害をき
たす．また，頭蓋内圧が亢進するため精神運動発達遅滞を伴うことがある．

鑑別診断 アペール症候群，合指症，クルーゾン症候群，水頭症．

治療 外科的矯正治療．

各論

口笛顔貌症候群 whistling face syndrome

（遺伝病）

定義 常染色体優性遺伝形式により発症する多発性先天性関節拘縮症候群であるが，
その特異的な口笛を吹いているような顔貌より口笛顔貌症候群と呼ばれる．

臨床所見

発生頻度 まれ．

性差 なし．

臨床症状 口笛顔貌，両眼隔離，眼瞼下垂，幅広い鼻陵・小さな鼻・鼻翼低形成，小さい口，高口
蓋，狭窄歯列，短頸などがみられる．

治療 対症療法．

各論

小舌症 microglossia
（胎芽病）

定義 先天性異常，発育異常による舌の形成不全の総称である．

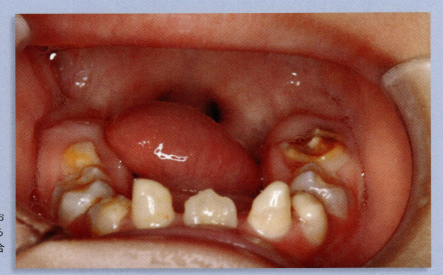

小下顎を呈しており，歯列不整もみられる．継続的な咬合誘導が必要となる

臨床所見

- **発生頻度** まれ．
- **性差** なし．
- **臨床症状** 口腔容積に比べて相対的に舌の容積が異常に小さいものをいう．歯列不正，哺乳障害，構音障害などをきたしやすい．
- **治療** 対症療法，顎咬合誘導治療．

各論

ルビンスタイン–ティビ症候群 Rubinstein–Taybi syndrome

（遺伝病）

定義 低身長，精神運動発達遅滞，特異的な顔貌，幅広い拇指趾を主徴とする
多発性奇形症候群の総称である．

臨床所見

発生頻度 1/30,000 人．

性差 なし．

臨床症状 大泉門開大，前頭部突出，両眼隔離・眼瞼裂斜下，扁平な鼻稜などの特徴的な顔貌を呈し，上顎低形成，小下顎，小さい口などにより哺乳障害などがみられる．

治療 対症療法．

各論

常染色体欠失症候群 deletion syndrome

（遺伝病）

定義 常染色体の部分欠損によって発症する身体各部の発達遅滞，
重度の先天異常と精神障害などを主徴とする疾患群である．

臨床所見

発生頻度 まれ．

性差 なし．

臨床症状 顎口腔領域に関連するものとして，①4p 欠失（ウォルフ–ヒルシュホーン Wolf–Hirsh-horn 症候群）：口蓋裂，②17p 欠失（スミス–マゲニス Smith–Magenis 症候群）：短頭，中顔面低形成，下顎前突，③22p 欠失（ディジョージ DiGeorge 症候群，口蓋心臓顔面症候群，咽頭嚢症候群）：口蓋裂などがある．

治療 対症療法．

各論

ラーセン症候群 Larsen syndrome

（遺伝病）

定義 鞍鼻，両眼隔離，小下顎，皿状顔貌などの顔貌異常，関節の脱臼，拘縮
などがみられる常染色体劣性遺伝性疾患の総称である．

臨床所見

発生頻度 まれ．

性差 なし．

臨床症状 大きな額，平坦な鼻梁，両眼隔離，耳介形成不全，小下顎，短頸などがみられ，早老顔貌を呈している．歯列不整，多数歯う歯があり，口蓋裂を伴うことがある．

治療 対症療法．

各論

多発異骨症（ピクノディソストーシス） pycnodysostosia

（遺伝病）

定義 低身長，頭蓋縫合の離開，泉門の閉鎖遅延，骨硬化に伴う病的骨折を
主徴とする常染色体劣性遺伝形式をとる疾患群の総称である.

臨床所見

発生頻度 まれ.

性差 なし.

臨床症状 四肢短縮型の低身長を呈し，頭部が大きく小下顎により鳥貌となる．末端形成
不全があり指爪の変形がある．顎顔面領域では，小下顎，歯の崩出遅延，多数
歯う蝕などがみられる.

鑑別診断 大理石骨病.

治療 対症療法.

各論

チャージ症候群 CHARGE syndrome

（遺伝病）

定義 C：網膜の部分欠損（コロボーマ），H：心奇形，A：後鼻孔閉鎖，
R：成長障害・発達遅滞，G：外陰部低形成，E：耳奇形・難聴を主徴候とし，
これらの徴候の頭文字の組み合わせにより命名された多発奇形症候群である.

臨床所見

発生頻度 1/20,000 人.

性差 なし.

臨床症状 (1) C：片側ないし両側性の虹彩・網膜・脈絡膜・乳頭のコロボーマ（欠損），
(2) H：先天性心疾患，(3) A：膜性・骨性の後鼻孔閉鎖（狭窄）を認める.
口唇口蓋裂も合併することが多く，多顔面の非対称性，左右の耳介の形態異
常，眼瞼下垂，上下顎低形成などの合併により咽頭・喉頭の協調運動の低下が
起こり，哺乳障害・嚥下障害をきたす，(4) R：成長障害や精神遅滞，(5) G：
停留精巣・尿道下裂，陰唇の低形成・二次性徴の欠如など性器低形成，(6) E：
耳介低・無形成などの耳奇形に加え，感音性・伝音性または混合性難聴を認め
る.

治療 対症療法.

各論

マーシャル-スティックラー症候群 Marshall-Stickler syndrome

（遺伝病）

定義 目，関節，顎口腔領域の構造が障害される
常染色体優性遺伝形式をとる疾患群の総称である.

臨床所見

発生頻度 まれ.

性差 なし.

臨床症状 低身長，短頭，中顔面の陥没，浅い眼窩，両眼隔離，内眼角贅皮，鞍鼻を特徴
とし，顎口腔領域では高口蓋，口蓋裂，上顎前突がみられる.

治療 対症療法.

各論

6歯以上の非症候性部分無歯症 anodontia

定義 外傷とは関連なく，非症候性に歯胚の欠如があり，これにより部分的あるいは全部の歯の欠損が起こる疾患である．外胚葉異形成症と関連する場合がある．原因不明で家族性的，偶発的に出現することもあり，遺伝的要因，内分泌腺障害，妊娠初期（胎生6週前後）における母体の疾患と栄養障害などが考えられる．

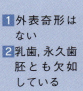
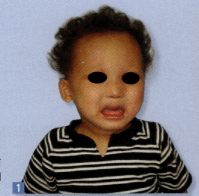
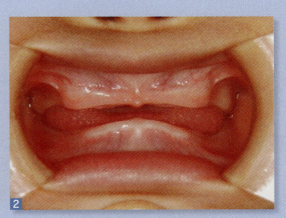

1 外表奇形はない
2 乳歯，永久歯胚とも欠如している

臨床所見

- **発生頻度** 6歯以上の場合はまれ．
- **性差** なし．
- **臨床症状** 外傷性疾患がないことを前提に非症候的に乳歯，永久歯が欠如している．先天性部分無歯症の原因は系統発生学的意義を有する退化現象として説明され，第三大臼歯，上顎切歯の欠如などは萎縮形式と考えられている．
- **治療** 人工歯根の応用も含めて欠損補綴処置が適宜行われる．

各論

下垂体性小人症 pituitary dwarfism

定義 下垂体成長ホルモンの分泌低下により発症する低身長を主徴とする疾患の総称である．
ほとんどが原因不明であるが，頭蓋咽頭腫などの腫瘍性疾患により発症するものもある．

臨床所見

発生頻度 1/5,000人．

性差 3：1で男性に多い．

臨床症状 低身長，甲状腺機能低下，性腺機能低下，副腎機能低下，尿崩症などがみられる．顎口腔領域では，顎発育不全，歯列不整．

治療 成長ホルモン投与．

各論

ポリエックス症候群（クラインフェルター症候群）
（遺伝病）

定義 男性の性染色体，Ｘ染色体が1つ以上多いことで発生する遺伝性疾患の総称である．

臨床所見

発生頻度 1/600人．

性差 男性のみ．

臨床症状 低身長，四肢細長，思春期来発遅延，精巣萎縮，無精子症などを主徴とする．性交渉は可能であるが妊娠は成立しづらい．時に女性化乳房を認めることがある．顎口腔領域では，口唇裂，口蓋裂，歯の形成異常を伴うことがある．

治療 二次性徴不全症例に，男性ホルモン（テストステロン）補充療法が用いられる．

各論

リング18症候群（エドワーズ症候群）
（遺伝病）

定義 常染色体18番トリソミーにより発症する遺伝性疾患の総称である．

臨床所見

発生頻度 まれ．

性差 女児に多い．男児は流産となることが多い．

臨床症状 口唇裂，口蓋裂，耳介低位などの顔面奇形が特徴的である．重度の知的障害，心室中隔欠損，心内膜床欠損，単心室などの先天性心疾患，肺静脈還流障害などを併発する．生後1年以内に90%が死亡する．

治療 対症療法．

各論

大理石骨病 marble bone disease
（遺伝病）

（CHAPTER V　顎骨の疾患　2. 遺伝性疾患　p.88 参照）

各論

骨形成不全症 osteogenesis imperfacta
（遺伝病）

（CHAPTER V　顎骨の疾患　2. 遺伝性疾患　p.83 参照）

各論

鎖骨・頭蓋骨異形成症 cleidocranial dysostosis
（遺伝病）

（CHAPTER V　顎骨の疾患　2. 遺伝性疾患　p.86 参照）

各論

基底細胞母斑症候群 basal cell nevus syndrome （Gorlin 症候群）
（遺伝病）

（CHAPTER VI　口腔粘膜疾患　2. 色素性病変　p.123 参照）

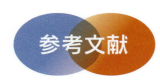

CHAPTER I 口腔外科臨床における診断学
総論，各論
1) 山根源之，草間幹夫，久保田英朗　編集主幹：口腔内科学．永末書店，京都，2016．
2) 水野嘉夫：歯科医師が知っておくべき全身疾患．一世出版，東京，2014．
3) 井田和典，堂前尚親，西田治郎編：歯科のための内科学　改訂第3版．南江堂，東京，2010．

CHAPTER II 口腔外科臨床における病理診断学
総論，各論
1) 深山正久編：医療の中の病理解剖—患者から学び医療者が共に切磋琢磨する文化を築くために．第100回日本病理学会総会，2012．
2) 田中陽一：口腔がんを早期に発見するために　歯科における地域連携と"病理の役割"．歯科学報，211(1)：22〜31，2012．

CHAPTER III CT，MRIによる画像診断
総論
1) Arya S, Rane P, Deshmukh A：Oral cavity squamous cell carcinoma：role of pretreatment imaging and its influence on management. Clin Radiol, 69(9)：916-930, 2014.
2) Tshering Vogel DW, Zbaeren P, Thoeny HC：Cancer of the oral cavity and oropharynx. Cancer Imaging, 16(10)：62-72, 2010.
3) Trotta BM, Pease CS, Rasamny JJ, Raghavan P, Mukherjee S：Oral cavity and oropharyngeal squamous cell cancer：key imaging findings for staging and treatment planning. Radiographics, 31(2)：339-354, 2011.
4) 尾尻博也：頭頸部の臨床画像診断学．第2版，南江堂，東京，2011．
5) 多田信平，尾尻博也，酒井　修：頭頸部のCT・MRI．第2版，メディカル・サイエンス・インターナショナル，東京，2012．

CHAPTER IV 軟組織の炎症性疾患
総論
1) 橋本貞充：歯周組織の内側を見透す目—マクロからミクロまで．歯科衛生士，34(8)-34(10)：2010．
2) 下野正基：新編治癒の病理—臨床の疑問に基礎が答える．医歯薬出版，東京，2011．
3) 橋本貞充：歯肉の微細構造・機能・再生をみつめなおす．歯界展望，123(2)：271-279，2014．
各論
● 歯肉炎
1) 西村克枝，鈴鹿祐子，大川由一，日下和代：若年者の歯肉炎罹患状況の検討と歯肉炎予防の健康教育プログラムの開発．日歯衛教会誌，5(2)：161，2014．
2) 河村良彦，小出明子，立花太陽，佐野哲文，渡邊淳一，佐野正之：思春期歯肉炎の疫学的研究　口腔衛生習慣と患者の性格との関連．小児歯誌，53(2)：269，2015．
3) Ogata Y, Matsui S, Kato A, Zhou L, Nakayama Y, Takai H：MicroRNA expression in inflamed and noninflamed gingival tissues from Japanese patients. J Oral Sci, 56(4)：253-260, 2014.
● 辺縁性歯周炎
1) 吉江弘正，伊藤公一，村上伸也，申　基喆：臨床歯周病学．第2版，医歯薬出版，東京，2013，18-25．
2) Prichard JF（佐藤徹一郎訳）：歯周疾患の診断と治療．医歯薬出版，東京，1983，132-138．
3) 石川梧郎：口腔病理カラーアトラス．第2版，医歯薬出版，東京，2001，56-59．
4) 須賀昭一，田熊庄三郎，枝　重夫ほか：図説口腔病理学．第3版，医歯薬出版，東京，1991，362-385．
● 智歯周囲炎
1) 小林　裕：頭蓋底まで炎症が波及した下顎智歯周囲炎の1例．日口腔感染症会誌，19(1)：53，2012．
● インプラント周囲炎
1) 日本臨床歯周病学会編：歯周病患者におけるインプラント治療のガイドライン．クインテッセンス出版，東京，2013，27-30．
2) 山田雅司，宮吉教仁，関谷紗世，村松　敬，古澤成博：インプラント体周囲に及ぶ根尖性歯周炎を生じたビスホスホネート製剤静脈内投与患者に対して非外科的に治療を行った一症例．日歯保存誌，58(1)：71-80，2015．

3) 辰巳順一：歯周病患者のインプラント治療. 日口外誌, 55（3）：8-10, 2009.

4) 吉田博昭, 坂田岳一, 水谷善晴, 内田卓弥, 山田康嗣, 小林信博, 伊藤友彦, 辻　要, 馬場俊輔, 馬場一泰, 森田章介：著しい顎骨吸収がみられた上顎骨膜下インプラント周囲炎の1例. 歯界展望, 124（3）：526-531, 2014.

5) 辰巳順一, 申　基喆：インプラント周囲炎への対応法. 顎咬合誌：咬み合わせの科学, 28（1-2）：92-99, 2008.

● 扁桃周囲炎

1) 西本彩夏, 須々井尚子, 竹田裕美, 箕岡　博：扁桃周囲炎から敗血症をきたした Moraxella osloensis の1例. 広島臨床検査, 1：55-58, 2012.

2) 津村　薫, 永澤　昌, 林　直樹, 樽谷貴之, 尾崎紀仁, 須々井尚子：右扁桃周囲炎から敗血症をきたした Moraxella osloensis 感染症の1症例. 耳鼻頭頸外科, 84（11）：853-858, 2012.

3) 竹中幸則, 武田和也, 橋本典子：扁桃周囲膿瘍治療における細菌検査の意義. 近畿中病医誌, 30：25-29, 2010.

4) 生駒　亮：扁桃周囲炎に対する doripenem の臨床的検討. 新薬と臨床, 61（7）：465-1468, 2012.

● リンパ節炎

1) 洲崎勲夫, 小林一女, 阿部祥英, 田中義人, 鈴木貴裕, 工藤睦男, 洲崎春海：頸部リンパ節炎を反復した小児ベーチェット病不全型の1例. 小児耳鼻, 35（1）：21-26, 2014.

2) 坂本　泉, 白浜素子, 都間佑介, 上田育代：小児の頸部リンパ節炎の診断. 小児診療, 77（3）：37-441, 2014.

3) 星野　都, 鈴木正二, 大山嘉人, 川本幸寛, 本河生実, 瀧澤将太, 坂下英明：頸部結核性リンパ節炎の1例. 有病者歯医療, 21（1）：9-16, 2012.

4) 根本敏行, 松井義郎, 岩井俊憲, 大橋　勝, 藤内　祝, 新谷　悟：下顎智歯周囲炎を契機に発見された組織球性壊死性リンパ節炎の1例. 日口診誌, 24（1）：36-43, 2011.

5) 松井勝敏, 德原大介, 河井和夫, 趙　有季, 広瀬正和, 新宅治夫：リンパ節腫脹が腸間膜に限局し, 著明な白血球減少を呈した亜急性壊死性リンパ節炎の1例. 小児臨, 68（5）：1007-1013, 2015.

● 口腔結核

1) Sahoo NK：Tubercular osteomyelitis of the maxillae：A case report and review. J Oral Maxillofac Surg Med Pathol, 27（1）：70-73, 2015.

2) Bansal R, Jain A：Orofacial tuberculosis：Clinical manifestations, diagnosis and management. J Family Med Prim Care, 4（3）：335-341, 2015.

3) 古堅　誠ほか：当初舌癌が疑われた舌結核の1症例　本邦報告16例の文献的考察を含めて. 結核, 84（8）：605-610, 2009.

4) 中原寛和ほか：顎下部に発生した結核性リンパ節炎　歯科及び口腔外科領域における結核症について. 阪大歯学誌, 45（2）：93-97, 2001.

CHAPTER V　顎骨の疾患

総論

1) 中沢勝宏：入門顎関節症の臨床. 医歯薬出版, 東京, 1992.

各論

● 急性骨髄炎

1) 戸塚靖則ほか：口腔科学. 朝倉書店, 東京, 2013, 669.

2) 野間弘康ほか：標準口腔外科学. 第3版, 医学書院, 東京, 2007, 126.

3) 白砂兼光ほか：口腔外科学. 第3版, 医歯薬出版, 東京, 2010, 136.

4) 内山健志ほか：サクシンクト口腔外科学. 第3版, 学建書院, 東京, 2011, 106.

5) 古本啓一ほか：歯科放射線学. 第4版, 医歯薬出版, 東京, 2006, 214.

● 薬剤関連顎骨壊死

1) Marx RE：Oral and Intravenous Bisphosphonate-induced Osteonecrosis of the Jaws: History, Etiology, Prevention, and Treatment, Quintessence, Chicago, 2007.

2) 米田俊之, 萩野　浩, 杉本利嗣, 太田博明, 高橋俊二, 宗圓　聰, 田口　明, 永田俊彦, 浦出雅裕, 柴原孝彦, 豊澤　悟：骨吸収抑制薬関連顎骨壊死の病態と管理：顎骨壊死検討委員会ポジションペーパー2016. https://www.jsoms.or.jp/medical/wp-content/uploads/2015/08/position_paper2016.pdf

● 歯性上顎洞炎

1) 下野正基：新編治癒の病理. 医歯薬出版, 東京, 2011, 349.

● 外歯瘻・内歯瘻

1) 戸塚靖則ほか：口腔科学. 朝倉書店, 東京, 2013, 173.

2) 野間弘康ほか：標準口腔外科学. 第3版, 医学書院, 東京, 2007, 421.

3) 内山健志ほか：サクシンクト口腔外科学. 第3版, 学建書院, 東京, 2011, 99.

● 鎖骨頭蓋異形成症
1) 清水武彦ほか：鎖骨頭蓋骨異形成症における RUNX2 遺伝子のミスセンス変異. 小児歯誌, 43：583-590, 2005.

● 線維性（骨）異形成症
1) Toyosawa S, et al.：Mod Pathol, 20：359-396, 2007.
2) 高木正之ほか：骨腫瘍様病変の特徴と最近の動向. 病理と臨, 32：152-155, 2014.

● 骨巨細胞腫
1) 福島万奈ほか：骨巨細胞腫の鑑別について. 病理と臨, 32：139-144, 2014.

● 巨細胞修復性肉芽腫
1) 福島万奈ほか：骨巨細胞腫の鑑別について. 病理と臨, 32：139-144, 2014.

● ランゲルハンス細胞組織球症
1) 高木正之ほか：骨腫瘍様病変の特徴と最近の動向. 病理と臨, 32：152-155, 2014.

● 顎関節強直症
1) 脇田　稔ほか編：口腔組織・発生学. 第2版, 医歯薬出版, 東京, 2015.
2) 下野正基：新編治癒の病理. 医歯薬出版, 東京, 2011.
3) 下野正基ほか編：口腔外科・病理診断アトラス. 医歯薬出版, 東京, 1992.
4) 戸塚靖則ほか：口腔科学. 朝倉書店, 東京, 2013.
5) 野間弘康ほか：標準口腔外科学. 第3版, 医学書院, 東京, 2007.
6) 白砂兼光ほか：口腔外科学. 第3版, 医歯薬出版, 東京, 2010.
7) 内山健志ほか：サクシンクト口腔外科学. 第3版, 学建書院, 東京, 2011.
8) 古本啓一ほか：歯科放射線学. 第4版, 医歯薬出版, 東京, 2006.
9) 草間　薫ほか：病理学・口腔病理学サイドリーダー. 学建書院, 東京, 2000.
10) Marx RE：Oral and Intravenous Bisphosphonate-induced Osteonecrosis of the Jaws：History, Etiology, Prevention, and Treatment, Quintessence, Chicago, 2007.
11) 米田俊之ほか：ビスフォスフォネート関連顎骨壊死に対するポジションペーパー. 日歯周会誌, 52：265-269, 2010.
12) 島原政司ほか：ビスフォスフォネート投与と関連性があると考えられた顎骨骨髄炎ならびに顎骨壊死に関する調査. 日口外誌, 53：594-602, 2007.
13) 日本小児内分泌学会薬事委員会：骨形成不全症の診療ガイドライン：日小児会誌, 110：102-105, 2006.
14) 大川玲奈, 仲野和彦：骨系統疾患患児における歯科的問題点とその対応：小児歯臨, 18：59-63, 2013.
15) 軟骨無形成症・軟骨低形成症. 小児科診療, 72：480.
16) 末石研二：歯の問題を伴う不正咬合の矯正治療6. 全身疾患に伴う歯の萌出異常と不正咬合：歯科学報, 113：587-589, 2013.
17) 顎関節症の病態分類（2013）：日顎関節会誌, 25（2）：22-27.
18) Shapiro F：Osteopetrosis：Current clinical considerations. Clin Orthop Relat Res, 294：34-44, 1993.
19) 福武勝典ほか：大理石病に伴った大腿骨転子下骨折の1例. 骨折, 36：668-670, 2014.
20) 青木浩平ほか：大腿骨転子下骨折術後頚部骨折を認めた骨 Paget 病の1例. 骨折, 36：343-346, 2014.
21) 橋本　淳ほか：わが国における骨パジェット病の有病率と臨床的特徴. Osteoporo Jpn, 15：241-245, 2007.
22) Erol B, et al.：A clinical study on ankylosis of the temporomandibular joint. J Craniomaxillofac Surg, 34：100-106, 2006.
23) 矢谷博文：新たに改訂された日本顎関節学会による顎関節症の病態分類（2013年）と診断基準. 日顎誌, 27：76-86, 2015.

CHAPTER Ⅵ　口腔粘膜疾患
各論
● フォーダイス斑
1) 白砂兼光, 古郷幹彦編：口腔外科学. 第3版. 医歯薬出版, 東京, 2014, 65.
2) 山根源之, 草間幹夫, 久保田英朗編：口腔内科学. 永末書店, 京都, 2016, 406.
3) 野間弘康監修：標準口腔外科学. 第4版. 医学書院, 東京, 2015.

● 地図状舌
1) 白砂兼光, 古郷幹彦編：口腔外科学. 第3版. 医歯薬出版, 東京, 2014, 178.
2) 山根源之, 草間幹夫, 久保田英朗編：口腔内科学. 永末書店, 京都, 2016, 406.

● 黒毛舌
1) 白砂兼光, 古郷幹彦編：口腔外科学. 第3版. 医歯薬出版, 東京, 2014, 179.
2) 山根源之, 草間幹夫, 久保田英朗編：口腔内科学. 永末書店, 京都, 2016, 404.

● 正中菱形舌炎
1) 山根源之, 草間幹夫, 久保田英朗編：口腔内科学. 永末書店, 京都, 2016, 405.

● メラニン沈着（生理的メラニン色素斑）
1) 金子　至, 下野正基：歯肉を読み解く. デンタルハイジーン別冊. 医歯薬出版, 東京, 2014, 5-53.
● 黒子
1) 野池淳一ほか：母斑性基底細胞癌症候群 10 家系 14 例の臨床的検討. 日口外誌, 59（6）：432-437, 2013.
2) Kimonnis VE, et al.：Clinical manifestations in 105 persons with nevoid basal cell carcinoma syndrome. An J Med Genet, 69：299-308, 1997.
3) 宮下俊之ほか：見逃してはいけない家族性腫瘍：本邦における母斑性細胞癌症候群の遺伝子変異と臨床的特徴. 家族性腫瘍, 11：14-18, 2011.
● 悪性黒色腫
1) Barnes L, Eveson JW, Reichart P, Sidransky D（eds）：WHO Classification of Tumours, Pathology & Genetics, Head and Neck Tuours. IARC Press, Lyon, 2005, 206-207.
● 白板症, 紅板症（紅色肥厚症）
1) Amagasa T, Yamashiro M, Uzawa N：Oral premalignant lesions：from a clinical perspective. Int J Clin Oncol, 16：5-14, 2011.
2) 津島文彦, 桜井仁亨, 佐藤　昌ほか：口腔白板症の癌化に関する臨床的検討. 日口外誌, 59：691-690, 2013.
● 帯状疱疹
1) Toyama N, Shiraki K：Epidemiology of herpes zoster and its relationship to varicella in Japan：A 10-year survey of 48,388 herpes zoster cases in Miyazaki prefecture. J Med Virol, 81：2053-2058, 2009.
2) 内科疾患最新の治療　明日への指針. 内科, 113（6）：1278-1279, 2014.
● 粘膜・皮膚・眼症候群（Stevens-Johnson 症候群）
1) 厚生労働省：重篤副作用疾患別対応マニュアル　スティーブンス・ジョンソン症候群（皮膚粘膜眼症候群）. 平成 18 年 11 月.
● Behçet 病
1) 陶山恭博, 岸本暢将：リウマチ・膠原病 Behçet 病　Medicina, 50（11）：404-412, 2013.
2) 豊田優子：膠原病・免疫疾患・アレルギー疾患　シェーグレン症候群・ベーチェット病. 歯界展望別冊歯科医師のための医学ハンドブック：134-135, 2014.
● 壊死性潰瘍性歯肉口内炎
1) 伊藤弘人：開業医が診る口腔粘膜疾患—診断から対応まで　壊死性潰瘍性口内炎. デンタルダイヤモンド, 35（10）：26-27, 2010.
2) 杉原一正：実地医家に必要な口腔ケアの知識. 診療の実際　口内炎. 臨床と研究, 84(7)：947-950, 2007.
● 薬物性口内炎
1) 厚生労働省：重篤副作用疾患別対応マニュアル　薬物性口内炎. 平成 21 年 5 月.
2) 厚生労働省：重篤副作用疾患別対応マニュアル　中毒性表皮壊死症（中毒性表皮壊死融解症, ライエル症候群）. 平成 18 年 11 月.
● 肉芽腫性口唇炎
1) 小岩克至：Melkersson-Rosenthal 症候群の 1 例. 臨床皮膚, 65（13）：1059-1063, 2011.
2) 増田元三郎：歯性感染病巣除去により治癒した肉芽腫性口唇炎の 2 例. 日口腔粘膜会誌, 17（2）：50-56, 2011.
3) 小村圭介ほか：若年性歯周炎に関連したと考えられる肉下腫性口唇炎の 1 例. 青県病誌, 58：1-6, 2013.
● アミロイドーシス
1) 大橋健一：アミロイドーシスの病理, 最近の話題. 横浜医学, 63：615-624, 2012.
2) 寺井千尋：アミロイドーシス. Rheumatology, 51（4）：428-435, 2014.
3) Fischer A：Human primary immunodeficiency disease. Immunity, 27：835-842, 2007.
● 手足口病
1) 高山恵律子ほか：コクサッキー A6 による手足口病の成人 5 症例. 皮膚臨床, 55（11）：1441-1446, 2013.
2) 清水博之：手足口病の大規模流行と原因ウイルス. 日医報, 4673：56-57, 2013.
3) 馬場直子：最近の手足口病と伝染性紅斑の話題. 日皮会誌, 123（13）：2999-3003, 2013.
4) 山下大介ほか：ヘルパンギーナ, 手足口病. MB ENT, 129：17-21, 2011.
5) 布上　薫：手足口病, ヘルパンギーナ. 小児内科, 29：876-878, 1997.
6) 松岡高史：2011 年夏季に松本市地域で流行した手足口病とヘルパンギーナの疫学的・臨床的特徴. 小児科臨床, 66（8）：1735-1741, 2013.

CHAPTER Ⅶ　嚢胞
総論
1) Barnes L, Eveson JW, Reichart P, Sidransky D：World Health Organization Classification of Tumours：Pathology and Genetics, Head and Neck Tumours. IARC Press, Lyon, 2005.
2) Robinson RA, Vincent SD：Atlas of Tumor Pathology, 4th Series Fascicle 16—Tumors and Cysts of the

Jaws. AFIP, Silver Spring, 2012.

3) Wright JM, Odell EW, Speight PM, Takata T：Odontogenic tumors, WHO 2005：where do we go from here? Head Neck Pathol, 8：373-382, 2014.

各論

● 歯根嚢胞

1) 末光正昌ほか：歯根嚢胞の MRI 画像と病理組織所見．日大口腔科学，41（1）：22-29，2015.

2) 宮内睦美，大林真理子：【病理診断クイックリファレンス】（第 4 章）頭頸部（口腔，唾液腺など）　歯根嚢胞．病理と臨床，（33）49，2015.

3) Sanuki T, Matsuzaka K, Inoue K, Hashimoto K, Inoue T：Radicular cyst and granuloma：A clinico-pathological study of 1590 cases and a literature review. 日口腔検会誌，6（1）：44-49，2014.

● 残留嚢胞

1) 田村暢章，森　一将，岩橋由佳子，田村　希，原口茂樹，武田順天，嶋田　淳：上顎洞内を占拠した巨大な歯根嚢胞の 1 例．日口診誌，23：85-88，2010.

2) 諸岡　均，太田泰人，久山佳代：歯原性嚢胞の hyaline body に関する病理学的研究．日大口腔科学，28：271-279，2002.

3) 西岡博人，望月光治，江口陽子ほか：過去 8 年間における顎骨内嚢胞の臨床統計的観察．奈良医学雑誌，42：248-254，1991.

● 歯周嚢胞

1) Robinson RA, Vincent SD：Atlas of Tumor Pathology, 4th Series Fascicle 16—Tumors and Cysts of the Jaws. AFIP, Silver Spring, 2012.

2) 須田里香，澤井俊宏，小村　健：診断に苦慮した下顎智歯部に発生した歯周嚢胞の 1 例．日口診誌，24（2）：201-205，2011.

● 原始性嚢胞

1) Robinson RA, Vincent SD：Atlas of Tumor Pathology, 4th Series Fascicle 16—Tumors and Cysts of the Jaws. AFIP, Silver Spring, 2012.

● 含歯性嚢胞

1) Prasad H, Anuthama K, Chandramohan M, Sri Chinthu KK, Ilayaraja V, Rajmohan M：Squamous cell carcinoma arising from a dentigerous cyst：Report of a case and review of literature. J Oral Maxillofac Surg Med Pathol, 27（1）：121-125, 2015.

2) Kiso H, Ando R：Dentigerous cyst associated with a supernumerary tooth in the nasal cavity：A case report. J Oral Maxillofac Surg Med Pathol, 27（1）：33-37, 2015.

3) 和気正和，岩間大介，野井将大，津田　造：乳歯根尖性歯周炎により生じたと考えられる含性嚢胞の 2 例．滋賀歯医師会誌，2：106，2014.

4) 小倉英稔，杉本勘太，松原有為子，近藤亜子，長谷川信乃，飯沼光生，田村康夫：過剰歯の含歯性嚢胞により上顎両側中切歯の歯列不正をきたした 1 例．小児歯雑誌，53（1）：132，2015.

5) Nimonkar PV, Nimonkar SV, Mandlekar GP, Borle RM, Gadbail AR：Ameloblastoma arising in a dentigerous cyst：Report of three cases. J Oral Maxillofac Surg Med Pathol, 26（2）：233-237, 2014.

● 側方性歯周嚢胞

1) Meseli SE, Agrali OB, Peker O, Kuru L：Treatment of lateral periodontal cyst with guided tissue regeneration. Eur J Dent, 8（3）：419-423, 2014.

2) Friedrich RE, Scheuer HA, Zustin J：Lateral periodontal cyst. In Vivo, 28（4）：595-598, 2014.

● 腺性歯原性嚢胞

1) 熊坂　士：下顎前歯部に発生した腺性歯原性嚢胞の 1 例．日口外誌，60（7）：446-450，2014.

2) 古賀　真：上顎に生じた腺性歯原性嚢胞の 1 例．日口外誌，58（7）：434-438，2012.

3) 沖田美千子：下顎前歯部に発生した腺性歯原性嚢胞の 1 例．日口外誌，57（3）：109-113，2011.

● 鼻口蓋管嚢胞（切菌管嚢胞）

1) 高橋　郷，比野平恭之，岡部万喜，州崎春海：症例をどうみるか　内視鏡下鼻内手術を行った鼻口蓋管嚢胞の 1 例．JOHNS，28（4）：709-712，2012.

2) 南　和彦，坂本　進，西村一成，市丸和之，佐藤進一，土師知行：鼻腔に開放した鼻口蓋管嚢胞例．耳鼻臨床補冊，133：142，2012.

3) 八木正夫，中川浩伸，尹　泰貴，友田幸一：鼻口蓋管嚢胞の 1 例．耳鼻臨床補冊，133：141，2012.

● 術後性上顎嚢胞

1) 谷口敬祐，田中四郎，長縄鋼亮，金光安奈，伊藤友里，江原雄一，太田貴久，松原　誠，細原政俊，笠井唯克，住友伸一郎，式守道夫：眼症状を呈した術後性上顎嚢胞の 1 例．日口科誌，59（3）：142，2010.

2) 尾尻博也：術後性上顎洞嚢胞の画像診断．耳鼻展望，55（1）：49-50，2012.

3) 中山次久，山川秀致，常見泰弘，久保木章仁，後藤一貴，金谷洋明，春名眞一：術後性上顎嚢胞に対する Endoscopic modified medial maxillectomy の検討．頭頸部外科，24（1）：45-49，2014.

● 単純性骨嚢胞

1) 陳　資史，園部純也，別所和久：下顎枝に認められた単純性骨嚢胞の1例．日口外誌，57：318，2011.

2) 加藤広禄，宮崎真帆，田中　彰，吉田　完，川尻秀一，山本悦秀：幼児の下顎枝に発生し再発した単純性骨嚢胞の1例．日口外誌，60：556-560，2014.

3) 石川恵生，濱本宜興，下山泰明，小林武仁，橘　寛彦，櫻井博理，尾崎　尚，飯野光喜：下顎枝の広範囲をしめた単純性骨嚢胞の一例．Hosp Dent Oral-Maxillofac Surg，24（1）：79-82，2012.

● 脈瘤性骨嚢胞

1) 神尾　崇，坂本潤一郎，和光　衛，佐野　司，作間　巧，山本信治，柴原孝彦：下顎骨に発生した脈瘤性骨嚢胞の画像所見．歯科学報，110（4）：472-477，2010.

2) 岩城　太，大西正信：オトガイ神経領域の知覚異常を初発症状とした下顎骨脈瘤性骨嚢胞の1例．日口外誌，63（3）：275-278，2014.

3) Sakuma T, Yamamoto N, Onda T, Sugahara K, Yamamoto M, Muramatsu K, Watanabe A, Kamio T, Sakamoto J, Sano T, Matsuzaka K, Takano N, Shibahara T：Aneurysmal bone cyst in the mandible：Report of 2 cases and review of literature. J Oral Maxillofac Surg Med Pathol, 25（2）：P129-133, 2013.

● 静止性骨空洞

1) 猪俣　徹，足立雅利，荘司洋文：増大傾向を示した静止性骨空洞の1例．日口診誌，24（3）：397-401，2011.

2) 岩崎佳見，清水香澄，森田　寛，稲垣俊弘，村田　琢，田川俊郎：左下顎歯3，4根尖部にみられた静止性骨空洞の1例．日口診誌，24（1）：59-62，2011.

3) 川添規生，森　一将，竹島　浩，福永秀一，岩橋由佳子，嶋田　淳：両側性静止性骨空洞の1例．日口診誌，18（2）：361-364，2005.

● 類皮嚢胞

1) Teszler CB1, El-Naaj IA, et al.：Dermoid cysts of the lateral floor of the mouth：A comprehensive anatomo-surgical classification of cysts of the oral floor. J Oral Maxillofac Surg, 65（2）：327-332, 2007.

2) New EB, Erich JB：Dermoid cyst of the head and neck. Surg Gynecol Obsted, 65：48-55, 1937.

3) Kramer IRH, Pindborg JJ, et al.：Histological Typing of Odontogenic-tumours. 2nd ed, WHO, Springer-Verlag, 1992, 36-37.

4) Shear M and Seward GR：Cysts of the Oral Regions. 3rd ed, Wright, Oxford, 1992, 99-101.

● 歯肉嚢胞

1) Cataldo E and Berkman MD：Cysts in the oral mucosa of newborns. Am J Dis Child, 16：4-48, 1968.

2) Shafer WG, Hine WK, et al.：A Textbook of Oral Surgery, 4th ed, WB Saunders, Philadelphia, 1983, 258-275.

● 鰓嚢胞（リンパ上皮性嚢胞，側頭嚢胞）

1) Marx RE, Stern D：Oral and Maxillofacial Pathology：A Rationale for Diagnosis and Treatment. Quientssence, 2003, 624.

2) Baily H：The clinical aspects of branchial cleft cysts. Brit J surg, 10：565-572, 1923.

● 甲状舌管嚢胞

1) Saldler TW：Langman's Medical Embryology, 8th ed, Wolters Kluwer, Boston, 2000, 365.

2) Marx RE and Stern D：Oral and Maxillofacial Pathology：A Rationale for Diagnosis and Treatment, Quintessence, 2003, 621-623.

● 粘液嚢胞

1) 狩谷元就，熊谷茂宏ほか：当科における粘液の右方の臨床病理学的検討．日口診誌，11：280-286，1988.

● ラヌーラ（ガマ腫）

1) Rho MH, Kim DW, et al.：OK-432 sclerotherapy of plunging ranula in 21 patients：It can be a substitutefor surgery. Am J Neuroradiol, 27：1090-1095, 2006.

● 鼻歯槽嚢胞（クレシュタット嚢胞)

1) 村田　勝，柴田敏之ほか：鼻歯槽嚢胞の1例と文献的考察．日口科誌，49（3）：184-188，2000.

CHAPTER Ⅷ　腫瘍

総論

1) Gale N, Westra W, Pilich BZ, et al.：Epithelial Precursor Lesions, World Health Organization Classification of Tumours. Pathlogy & Genetics. Head and Neck Tumours. International Agency for Reserch on Cancer（IARC）.（Barnes L, Eveson JW, Reichart P, Sidransky D, eds）, Head and Neck Tumors, IARC Press, Lyon, 2005, 177-180.

各論

● 歯原性腫瘍

1) Barnes L, Eveson JW, Reichart P, Sidransky D.（eds）：Odontogenic tumours. in World Health Organiza-

tion Classification of Tumours, Pathology and Genetics of Head and Neck Tumours, IARC Press, Lyon, 2005.

2) 下野正基, 高田　隆編：新口腔病理学. 医歯薬出版, 東京, 2008.

3) 森永正二郎, 高田　隆, 長尾俊孝編：腫瘍病理鑑別診断アトラス　頭頸部腫瘍Ⅱ　上気道・咽頭・口腔腫瘍と歯原性腫瘍. 文光堂, 東京, 2015.

4) Wright JM, et al.：Odontogenic tumors, WHO 2005：Where do we go from here？Head Neck Pathol, 8：373-382, 2014.

● エナメル上皮腫

1) Hayakawa K, Hayashi E, Aoyagi T, Hata M, Kuramoto C, Tonogi M, Yamane G, Tanaka Y：Metastatic malignant ameloblastoma of the kidneys. Int J Urol, 11（6）：424-426, 2004.

2) Lei J, Blanas N, Higgins K, et al.：Ameloblastic fibrosarcoma：Report of a case, study of immunophenotype, and comprensive review of the literature. J Oral Maxillofac Surg, 70：2007-2012, 2012.

● 上皮内癌

1) 廣田隆一, 久　育男：症例をどうみるか　特異な経過をたどった喉頭癌の一例. JOHNS, 28（3）：577-581, 2012.

2) 津吉秀昭, 品川明子, 澤村陽子, 黒川哲司, 森　正樹, 吉田好雄, 今村好章, 小辻文和：HIV 感染とHPV18 型の混合持続感染が発症要因と考えられた子宮頸部腺癌の 1 例. 産婦人科の実際, 61（6）：953-956, 2012.

3) Waldron CA, Shafer WG：Oral carcinoma in situ. Oral Surg Oral Med Oral Pathol, 39（2）：230, 1975.

● 基底細胞癌

1) 堀江友子, 井上　伸, 西脇知子ほか：耳下腺に発生した基底細胞腺癌の 1 症例. 陶生医報, 18：55-58, 2002.

2) Takeuchi Y, Omura K, Yamashita T：Basal cell adenocarcinomas of the submandibular and parotid glands recognized simultaneously report of a case. Auris Nasus Larynx, 28（2）：189-192, 2001.

3) 河原明彦, 横山俊朗, 杉島節夫ほか：口蓋に発生した Basal cell adenocarcinoma の 1 例. 日臨細胞会九州誌, 30：141-145, 1999.

● 口唇がん

1) 佐々木良輔, 岩田洋平, 有馬　豪, 矢上晶子, 菅谷直樹, 鈴木加余子, 松永佳世子：口唇部有棘細胞癌の 1 例. Skin Cancer, 27（2）：226-230, 2012.

2) 仙名あかね, 神部芳則, 佐瀬美和子, 松本直行, 小宮山一雄, 出光俊郎, 草間幹夫：開口部形質細胞症との合併が疑われた下口唇扁平上皮癌の 1 例. 臨床皮膚科, 68（1）：47-50, 2014.

3) 山下知巳, 小村　健, 奥村一彦, 柳井智恵：口唇扁平上皮癌 16 例の臨床的検討. 口科誌, 48（4）：344-347, 1999.

● 頬粘膜がん

1) 下黒須拓郎, 小野貢伸, 工藤章裕：頸リンパ節に後発転移を認めた T1N0 頬粘膜扁平上皮癌の 1 例. 北海道歯誌, 35（1）：48-54, 2014.

2) 白石剛士, 大場誠悟, 南里篤太郎, 井　隆司, 朝比奈泉：上唇粘膜部に発生した頬粘膜癌に対し舌弁を用いて再建を行った 1 例. 日口腔腫瘍誌, 25（3）：123-128, 2013.

3) 今井隆之, 松浦一登, 浅田行紀, 嵯峨井俊, 齋藤大輔, 田畑貴久, 貞安　令, 西條　茂：広頸筋皮弁により再建した頬粘膜癌の 1 例. 頭頸部外科, 22（2）：187-192, 2012.

4) 後藤満雄, 中山敦史, 福田幸太, 横井　共, 渡邉裕之, 阿部　厚, 坂崎未沙子, 久保勝俊, 栗田賢一：長期経過観察中に癌化した口腔扁平苔癬の 2 例. 愛院大歯誌, 51（4）：491-498, 2013.

● 歯肉がん

1) 藤原敬子, 森　一将, 菊池建太郎, 草間　薫, 嶋田　淳：上顎歯肉癌術後の口蓋欠損に対し頬脂肪体弁移植術を施行した 1 例. 日口診誌, 28（2）：118-123, 2015.

2) 土井理恵子, 小谷　勇, 木谷憲典, 田村隆行, 岡本秀治, 岡本充浩, 吉田　優, 奈良井節, 領家和男：悪性リンパ腫の第二癌としてみられた下顎歯肉癌の 2 例. 日口腔腫瘍誌, 26（3）：113-121, 2014.

3) 齋田昂佑, 長縄吉幸, 梅村昌宏, 大音博之, 岩井晋太郎, 佐久間英規：外側舌リンパ節に多発転移を認めた下顎歯肉癌の 1 例. 日口外誌, 60（5）：257-261, 2014.

4) 中田　憲, 福田雅幸, 山下貴史, 本間高志, 桑島精一, 高野裕史：下顎歯肉に発生した腺扁平上皮癌の 1 例. 日口外誌, 60（4）：193-198, 2014.

● 硬口蓋がん

1) 篠崎泰久ほか：硬口蓋に生じた多型低悪性度腺癌の 1 例. 歯科放射線, 53（1-4）：28-29, 2013.

2) 荻　和弘ほか：口蓋に発生した多形腺腫由来筋上皮癌の 1 例. 日口外誌, 61（3）：173-176, 2015.

3) 井内寛之ほか：硬口蓋原発の悪性筋上皮腫例. 耳鼻臨床, 107（11）：919-925, 2014.

4) Kusuyama Y：Salivary duct carcinoma of the palate. J Oral Maxillofac Surg Med Pathol, 24（1）：63-66, 2012.

● 舌がん

1) 日本口腔腫瘍学会口腔癌治療ガイドライン改訂委員会：科学的根拠に基づく口腔癌診療　ガイドライン 2013 年版．金原出版，東京，2013.

2) 日本口腔外科学会編：イラストでみる口腔外科手術　第 3 巻．クインテッセンス出版，東京，2013.

3) Yamamoto N, et al.：Clinical study of mode of invasion in tongue squamous cell carcinoma. J Oral Maxillofac Surg Med Pathol, 26 (3)：287-291, 2014.

4) 仲宗根敏幸，牧志祥子，又吉　亮，喜名振一郎，新崎　章：舌癌 Stage Ⅰ・Ⅱ症例に対する標準治療群と術前化学療法群に関する臨床病理学的検討．日口科誌，63 (4)：448. 2014.

● 口底がん

1) 松井義郎，大野康亮，代田達夫，山下夕香里，吉増秀實，天笠光雄，岡部貞夫，小野貢伸，鄭　漢忠，戸塚靖則，冨塚謙一，藤林孝司，里見貴史，千葉博茂，松浦正朗，瀬戸晥一，佐藤　徹，浅田洸一，石橋克禮，海野　智，藤田浄秀，木下靱彦，山本友美，飯田征二，大倉正也，古郷幹彦，細田　超，大部一成，大関　悟：舌・口底癌切除後再建症例の術後機能に関する客観的評価．日口腔腫瘍誌，26：1-16, 2014.

2) 楠川仁悟：早期口腔がんにおける診断・治療 早期口腔癌の外科治療．日口外誌，57(11)：568-576, 2011.

3) 柴崎麻衣子，光藤健司，岩井俊憲，矢島康治，大屋貴志，大原良仁，光永幸代，廣田　誠，藤内　祝：口底癌（T4aN3M0）に対して温熱化学放射線療法が著効した 1 例．日口腔腫瘍誌，23：9-15, 2011.

● 口峡咽頭がん

1) 加藤明子，安松隆治，小池健輔，藤　賢史，中島寅彦，中村和正，小宗静男：上咽頭癌症例の臨床的検討．耳鼻，61 (3)：80-84, 2015.

2) 伴　昭宏，遠藤志織，望月大極，杉山健一，岡村　純，瀧澤義徳，高橋吾郎，三澤　清，大和谷崇，細川誠二，水田邦博，峯田周幸：当科における上咽頭癌症例の検討．耳鼻臨床補冊，136：12-17, 2013.

3) 芦澤　圭，吉村知倫，大原浩達，中山雅博，廣瀬由紀，中馬越真理子：上咽頭悪性腫瘍の臨床統計．耳展，56（補冊 1）：80-85, 2013.

4) 藤井良一，今西順久，冨田俊樹，坂本耕二，重冨征爾，羽生　昇：上咽頭癌の治療成績および予後因子の統計学的検討．日耳鼻会報，115 (8)：773-782, 2012.

● 上顎洞がん

1) 大嶋吾郎，袴田　桂，梅原　毅，鈴木克佳，岩永　健，疋田由美子，喜夛淳哉，林　泰広：大腿骨転移を契機に発見された上顎洞癌の一例．聖隷浜松病医誌，14 (2)：8-11, 2014.

2) 高橋洋城，大西将美，棚橋重聡，坂井田譲，森　健一，水田　啓：B 型肝炎再活性化をきたした上顎洞癌の 1 例．頭頸部外，23 (2)：135-139, 2013.

3) 田村英俊，大金　覚，黒川貴史，河内康之，小野田紀生，小倉　基，柴原孝彦，西久保周一，外木守雄，山根源之：集学的治療を行った上顎洞癌の一例．歯科学報，111 (4)：375-383, 2011.

4) 深谷和正，川崎泰士：上顎洞原発と考えられた小細胞癌の 1 例．耳鼻・頭頸外科，83 (3)：237-240, 2011.

● 紡錘形細胞癌

1) 村木祐孝，永尾史徳，藤田弥千ほか：口底に発生した扁平上皮癌成分を認めない一相性の紡錘細胞癌症例．日口診誌，23 (1)：154-158, 2010

2) 松尾美央子，力丸文秀，檜垣雄一郎ほか：頭頸部 Spindle Cell Carcinoma の 6 症例．日耳鼻，118：123-128, 2015.

3) Oktay M, Kokenek-Unal TD, Ocal B, et al.：Spindle cell carcinoma of the tongue：A rare tumor in an unusual location. Pathol Res Int, 1-6, 2011.

● 骨肉腫

1) 鈴木健介，林　隆一，海老原充，宮崎眞和，篠崎　剛，富岡利文，大幸宏幸，藤井誠志：下顎骨原発骨肉腫症例の検討．頭頸部外，24 (2)：169-174, 2014.

2) 嶋　香織，親里嘉貴，仙波伊知郎：下顎骨骨肉腫の 1 例．日病理会誌，103 (1)：309, 2014.

3) 水口　歩，田中孝佳，齋藤忠仁，生木俊輔，尾曲大輔，迎　章太郎，小宮山一雄，大木秀郎，米原啓介：上顎骨に発生した Osteosarcoma の 1 例．日口外誌，61 (3)：306, 2012.

4) 橋本憲一，福沢英昭，岡村和彦，三輪邦宏，山下義弘，池邉哲郎，大関　悟：診断に苦慮した上顎骨肉腫の 1 例．頭頸部癌，38 (2)：241, 2012.

5) 長谷川博雅：顎骨発生の骨腫瘍について．病理と臨，32：145-151, 2014.

● 軟骨肉腫

1) 川畑隆之，長井慎成，外山勝浩，東野哲也：長期経過をたどった喉頭軟骨肉腫の 1 例．耳鼻，60 (6)：220-226, 2014.

2) 陣内紗永子，淵　慎一郎，淵　正子，田中智恵美，友廣理恵，小川めぐみ，原　拓也，蒲原涼太郎，中村昭博，岩崎啓介：顎下腺多形腺腫の転移を疑われた，肺軟骨肉腫の一例—その捺印細胞像．佐世保紀要，37：27-30, 2011.

3) 渡邉佳紀，安里　亮，辻　　純，神田智子，本多啓吾，森　祐輔，辻村隆司：下顎軟骨肉腫例．頭頸部外，22 (2)：173-179, 2012.

4) Cheim AP Jr, Queiroz TL, Alencar WM, Rezende RM, Vencio EF：Mesenchymal chondrosarcoma in the mandible：Rreport of a case with cytological findings. J Oral Sci, 53（2）：245-247, 2011.

5) 高橋祐介ら：軟骨性腫瘍について―最近の動向―. 病理と臨, 32：128-132, 2014.

6) 山口岳彦：WHO分類：骨腫瘍2013の改訂について. 病理と臨, 32：120-127, 2014.

● 線維肉腫

1) 渡具知　克，町田知久，伊藤　仁，藤田大貴，加戸伸明，平岩真一郎，中村直哉，田尻琢磨：舌癌の放射線治療20年後に発生した成人型線維肉腫の一例. 日臨細胞誌, 52（2）：672, 2013.

2) 小池雅人，小川　恩，嶋岡弥生，堀江正樹，鈴木利宏，沖田　博，濱崎洋一郎，簱持　淳，山崎雙次：耳前部から顎部に生じた隆起性皮膚線維肉腫（DFSP）の1例. 日皮会誌, 122（1）：93, 2012.

3) 藤岡真左子，管野貴浩，助川信太郎，古木良彦：小児の下顎骨中心性線維肉腫の1例. 頭頸部癌, 36（3）：316-321, 2010.

4) 小田義直：紡錘形細胞性軟部腫瘍の鑑別診断. 病理と臨, 30：168-178, 2012.

● 悪性線維性組織球腫

1) Kamiyama I, Nomura T, Shibahara T, Matsuzaka K, Inoue T.：耳下腺における悪性線維性組織球腫と多形性腺腫の衝突腫瘍―1症例報告（Collision tumor of a malignant fibrous histiocytoma and a pleomorphic adenoma in the parotid gland：A case report）. J Oral Maxillofac Surg Med Pathol, 26（1）：52-56, 2014.

2) Mori Y, Motoi T, Ida K, Shibahara J, Saijo H, Susami T, Takato T：Primary undifferentiated high-grade pleomorphic sarcoma/malignant fibrous histiocytoma arising from the mandible. Oral Sci Int, 11（2）：70-75, 2014.

3) Wu TH, Shih CW, Huang JS, Wang CH, Yeh KY：Unusual hematogenous brain metastasis in malignant fibrous histiocytoma of the maxillary sinus. Int J Clin Oncol, 17（1）：69-74, 2012.

4) Satomi T, Watanabe M, Kaneko T, Matsubayashi J, Nagao T, Chiba H：Radiation-induced malignant fibrous histiocytoma of the maxilla. Odontology, 99（2）：203-208, 2011.

5) 鏑木亜弥，小野智裕，森　智昭，古矢彩子，鎌数清朗，嶋根俊和，寺尾　元，三邉武幸，洲崎春海：上顎洞原発の悪性線維性組織球症例. 耳鼻臨床, 103（5）：447-451, 2010.

6) 石田　剛：多形性軟部肉腫の鑑別診断. 病理と臨, 30：146-153, 2012.

7) 岩崎　宏：いわゆる悪性線維性組織球腫. 病理と臨, 30：280-285, 2012.

● 脂肪肉腫

1) 石田　剛：多形性軟部肉腫の鑑別診断. 病理と臨, 30：146-153, 2012.

2) 吉田朗彦：脂肪肉腫の多様性と診断の動向. 病理と臨, 30：274-279, 2012.

● 血管肉腫

1) 小田義直：紡錘形細胞性軟部腫瘍の鑑別診断. 病理と臨, 30：168-178, 2012.

2) 石田　剛：多形性軟部肉腫の鑑別診断. 病理と臨, 30：146-153, 2012.

3) 北條　洋：円形細胞性軟部肉腫の鑑別診断. 病理と臨, 30：136-145, 2012.

● 多発性骨髄腫（形質細胞腫）

1) Wippold FJ, et al.：Neuropathology for the neuroradiologist：Rosettes and pseudorosettes. AJNR Am J Neuroradiol, 27：488-492, 2006.

2) 赤木忠厚監修：カラーアトラス　病理組織の見方と鑑別診断. 第5版, 医歯薬出版, 東京, 2013, 62, 464.

● 悪性リンパ腫

1) 小池盛雄，恒吉正澄，深山正久，森永正二郎編：組織病理アトラス. 第5版, 文光堂, 2009, 456-476.

● 腫瘍類似疾患（エプーリス）

1) 白砂兼光，古郷幹彦編：口腔外科学. 第3版, 医歯薬出版, 東京, 2014, 249.

2) 野間弘康，瀬戸晥一監修：標準口腔外科学. 第4版, 医学書院, 東京, 2015, 311.

3) 石川梧朗監修：口腔病理学　2. 永末書店, 東京, 1984, 229-240.

4) 下野正基ほか編：口腔外科・病理　診断アトラス. 医歯薬出版, 東京, 2001, 266-279.

5) 高木　實監修：口腔病理アトラス. 第2版, 文光堂, 東京, 2006, 234-236.

6) Barnes L, et al.（eds.）：World Health Organization（WHO）Classification of Tumors, Pathology and Genetics of Head and Neck Tumors, International Agency for Research on Cancer（IARC）Press, New York, 2005, 198.

● フェニトイン性歯肉増殖症

1) 小松知子ほか：重度歯周炎を伴ったフェニトイン性歯肉増殖症患者の歯科治療. 障歯誌, 25：620-627, 2004.

2) 加藤隆大：薬物性歯肉増殖症に関する研究の現状　フェニトイン誘発性歯肉増殖症発症に関与するコラーゲン代謝機構の解析. 歯薬誌, 27（2）：68-78, 2008.

3) 宮崎弘道：施設入所重症心身障害児・者のフェニトイン誘発性歯肉増殖症と歯周病原細菌との関連. 口病

誌，77（2）：140-148，2010.

CHAPTER IX　唾液腺疾患
総論，各論
1) 日本唾液腺学会編：唾液腺腫瘍アトラス．金原出版，東京，2005，177.
2) 石川梧朗監修：口腔病理学　2．永末書店，東京，1984，425-427，436-442.
3) 下野正基ほか編：口腔外科・病理　診断アトラス．医歯薬出版，東京，2001，290-299.
4) 下野正基ほか編：新口腔病理学．医歯薬出版，東京，2010，36-38.
5) 賀来　亨ほか編：スタンダード口腔病態病理学．学建書院，東京，2009，35-37.
6) 住田孝之編：やさしいシェーグレン症候群の自己管理．医薬ジャーナル社，東京，2008，10-11.

CHAPTER X　唾液腺腫瘍
総論
1) 下野正基，奥田克爾　編著：唾液による健康づくり・明日からの臨床に取り組む．唾液はどうやってできるのか？　─唾液腺の構造と唾液分泌のメカニズム─．日本歯科評論増刊，ヒョーロン・パブリッシャーズ，東京，114-126，2005.
2) James K Avery 編　寺木良巳　ほか訳：Avery 口腔組織・発生学　第2版．医歯薬出版，東京，1999.
3) Antonio Nanci 編著　川崎堅三　監訳：Ten Cate 口腔組織学第6版，医歯薬出版，東京，2006.
4) 日本唾液腺学会編：唾液腺腫瘍アトラス．金原出版，東京，2005.
5) 森永正二郎，髙田　隆，長尾俊孝編：腫瘍病理鑑別診断アトラス　頭頸部腫瘍 I　唾液腺腫瘍，文光堂，東京，2015.
6) Barnes L, Eveson JW, Reichart P, Sidransky D.（eds）：Odontogenic tumours. in World Health Organization Classification of Tumours, Pathology and Genetics of Head and Neck Tumours, IARC Press, Lyon, 2005.

各論
● 多形腺腫
1) 結束　寿，吉村　剛，飯野　孝，田中康広：多臓器転移を来した耳下腺多形腺腫の1例．日耳鼻会報，117：46-51，2014.
2) 佐々木陽介，北村隆司，増永敦子，楯　玄秀，本間まゆみ，矢持淑子：多数の樹枝状集塊を認めた多形腺腫の1例．日本臨床細胞学会雑誌，52（6）：595-601，2013.
3) Inomata T, Nomura N, Yoshida K, Adachi M, Shoji H, Shirakawa M, Yagisita H：A case report of pleomorphic adenoma in the oral floor. Hospital Dent Oral-Maxillofac Surg, 24（1）：69-73, 2012.
4) Akiyama W：A histopathological and immunohistochemical study of cartilage-like tissue formation in pleomorphic adenoma：Comparative study of the major and minor salivary gland adenomas. Inte J Oral-Medical Sci. 10（4）：384-399, 2012.
5) 鳴瀬智史，柳本惣市，山田慎一，吉冨　泉，河野俊広，六反田　賢，宮腰昌明，高橋英哲，川北晃子，林田　咲，今山直美，川崎五郎，梅田正博：多形腺腫の臨床病理組織学的検討．日口診誌，25（3）：221-227，2012.

● 筋上皮腫
1) 松谷康平，吉冨　泉，川崎五郎，水野明夫，藤田修一，池田　通：口底に発生した筋上皮腫の1例．日口外誌，58：7-11，2012.
2) 仁村文和，新垣敬一，新崎　章，喜名振一郎，砂川奈穂，砂川　元：舌下腺に発生した筋上皮腫の1例．日口外誌，58：628-631，2012.

● 基底細胞腺腫
1) 日本唾液腺学会：唾液腺腫瘍アトラス．金原出版，東京，2005，20-112.
2) 増本一真，中埜秀史ほか：上唇に発生した基底細胞腺腫の1例．日口外誌，51：86-88，2005.
3) 原田丈司，太田之博ほか：硬口蓋に発生した基底細胞腺腫の1例．阪大歯学誌，55：61-65，2010.
4) 藤田温志，小野貢伸ほか：上顎歯槽部に発生した基底細胞腺腫の1例．日口外誌，55：369-372，2009.
5) Barnes L Eveson J W. Reichart P, Sidransky D：The World Health Organization Classification of Tumours. Pathology & Genetics Reichart P, Sidransky D. Head and Neck Tumours. IARC Press, Lyon, 2005, 261-265.
6) 外木守雄，野間弘康，高木多加志，片倉　朗，塩崎雄生，浜野弘規，安彦善裕，下野正基：耳下腺に発生した基底細胞腺腫の病理組織学的検討．日口外誌，38（1）：148-149，1992.

● ワルチン腫瘍
1) Chapnik JS：The controversy of Warthin's tumor. Laryngoscope, 93：695-716, 1983.
2) 秋月浩光，瀬成田雅光，街木健司，原　晃，草刈　潤：唾液腺腫瘍の臨床統計．耳展，42（補1）：65-75，1999.

3) 星野朝文，街木健司：両側耳下腺と一側顎下腺に多発した Warthin 腫瘍の1症例．耳展，46（1）：45-50，2003.

4) 草間 薫，吉原俊雄：ワルチン腫瘍から生じた耳下腺癌の2症例．耳鼻咽喉・頭頸外科，87（2）：177-181，2015.

5) Ohyama Y, Shigematsu H, Takemae N, Okamoto E, Kikuchi K, Kusama K, Sakashita H：Bilateral synchronous Warthin's tumors of the parotid gland：A case report．J Oral Maxillofac Surg Med Pathol 25（2）：147-150, 2013.

6) 尾崎 聡，北村星子，池田博子，河原 栄：頸部腫瘤穿刺細胞診において扁平上癌との鑑別が問題となったワルチン腫瘍の1例．金沢大学つるま保健学誌，36（1）：33-36，2012.

7) 武永芙美子，大久保淳一，森 貴稔，大淵豊明，寶地信介，鈴木秀明：顔面神経麻痺をきたしたワルチン腫瘍の2症例．耳鼻咽喉・頭頸外科，84（1）：49-53，2012.

● オンコサイトーマ

1) 内田雅文，高木誠治，大谷信二，澤津橋基広，進 武幹：耳下腺原発の oncocytoma の1例．耳鼻，44：694-698，1998.

2) Shimono M, Yamamura T：Ultrastructures of the oncocyte in normal human palatine salivary glands．J Electron Microsc, 24（2）：119-121, 1975.

3) 波多野篤，澤井理華，上山亮介，若山仁久，長岡真人，力武正浩，重田泰史：当科における口蓋良性腫瘍に対する臨床的検討．耳展，54：6；406-413，2011.

4) 藤本伸一，小野重弘，武知正晃，島末洋，小川郁子，鎌田伸之：顎下腺に発生した基底細胞腺腫の1例．日口外誌，58（2）：2012.

5) 日本唾液腺学会（編）：唾液腺腫瘍アトラス．金原出版，東京，2005，74-75.

6) 二階宏昌：腫瘍鑑別診断アトラス 唾液腺．文光堂，東京，2006，72-74.

7) Matsuzaka K, Murakami S, Shimono M, Inoue T：Canalicular adenoma arising in the upper lip：Review of the pathological findings. Bull Tokyo Dent Coll, 45（4）：229-233, 2004.

8) 三原一郎：脂腺腫瘍．病理と臨床，13（13）：997-1003，1995.

9) 清水 宏：あたらしい皮膚科学．第2版．中山書店，東京，2011，390.

10) 富田 靖，橋本 隆，岩月啓氏，照井 正：標準皮膚科学．第10版．医学書院，東京，321，2013.

11) 泉 美貴：病理診断アトラス（7） 皮膚：皮膚付属器腫瘍．東女医大誌，77（11）：53-546，2007.

● リンパ腺腫

1) 中林成一郎，浅田行紀：耳下腺皮脂リンパ腺腫例．耳鼻臨床，94（9）：809-812，2001.

2) 道 泰之，鈴木美保，鵜澤成一，岩城 博，岡田憲彦，天笠光雄：耳下腺に生じた脂腺型リンパ腫の1例．日口外誌，53（6）：363-367．2007.

3) 楯谷智子（天理よろづ病院），庄司和彦，高北晋一，鈴木慎二，河田恭孝：顎下腺皮脂リンパ腺腫例．耳鼻臨床補冊，108：92，2002.

4) 内田 準，梶原須賀子，白石多賀彦，白見厚郎：脂腺リンパ節腺腫の一例．日臨細胞会誌，51（1）：431，2012.

● 導管乳頭腫

1) 山本哲彰，山下善弘ほか：頬部に生じた導管内乳頭腫の1例．九州歯会誌，63（4）：236-240，2009.

2) 小川郁子，工藤保誠，高田 隆：唾液腺腫瘍の診断と治療唾液腺腫瘍の病理 小唾液腺腫瘍を中心に．日口腔腫瘍会誌，23（3）：50-58，2011.

3) 足立史朗：唾液腺腫瘍の病理診断．市立豊中病院医学雑誌，11：9-29，2011.

4) 三浦康寛，石井庄一郎，小牧誠史，金 曙かん，薬師寺 登：小唾液腺より発生した逆性導管乳頭腫の1例．日口外誌，52（6）：374，2006.

● 嚢胞腺腫

1) 中埜秀史，鈴木晶子，内藤慶子，久保田 崇，木村 功，内藤克美：口蓋に発生した嚢胞腺腫の1例．日口外誌，58（4）：227-231，2012.

2) 井口聡子，古賀 真，境野秀宣，津山治己，豊福司生，楠川仁悟：臼後部に発生した粘液性嚢腺腫の1例．日口外誌，57（5）：259-263，2011.

3) Onda T, Hayashi K, Takano N, Matsuzaka K, Shibahara T：A case of cystadenoma arising in the upper lip. Bull Tokyo Dent Coll, 56（1）：49-55, 2015.

● 腺房細胞癌

1) 加藤久幸，油井健宏ほか：放線菌症と同時併存した軟口蓋原発腺房細胞癌．口腔・咽頭科，26（2）：173-177．2013.

2) Kaneko H, Yano H, Owada M, Fujibayashi M, Abe H：Acinic cell carcinoma arising in the buccal mucosa：A case report of specific type of papillary-cystic variant. J Oral Maxillofac Surg Med Pathol, 26（3）：411-414, 2014.

3) 市島丈裕，小林淳二，山本 泰，湯澤友香，根木沙枝子，萩 僚一，野口沙希，酒井克彦，澁井武夫，片

倉　朗：頬粘膜の小唾液腺に生じた腺房細胞癌の1例. 歯科学報, 115 (1)：71-75, 2015.

4) 久米健一, 宮脇昭彦, 比地岡浩志, 石田喬之, 仙波伊知郎, 中村典史：上唇粘膜部に発生した腺房細胞癌の2例. 日口外誌, 58 (9)：526-530, 2012.

5) 長谷剛志, 川尻秀一, 田中　彰, 加藤広禄, 中川清昌, 山本悦秀：口蓋腺由来の腺房細胞癌の1例. 日口外誌, 56 (6)：357-360, 2010.

6) Inoue T, Shimono M, Yamamura T, Saito I, Watanabe O, Kawahara H：Acinic cell carcinoma arising in the glossopalatine glands：a report of two cases with electron microscopic observations. Oral Surg Oral Med Oral Pathol, 57 (4)：398-407, 1984.

● 粘表皮癌

1) 茂呂順久ほか：当科における耳下腺腫瘍の臨床統計. 頭頸部外科, 23 (1)：93-98, 2013.

2) Dain CP：Central mucoepidermoid carcinoma of the mandible：From a histopathologic perspective. J Oral Maxillofac Surg Med Pathol, 27 (1)：147-150, 2015.

3) 高橋　元ほか：舌下腺・口底切除術および前腕皮弁による再建術を行った舌下腺粘表皮癌の1例. 明和医学誌, 1：38-42, 2014.

4) 河原達雄ほか：姑息的放射線療法により病変の縮小と症状緩和を認めた高悪性度肺粘表皮癌の1例. 神奈川医学会雑誌, 42 (1)：34-37, 2015.

5) Siti Nor AZ. Extraparotid mucoepidermoid carcinoma：Usual tumour adjacent to usual site. Int Med J, 21 (3)：309-310, 2014.

6) 井上　孝, 堀内達也, 新井昌貴, 大島正秀, 矢作　茂, 下野正基, 大畠　仁, 齊藤　力, 関　泰志：全身移転をきたした口蓋原発の粘表皮癌の一部検例―光学顕微鏡ならびに電子顕微鏡的観察. 日口外誌, 28 (9)：1517-1525, 1982.

● 腺様嚢胞癌

1) 浦野　誠：頭頸部 (口腔, 唾液腺など)　腺様嚢胞癌 (解説/特集). 病理と臨床, 33 (臨増)：62, 2015.

2) Nagao T, Sato E, Inoue R, Oshiro H, Takahashi R, Nagai T, Yoshida M, Suzuki F, Obikane H, Yamashina M, Matsubayashi J：Histochemistry of Salivary Glands. Immunohistochemical analysis of salivary gland tumors：Application for Surgical pathology practice. Acta Histochemica et Cytochemica, 45 (5)：269-282, 2012.

● 腺癌

1) 草間　薫, 吉原俊雄：ワルチン腫瘍から生じた耳下腺癌の2症例. 耳鼻・頭頸外科, 87：177-181, 2015.

2) 大竹史浩, 田村隆行, 谷尾和彦：頬部に発生した多形腺腫由来癌の1例. 日口腔腫瘍会誌, 25：207-212, 2013.

3) 草深公秀, 瀧澤義徳, 石木寛人, 飯田善幸, 海老原充, 鬼塚哲郎, 亀谷　徹：診断に苦慮した舌下腺原発 adenocarcinoma, not otherwise specified の1例. 診断病理, 24：204-208, 2007.

● 多形腺腫由来癌

1) 立川麻也子, 吉原俊雄ほか：頬粘膜小唾液腺から発生した多形腺腫由来癌の1例. 口腔・咽頭科, 28 (1)：77-82, 2015.

2) 大竹史浩, 田村隆行, 谷尾和彦ほか：頬部に発生した多形腺腫由来癌の1例. 日口腔腫瘍会誌, 25 (4)：207-212, 2013.

3) 山本信祐, 島本裕彰, 岡田憲彦ほか：頬部に生じた多形腺腫由来癌の1例. 日口外誌, 58 (6)：395-399, 2012.

4) 安彦善裕, 浜野弘規, 橋本貞充, 井上　孝, 下野正基, 竹中能文, 田中豊治, 加藤繁次：Carcinoma in pleomorphic adenomaの1例―免疫組織化学的検索, 文献的考察. 日口外誌, 36 (1)：275-280, 1990.

● 多形低悪性度腺癌

1) 新中須真奈, 西久保　舞, 伊藤雅樹, 林　升, 林　透：口腔内小唾液腺に発生した polymorphous low-grade adenocarcinoma の2例. Hospital Dent Oral-Maxillofac Surg, 22 (1)：123-128, 2010.

2) Sekine J, Hideshima K, Fujita S：A case of polymorphous low-grade adenocarcinoma in the palate with similar features to adenoid cystic carcinoma. 日臨細胞会誌, 45 (6)：333-336, 2006.

● 上皮筋上皮癌

1) Barnes L, Eveson JW, Reichart PA, Sidransky D：World Health Organization Pathology and genetics of head and neck tumours, (Classification of Tumours). IARC Press, Lyon, 2005.

2) Tanaka K, Omura K, Harada H, Ihara H, Okada N：A case of epithelial-myoepithelial carcinoma arising in the deep lobe of the parotid gland：J Jap Soc Oral Tumors, 20 (3) 145-50, 2008.

3) 新見奏恵：舌下腺に発生した筋上皮癌の1例. 日口腔腫瘍会誌, 24 (3)：113-120, 2012.

4) 櫻井博理：顎下腺に生じた上皮筋上皮癌と肺癌の重複癌の1例. 日口腔腫瘍会誌, 24 (1)：29-34., 2012.

5) 高木　実：耳下腺筋上皮癌の1例. 頭頸部外科, 20 (3)：271-278, 2011.

6) 道　健一, 野間弘康, 工藤逸郎, 内田　稔：口腔顎顔面外科学 (総論) 第1版. 医歯薬出版, 東京, 190, 2000.

7) Kaneko H, Muramatsu T, Ogiuchi H, Shimono M：Epithelial-myoepithelial carcinoma arisingin the sub-mandibular gland：a case report with immunohistochemical study. J Oral Maxillofac Surg, 58（1）：98-102, 2000.

● 唾液腺導管癌

1) Kleinsasser O, Klein HJ, Hubner G：Speichelgangcarcinome, ein den Milchegangcarcinomen der Brust-druse, analoge Gruppe von Speicheldrusentumoren. Archiv klein exper. Ohren-, Nasen- und Kehlkopf-heik. 192：100-15, 1968.

2) Barnes L, Eveson W, Reichart P, Sidransky D：The World Health Organization Classification of Tumours. Pathology & Genetics, Head and Neck Tumours. IARC Press, Lyon, 2005.

3) 平賀幸弘：耳下腺に発生した多形腺腫由来腺房細胞癌の1症例. 頭頸部癌, 40（4）：448-452, 2014.

4) Kusuyama Y, Takeuchi N, Muraoka S, Fukuda Y, Yura Y：Salivary duct carcinoma of the palate. J Oral Maxillofac Surg Med Pathol, 24（1）：63-66, 2012.

5) 河口尚未，南部今日子，関谷明香，古田千穂，宮前里奈，丹羽理代子，榊間利政，松山昌史，餌取文昌，山田鉄也，横田陽一，白戸弘道：耳下腺に発生した唾液腺導管癌の1例. 岐阜市民病院年報, 33：23-25, 2013.

6) 山崎泰樹，岡村卓哉，形山幸子，國實久秋，柳本邦雄，今井康雄，村上俊一，上田善彦：唾液腺導管癌の1例. 日本臨床細胞学会埼玉県支部会誌, 28：13-15, 2010.

7) 細川誠二，杉山健一，岡村　純，瀧澤義徳，高橋吾郎，三澤　清，大和谷崇，峯田周幸：顎下腺原発salivary duct carcinoma 症例. 頭頸部癌, 37（1）：67-72, 2011.

● 囊胞腺癌

1) 重政理香，八木澤潤子，市川秀樹，成田真人，伊藤亜希，田中潤一：著明な下顎骨の吸収をきたした囊胞腺癌の1例. 日口外誌, 58（2）：72-76, 2012.

2) 伊達貴和子，鎌谷宇明，吉濱泰斗，磯辺友秀，立川哲彦，新谷　悟：臼後部に生じた囊胞腺癌の一例. Dental Med Res, 32：41-44, 2011.

3) 森　一将，田村暢章，田村　希，龍田恒康，嶋田　淳：上唇に発生した乳頭状囊腺癌の1例. 日口科誌, 60（1）：183, 2011.

CHAPTER XI　血液疾患（全身疾患に関連し，口腔に症状が現れる病変）
総論，各論

1) 工藤逸郎監修：口腔外科学. 第5版, 学建書院, 東京, 2016.

2) 野間弘康，瀬戸皖一監修：標準口腔外科学. 医学書院, 東京, 2016.

3) 山根源之，草間幹夫，久保田英朗編集主幹：口腔内科学. 永末書店, 東京, 2016.

4) 下野正基ほか編：口腔外科・病理　診断アトラス. 医歯薬出版, 東京, 2001, 332-352.

5) 石川梧朗監修：口腔病理学 2. 永末書店, 東京, 1984, 180-195, 580.

6) 賀来　亨ほか編：簡明口腔病理アトラス. 永末書店, 東京, 2008, 94-102.

7) 小澤敬也：再生不良性貧血. 厚生労働省特定疾患, 難病情報センター, 2011. http://www.nanbyou.or.jp/entry/265

8) 黒川峰夫：溶血性貧血. 厚生労働省特定疾患, 難病情報センター, 2013. http://www.nanbyou.or.jp/entry/269

9) 金子　誠：血小板機能異常症の診断と対応. 血栓止血誌, 25（5）：487-494, 2009.

10) 池田康夫：特発性血小板減少性紫斑病. 厚生労働省特定疾患, 難病情報センター, 2013. http://www.nanbyou.or.jp/entry/303

11) 高橋芳右：von Willebrand 病の診断と治療. 血栓止血誌, 18（6）：572-574, 2007.

12) 竹内　亨編：Hematology. 第1版, Medic Media, 東京, 2012.

CHAPTER XII　先天性疾患（顎顔面奇形）
総論，各論

1) Gorlin RJ, et al：Syndrome of the Head and Neck. Oxford Monographs on Medical Genetics, No19. Oxford University Press, Oxford, 1990.

2) 高橋庄二郎：口唇裂・口蓋裂の基礎と臨床. ヒョーロン・パブリッシャーズ, 東京, 1996.

3) Graber TM：Orthodontics, Principles and Practice. WB Saunders, Philadelphia, London, Toronto, 1972.

4) Enlow DH and Harris DB：A study of postnatal growth of the human mandible. Am J Orthod, 50：25-50, 1964.

5) 厚生労働省：平成22, 23, 24年度難治性疾患研究情報. 難病情報センター.

6) 外木守雄：顎顔面奇形. 小児の睡眠呼吸障害マニュアル（宮崎総一郎，千葉伸太郎，中田誠一編），全日本病院出版会, 東京, 2012, 211-224.

Atlas for Diagnosis
in Oral and Maxillofacial
Surgery and Pathology

和文索引

あ

アウエル小体　461
アクアポリン　379
アスペルギールス感染　78
アフタ　147, 158
アペール症候群　486
アミラーゼ　376, 423
アミロイドーシス　166
アミロイドーシスの分類　167
アルベルス-シェーンベルグ病　88
悪性エナメル上皮腫　250
　——の治療　251
悪性リンパ腫　350
　——の分類　354
悪性筋上皮腫　405, 447
悪性黒色腫　131
悪性腫瘍　216
悪性神経鞘腫　299
悪性線維性組織球腫　340
悪性貧血　457, 458

い

インデアンファイル状配列　440
インプラント周囲炎　51
胃内因子　457, 458
異常　2
遺伝性疾患　65
遺伝性出血性末梢血管拡張症　469
遺伝性出血性毛細血管拡張症　469
遺伝病　476, 480
溢出型　205

う

ウィリアムズ症候群　496
ウイルス性乳頭腫　138

え

エドワーズ症候群　502
エナメル上皮癌　253
エナメル上皮腫　229
エナメル上皮線維歯牙腫　239
エナメル上皮線維腫　237
エナメル上皮線維象牙質腫　239
エナメル上皮線維肉腫　252, 253
エブネル腺　374, 375
エプスタイン真珠　199
エリス-ヴァン クレベルド症候群　487
エンゲルマン病　104
エンテロウイルス　168
壊死性潰瘍性歯肉口内炎　161
壊死性唾液腺化生　428

壊疽性口内炎　162
液状化検体細胞診　8
液性免疫　31
円柱腫　431
炎症　21
　——のカスケード反応　21
　——の原因　32
炎症性疾患　21, 65

お

オスラー病　469
オリエ病　278
オンコサイト　412, 413
　——の電子顕微鏡写真　413
オンコサイトーマ　413
オンコサイト癌　446
オンコサイト様の細胞　405
黄色腫細胞　266
横紋筋肉腫　346

か

カポジ肉腫　344
カンジダ菌　137
ガードナー症候群　272
ガドリニウム製剤　18
ガマ腫　209
　——の硬化療法　210
ガレー骨髄炎　73
がん遺伝子　223
がん性胸膜炎　219
がん抑制遺伝子　223
下顎顔面異骨症　481
下顎隆起　92
下垂体性小人症　502
化骨性骨膜炎　73
化骨性線維腫　267, 270
化膿性骨髄炎　69
家族歴　4
歌舞伎（メーキャップ）症候群　494
顆粒細胞腫　295
　——の電子顕微鏡写真　297
画像検査　5
画像診断　16
介在部導管細胞　379
海綿骨腫　273
海綿状血管腫　283
潰瘍性口内炎　160
外因性色素沈着　124
外歯瘻　81
外傷性骨嚢胞　189, 190
外胚葉異形成症　488
各種マーカー　15

角化細胞　107
角化重層扁平上皮　34
角化嚢胞性歯原性腫瘍　235
拡散強調像　18
核細胞質皮　217
獲得免疫　29
顎下腺　373
顎関節　62, 65
　——の機能　62
　——の構造　62
　——の疾患　65
顎関節強直症　105
顎関節症　106
顎顔面奇形　476
顎骨　62, 65
　——の機能　62
　——の構造　62
顎骨骨髄炎　19
顎骨腫瘤　19
滑膜軟骨腫症　280
滑膜肉腫　339
管状型　433
緩衝作用　376
観兵式様配列　299, 407
含歯性嚢胞　180
顔面半側肥大症　487
顔面裂　492

き

既往歴　3
基底細胞癌　314
基底細胞腺癌　447
基底細胞腺腫　406
　——の電子顕微鏡写真　409
基底細胞母斑症候群　123, 178, 503
偽嚢胞　191
義歯と唾液　388
義歯性線維腫　369
臼後腺　375
急性リンパ性白血病　464
急性骨髄炎　66
急性骨髄性白血病　459
　——の末梢血液像　462
急性唾液腺炎　384
急速凍結割断レプリカ　380
球状突起　478
巨細胞腫　291, 294
巨細胞修復性肉芽腫　98, 293, 294
巨細胞性エプーリス　364
巨細胞肉芽腫　293
巨細胞病変　291
巨赤芽球性貧血　457

519

狭頭症　480
境界部活性　127
境界母斑　127
頬腺　375
頬粘膜がん　315
棘融解性扁平上皮癌　330
筋ジストロフィー　493
筋周皮腫　287
筋上皮癌　405, 447
筋上皮細胞　379
筋上皮腫　403

クラインフェルター症候群　502
クリッペル-トレノーネイ-ウェーバー症候群　496
クリブリフォーム　432
クリブリフォーム・パターン　431
クルーゾン症候群　480
クレシュタット囊胞　213
グリコーゲン顆粒　442
口・顔・指症候群　495
口笛顔貌症候群　497

ケルビズム　293
ゲルベル隆起　213
形質細胞腫　347
形質細胞様細胞　399
頸部リンパ節　58
血液凝固因子の障害　453
血液凝固障害　452, 473
血液検査　4
血液疾患　451
血管筋腫　281
血管腫　283
血管腫性エプーリス　359
血管周皮腫　287
血管侵襲　219
血管肉腫　344
血行性転移　218
血小板機能異常　467
血小板凝集因子　466
血小板膜糖タンパクGPⅡb/Ⅲa　466
血小板無力症　466
血友病　470
血友病患者の歯科治療　471
結節性筋膜炎　263
検体検査　4
幻影細胞　243
原因不明の疾患　65
原始性囊胞　178
現症　4
現病歴　3

コクサッキーウイルス　168

コレステリンスリット　173
コンゴ赤染色　167
コンピュータ断層画像　16
ゴーリン症候群　123
ゴールデンハー症候群　490
孤在性骨囊胞　189
口蓋腺　374
口蓋突起　478
口蓋乳頭囊胞　186
口蓋閉鎖床　479
口蓋隆起　90
口角びらん　121
口峡咽頭がん　322
口腔カンジダ症　136
口腔がん　19
　――の発育過程　222
　――の病期分類（Stage分類）　304
口腔がん進行度　218
口腔開花性乳頭腫症　258
口腔乾燥（症）　393
口腔乾燥症　381
口腔結核　59
口腔粘膜　39
　――の構造　34
　――の防御機構　34
口腔粘膜疾患　107
口腔粘膜湿潤剤　393
口腔扁桃　54
口唇がん　314
口唇ヘルペス　151
口唇腺　374
口唇裂口蓋裂　478
口底がん　321
孔道上皮癌　331
甲状舌管囊胞　203
甲状腺　203
好酸性細胞の電子顕微鏡写真　413
好酸性腺腫　413
抗デスモグレイン抗体　147
抗菌作用　376
抗原提示　28, 29
抗溶解（再石灰化）作用　376
紅色肥厚症　144
紅板症　144
後舌腺　374
後天性血小板機能異常症　467
高分化型扁平上皮癌　312
硬化性骨髄炎　71
硬癌　216
硬口蓋がん　319
溝状舌　116
溝舌　116
構造異型　217
膠様癌　217
黒子　121
黒毛舌　115
骨芽細胞腫　274

骨巨細胞腫　96, 291
骨形成性エプーリス　362
骨形成性線維腫　267
骨形成不全症　83, 503
骨腫　271
骨新生像　332
骨肉腫　332
　――の分類　333
骨破壊像　332
混合腺　375

サース腺　199
鎖骨頭蓋骨異形成症　86
鎖骨・頭蓋骨異形成症　503
再生不良性貧血　454
細管状腺腫　415
細胞異型　217
細胞診　6
細胞性免疫　32
鰓囊胞　201
柵状配列　407
匙状爪　114
錯角化　178
擦過塗抹法　6
残留囊胞　174
　――のがん化　175

シェーグレン症候群　391
シスタチン　376
シュワン細胞腫　298
ジャクソン痙攣　486
子宮頸がんの発育過程　222
自然免疫　28
自己免疫疾患　391
自己免疫性水疱症　148
自己免疫性溶血性貧血　458
脂腺性細胞　416
脂腺腺腫　415
脂肪腫　276
脂肪肉腫　342
視診　4
歯牙腫　240
歯冠部切除術　50
歯原性腫瘍の分類　225
歯原性石灰化上皮腫　232
歯原性線維腫　244
歯原性組織　225
歯原性粘液腫　246
歯原性粘液線維腫　246
歯根と上顎洞底　79
歯根囊胞　171
歯周組織の構造　39
歯周組織の防御機構　39
歯周囊胞　176
歯性上顎洞炎　77

歯槽骨　67
歯槽骨炎　67
歯槽粘膜　35, 42
歯肉　39
　　——の組織構造　39
歯肉がん　316
歯肉炎　45
歯肉増殖症　372
歯肉嚢胞　199
篩状型　432
篩状構造　431
耳下腺　373
耳介側頭神経症候群　425
磁気共鳴画像　17
色素失調症　494
色素性母斑　126
主訴　3
主導管　379
主要組織適合抗原　29
腫瘍　215
　　——の増殖形態　215
　　——の分類　215
腫瘍間質　216
腫瘍実質　216
腫瘍性筋上皮細胞　396
腫瘍類似疾患　65
樹状細胞　29
周辺性軟骨肉腫　335
集合性歯牙腫　240
充実型　434
出血性骨嚢胞　189, 190
出血性素因　452, 473
　　——のスクリーニング検査　453
　　——の診断の進め方　455
術後性上顎嚢胞　187
潤滑・保護作用　376
初期がん　220
初期浸潤癌　311
小舌下腺管　373
小舌症　498
小葉間導管　379
小葉内導管　379
消化作用　376
漿液性腺房細胞　423
漿液腺　375
上顎洞がん　324
上顎洞の発生　79
上顎洞炎　78
上顎洞内粘液嚢胞　211
上顎突起　478
上皮異形成　218, 221, 306, 308
上皮筋上皮癌　441
上皮内癌　220, 220, 305
上皮内癌（全層置換型）　309
上皮内癌（表層分化型）　310
上皮内水疱　147
娘嚢胞　236

常染色体欠失症候群　499
常染色体優性遺伝疾患　481
情報収集　2
情報分析　2
触診　4
神経芽細胞腫　299
神経検査　5
神経鞘腫　298
神経線維腫　300
神経線維腫症　302, 489
侵襲性線維腫症　261
浸潤型　437
浸潤癌　220, 220, 308, 312, 313
　　——（高分化型扁平上皮癌）　312
　　——（低分化型扁平上皮癌）　313
浸潤様式　221, 221, 223
針生検　9
進行がん　221
診察　4
診断　2
新生物　215
人工唾液　381, 393
迅速診断　9
尋常性天疱瘡　146

スキルス癌　445
スクリーニング検査　473
スタージ-ウエーバー症候群　285
スタセリン　376
スティックラー症候群　497
スティップリング　36, 41
ステノン管　373
スピンエコー法（SE法）　18
スプーンネイル　456
水癌　162
水痘・帯状疱疹ウイルス　153
水疱性類天疱瘡　148
髄様癌　216
杉綾模様　339

セメント-エナメル境　41
セメント芽細胞腫　248
セメント質腫　249
ゼロストミア　381
生化学検査　4
生検　9
生体機能検査　5
生体防御機構　28
生理学的透過性関門　36
生理的メラニン色素斑　119
正角化　178
正常　2
正中頸嚢胞　203
正中菱形舌炎　117
成人T細胞白血病/リンパ腫　351

青色母斑　128
制御性T細胞　31
静止性骨空洞　193
切歯管嚢胞　185
切除生検　9
石灰化上皮性歯原性腫瘍　232
石灰化嚢胞性歯原性腫瘍　242
赤血球系疾患　451
舌がん　320
舌圧検査　5
舌下腺　373
舌口蓋腺　375
舌腺　374
舌盲孔　203
先天性エプーリス　367
先天性ミオパチー　486
先天性奇形疾患　477
先天性凝固障害　452
先天性疾患　476
尖頭合指症　486
穿刺吸引細胞診　7
穿刺吸引生検　9
腺リンパ腫　410
腺癌 NOS　435
腺腫様歯原性腫瘍　233
腺上皮細胞　396
腺性歯原性嚢胞　184
腺房細胞　379
腺房細胞癌　422
　　——の電子顕微鏡写真　424
腺様嚢胞癌　431
腺様扁平上皮癌　330
線維腫　259
線維腫症　261
線維腫性エプーリス　361
線維性エプーリス　357
線維性異形成症　93, 269, 270
　　——の確定診断　94
線維肉腫　338
線条部導管細胞　379
潜在的悪性疾患　143
全身性エリテマトーデス　156
全層置換型　309
前がん状態　143
前がん病変　143
前舌腺　374

咀嚼粘膜　35
組織診　10
組織発生　216
早期がん　220
造影剤　16
造血幹細胞移植　455
束状型　299
側頸嚢胞　201
側方性歯周嚢胞　183

ターナー症候群　484
ターンオーバー　36
タイト結合　379
ダウン症候群　483
多形滲出性紅斑　152, 155
多形滲出性紅斑症候群　155
多形腺腫　398
多形腺腫内癌腫　436
多形腺腫由来癌　399, 436
多形低悪性度腺癌　439
多重がん　224
　　——の登録システム　323
多段階説　222
多発異骨症　86, 500
多発性がん　323
多発性骨髄腫　347
打診　4
唾液　373
　　——の機能　375
唾液ペルオキシダーゼ　376
唾液検査　5
唾液腺　373
　　——のしくみ　373
　　——のはたらき　373
　　——の性状　375
唾液腺悪性腫瘍の割合　395
唾液腺疾患　373
唾液腺腫瘍　19, 394
　　——の悪性度　395
　　——の好発部位　395
　　——の分化度　395
唾液腺腫瘍構成細胞　394
唾液腺腫瘍術中迅速診断　394
唾液腺腫瘍穿刺吸引細胞診　394
唾液腺腫瘍組織生検　394
唾液腺腫瘍免疫組織化学染色　395
唾液腺導管癌　444
唾液分泌促進薬　381
唾液分泌量検査　5
唾腫　382
唾石症　382
唾疝痛　382
体腔内性転移　218
胎芽病　476
胎児病　476
帯状疱疹　153
大舌下腺管　373
大理石骨病　88, 503
単純性血管腫　283
単純性骨嚢胞　189
単純疱疹　151
単純疱疹ウイルス　151

チャンク細胞　147

チャージ症候群　500
地図状舌　113
智歯周囲炎　49
緻密骨腫　273
蓄膿症　25, 188
中・外胚葉異形成症　487
中間細胞　427
中心壊死　445
中心性軟骨肉腫　335
中毒性表皮壊死剝離症　163
貯留嚢胞　205, 207
聴診　4

蔓状血管腫　283

ディフェンシン　376
手足口病　168
低分化型扁平上皮癌　313
停滞型　205
鉄欠乏性貧血　114, 456
転移　218
転移性多形腺腫　399

トリーチャー コリンズ症候群　481
トル様受容体　29
ドライマウス　381
頭蓋骨縫合　480
頭蓋骨癒合症　497
導管内乳頭腫　418, 418
導管乳頭腫　418
特殊染色　12, 14
特発性血小板減少性紫斑病　468
貪食　28

な

ナイーブT細胞　29
ナチュラルキラー細胞　29
内歯瘻　81
内反性導管乳頭腫　418, 418
軟骨外胚葉異形成症　487
軟骨形成不全　487
軟骨腫　278
軟骨肉腫　335
　　——の分類　336
軟骨無形成症　85
軟組織　21

に

ニフェジピン　372
二層構造　396
二段階説　222
肉芽腫性エプーリス　355
肉芽腫性口唇炎　164
乳頭腫　255

乳頭腫症　257
乳頭状過形成　257
乳頭状唾液腺腫　418, 419
乳頭状嚢胞腺癌　449
乳頭状嚢胞腺腫　421, 449
尿検査　4
妊娠性エプーリス　365

ヌーナン症候群　490

粘液産生細胞　427
粘液性嚢胞腺腫　421
粘液腺　375
粘液（貯留）嚢胞　209
粘液嚢胞　205, 390
粘表皮癌　426
　　——の細胞診　430
　　——の電子顕微鏡写真　430
粘膜　107
粘膜内母斑　127
粘膜・皮膚・眼症候群　154
粘膜類天疱瘡　148

膿瘍　24
嚢胞　170
嚢胞腺癌　420, 449
嚢胞腺腫　420, 449

ハンター舌炎　457, 458
バーベック顆粒　101
バルトリン管　373
パパニコロウのClass分類　8
歯の発生　225
播種　218
播種性転移　218
配偶子病　476, 483
排出導管　379
排泄管膿漏　382
白色海綿母斑　129
白板症　142
白血球系疾患　451
白血病患者　463
白血病細胞　461
白血病裂孔　462
剝離細胞診　6
発がん過程　222
花むしろ状配列　340

ヒスタチン　376
ヒトパピローマウイルス　138, 256
ビスフォスフォネート（BP）　74
ビタミン B_{12}　457

ビンダー症候群 496
ピエール ロバン症候群 106, 482
ピクノディソストーシス 500
びまん性全身性骨硬化症 88
皮脂腺 112
非症候性部分無歯症 501
非浸潤型 437
非浸潤癌 220
非特異的腺癌 435
被覆粘膜 35
微小がん 220
微小浸潤型 437
微生物検査 5
鼻口蓋管嚢胞 185
鼻歯槽嚢胞 213
表層分化型 309
表皮 107
表皮水疱症 150
標本作製 11
病理解剖 12
病理検査 5
病理診断学 6

ファンコニー貧血 455
フィラデルフィア染色体 463
フェニトイン性歯肉増殖症 371
フォーダイス斑 111
フォン ウィルブランド病 472
フォン レックリングハウゼン病 489
フライ症候群 425
ブドウ状歯原性嚢胞 183
ブランダン-ヌーン腺 374
ブランダン-ヌーン嚢胞 207
プラダー-ウィリー症候群 492
プランマー-ビンソン症候群 458
プロリンリッチ糖タンパク 376
付着歯肉 35, 40
付着上皮 41, 41
　　──の構造 41
　　──の防御機構 41
複合母斑 127
複雑性歯牙腫 240
糞便検査 4
分化度 221
分子遺伝学的特徴 336
分泌型白血球タンパク分解酵素インヒビター 376
分泌型IgA 376

ヘルパーT細胞 31
ヘルパンギーナ 169
ベックウィズ-ウィードマン症候群 485
ページェット骨病 103
ペラグラ 458

平滑筋腫 281
平滑筋肉腫 346
辺縁性歯周炎 47
変形性骨炎 103
扁桃の発生 55
扁桃周囲炎 53
扁平上皮癌組織型の亜分類 327
扁平上皮癌の組織学的悪性度 221
扁平上皮内腫瘍性病変 221, 307
扁平上皮様細胞 427
扁平苔癬 140
　　──の悪性化 140

ホッツ床 479
ボーン結節 199
ポリエックス症候群 502
母斑細胞母斑 126
母斑性基底細胞癌症候群 123
放射線性骨壊死 80
放線菌症 134
疱疹性口内炎 151
萌出嚢胞 182, 196
蜂窩織炎 25
紡錘形細胞 336
紡錘形細胞癌 328

マーシャル-スティックラー症候群 500
マッキューン-アルブライト症候群 95
マッソン-フォンタナ染色 133
マファッキ症候群 278
マルファン症候群 491
末梢神経系腫瘍 298
慢性リンパ性白血病 465
慢性硬化性唾液腺炎 389
慢性骨髄性白血病 463
慢性再発性アフタ 157
慢性再発性耳下腺炎 387

ミクリッツ病 392
味覚検査 5
脈瘤性骨嚢胞 191

ムスカリン 379
ムチカルミン染色 428
ムチン 376
ムンプスウイルス 386
無フィブリノーゲン血症 474
無色素性悪性黒色腫 132

め

メービウス症候群 494

メラニン産生細胞 107
メラニン沈着 119
メルカーソン-ローゼンタール症候群 165
メルケル細胞 37, 107
明細胞型 428
明細胞性好酸性腺腫 414
明細胞腺腫の電子顕微鏡写真 409
免疫 28
免疫グロブリン 31, 147
免疫システム 39
免疫血清検査 5
免疫染色 297
免疫組織化学染色 12
綿布様像 103

毛細血管性血管腫 283
蒙古症 483
問診 3

薬剤関連顎骨壊死 74, 75
薬物性口内炎 163

ユーイング肉腫 349
癒合不全 478
疣贅型黄色腫 265
疣贅癌 326
遊離歯肉 39

羊皮紙様感 172, 178
溶血性貧血 458

ラーセン症候群 499
ラクトフェリン 376
ラシュトン体 173
ラッセル-シルバー症候群 484
ラヌーラ 209
　　──の硬化療法 210
ラミニン 433
ラングハンス巨細胞 61
ランゲルハンス細胞 39, 102, 107
ランゲルハンス細胞組織症 100
ランゲルハンス細胞肉腫 100

リヴィヌス管 373
リゾチーム 376
リング18症候群 502
リンパ管腫 289
リンパ管侵襲 219
リンパ行性転移 218
リンパ上皮性嚢胞 201

リンパ節炎　56	類骨骨腫　275	
リンパ腺腫　416	類天疱瘡　148	ワルダイエル輪　55, 107
流行性耳下腺炎　386	類皮囊胞　195	ワルチン腫瘍　410
良性骨芽細胞腫　274	類表皮細胞　427	ワルトン管　373
良性腫瘍　216	類表皮囊胞　197	
臨床検査　4		21 トリソミー症候群　483
	ロンベルグ症候群　486	IV型コラーゲン　433
ルビンスタイン-ティビ症候群　499	濾胞性リンパ腫　351	

欧文索引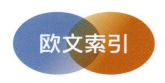

A

achondroplasia　85
acinic cell carcinoma　422
acro cephaly　497
acrocephalo syndactyly　486
actionomycete　134
acute lymphoblastic leukemia　464
acute myelogenous leukemia　459
acute osteomyelitis　66
acute sialoadenitis　384
adenocarcinoma, not otherwise specified　435
adenoid cystic carcinoma　431
adenolymphoma　410
adenomatoid odontogenic tumor　233
advanced cancer　221
afibrinogenemia　474
aggressive fibromatosis　261
Albers-Schonberg disease　88
amelanotic malignant melanoma　132
ameloblastic carcinoma　253
ameloblastic fibro-dentinoma　239
ameloblastic fibroma　237
ameloblastic fibro-odontoma　239
ameloblastic fibrosarcoma　252, 253
ameloblastoma　229
amylase　423
amyloidosis　166
aneurysmal bone cyst　191
angio leiomyoma　281
angio myoma　281
angiosarcoma　344
ankylosis of temporomandibular joint　105
anodontia　501
anti-tyrosinase　133
Antoni A 型　299
Antoni B 型　299
Apert syndrome　486
aphtha　147, 158
aplastic anemia　454
aquaporin　379

B

Bartholin's duct　373
basal cell adenocarcinoma　447
basal cell adenoma　406
basal cell nevus syndrome　123, 503
Beckwith-Wiedemann syndrome　485
Behçet disease　159
Behcet 病　159
Bernard-Soulier syndrome　475
Bernard-Soulier 症候群　475
Binder syndrome　496
Birbeck granule　101
black hairy tongue　115
Blandin-Nuhn cyst　207
Blandin-Nuhn 腺　374
Bloch-Sulzberger 症候群　494
blue nevus　128
Bohn nodule　199
botryoid odontogenic cyst　183
branchial cyst　201
Burkitt リンパ腫　351

C

calcifying cystic odontogenic tumor　242
calcifying epithelial odontogenic tumor　232
canalicular adenoma　415
cancrum oris　162
Candida albicans　136
Cannon 症候群　129
capillary hemangioma　283
carcinoma ex pleomorphic adenoma　399, 436
carcinoma in pleomorphic adenoma　436
carcinoma in-situ　220, 305, 309
carcinoma of the buccal mucosa　315
carcinoma of the floor of mouth　321
carcinoma of the gingiva　316
carcinoma of the hard palate　319
carcinoma of the lip　314
carcinoma of the maxillary sinus　324
carcinoma of the oropharynx　322
carcinoma of the tongue　320
cavernous hemangioma　283
CEJ　41
cement enamel junction　41
cementoblastoma　248
cementoma　249
CHARGE syndrome　500
cheilitis granulomatosa　164
cherubism　293
chief complaint　3
chondroma　278
chondrosarcoma　335
chronic lymphocytic leukemia　465
chronic myelogenous leukemia　463
chronic recurrent aphtha　157
chronic recurrent parotitis　387
chronic sclerosing sialoadenitis　389
CK13 免疫染色　15
clear cell variant　428
cleft of lip, alveolus and palate　478
cleidocranial dysostosis　86, 503
comedo necrosis　445
compact osteoma　273
complex odontoma　240
compound odontoma　240
computed tomography　16
congenital epulis　367
congenital myopathy　486
coronectomy　50
cotton wool appearance　103
cribriform　432
cribriform pattern　431
Crouzon syndrome　480
CT　16
cylindroma　431
cyst of the palatine papilla　186
cystadenocarcinoma　420, 449
cystadenoma　420, 449

D

deletion syndrome　499
dentigerous cyst　180
denture fibroma　369
denture fibrosis　369
dermoid cyst　195
diagnosis　2
diffusion weighted image　18
DOPA 反応　128
Down syndrome　483
dry mouth　381, 393
ductal papilloma　418
DWI　18
dyschondroplasia　487
dysplasia　218, 221
dysplasia system　308

E

early cancer　220
early stage carcinoma　220
ectodermal dysplasia　488
EEM　155
EFST　349
Ellis-van Creveld syndrome　487

Engelmann disease　*104*
epidermoid cyst　*197*
epithelial myoepithelial carcinoma　*441*
Epstein pearl　*199*
epulis congenital　*367*
epulis fibromatosa　*361*
epulis fibrosa　*357*
epulis gigantocellularis　*364*
epulis granulomatosa　*355*
epulis gravidarum　*365*
epulis hemangiomatosa　*359*
epulis osteoplastica　*362*
eruption cyst　*182, 196*
erythema exsudativum multiforme　*152, 155*
erythroplakia　*144*
erythroplasia　*144*
EVG 染色　*14*
Ewing ファミリー腫瘍　*349*
Ewing sarcoma　*349*
excision biopsy　*9*
exogenous pigmentation　*124*
external dental fistula　*81*

facial cleft　*492*
family history　*4*
Fanconi anemia　*455*
fibroma　*259*
fibromatosis　*261*
fibrosarcoma　*338*
fibrous dysplasia　*269*
fibrous dysplasia（of bone）　*93*
fine needle aspiration biopsy　*9*
FNAB　*9*
Fordyce spot　*111*
Frey syndrome　*425*
furrowed tongue　*116*

Gardner syndrome　*272*
Garre osteomyelitis　*73*
geographic tongue　*113*
Gerber 隆起　*213*
ghost cell　*243*
giant cell epulis　*364*
giant cell reparative granuloma　*98*
giant cell tumor　*291*
giant cell tumor of bone　*96*
gingival cyst　*199*
gingivitis　*45*
glandular odontogenic cyst　*184*
Glanzmann 病　*466*
Goldenhar syndrome　*490*
Gorlin syndrome　*123*
Gorlin 症候群　*503*

granular cell tumor　*295*
Grocott 染色　*79*

hand, foot and mouth disease　*168*
hemangiopericytoma　*287*
hemifacial hypertrophy　*487*
hemolytic anemia　*458*
hemophilia　*470*
hemorrhagic bone cyst　*189*
herpangina　*169*
herpes labialis　*151*
herpes simplex　*151*
herpes simplex virus-1　*151*
herpes zoster　*153*
herpetic stomatitis　*151*
herring bone pattern　*339*
history of the personal illness　*3*
history of the present illness　*3*
HMB45　*133*
Hodgkin リンパ腫　*351, 354*
Hofrath（歯周）嚢胞　*177*
HPV　*138, 256*
HSV-1　*151*
human melanoma black 45　*133*
human papilloma virus　*138, 256*
Hunter glossitis　*458*
Hunter 舌炎　*112*
hypoplastic anemia　*454*

idiopathic thrombocytopenic purpura　*468*
Ig　*31*
IgG4 陽性形質細胞　*390*
immunoglobulin　*31*
incisive canal cyst　*185*
inflammatory collateral cyst　*176*
internal dental fistula　*81*
intraductal papilloma　*418, 418*
invasive carcinoma　*220*
inverted ductal papilloma　*418, 418*
iron deficiency anemia　*456*
ITP　*468*

junctional activity　*127*

kabuki make-up syndrome　*494*
Kaposi sarcoma　*344*
keratocystic odontogenic tumor　*235*
Ki67 免疫染色　*15*
Klestadt cyst　*213*
Klippel-Trenaunay-Weber syndrome　*496*
Kuttner tumor　*389*

Kuttner 腫瘍　*389*

laminin　*433*
Langerhans cell histiocytosis　*100*
Langerhans cell sarcoma　*100*
Langerhans' cells　*102*
Langhans giant cell　*61*
Larsen syndrome　*499*
lateral cervical cyst　*201*
lateral periodontal cyst　*183*
LBC　*8*
leiomyosarcoma　*346*
lentigo　*121*
leukoplakia　*142*
lichen planus　*140*
lipoma　*276*
liposarcoma　*342*
liquid-based cytology　*8*
Lyell 症候群　*163*
lymphadenitis　*56*
lymphadenoma　*416*
lymphangioma　*289*
lymphoepithelial cyst　*201*

Maffucci syndrome　*278*
magnetic resonance imaging　*17*
major histocompatibility complex　*29*
Malassez 上皮遺残　*171*
malignant ameloblastoma　*250*
malignant fibrous histiocytoma　*340*
malignant lymphoma　*350*
malignant melanoma　*131*
malignant myoepithelioma　*405, 447*
malignant schwannoma　*299*
marble bone disease　*88, 503*
Marfan syndrome　*491*
Marshall-Stickler syndrome　*500*
Masson-Fontana 染色　*133*
McCune-Albright 症候群　*93, 95*
median rhomboid glosstis　*117*
medicate-related osteonecrosis of the jaw　*74*
megaloblastic anemia　*457*
Melan-A　*133*
melanin pigmentation　*119*
Melkersson-Rosenthal syndrome　*165*
Merkel cells　*37*
metastasizing pleomorphic adenoma　*399*
MFH　*340*
microcarcinoma　*220*
microglossia　*498*
Mikulicz disease　*392*

Möbius syndrome　　494
MRI　　16, 17
MRI所見　　302
MRONJ　　74
mucinous cystadenoma　　421
mucoepidermoid carcinoma　　426
mucous cyst　　205, 390
mucous cyst of the maxillary sinus
　　211
mucous（retention）cyst　　209
multiple myeloma　　347
multiple primary carcinoma　　323
mumps　　386
muscular dystrophy　　493
myoepithelial carcinoma　　405, 447
myoepithelioma　　403
myxofibroma　　246

nasoalveolar cyst　　213
nasopalatine duct cyst　　185
NBCCS　　123
N/C比　　127
necrotizing sialometaplasia　　428
necrotizing ulcerative gingivostomatitis
　　161
needle biopsy　　9
neoplasm　　215, 215
neurilemoma　　298
neuroblastoma　　299
neurofibroma　　300, 489
neurofibromatosis　　302
nevoid basal cell carcinoma syndrome
　　123
nevus cell nevus　　126
NK細胞　　29
nodular fasciitis　　263
noma　　162
non-invasive carcinoma　　220
Noonan syndrome　　490

odontogenic fibroma　　244
odontogenic maxillary sinusitis　　77
odontogenic myxoma　　246
odontoma　　240
Ollier disease　　278
oncocyte　　413
oncocytic carcinoma　　446
oncocytic myoepithelial cell　　405
oncocytoma　　413
oncogene　　223
oral candidiasis　　136
oral florid papillomatosis　　258
orofacial digital syndrome　　495
Osler disease　　469
ossifying fibroma　　267

osteoblastoma　　274
osteogenesis imperfecta　　83, 503
osteoid osteoma　　275
osteolytic type　　332
osteoma　　271
osteoradionecrosis　　80
osteosarcoma　　332
ostitis deformans　　103

Paget disease of bone　　103
Paget骨病　　104
Paget病　　104
palisade appearance　　299
palisading　　407
papillary cystadenocarcinoma　　449
papillary cystadenoma　　421, 449
papillary hyperplasia　　257
papilloma　　255
papillomatosis　　257
paradental cyst　　176
PAS染色　　14
pellagra　　458
pemphigoid　　148
pemphigus vulgaris　　146
pericoronitis　　49
peri-implantitis　　51
periodontitis　　47
peritonsillitis　　53
pernicious anemia　　457
phenytoin-induced gingival hyperplasia
　　371
Pierre Robin syndrome　　106, 482
pigmented nevus　　126
Pindborg tumor　　232
Pindborg腫瘍　　232
pituitary dwarfism　　502
plasma cytoid cell　　399
plasmacytoma　　347
pleomorphic adenoma　　398
Plummer-Vinson syndrome　　458
Plummer-Vinson症候群　　114
polymorphous low-grade
　　adenocarcinoma　　439
postoperative maxillary cyst　　187
potentially malignant disorders　　143
precancerous conditions　　143
precancerous lesions　　143
present status　　4
primordial cyst　　178
pTNM病理学的分類　　304
pycnodysostosis　　500
pycnodysostosis　　86

racemose hemangioma　　283

radicular cyst　　171
Ramsey Hunt症候群　　153
ranula　　209
Reed-Sternberg細胞　　351
reparative giant cell granuloma　　293
residual cyst　　174
retention cyst　　205, 207
rhabdomyosarcoma　　346
Rivinus's duct　　373
Robinシークエンス　　106
Romberg syndrome　　486
Rubinstein-Taybi syndrome　　499
Rushton体　　173
Russel-Silver syndrome　　484

S-100タンパク　　133
salivary duct carcinoma　　444
Schmorl染色　　133
schwannoma　　298
scirrhous carcinoma　　445
sclerosing osteomyelitis　　71
sebaceous adenoma　　415
Serres gland　　199
short-tau inversion recovery法　　18
sialadenoma papilliferum　　418, 419
sialolithiasis　　382
simple bone cyst　　189
SIN　　221, 307
single-file様配列　　440
Sjogren syndrome　　391
SLPI　　376
solitary bone cyst　　189
spindle cell carcinoma　　328
spongiosum osteoma　　273
squamous intraepithelial neoplasia
　　221, 307
static bone cavity　　193
Stensen's duct　　373
Stevens-Johnson症候群　　154
Stickler syndrome　　497
stomatitis medicamentosa　　163
striform pattern　　340
Sturge-Weber syndrome　　285
sun-ray appearance　　332
sun-ray effet　　332
suppurative osteomyelitis　　69
synovial chondoromatosis　　280
synovial sarcoma　　339
systemic lupus erythematosus　　156

T1強調像　　18
T2強調像　　18
temporomandibular disorders　　106
TEN　　163

527

Th0 細胞　　29
Th1 細胞　　31
Th2 細胞　　31
thrombasthenia　　466
thyroglossal duct cyst　　203
TMD　　106
TNM 分類　　254
Toll 様受容体　　29
torus mandibularis　　92
torus palatines　　90
toxic epidermal necrolysis　　163
traumatic bone cyst　　189
Treacher Collins syndrome　　481
tuberculosis　　59

tumor　　215
tumor suppressor gene　　223
Turner syndrome　　484
type Ⅳ collagen　　433
Tzanck 細胞　　147
T ヘルパー 1 細胞　　31
T ヘルパー 2 細胞　　31

varicella zoster virus　　153
verruciform xanthoma　　265
verrucous carcinoma　　326
viral papilloma　　138
von Ebner's 腺　　374

von Recklinghausen 病　　302
von Willebrand disease　　472

Waldeyer ring　　55, 107
Warthin tumor　　410
Warton's duct　　373
whistling face syndrome　　497
white sponge nevus　　129
WHO 2005　　308
Williams syndrome　　496

Ⓧ

xerostomia　　381, 393

【監修者略歴】

下野正基
しものまさき
　1945 年　北海道に生まれる
　1970 年　東京歯科大学卒業
　1976 年　同大学助教授（病理学講座）
　1990 年　同大学教授
　2011 年　同大学名誉教授

山根源之
やまねげんゆき
　1946 年　福井県に生まれる
　1970 年　東京歯科大学卒業
　1977 年　同大学講師（口腔外科学講座）
　1984 年　同大学助教授
　1996 年　同大学教授（オーラルメディシン講座）
　2011 年　同大学名誉教授

新編 口腔外科・病理診断アトラス　　ISBN978-4-263-44487-0

2017 年 1 月 10 日　第 1 版第 1 刷発行
2020 年 3 月 20 日　第 1 版第 2 刷発行

　　　　監修者　下　野　正　基
　　　　　　　　山　根　源　之
　　　　発行者　白　石　泰　夫
　　　　発行所　医歯薬出版株式会社

〒 113-8612 東京都文京区本駒込 1-7-10
TEL.（03）5395-7638（編集）・7630（販売）
FAX.（03）5395-7639（編集）・7633（販売）
https://www.ishiyaku.co.jp/
郵便振替番号　00190-5-13816

乱丁，落丁の際はお取り替えいたします　　印刷・三報社印刷／製本・皆川製本所
© Ishiyaku Publishers, Inc., 2017. Printed in Japan

本書の複製権・翻訳権・翻案権・上映権・譲渡権・貸与権・公衆送信権（送信可能化権を含む）・口述権は，医歯薬出版（株）が保有します．

本書を無断で複製する行為（コピー，スキャン，デジタルデータ化など）は，「私的使用のための複製」などの著作権法上の限られた例外を除き禁じられています．また私的使用に該当する場合であっても，請負業者等の第三者に依頼し上記の行為を行うことは違法となります．

JCOPY ＜出版者著作権管理機構 委託出版物＞
本書をコピーやスキャン等により複製される場合は，そのつど事前に出版者著作権管理機構（電話03-5244-5088, FAX 03-5244-5089, e-mail：info@jcopy.or.jp）の許諾を得てください．